不妊治療バイブル 2020

ママになりたい

保存版

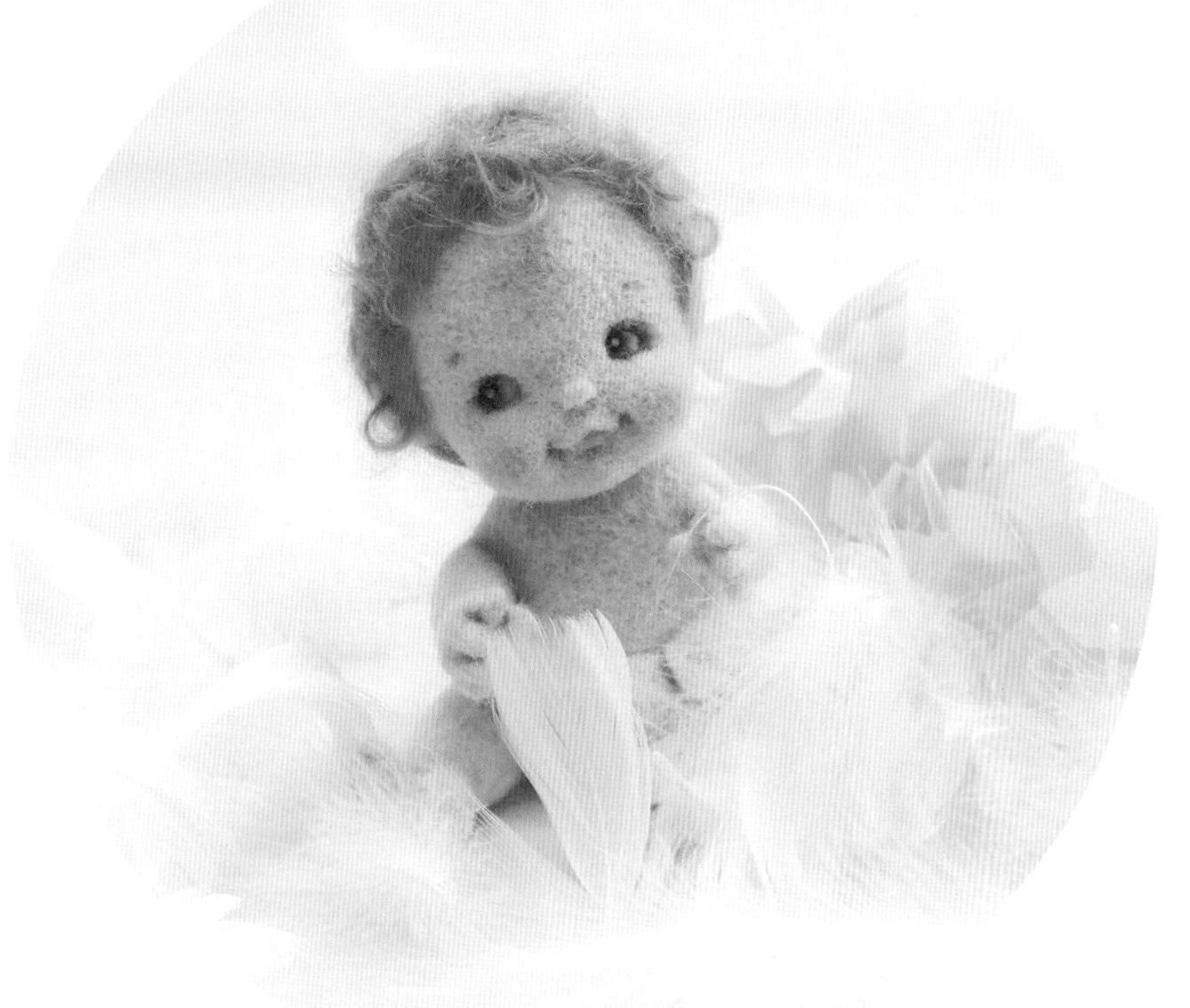

赤ちゃんがほしいご夫婦のための
不妊治療から妊娠、出産まで

不妊治療情報センター・funin.info

CION

はじめに

赤ちゃんは結婚したらできるもの。そう考えていたのに、なかなかできない夫婦がいます。多くの夫婦に赤ちゃんができていくのに、自分たち夫婦には不妊治療が必要となれば、生活スタイルに変化が生じたり、思い悩んだりすることもでてきます。そして、それらのことは難なく赤ちゃんができた人にはわからないことかもしれません。

幸いにも、今の時代であれば不妊治療・生殖補助医療で出産への道は開けます。

私たちが2003年に情報誌・i-wish ママになりたいシリーズをスタートした頃に比べても、不妊治療での医療技術は進歩し、新しい機器や薬剤などによって環境も飛躍的に良くなっています。診療ではさまざまな工夫もあり、夫婦ごとに最適な治療がなされ、治療の細分化や個別化も進みました。それでも、不妊で悩んだり赤ちゃんがほしいと願う夫婦・カップルは、途切れることはありません。

私たちも、そのような夫婦に不妊治療の情報と治療にあたる病院情報を提供するために、i-wish ママになりたいの発行を続けています。本シリーズも60冊目の発行を迎えるまでになりますが、50冊目を記念して発行した「赤ちゃんがほしいご夫婦のための不妊治療バイブル」は、総集編として好評を得ることができました。

本書は、その改訂版となります。

夫婦ができるだけ悩まずに不妊治療に臨むためには、まずはしっかりと妊娠や出産のことを理解し、なぜ赤ちゃんが授からないのか、どうしたら赤ちゃんが授かるのかなどの基本的なことを知ることが大切です。それにより、より良い治療につながるものと考えています。不妊治療は、赤ちゃんがほしいと願う夫婦が、赤ちゃんを授かるためにあるのです。

さて、本書をお読みいただくのに、専門的な用語も出てくるため、少し難しく思われる方もいるかもしれませんが、基本的な妊娠のしくみや男女の体のしくみ、不妊やその治療がわかっていただけるものと思います。これら知識や情報を、ぜひ、実際の治療でのさまざまな選択をするときの1つの情報源として、ご活用ください。

また、不妊治療のゴールは、妊娠ではなく子育てまでずっと続くもの。ですから本書も不妊治療のことばかりでなく、その後に続く妊娠生活から出産、そして育児の始まりまでの内容を一冊にまとめています。

生まれてくる赤ちゃんは、不妊治療で授かっても性生活で授かっても、同じ大事な命であることに何も変わりはありません。

私たちの願いは、赤ちゃんができないと悩み、困っているご夫婦に赤ちゃんが授かること。そして、家族が増え、より幸せに皆が暮らしていけることです。

治療に当たる医療者におかれても、『患者さんのための不妊治療』であり続けることを願いながら、これからも赤ちゃんがほしいと願うご夫婦と治療を提供する医療者との架け橋になれるよう努めてまいります。

皆さまの願いが1日も早く叶うことを、スタッフ一同祈っております。

本書の流れとポイント

1st

セルフチェック

赤ちゃんがどうして
授からないのかを
考えてみましょう

自分と
不妊状況の
確認

Point 1

2nd

妊娠するために

妊娠の仕組の大切な
ポイントを知って
おきましょう

妊娠のしくみ
を確認

Point 2

3rd

自分たちに合った治療を探ろう

妊娠への道を
考えましょう

今の自分たちに
考えられる
妊娠への道

Point 3

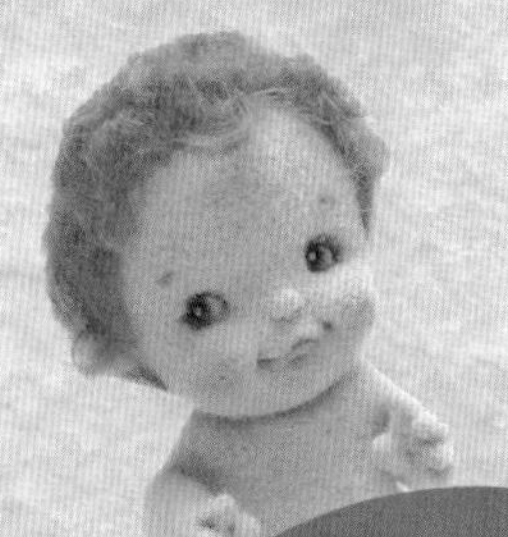

5th

妊娠までのこと

治療方法や治療中に
起こることの確認を
しておきましょう

治療で変わる
ライフスタイルも
チェック

Point 5

6th

妊娠後のこと

不妊治療と妊娠・出産
育児のスタート
…妊活の終了

妊娠すれば、
その後に出産、
育児が続きます

Point 6

4th

病院＆医師選び

実際の取材記事や巻末の
病院リストなどを参考に
知識を広げよう

治療が必要な
時のために
病院情報を
チェック

Point 4

ご夫婦にお子さまがやってくることを願って
本書をつくりました。ぜひ、お読みください。

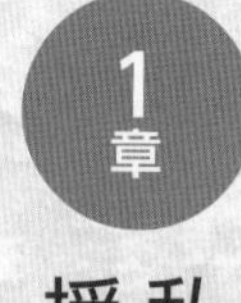

私たちに赤ちゃんが授からないわけ

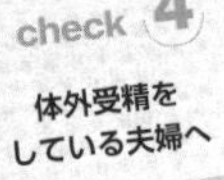

check 4
体外受精を
している夫婦へ

2章

知っておきたい妊娠するための大事なこと

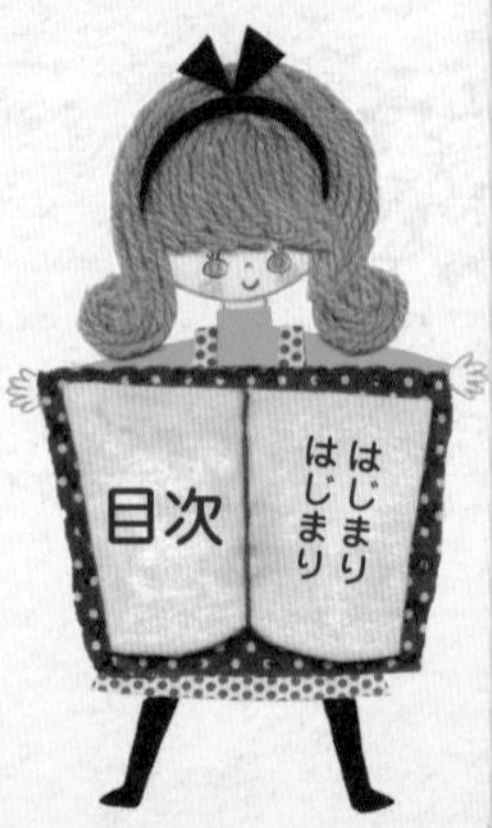

3章 赤ちゃんが授からない原因はなに？ 45

4章 私たちに合った不妊治療の方法は？ 53

MENU

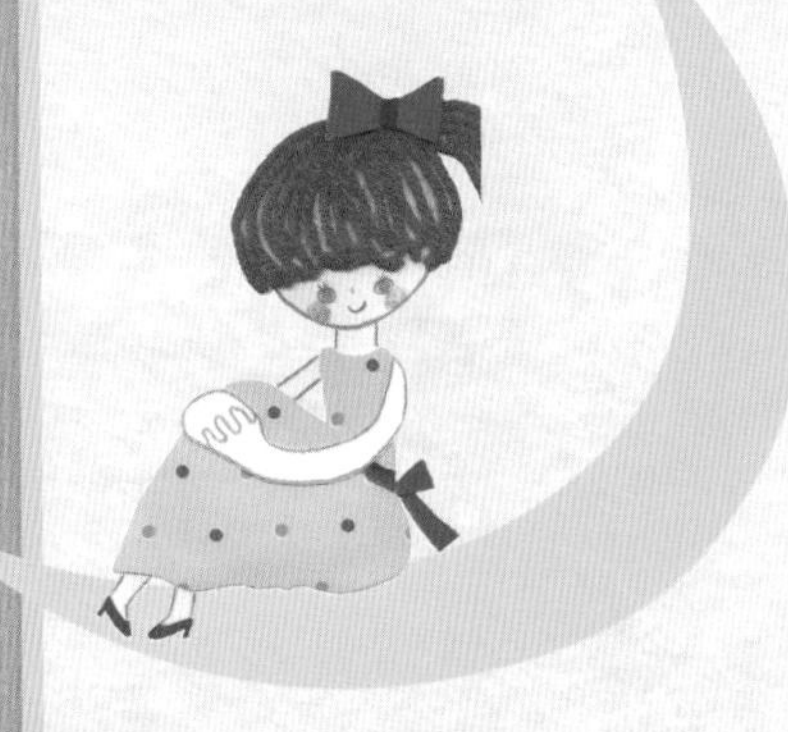

MENU

実際のクリニックをみておきましょう！

病院情報はこちらをご覧ください

クリニックの実際

ピックアップ

全国不妊治療施設一覧 2020年版

約 860 施設

TOPIC

www.funin.info

CION

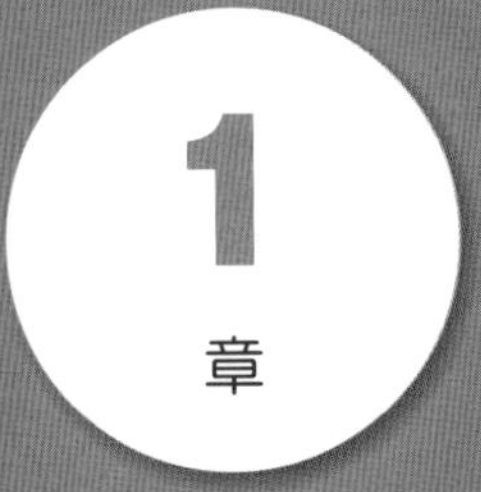

私たちに赤ちゃんが授からないわけ

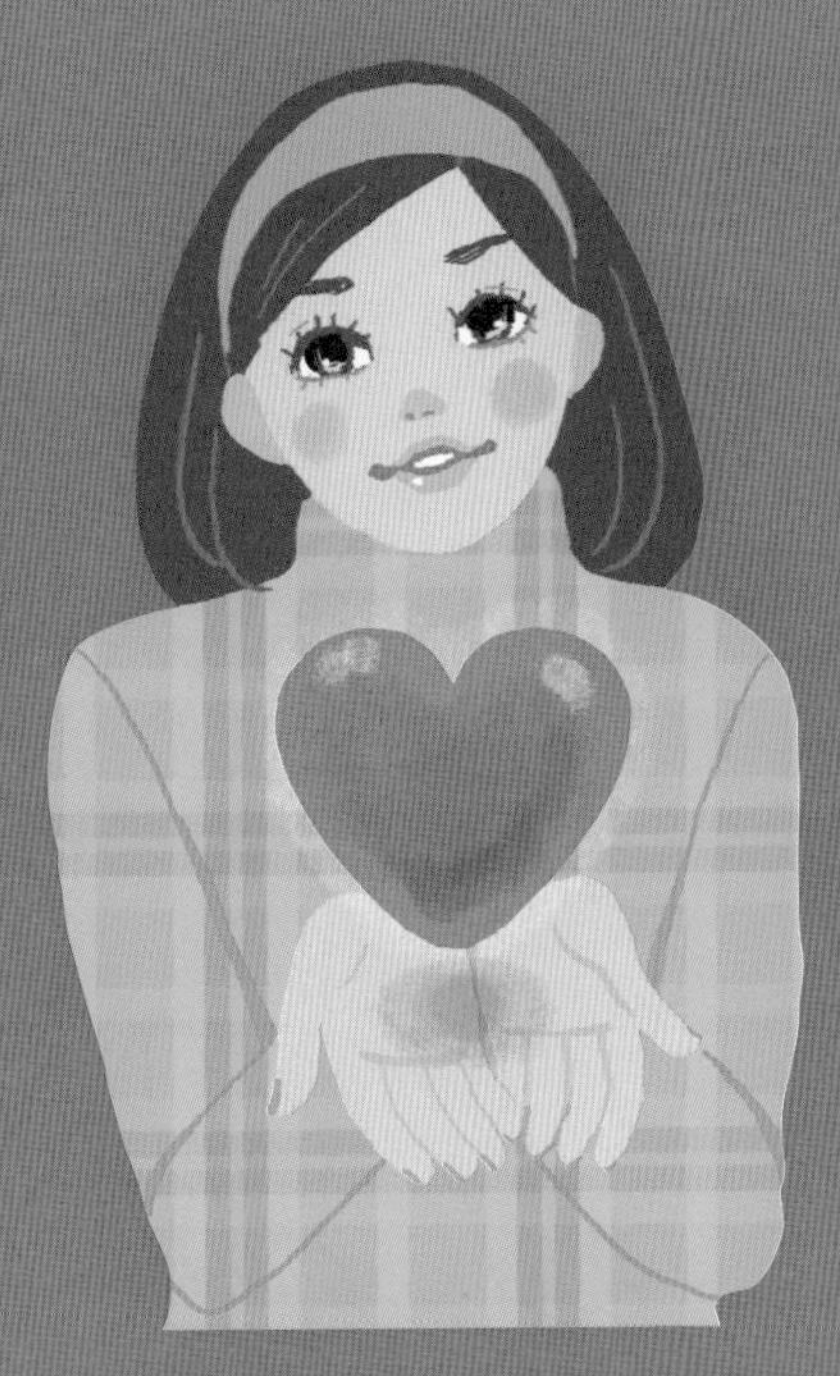

chapter 1

どうして、私たちに赤ちゃんができないのかな？

セルフチェックをしてみましょう！

結婚したら、赤ちゃんは夫婦ふたりの力でできるもの！と思っていた方は多いことでしょう。

確かに、世の中の夫婦の多くは、性生活を重ねることで妊娠、出産して赤ちゃんを授かっています。でも、なかには思うように妊娠が叶わない夫婦もいます。

この本を手に取っているあなたも「なかなか赤ちゃんが授からない…」と悩んでいる一人かもしれません。

はじめに、なぜこれまであなたが妊娠できなかったのか、また赤ちゃんが授からなかったのかを簡単にチェックしてみましょう。

そして、今後、自分たち夫婦がどのように妊娠にチャレンジしていったらよいか、また、どこに注目して不妊治療を進めていけばよいかの参考にしましょう。

SELF CHECK

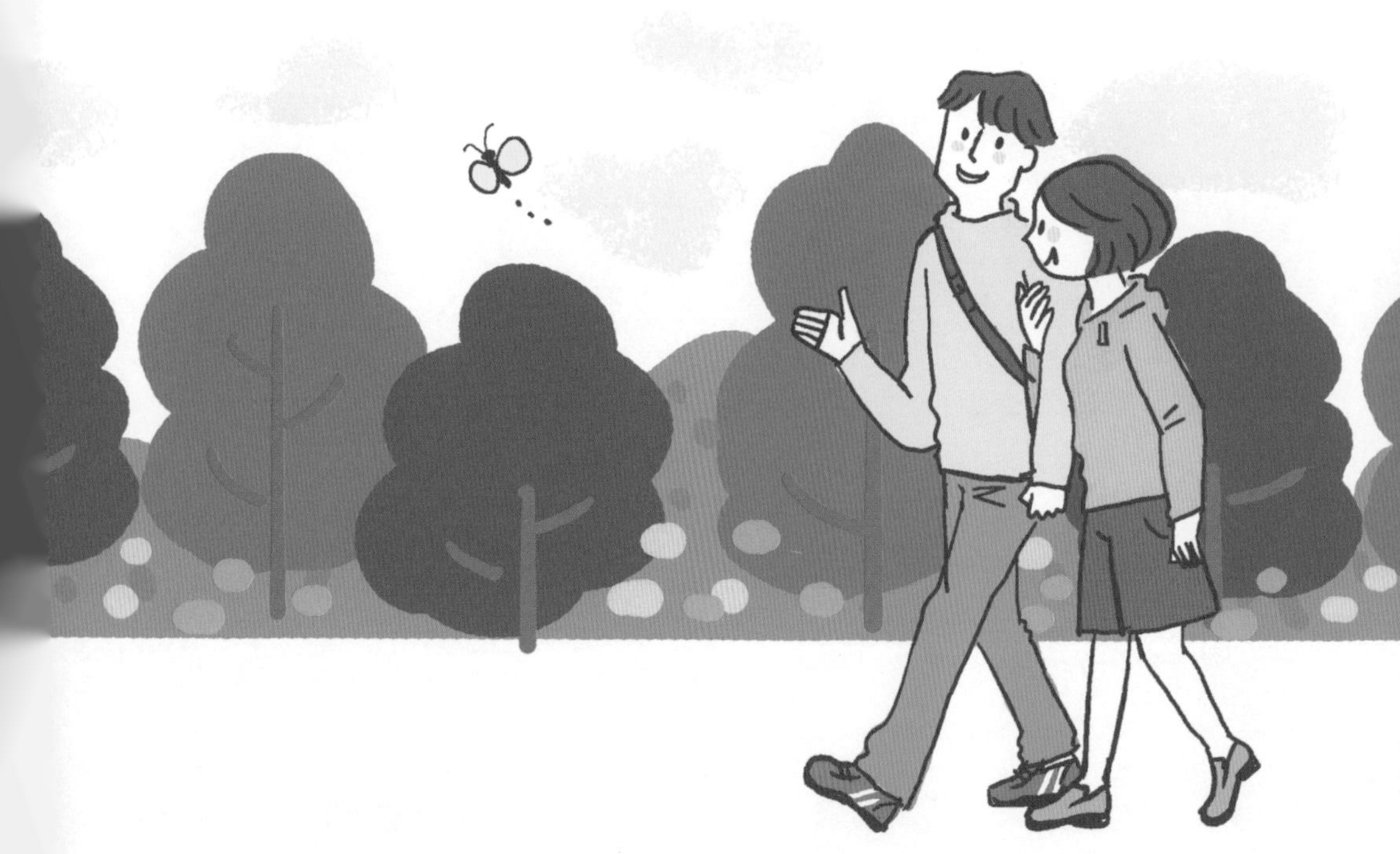

check 1
これから不妊治療を
はじめる夫婦へ

check 2
タイミング療法を
している夫婦へ

check 3
人工授精を
している夫婦へ

check 4
体外受精を
している夫婦へ

４パターンのチェックシートを用意しました。

チェックシートは４パターンあります。

①私たち不妊なのかな？ 不妊治療をしてみようかな？ と考えている夫婦向けのチェックシート『これから不妊治療をはじめるご夫婦へ』。
②〜④すでに不妊治療を始められている夫婦は、治療段階によって『タイミング療法をしている夫婦へ』、『人工授精をしている夫婦へ』、『体外受精をしている夫婦へ』があります。

check 1
これから不妊治療をはじめる夫婦へ

start

避妊していない性生活を半年以上続けている
YES
月経の出血が治ってから2、3日に一度性生活を持っている
NO
1 まずは半年くらいまでは様子を見ましょう！
YES
34歳以下です
35歳以上です
38歳以上です
NO
問題なくSEXができる
NO
3 SEXの問題は早めに解決しましょう！
YES
2 数周期は、排卵日以外にもたくさん性生活を持ちましょう！
40歳以上です
NO
月経不順がある
YES
8 卵子の質の低下が心配！妊娠を急いで！

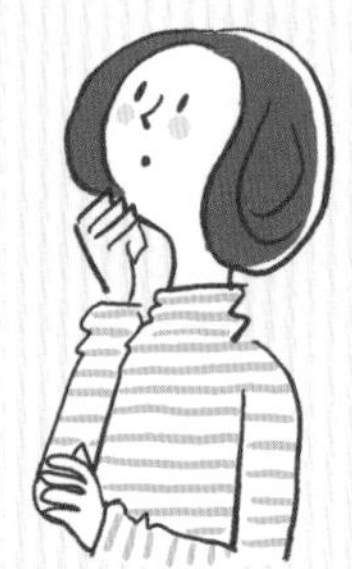

どうして、性生活で赤ちゃんができないの？

これから不妊治療をはじめるご夫婦へ

夫婦でがんばる！ 性生活は 2、3日に一度持つのがポイント

赤ちゃんを望む夫婦にとって、性生活はなくてはならない必要なこと。また、排卵日と性生活のタイミングが合っているかどうかも大切になってきます。

基礎体温や排卵日検査薬などから、排卵日に性生活を持っているという夫婦は多いことでしょう。ただ、月経周期が順調な方は排卵が伴っている月経であることが多く、その場合には、月経の出血が治まってから、2、3日に一度、性生活を持っていれば基礎体温や排卵日検査薬に頼らなくても、排卵日を逃すことはないでしょう。

このような性生活を1年以上送っても妊娠しない場合には、排卵日と性生活のタイミングが合っていないから妊娠しないのではなく、他の理由があるのかもしれません。

そこで自分たちの状況をチャートから探って今

後の参考にしてみましょう。

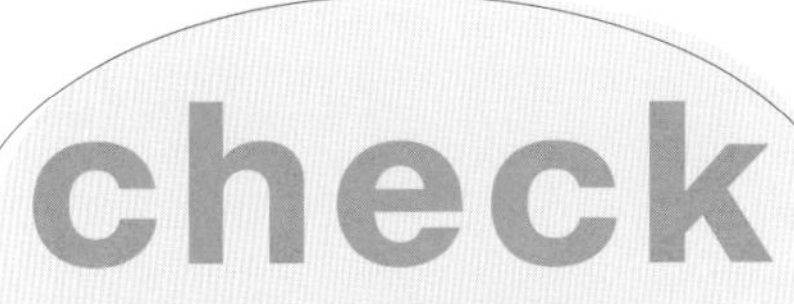

月経周期が25～38 日くらいで安定している

YES → 4 検査を受ける準備をしましょう！

NO → 5 排卵障害があるかも？

避妊していない性生活を1 年以上続けている

NO → 6 そろそろ検査をしてみましょう！

YES → 7 できるだけ早く検査をしましょう！

NO

YES

❶ 半年くらいまでは様子を見ましょう！

避妊しない性生活をまずは半年くらい持ってみましょう。性生活から妊娠する夫婦の半分以上は半年以内に妊娠が成立しています。年齢のことも考えながら、まずは半年くらい様子を見てみましょう。

❷ 数周期は、排卵日以外にもたくさん性生活を持ちましょう！

半年以上、自分で特定した排卵日以外は性生活をしていない場合、その日以外にも性生活を持つようにしてみましょう。だいたい1年くらいを目安にするといいですが、35歳以上であれば、そろそろ検査を視野に入れておきましょう。

❸ SEXの問題は早めに解決しましょう！

性生活で妊娠を目指す夫婦にとって、セックスに問題があると妊娠が望めず苦しい思いをしてしまいます。男性側の問題か、女性側の問題かによっても対応に違いがありますが、セックスレスであれば、その改善をするか、人工授精へのトライも視野に入れて専門医に相談しましょう。

❹ 検査を受ける準備をしましょう！

年齢が34歳と若く、これまでコンスタントに性生活を送ってきているのであれば、妊娠していてもおかしくはありません。何か原因があるのかも？ と考え、検査を受ける準備をしましょう。

❺ 排卵障害があるかも？

月経周期が正常範囲内で訪れないことが多い場合には、排卵に問題があるのかもしれません。排卵を助けるためにも病院へ行って検査を受けてみましょう。

❻ そろそろ検査をしてみましょう！

30代も後半になってくると、卵子の質の低下も心配になってきます。不妊原因がなければ1年以内に約80%が妊娠していますので、そろそろ検査をしてみましょう。

❼ できるだけ早く検査をしましょう！

できるだけ早めに検査を受け、妊娠を妨げる問題がないかを調べましょう。卵管に詰まっている箇所や狭くなっている箇所があったり、精子の数が少なかったりするかもしれません。また、女性には妊娠にチャレンジできる期間があります。卵子の質の低下を考えると早めの検査が必要でしょう。

❽ 卵子の質の低下が心配！ 妊娠を急いで！

40歳以上になると、卵子の質の低下から妊娠が難しくなってきます。ほかに妊娠を妨げるような問題があれば、なおさら難しくなりますので、妊娠を急ぐためにも病院へ行って相談をしましょう。

check 2

タイミング療法をしている夫婦へ

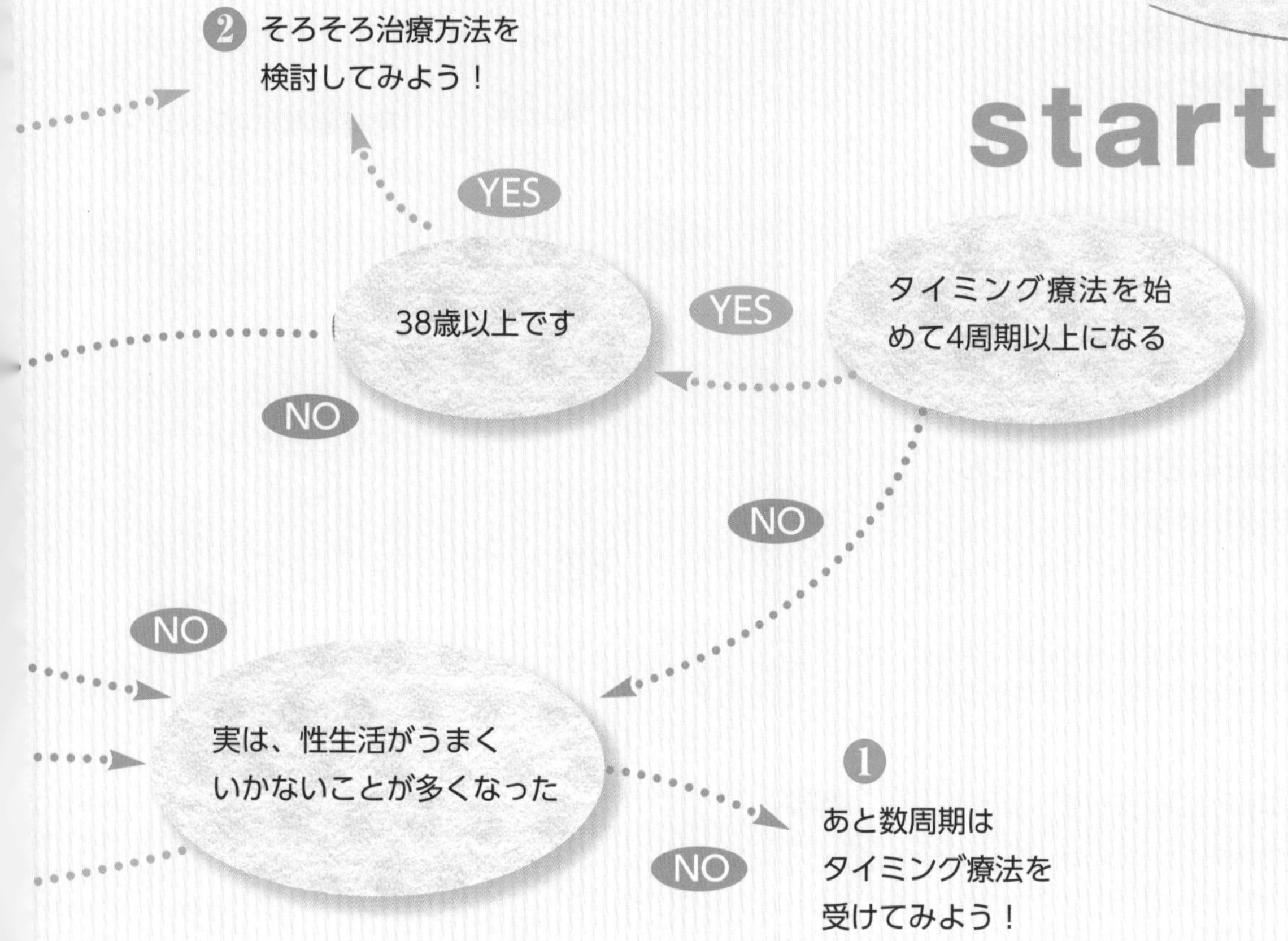

start

タイミング療法を始めて4周期以上になる

YES → 38歳以上です

NO → 実は、性生活がうまくいかないことが多くなった

38歳以上です

YES → ❷ そろそろ治療方法を検討してみよう！

NO

実は、性生活がうまくいかないことが多くなった

NO → ❶ あと数周期はタイミング療法を受けてみよう！

NO

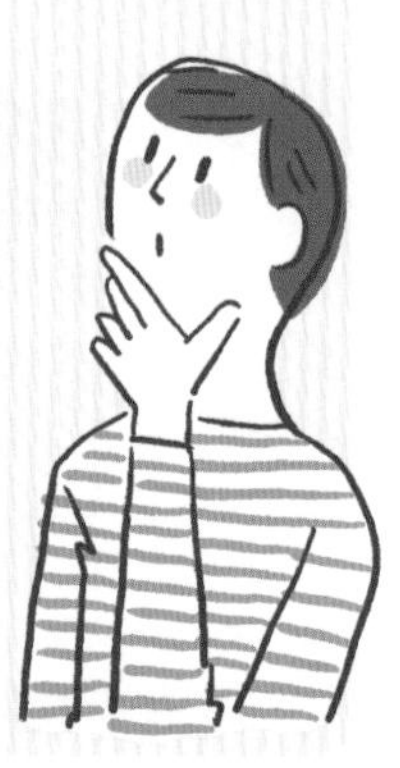

どうして、タイミング療法で赤ちゃんができないの？

タイミング療法をしているご夫婦へ

タイミング療法で妊娠を目指すには？

タイミング療法への挑戦は、これまでに自分たちで基礎体温表や排卵日検査薬を参考にしてが行ってきたタイミングと違って期待も膨らみます。

タイミング療法が治療の対象となるのは、一般検査で問題がないか、軽い排卵障害がある場合になります。医師は超音波検査やホルモン検査などから排卵日を予測し、性生活のタイミングを伝え、夫婦はそのタイミングに従って性生活を持ち、妊娠を目指します。軽い排卵障害がある場合には、飲み薬の排卵誘発剤で卵胞を育て排卵を助けます。このとき、排卵をコントロールする注射剤を使うこともあります。

ただ、タイミング療法での妊娠率は、自然妊娠の周期あたり約25％よりも低いとされていますので、どれくらいの周期、

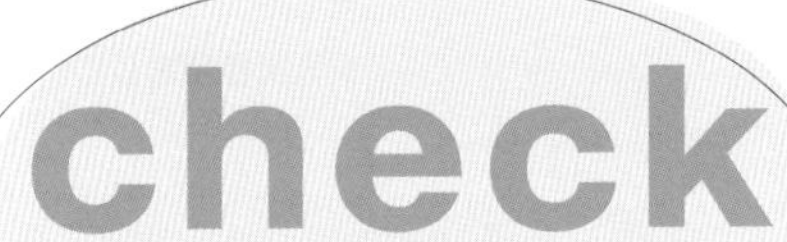

チャートの結果から考えると…

❶ あと数周期はタイミング療法を受けてみよう！

タイミング療法は、６周期ほどを目安に行うことが多くあります。一般的な検査を行っても問題が見つからなかったわけですから、より詳しく排卵日を診てもらい、性生活のタイミングを合わせることで妊娠する可能性があります。
ただ、タイミング療法を行う以前に避妊しない性生活を６カ月以上持っていた場合には、そろそろ治療方法を検討したほうがいいかもしれません。

❷ そろそろ治療方法を検討してみよう！

年齢を考えると、そろそろタイミング療法では難しいことも出てきます。タイミング療法を受けているということは、一般不妊検査で妊娠を妨げる原因が見つからなかったということでもあり、治療方法の切り替えを検討する必要があるかもしれません。この場合、人工授精ではなく体外受精を勧められるご夫婦もいるでしょう。

❸ 膣内精子注入法や人工授精も視野に入れて！

タイミング療法を受けていると、最初の数周期はいいのですが、だんだんと夫婦関係がギクシャクしてしまうことがあります。赤ちゃんを授かりたいと願ってタイミング療法に挑戦していることが、逆に夫婦仲をギクシャクさせてしまうのなら、性生活は自由に考えて、赤ちゃんを授かる方法は、少し医療に手助けしてもらうというのも１つの手段です。膣内精子注入法は、病院から滅菌したシリンジと精液を採取するカップをもらい、マスターベーションや性生活にてカップに精液を射精します。その精液をシリンジに吸い上げて、病院で予測してもらった排卵日に、妻の膣へ注入する方法です。膣内で射精できない夫婦などにも適応します。

YES

タイミング療法を行う前に避妊しない性生活を半年以上持った

YES

先生に「仲良ししてね！」と言われた日以外も性生活を持っている

NO

❸
膣内精子注入法や人工授精も視野に入れて！

YES

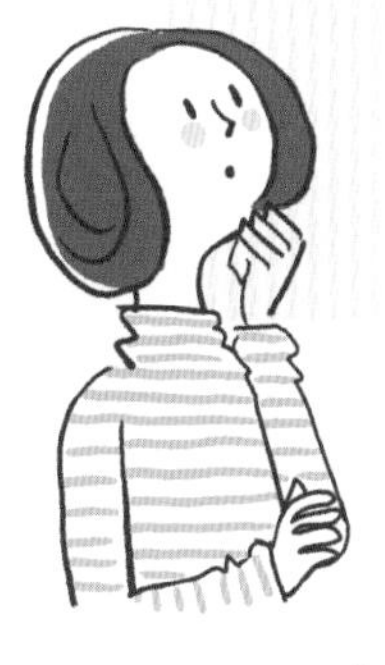

タイミング療法を行うかを考えつつ、次の治療方法についても夫婦で話し合っておきましょう。
また、タイミング療法を行う前に、どれくらいの期間、夫婦で避妊しない性生活を持ってきたのかが重要になります。
その期間も考慮して、タイミング療法での治療周期の期間を考え、今後の参考にしましょう。

タイミング療法の詳しい情報は p.84 をご覧ください check 2

check 3

人工授精をしている夫婦へ

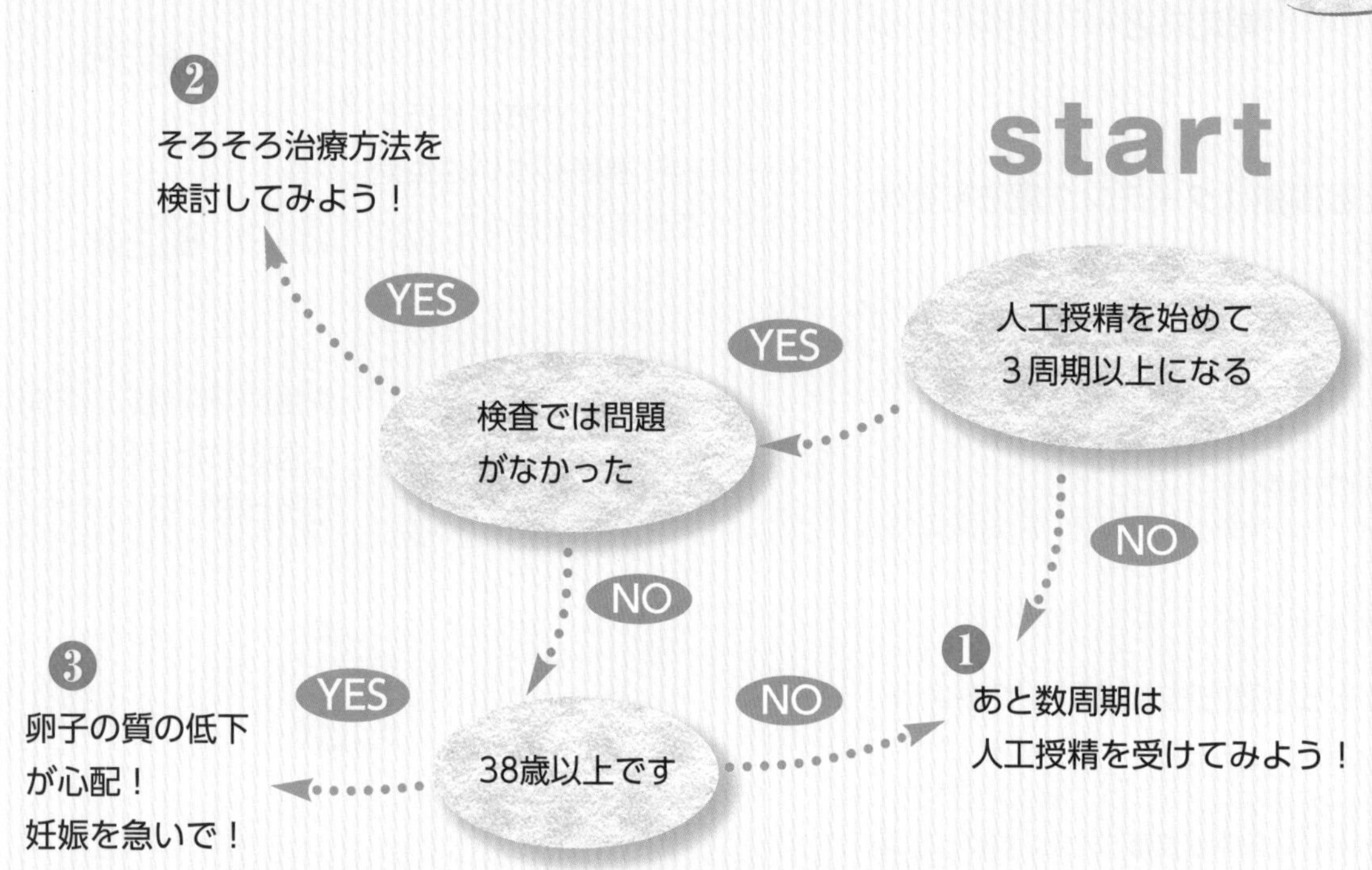

どうして、人工授精で赤ちゃんができないの？
人工授精をしているご夫婦へ

人工授精の適応範囲は意外と狭い？

人工授精の適応は、性生活では妊娠が難しい場合で、それには精子が少ないことや、子宮頸管粘液が少ないなどの理由から精子が子宮内腔に上がっていけないことなどがあげられます。そのため、人工授精の主な目的は精子の泳ぐ距離を縮めることにあります。しかし、これらに問題がないにも関わらず、性生活で今まで妊娠ができなかったという場合は、人工授精でも妊娠は難しいと判断する医師もいます。

逆に、検査で何も問題が見つからないということは、タイミング療法を含め性生活で妊娠できているはずだとも考えられます。

それにも関わらず、タイミング療法や人工授精で妊娠が成立しないのは、卵管采が卵子を取り込めないピックアップ障害があり、これにより卵子と精子が出会えていない、また出会っているけれど卵子に精子が進入できていないか、多くの精子が卵子に進入してしまう受精障害などが考えられ、

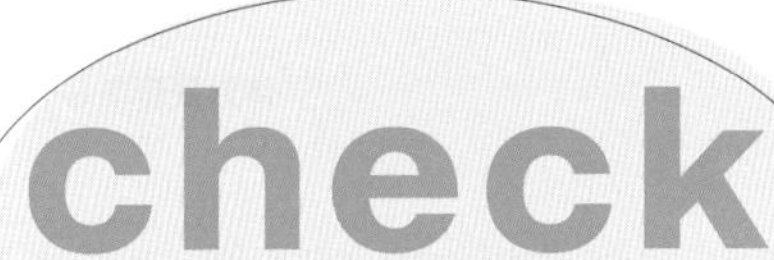

チャートの結果から考えると…

❶ あと数周期は人工授精を受けてみよう！

人工授精で妊娠をした夫婦の多くは３周期以内に成立しているという統計があります。それを考慮して人工授精の治療周期は、３周期を１つの目安に、次は５周期を目安にして受けてみましょう。

排卵誘発剤で卵胞を育てたり、排卵をコントロールする薬を使うことで、より人工授精を行う日を限定することもできるでしょう。同じ方法を繰り返すのではなく、少しずつ工夫をしながら人工授精を行うことができるように医師とも相談をしましょう。

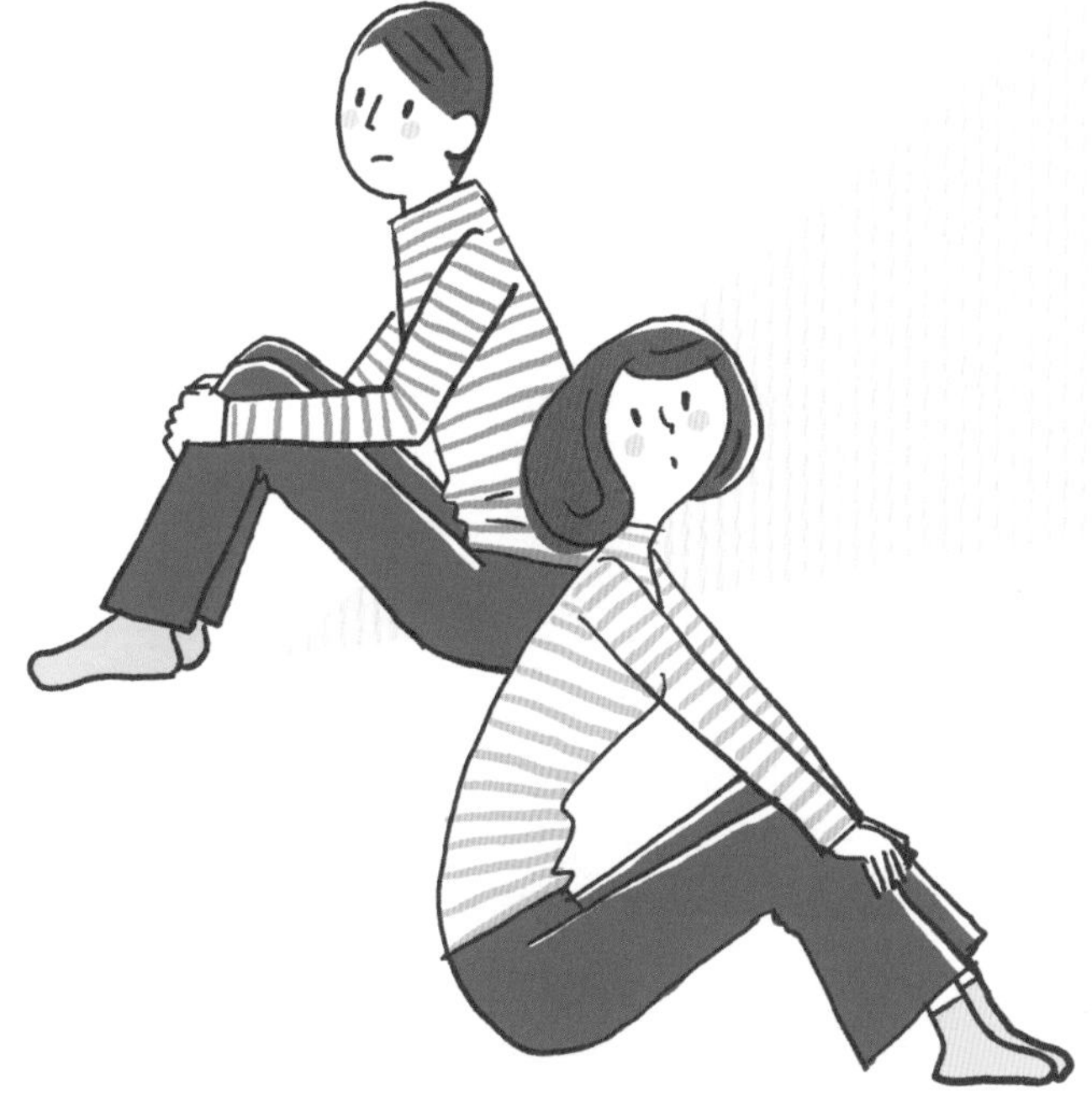

❷ そろそろ治療方法を検討してみよう！

検査で何も問題がないのに、人工授精を始めて３周期以上を行っても妊娠しない場合、そろそろ治療方法を検討したほうがいいでしょう。

検査では明らかにならない場合、卵管采に問題があって、卵子を取り込めないピックアップ障害によって卵子と精子が出会えていないことや、受精障害があり精子が卵子に進入できなかったり、多精子受精で多くの精子が卵子に進入してしまったりすることなどが考えられます。

❸ 卵子の質の低下が心配！妊娠を急いで！

女性の年齢が38歳以上になると、卵子の質の低下が心配になってきます。人工授精での妊娠率はあまり高くないので、不妊原因が見つからなかった場合には特に、今後の治療方針について医師とよく相談をしましょう。

体外受精が適応と判断されることもあります。

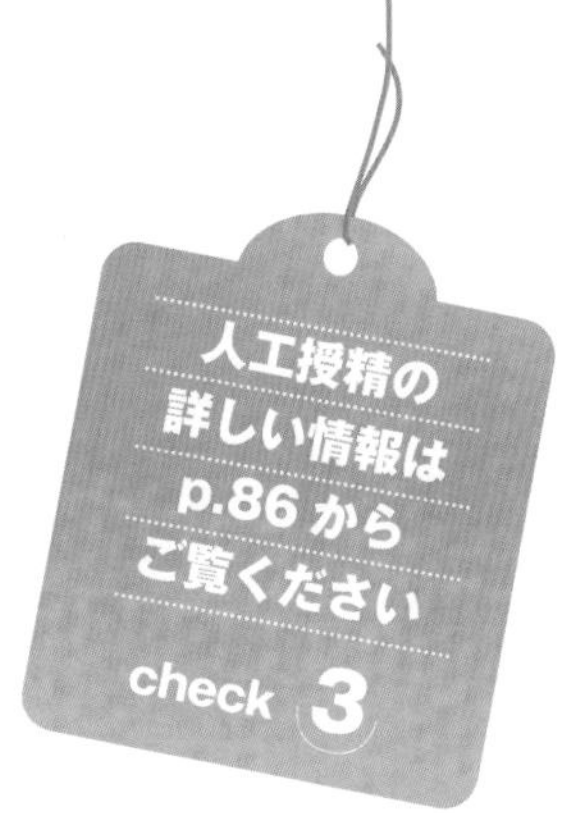

どうして、体外受精で赤ちゃんができないの？

体外受精をしているご夫婦へ

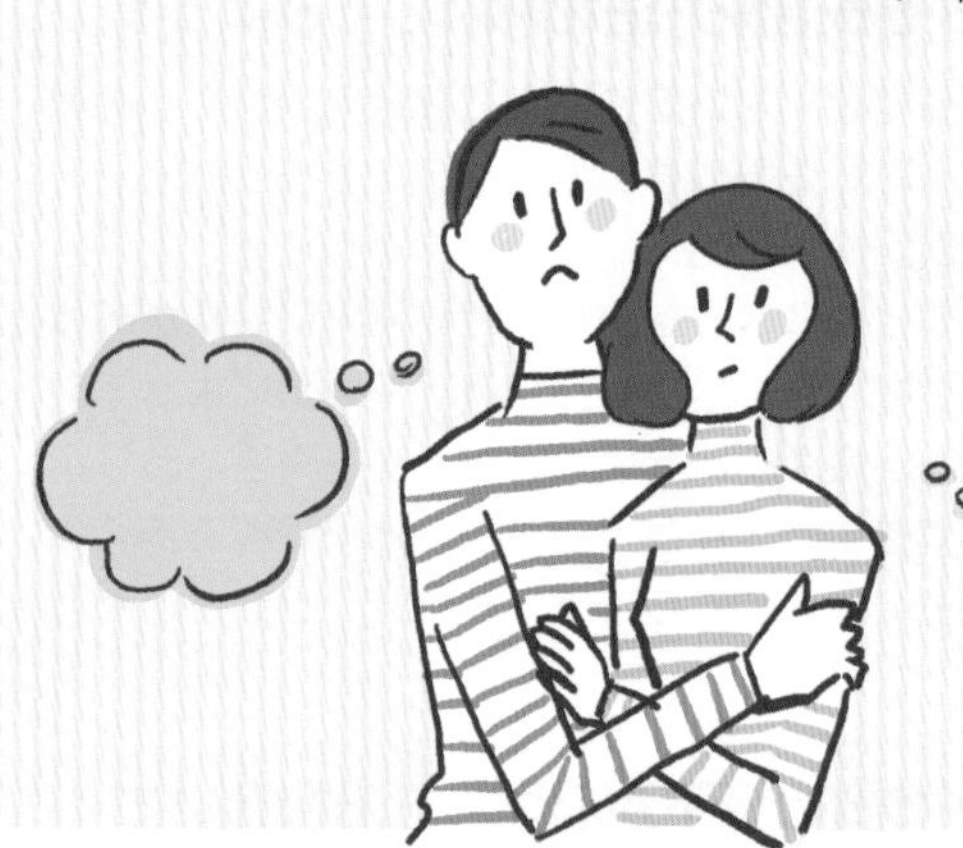

排卵誘発方法を変えてみる

- ★ 自然周期法
- ★ 低刺激周期法
- ★ 調節卵巣刺激法
  - ・アンタゴニスト法
  - ・ショート法
  - ・ロング法
- ★ 使う薬を変える
  - ・飲み薬の種類
  - ・注射薬の種類

受精方法を検討する

- ★ コンベンショナル IVF → ICSI
- ★ ICSI → コンベンショナル IVF
- ★ コンベンショナル IVF → スプリット ICSI

移植胚と方法を検討する

- ★ 新鮮胚移植 → 凍結融解胚移植
- ★ 初期胚移植 → 胚盤胞移植
- ★ 単一胚移植 → 複数胚移植
- ★ 単一胚移植 → SEET 法

凍結胚移植周期を検討する

- ★ 自然周期凍結融解胚移植
- ★ 排卵誘発による凍結融解胚移植
- ★ ホルモン補充周期胚移植

体外受精は、どの方法が自分に合っているのかを探すことが大事！

体外受精の治療周期では、採卵に向けてどのような排卵誘発方法がよいのかを考える必要があり、その選択が第1のポイントになります。薬の種類やその量、使う期間など、自分に合った選択で治療周期に臨みましょう。

同じ排卵誘発方法でも違いがある

同じ排卵誘発方法でも、患者個々に合わせて細かな違いがあります。同じ薬を同じだけ使っても、卵巣の反応の仕方も一人ひとり違いがあるからです。また、個人の月経周期ごとの違いもあり、排卵誘発を行う月経周期のホルモン環境と確認できた胞状卵胞数の違いから、実際に採卵できる卵子の数も周期によって違いがあります。

そのため、医師は患者さんそれぞれのクセや卵巣の反応の仕方などを見極め、判断して排卵誘発方法を決め、治療を進めます。

培養と胚移植について

次に、採卵した卵子をどのように精子と受精させるか、胚をどこまで培養して移植するか、凍結胚移植の場合には、どのような方法で移植周期を送り胚を移植するかなど、その都度、卵子や精子、胚と子宮内膜

妊娠しやすいからだづくりを目指す
- ★ 血流を良くする
- ★ 食生活を見直す（低糖質＆高たんぱく食）
- ★ 日常的に運動をする
- ★ 適正体重に近づける（BMI 値 22〜24）
- ★ 禁煙する。副流煙を吸わない
- ★ お酒を飲み過ぎない

年齢と妊娠の関係を理解する
- ★ 年齢とともに卵子の質が低下する
- ★ 年齢とともに卵胞の数が減る
- ★ 卵子の質の低下とともに妊娠が難しくなる
- ★ 年齢が高くなると流産率が上がる

精液と精子について理解する
- ★ 精液量と精子数は大きく変動する
- ★ 精液検査は一度で決めない
- ★ 精液検査が常時問題ある場合は泌尿器科もしくは男性不妊専門医を受診する

ストレスを溜め込まない
- ★ 夫婦で不妊治療や妊娠の情報を共有する
- ★ 夫婦が協力しあって生活する
- ★ 治療の疑問は、不安や不満に変わらないよう医師に聞く
- ★ 人は人、自分は自分。周りの人と自分を比べない
- ★ 不妊治療をしていることは不幸ではない。命を考える尊いこと

の状況を見極め、判断していきます。

こうして選択した体外受精の方法で妊娠が叶わなかった時は、排卵誘発方法、受精方法、移植する胚の選択、凍結胚移植周期など治療に直接関わることを医師とよく相談、検討するために、上の例にあげた項目を見ながら考えてみましょう。

治療以外にできること

治療以外でできることにも、目を向けてみましょう。食生活や運動など日頃の生活の中で工夫できること。適正体重については、肥満だけでなくやせ過ぎも問題です。タバコについては、これから生まれてくる赤ちゃんのためにもやめましょう。

そして、妊娠することの基本的な知識を得て、きちんと理解しておきましょう。

ストレスは夫婦で乗り越えよう

最後に、ストレスについてです。

〝ストレスを溜めすぎると妊娠が難しくなる〟と考えるより、〝不妊治療はストレスが溜まりやすく、なかなか解消しづらい面を持っている〟ことを理解しておきましょう。

そして、まずは夫婦が情報を共有し、協力しあうことが大切です。また、治療の疑問や質問、不安は医師にきちんと尋ね、不満を残さないようにしましょう。

今回行った体外受精治療周期を振り返って、どの方法でトライをしてきたのかをチェックし、なぜ妊娠しなかったのかを医師に相談しながら、次の周期にはどのような方法で臨めばいいのか、その検討材料にしてください。

体外受精の詳しい情報は p.88 からご覧ください
check 4

チェックをしたら、考えよう！

これから治療をはじめる夫婦、すでに治療を始めている夫婦とさまざまいます。

まず大切なのは、ふたりが「赤ちゃんが欲しい！」「パパになりたい！」「ママになりたい！」と願って始める治療だということと、その治療については「ふたりが決める」ということです。どのような治療がしたいかは、夫婦が決めること。医師が決めたレールに乗っていればいいのではないのです。

なぜ、今の治療でママとパパになれていないのか

治療周期数には目安があります

タイミング療法や人工授精には、治療回数に目安があります。タイミング療法では6周期が目安となり、人工授精では、妊娠が成立した夫婦の多くは治療周期３回程度だったことから、３～６周期が目安となります。この目安となる治療周期数で妊娠が成立しない場合、検査で明らかにならないところに問題があると考えられます。

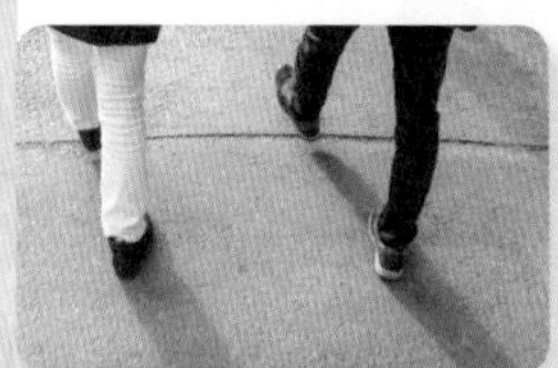

例えば、ピックアップ障害や受精障害などが考えられ、治療を体外受精などに切り替える検討を勧められるでしょう。

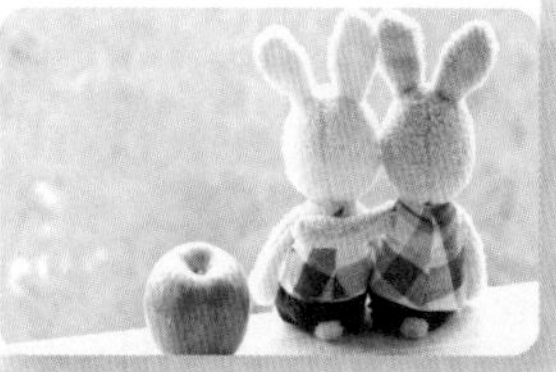

ママの年齢が大きく関係します

妊娠の要は、卵子の質にあるといわれています。この卵子の質は、ママの年齢と関係しています。年齢が高くなれば、卵子の質は低下し妊娠が難しくなってしまいます。35歳を過ぎた頃から妊娠が難しくなり始め、38歳を過ぎ、40歳を過ぎると本当に難しくなってきます。

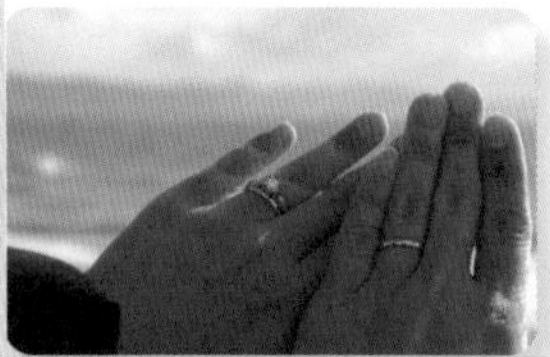

ただ、卵巣にあるすべての卵子の質が良くないのではなく、なかには赤ちゃんにつながる卵子もあると考えられます。その卵子が排卵される周期は何時なのかはわかりませんが、チャンスを逃さないようチャレンジすることも大切です。

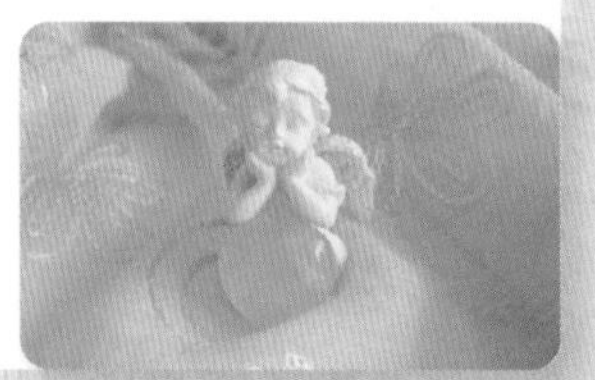

夫婦にあった、治療周期にあった方法で

治療が、タイミング療法、人工授精、体外受精と、どの方法であっても、夫婦にあった、治療周期にあった方法でチャレンジすることが大切です。ママのホルモン環境は、月経周期ごとに違いもありますので、治療周期に入るときのホルモン環境をよく検討することが大切です。また、パパの精液量、精子数も検査する日、治療周期に必要な日によって大きく変動することもあります。その周期ごと、最適な方法でママの卵子とパパの精子が出会い、妊娠できるように医師とよく話し合い、ママとパパが理解し、納得して治療を進めましょう。

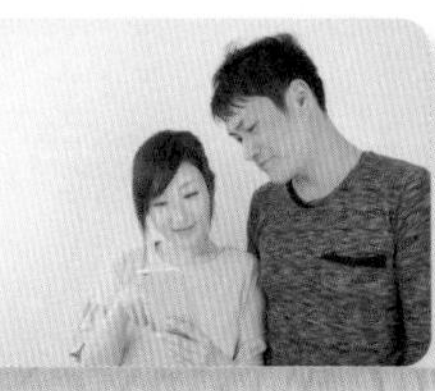

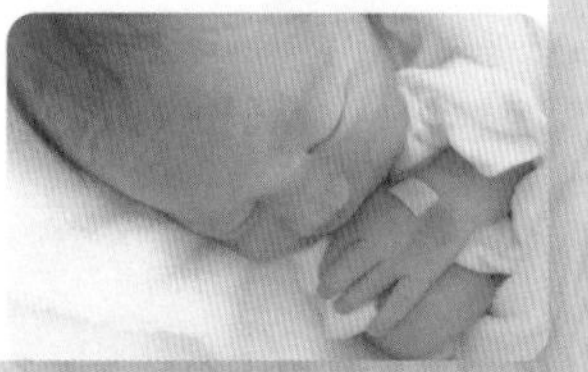

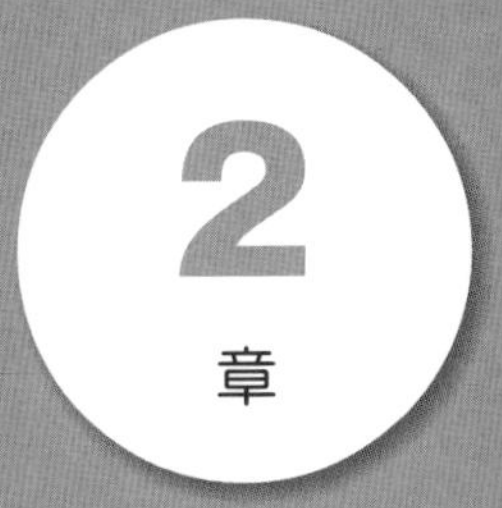

知っておきたい 妊娠するための大事なこと

ママになりたい

Preserved version

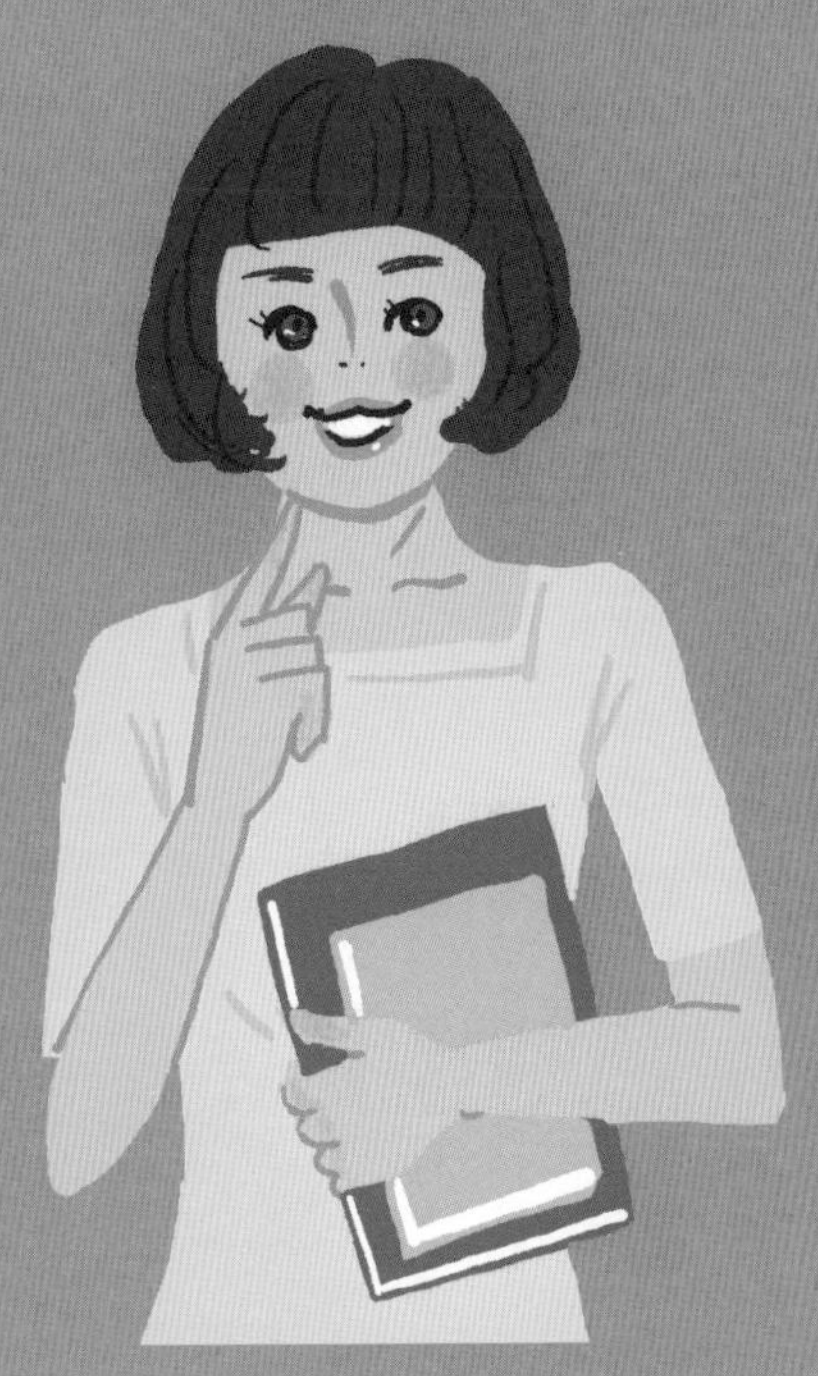

chapter 2-①

妊娠が成立するまでに起こること

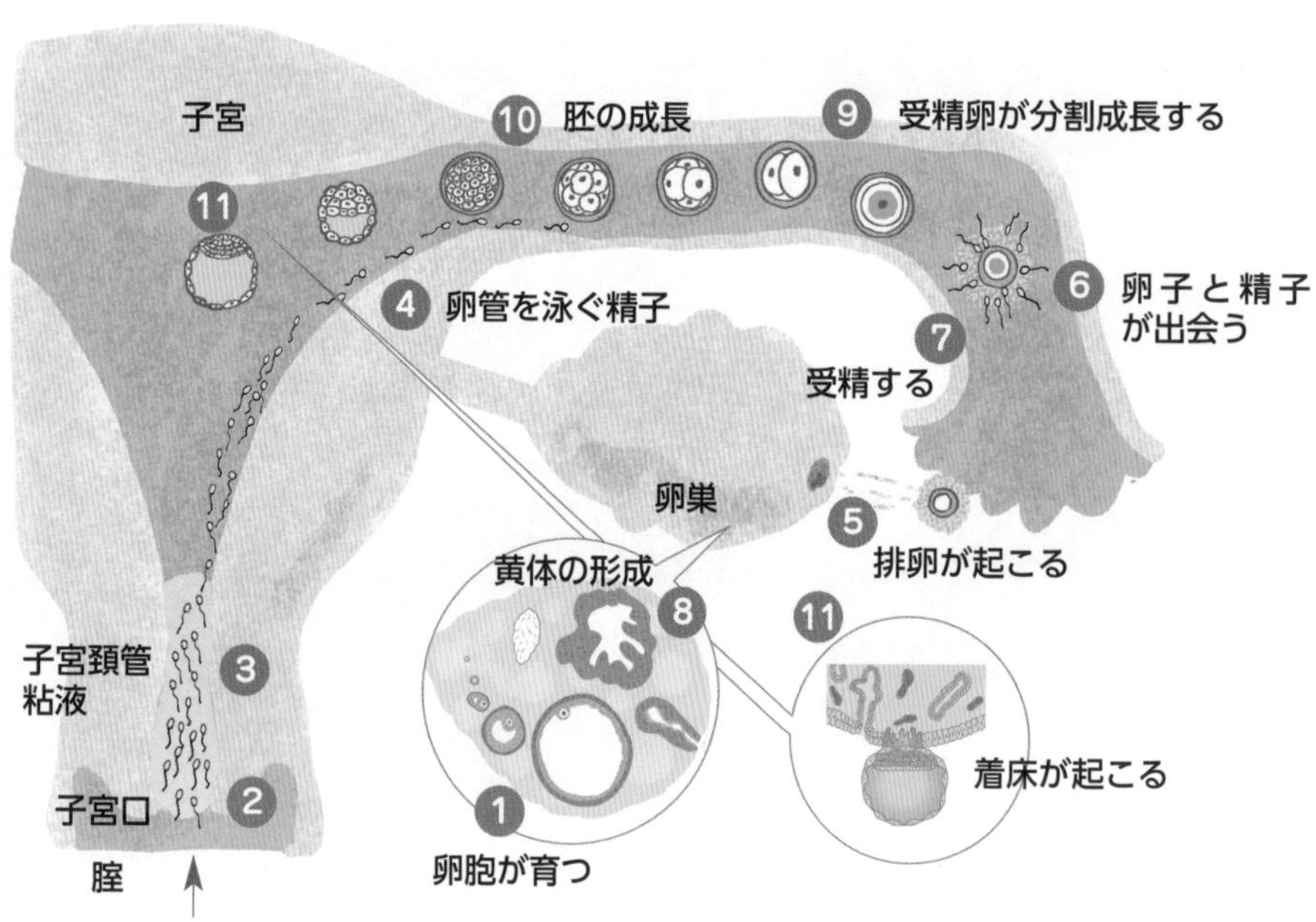

妊娠するまでの11のポイント

妊娠するためには、大きな４つのポイントがあります。それは、射精・排卵・受精・着床です。さらにこれらを細かく見ていくと11のポイントが見えてきます。そして、この11のポイントが問題なく、次々とスムーズに起こることで妊娠は成立します。

① 卵胞が順調に育つ

まずは月経があり、卵胞が順調に育つことが必要です。卵胞は左右の卵巣に10個ぐらいずつ育ち、その中の１つが主席卵胞となって大きく成長し、成熟して排卵に向います。卵胞を成長させるためには、月経周期中にタイミングよく必要なホルモンが十分に分泌され、働くことが重要です。

② 腟内に十分な精子が射精される

次は射精です。射精では、妊娠させることができる量と質の精子を含んだ精液が女性の腟内に放たれる必要があります。

男性の役割は射精までと考えがちですが、精子にはその後に卵子と出会って受精していくための重要な役割があり、いくつもの役目が続いていくことを知っておきましょう。

③ 精子が子宮頚管へ進入する

精子の次の役割は、子宮頚管への進入・通過です。女性が排卵期になると、それまで雑菌やウイルスなどから精子に至るまで子宮腔内へ上がれないよう守っていた頚管粘液の性状が変わり、精子は子宮頚管を通過することができるようになります。

4 精子が卵管を泳ぐ

子宮頸管に進入した精子は、卵管膨大部までたどり着かなくてはなりません。そのためには、射出精液の中に十分な数の運動精子があること、また受精の場である卵管膨大部まで泳ぎ着く力を持っている運動精子数が多いことが重要となります。

5 排卵が起こる

十分に成長した卵胞が破裂し、卵巣から卵子が排卵されます。排卵された卵子は、卵管采が卵巣を覆うようにピックアップして卵管内に取り込み、卵管膨大部へと運ばれます。

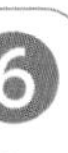

卵子と精子が出会う

卵管膨大部へと泳ぎ着いた精子は、ここで卵子と出会います。タイミング的には精子が卵子を待つのがいいといわれています。なぜなら精子の寿命は卵子よりも長いこと、また、卵子の受精可能な時間は8～12時間程度であるといわれているからです。

精子と卵子が受精する

受精は、ここまでたどり着いた数百個の精子が頭にある酵素で、少しずつ卵子の透明帯を溶かすことから始まります。

射精時には1～3億個もいる精子ですが、卵子にたどり着くのは数百個で、そのうち卵子にくっつくことができる精子は数十個ほどではないかといわれています。また、受精に挑む間にも力尽きて死んでいく精子も少なくありません。その中で透明帯を破り、運良くグイっと頭を入れることのできた精子と卵子は受精します。

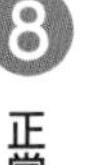

正常な黄体が形成される

排卵後、卵巣に残った卵胞は、黄体に変化します。黄体は、黄体ホルモンを活発に分泌して、子宮内膜を着床しやすい環境に整えます。妊娠するためには、正常な黄体が形成される必要があり、黄体が正常に形成されるためには、卵胞が十分に育ち成熟することが大切です。

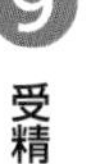

受精卵(胚)が順調に分割する

精子が卵子の細胞質に入り込むと、第二極体が放出され、細胞質には父方と母方の前核が現れます。しばらくするとこの2つの前核は融合し、受精は完了します。この後、胚は分割を繰り返し成長していきます。

10 胚が子宮に運ばれる

胚は、2細胞、4細胞、8細胞と細胞数を増やし、成長しながら卵管の中を子宮へと運ばれていきます。

受精から約5日目には胚盤胞へと成長し、子宮に到着して着床へと進みます。胚が順調に発育、成長するためには、卵子と精子の染色体に異常がないことも重要です。

胚が着床して妊娠が成立する

胚盤胞には、将来赤ちゃんになる細胞と、胎盤になる細胞があります。胚盤胞は次第に大きくなり、透明帯から脱出し、将来赤ちゃんとなる細胞側を子宮内膜にくっつけ、内膜を侵食するように潜り込んでいきます。完全に潜り込むと、その潜り込んだ部分を修復しながら蓋をするようにして着床は完了します。この時、妊娠反応は陽性になります。その後、胎嚢が確認でき、胎児心拍が確認できたら妊娠が成立したと判断できます。

妊娠して赤ちゃんが生まれるということは、これら11のことが滞りなく起こった結果です。妊娠するまでのことがわかれば、不妊の要因を知ることにもつながります。

chapter 2-②

女性のからだ

性別と女性のからだ

人の性別が決まるのは、受精の瞬間です。あなたが女性なら、お母さんの卵子とお父さんのX精子が受精しています。この時にY精子と受精していたら男の子になっていたことでしょう。

X精子と出会った胚の性染色体はXXとなり、胎児が育つ間に卵巣がつくられ、子宮や卵管、膣などができてきます。さらに卵巣ではのちに卵子のもととなる卵祖細胞がつくられ始め、女の子は生まれる前から、自分が産む赤ちゃんの準備をしています。男の子も胎児期に精巣や陰茎などがつくられます。

このように生まれながらにして持っている男女の性器の差を第一次性徴と呼んでいます。

第二次性徴で女性のからだに起こる変化

- ●卵巣が発達し、女性ホルモン分泌量が増える
- ●乳房が大きくなる
- ●陰毛、体毛が生えてくる
- ●骨盤が広くなり、皮下脂肪が増え、丸みを帯びたからだつきになる
- ●月経が開始される

女の子は、第二次性徴により女性へと成長します。思春期頃（約10～14歳頃）から始まることが多く、その大きな特徴は初経（月経が始まる）です。これは、卵巣が発達して女性ホルモンの分泌量が増えること、下垂体から分泌されるFSH（卵胞刺激ホルモン）に対して卵巣が正常に反応することから起こります。また、順調な排卵を伴う月経周期になるまでには、初経から5年がかかるとされています。正常に反応すること、順調であることは、妊娠を臨む上では重要なことです。見た目では、乳房が膨らんで大きくなり、陰毛などが生えてきたり、骨盤が広くなり、皮下脂肪が増え、女性らしく丸みを帯びた体つきに変化していきます。

女性の内性器

卵　巣

およそ親指大（3～4cm）の楕円形で子宮上端、左右の卵管の下方にある卵巣固有の靭帯で吊り下げられたように位置する。卵巣は、卵子を育てる器官で、多くの原始卵胞を持ち、これを成熟させ排卵させる。また、女性ホルモンを分泌する内分泌器官でもある。

膣

膣口から子宮へつながる約8cmの管状の器官で、性交の際には陰茎を受け入れ、出産時には産道となる。伸縮性のある筋肉でできていて、デーテルライン桿菌(細菌の侵入を防ぐ善玉菌)が常在し、膣内を酸性に保ち、細菌などの侵入や増殖を防いでいる。

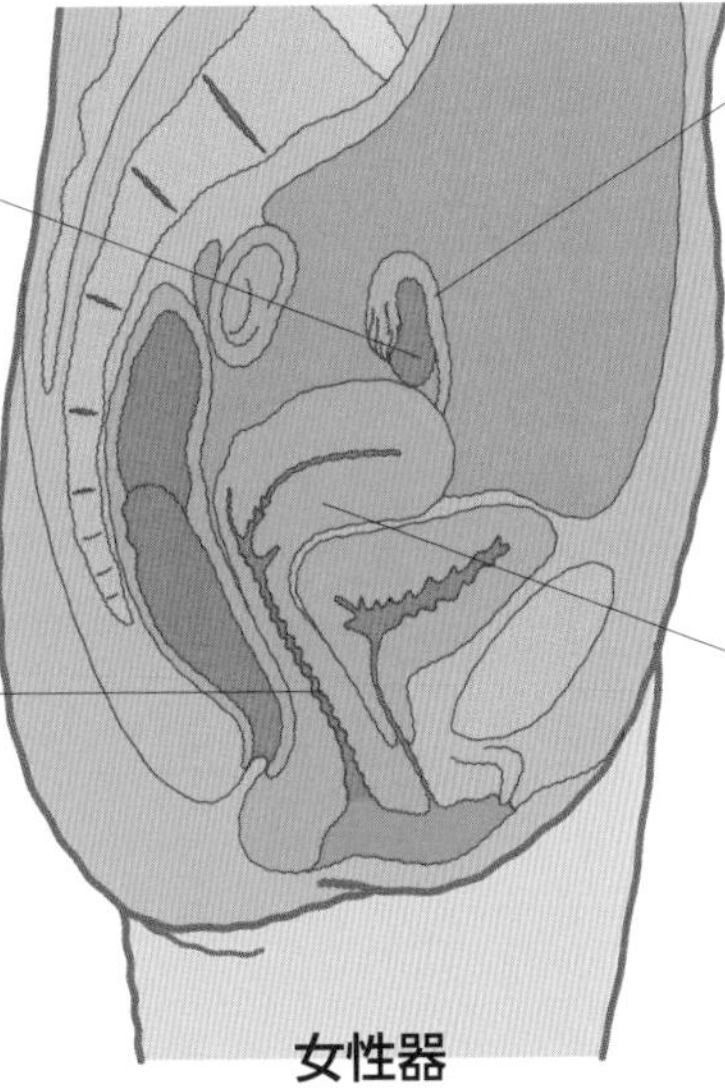

女性器

卵　管

子宮の左右両側上端から卵巣を取り囲むようにあり、長さは約10cmの長細い管。その先端にはイソギンチャクの触手のような卵管采があり、卵巣から排卵される卵子を卵管内に取り込み、誘導する働きを持つ。

子　宮

筋肉の壁でできた約8.5cm（握りこぶしより小さい）の大きさで、骨盤内に膣の上端とつながって位置する。子宮壁の厚さは約2cmで、最内層は子宮内膜と呼ばれる粘膜層で、月経周期に伴い変化する。

女性の外性器

大陰唇

外陰部にある左右一対の脂肪組織で形成された壁で、内部にある生殖器と尿道口を保護する役割を持つ。

陰　核

小さな突起で、発生は男性の陰茎に同じ。海綿体組織である細長い陰核体と亀頭から形成され、性的興奮により勃起をする。別名をクリトリスという。

小陰唇

陰核から膣口まであるひだ状の薄い肉びらで、普段は閉じて尿道口や膣を守る役割を果たす。
性的興奮時には、血流がよくなることにより肉びらが膨張し、左右に大きく開き、膣壁からの分泌液もあり、陰茎の挿入を容易にする。

膣　口

小陰唇の間に開く膣の入り口のことで、陰核の下部にある膣前庭と呼ばれる部分には尿道口があり、その下側に膣口は位置する。膣口の左右には、バルトリン腺があり、性的興奮により粘液が分泌され、陰茎の挿入を容易にする。

女性の生殖器

生殖器には、体内にある内性器と、体外にある外性器があります。外性器は、男性を受け入れ、精子を受け入れ、内性器は、胚が胎児へと成長するために必要な構造になっています。

外性器には、大陰唇、小陰唇、陰核などがあり、小陰唇は雑菌などが膣内に入らないように防ぎ、大陰唇はこれを覆って防ぎます。小陰唇は、ふだんは閉じていますが、性的な刺激を受けることで充血して膨らみ、自然と開くようになります。こうして内性器へと続く子宮や卵巣を守っています。

内性器で代表的なものの1つに卵巣があり、卵子のもととなる原始卵胞を、生まれながらにして蓄えています。卵巣は、その保管庫の役割を持っています。

もう1つの役割は、女性ホルモンである卵胞ホルモン（エストロゲン）や黄体ホルモン（プロゲステロン）を分泌する、内分泌器官としての役割です。卵胞の成長と成熟のために、また、胚の着床環境と妊娠初期を支える、重要なホルモンです。

月経のこと

月経周期と排卵

1回の月経周期は、月経が始まった日を1日目とし、次の月経が始まる前日までをいいます。その正常範囲は25～38日で、毎周期同じ日数でなくても、正常範囲内であれば問題はありません。

月経周期は、排卵までにかかる日数（卵胞期）で変動します。排卵後、卵巣に残った卵胞は黄体に変化しますが、この黄体の寿命は、誰でもほぼ14日間であることから、卵胞の成長がゆっくりで、排卵までの日数がかかれば月経周期は長くなり、その逆では短くなる傾向にあります。

また、卵胞の成長、成熟が不十分だった場合には、黄体ホルモンも十分に分泌されにくいことから黄体期が短くなることがあります。これを黄体機能不全と呼ぶこともありますが、もともとは卵胞の成長と成熟に問題があることが要因になっていることもあります。

月経は、基本的に排卵があることから起こります。つまり順調な月経周期があるということは、順調な排卵が起こっているということにつながります。卵胞を成長させるホルモンが分泌され、そのホルモンに対して、卵巣が正常に反応し、卵胞が順調に成長、成熟して卵子が排卵されているという一連の流れが、問題なく起こっているということの現れと考えます。

しかし、なかには排卵しない無排卵の周期が起こることもあります。

月経周期と基礎体温の変化

月経周期を、卵胞期、排卵期、黄体期、月経期の大きく4つにわけ、ホルモン変化や卵胞、卵巣の変化などと合わせて基礎体温の変化を見ていきましょう。

●卵胞期

排卵に向け卵胞が育つ時期です。左右の卵巣で、10～20個の排卵に向かう卵胞がエントリーされ、一斉に成長を始めます。中でも一番ホルモンに対して反応のよかった1個が主席卵胞として大きく育ち、その他は退縮していきます。このときの基礎体温は低温相です。

●排卵期

卵胞が十分に成長すると、黄体化ホルモン（LH）が一過性に大量に分泌され、卵胞は成

卵巣の様子

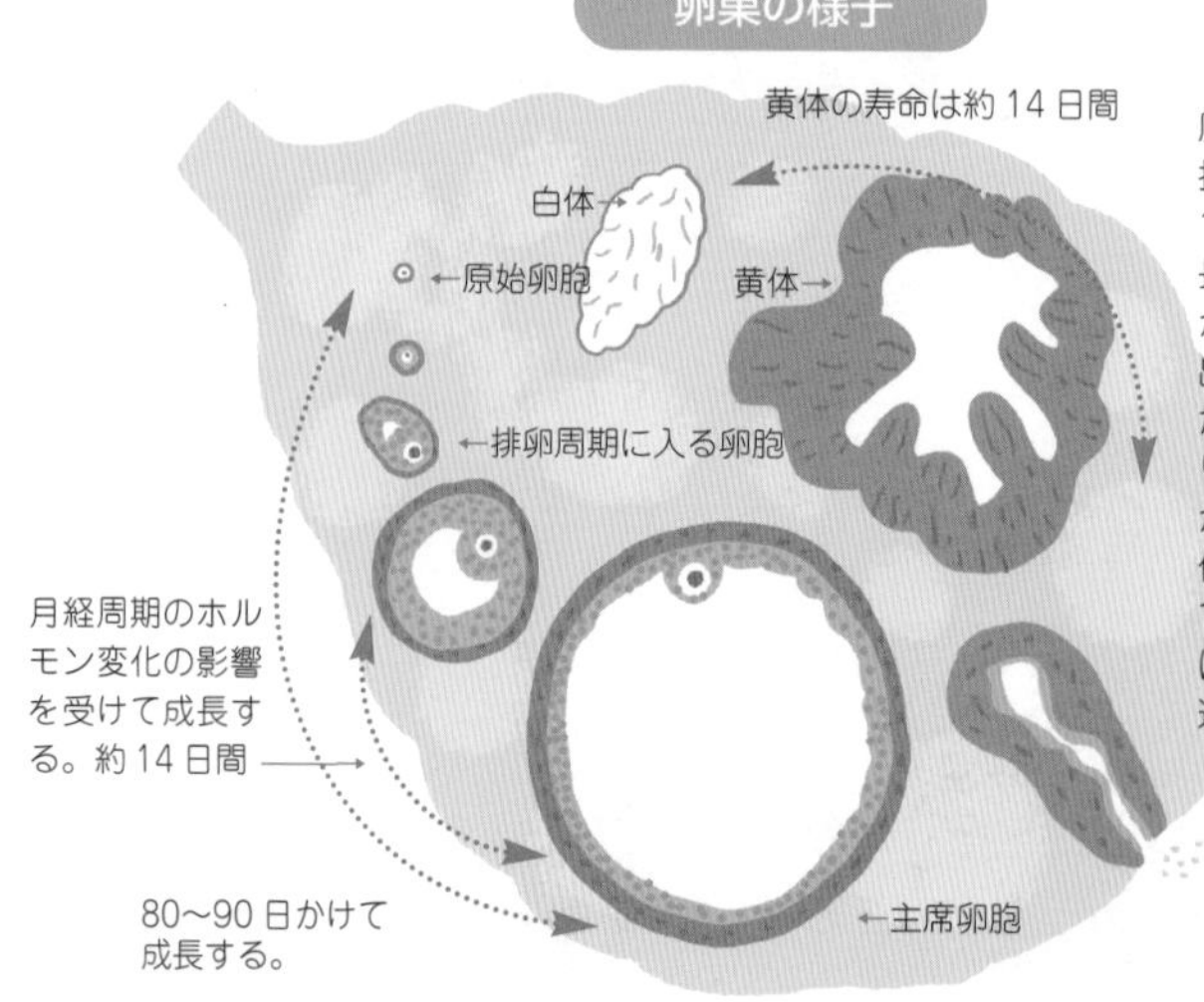

原始卵胞が成長して、排卵周期に入った10～20 個の卵が成長し、その中の 1 個が成熟して卵子を排出する。卵巣に残った卵胞は、黄体となり、妊娠が成立しなかった場合には、黄体はその役目を終えて白体になる。月経は、この周期を繰り返すことで起こる。

月経周期と基礎体温の変化

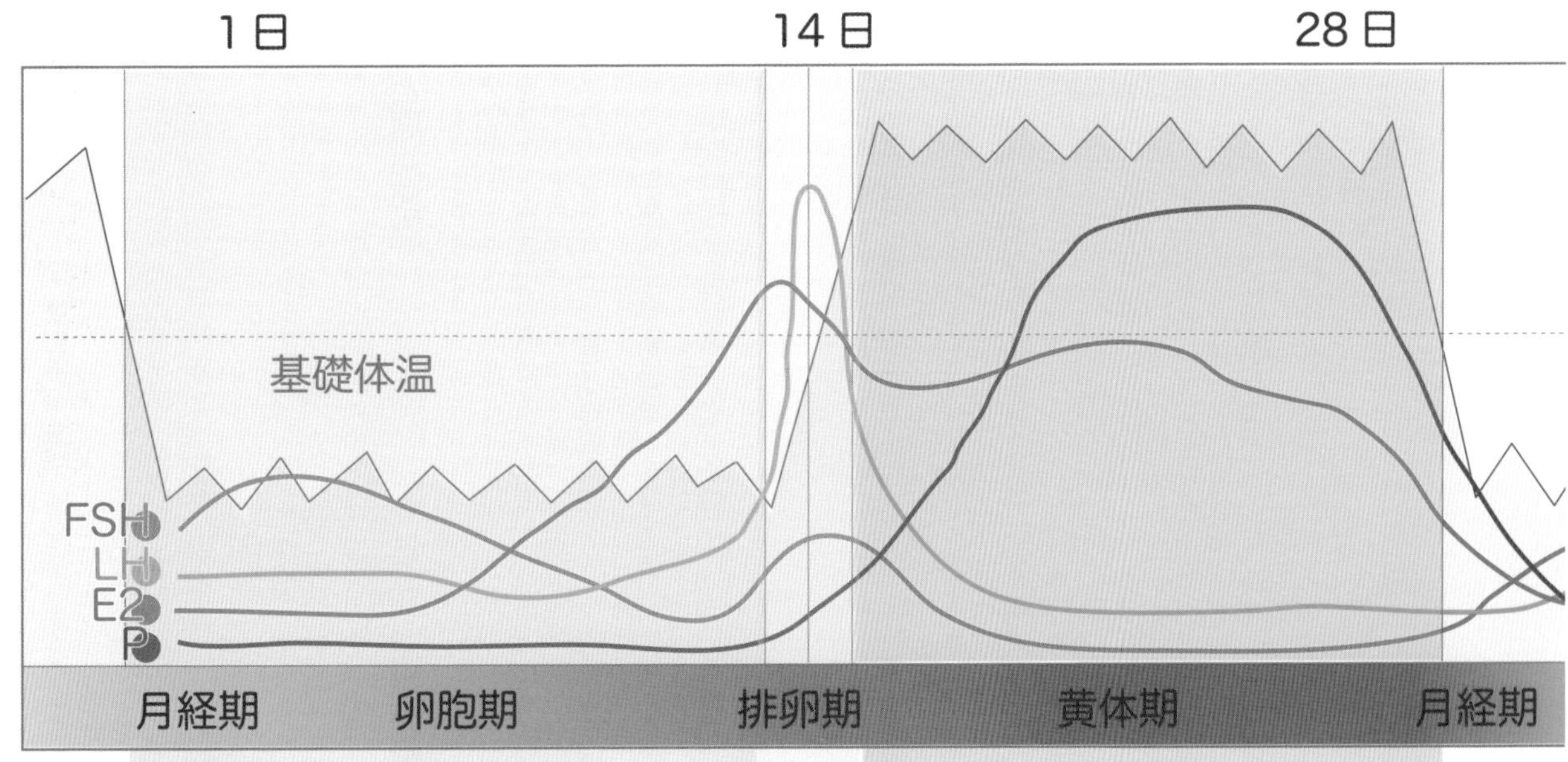

月経期
子宮内膜がはがれ体外に排出される時期
●基礎体温は低温相へ
●肌は、不安定、水分や栄養素などが不足がち
●気分にムラがあり、神経過敏になる人も
●黄体ホルモンの分泌が低下

卵胞期
卵胞が成長する時期
●基礎体温は低温相
●肌は、皮膚の水分量が高まり、状態が安定
●心身ともに安定、活動期
●卵胞から「卵胞ホルモン（エストロゲン）」が分泌される
●おりものが徐々に増える

排卵期
卵子が排出される時期
●基礎体温は低温相から高温相へ移行
●肌は、肌荒れを起こす人も
●腹痛や不正出血、下痢症状を起こす場合も
●大量の黄体化ホルモンが分泌
●おりものがさらに増える

黄体期
胚が着床していく時期
●基礎体温は高温相
●肌は、不安定で肌荒れを起こす人も
●腹痛、腰痛や乳房のはり、眠気やイライラ、体重増加、むくみ、便秘などを起こす人も
●黄体ホルモンが分泌

一般的に基礎体温は、排卵前は低温期、排卵後は高温期の２相に分かれます。基礎体温はこの変化を捉えるもので、排卵日を知るためによく用いられますが、特定することはできません。

熟し、これが排卵への引き金となります。これをＬＨサージといい、この約36時間後に排卵が起こります。排卵期には基礎体温は高温相へと移行します。

●黄体期

排卵後、卵巣に残った卵胞は黄体へと変化し、黄体ホルモン（プロゲステロン）を分泌し、胚が子宮へ着床しやすい状態へと整えます。排卵期の頃、基礎体温が高温相へ移行するのは、プロゲステロンに体温を上昇させる作用があるためです。

妊娠が成立すると黄体は妊娠黄体となり、妊娠初期の不安定な時期を支えるために働きます。そのため、着床して妊娠が成立してもしばらくの間、基礎体温は高温相を保ち、胎盤ができる頃にその役目を終え、基礎体温も下がります。妊娠中は排卵が起こらないため、基礎体温は特に変化はありません。

●月経期

妊娠が成立しなかった場合には、黄体は徐々に白体へと変化し、黄体の分泌するプロゲステロンによって支えられていた子宮内膜は、剥がれて血液とともに体外へ排出されます。

これが月経です。

chapter

2-④

卵子の数と卵子の質

卵祖細胞と原始卵胞

妊娠の要となる大切な卵子は、どのように育つのでしょう。卵子のもととなる卵祖細胞は、妊娠が成立した胎児期に、卵巣がつくられるのと同じ頃からつくられ始めます。卵祖細胞は、細胞分裂を繰り返してその数を増やし、ピーク時には約500万~700万個といわれ、その後は自然に減少します。そして、生まれる前に原始卵胞へと成長して、約200万個を卵巣に蓄えて生まれてきます。あなたになった卵子も、あなたのお母さんが、あなたのおばあちゃんの子宮に宿った時につくられた卵祖細胞がもととなっています。このように、次の世代、次の世代を産むために、女性は、母親の子宮で、自分が産む赤ちゃんの準備をして生まれてきます。

原始卵胞は増えない

女性は、出生時に約200万個の原始卵胞を卵巣に蓄えていますが、この原始卵胞の数は増えることはありません。

その逆に出生後は自然に減少し、7歳くらいには約50万個、初経が起こる頃には約20~30万個になっています。

原始卵胞の自然な減少は、月経の有無に関わらず、また本人の行いに関わらず起こり、そのスピードは1カ月に約1000個といわれています。ただし、性染色体異常のターナー症候群の場合には、減少スピードは速く、早期に原始卵胞がなくなってしまうことが多いようです。日本人の平均閉経年齢は50歳くらいですが、閉経頃の卵巣には約1000個の原始卵胞が残っているといわれています。

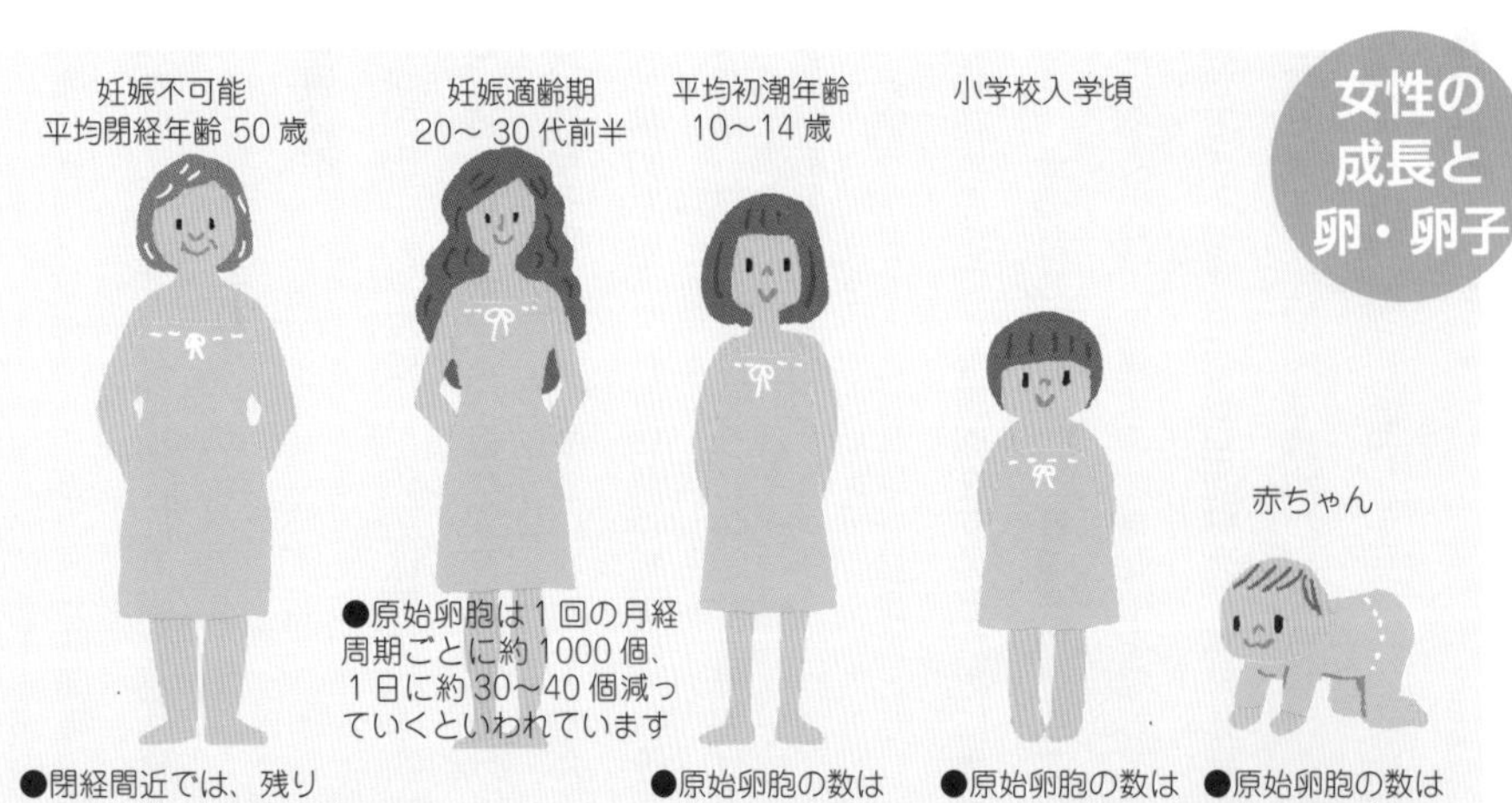

卵子もいっしょに歳を重ねる

卵子は、生まれた時にはすでに原始卵胞として卵巣の中にあり、持ち主の女性と同じように年を重ねていく長生きできる細胞です。中には平均閉経年齢である50歳まで、50年も生きる原始卵胞もあるのです。

つまり、あなたとあなたの卵子は同い年と考えていいでしょう。ですから、あなたが妊娠に臨む年齢の時、卵子も同じ年齢ということになります。

そして、あなたに老化現象があるように卵子にも老化現象があり、これを卵子の質としてとらえることができます。

卵子は、年齢に関係なくもともと減数分裂の失敗も多く、染色体異常を持つ卵子が排卵されることもあります。この染色体異常率が38歳くらいからだんだんと高くなることから、妊娠率が低くなり、逆に流産率が高くなっていきます。

いくら外見が若くても、卵子は正直に歳を重ねていると考えたほうがいいでしょう。

卵子の構造

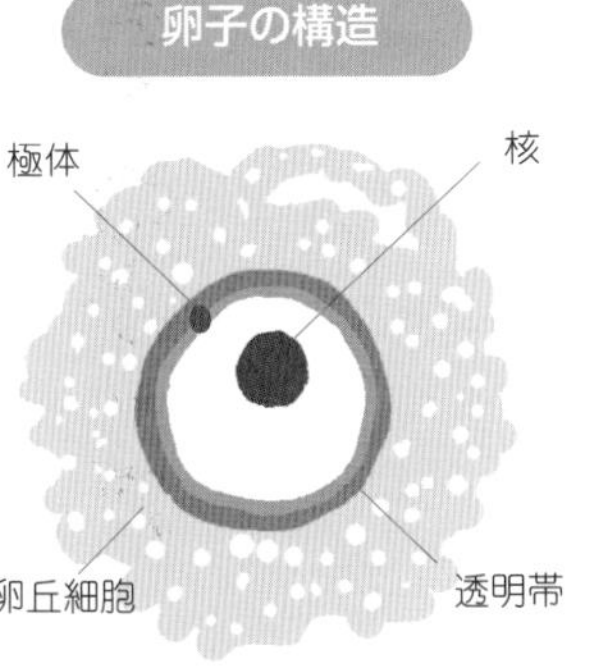

卵子は、透明帯で守られ、その周りを卵丘細胞が覆う。卵子には、細胞質内に1個の核、細胞質の外に1個の極体がある。

卵子の質と染色体異常

長い時間をかけて卵胞は成長し、排卵周期に入ると月経周期のホルモンの影響を受けて育ちます。FSHによって成長し、LHによって成熟した卵子は、第一減数分裂（生殖細胞にのみ起こる細胞の数を半分に減らす分裂で2回起こる）を完了させ、卵子が排卵されます。第一減数分裂が完了した卵子には、卵子の細胞質内に1つの核と、細胞質の外、透明帯の内側に1つの極体（細胞質を持たない核のみ）があります。つまり、1つの核と1つの極体を持つ卵子が受精できる卵子ということになります。

この卵子の核に染色体異常がないこと、特に高年齢になると現れやすい染色体数に問題がないことが重要です。

染色体は、遺伝情報を伝えるDNAがたんぱく質と一緒になったひも状のもので、常染色体はXのような形をしていて、性染色体はXまたはYのような形をしたものがあります。卵子には常染色体22本と性染色体であるXが1本ありますが、このどこかが2本あったり、1本もなかったり、また染色体の一部が欠けていたりすることがあります。そのため、受精して2本が1対になるところに対して、染色体が3本あったり、1本しかなかったりなどの過不足ができてきます。

例えば、年齢とともに多くなる染色体異常としてよく知られている、21トリソミー型の「ダウン症候群」は、21番目の染色体が3本になっています。

性染色体異常では、性染色体が1本しかないターナー症候群は女性に起こり、逆にXが過剰にあるのがクラインフェルター症候群で、男性に起こります。

元気のいい卵子とは？

質のいい卵子とは、染色体異常がないことのほかに、いわゆる元気のいい卵子であることもあげられます。これはエネルギーとなるミトコンドリアも関係しています。年齢とともにミトコンドリアの数が減り、受精後の胚の成長に影響するといわれています。

chapter 2-⑤

男性のからだ

男性のからだ

あなたが男性なら、受精の瞬間にお父さんのY精子がお母さんの卵子と受精しています。Y精子には、精巣決定因子であるTDFと、この因子にスイッチを入れるSRY遺伝子があり、これらの働きから胎児期に精巣がつくられます。

そして、精巣上体、精管、精嚢などの男性内性器がつくられ、陰茎、陰嚢などの外性器がつくられます。また、精子の大もととなる精祖細胞は胎児期の精巣でつくられ、思春期になるまで休眠します。

男性の第二次性徴も、思春期を迎える頃ですが、女性よりも若干遅く12歳前後から始まります。男性性器が成長し、精巣容量や陰茎が大きくなり、精通（初めての射精）が起こります。精通は、一気に射精するというよりも漏れ出るという感じで、寝ている間に精液が漏れ出ることから夢精と呼ぶこともあります。

精通が起こったということは、ホルモンに対して精巣が正常に反応し、精子がつくられたことの証です。この後、精巣では生涯にわたって精子をつくり続けます。精巣でつくられた精子は、射精までの間、精巣上体や精管付近にいますが、つくられ続けるため、体外に射精されなかった精子は、体内に吸収されてしまいます。

また、この時期、心にも変化が生じてきます。好きな人に触れたい、愛されたいという欲求が起こり、男性の場合は、射精の欲求が高まるために、性的欲求は女性よりも強いといわれています。

そのほかでは、筋肉や骨格が発達し、男性らしくがっしりとした体格になります。陰毛や体毛が生えてきて、声変わりが起こり喉仏が出てきます。

ただし、性染色体に異常のあるクラインフェルター症候群では、これら二次性徴が現れにくく、精子をつくる能力も低い、またはない場合もあります。

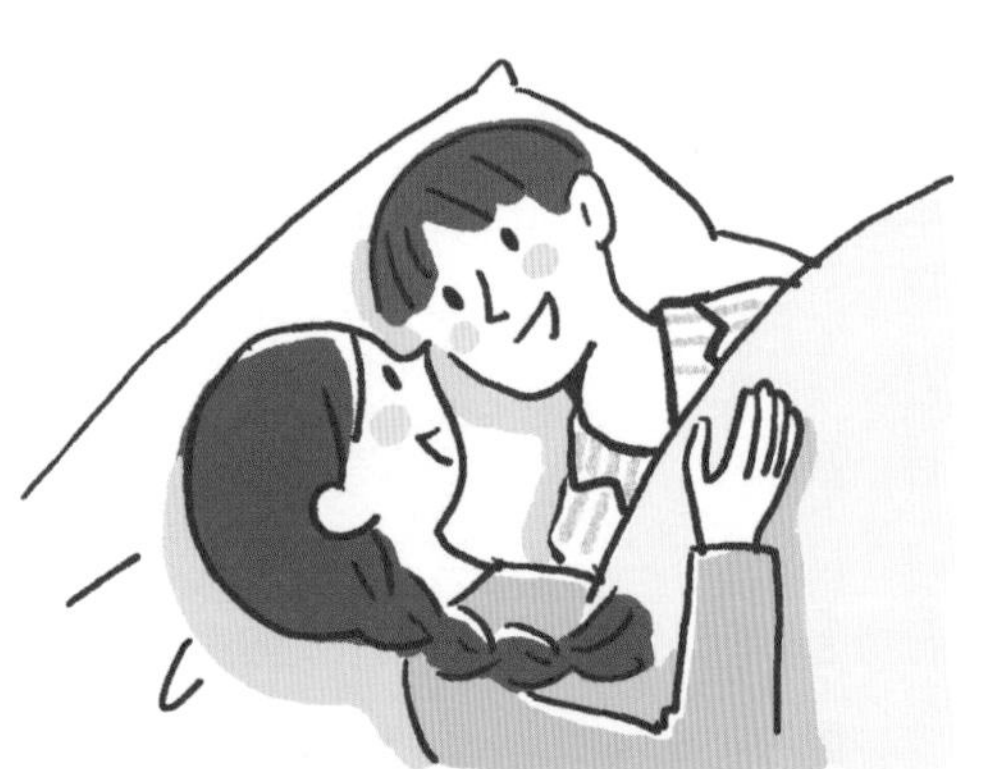

男性の内性器

精管
精巣上体で蓄えられた精子を尿道まで運ぶ長さ約40cmの細長い管。膀胱の後側で前立腺に入る部分は精管膨大部と呼ばれ、その先は射精管となっている。

精巣
長径4〜5cmほどの卵形で、下腹部にある陰嚢の中に白膜と呼ばれる膜で包まれ、別名を睾丸という。精子をつくりだす生殖器官であるとともに、男性ホルモンを分泌する内分泌器官でもある。

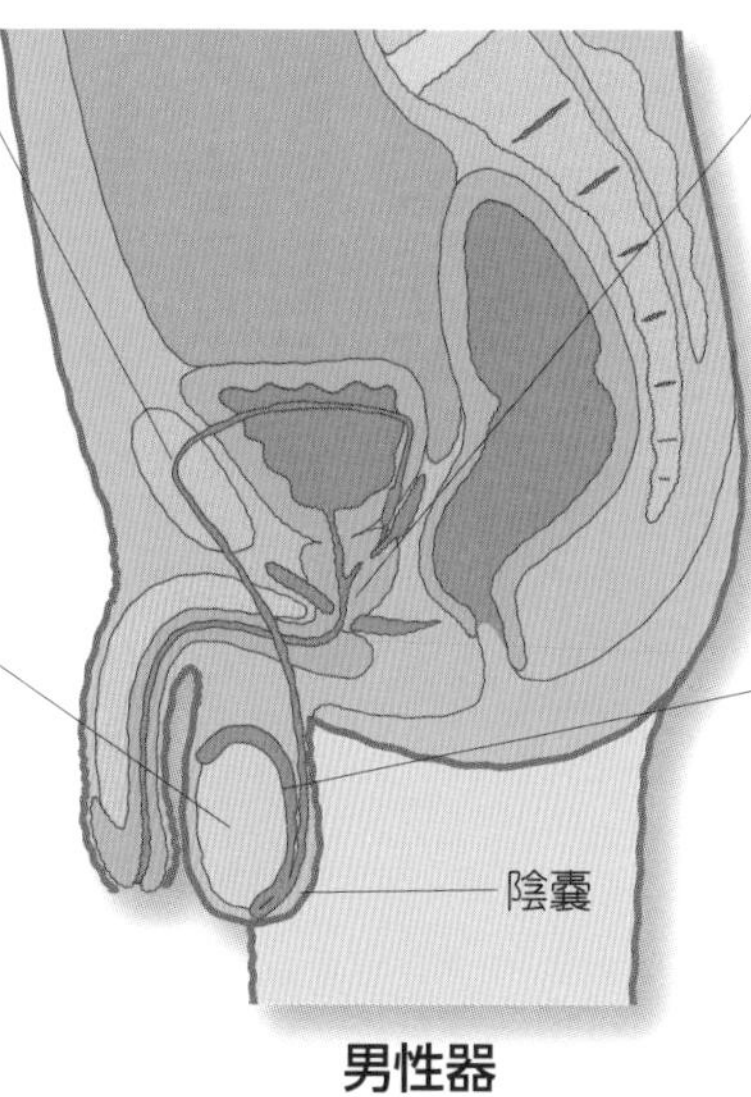

男性器

前立腺
恥骨の後側にある長さ約5cmの袋状の器官で開口部は精管膨大部と合流し、射精管へと続いている。内皮からは、アルカリ性の精嚢液が分泌され、これは精子に運動エネルギーを与えると考えられている。

精巣上体
精巣の上にあり、精管へとつながる管状の器官で、その長さは約7mある。「精細管でつくられた精子を精管へ送る」「精子を成熟させる」「蓄える」などの働きを持つ。

男性の外性器

陰茎
陰茎体と亀頭からなる精巣の上部から突き出た器官で、精子を女性の体内に直接送り込むことのできる性器でもあり、泌尿器でもある。尿道が通り、精液と尿を排出させ（2つを同時に排出させることは基本的にはない）、性行為の際には海綿体が充血し勃起することによって挿入可能になる。ペニスとも呼ばれる。

陰嚢
精巣や、精巣上体が入っている袋で、皮膚はひだが多く、伸縮性があり、皮脂腺、汗腺が多くある。精巣を包んで保護し、熱に弱い精子を守るために陰嚢内は、腹腔内よりも約2℃低いといわれ、冷却器の役割をする。

男性の生殖器

男性の内性器で代表的なものは精巣です。

精巣には精祖細胞があり、これは精子の大もとの細胞で、細胞分裂により数を増やすことができます。基本的に精祖細胞はなくなることはないので、男性は、生涯、精子をつくり続けることができます。つまり精巣は、精子をつくる製造所なのです。

また、男性ホルモンであるテストステロンを分泌する内分泌器官でもあります。

男性の内性器には、精子を成熟させたり精子を蓄えたりする働きを持つ精巣上体や、精子にエネルギーを与える精嚢液を分泌する前立腺などがあります。

男性の外性器は、精子を女性の腟内に効率よく送り込むための構造を持っています。

これは、陰茎体と亀頭からなる器官で、外気に触れることなく、また外界の雑菌に冒されることなく女性の体内に精子を直接送り込むことができます。

陰嚢は精巣上体や精巣が入っている袋で、精巣を包んで保護する役割があります。

精子ができるまで

精子ができるまでに起こること

思春期になると、ホルモン活動が活発化し、精巣では精子がつくられるようになります。

精巣には精子の大もととなる精祖細胞があり、細胞分裂をすることで同じ細胞を作り出すことができるため、なくなることはありません。また、精祖細胞から精子になるまでは、約80日かかるといわれ、日々5000万〜1億個の精子がつくられるとされています。

精祖細胞は、44本の常染色体Xと2本の性染色体XYの合計46本の染色体を持っています。この精祖細胞が、細胞分裂をして、同じ細胞をつくり、一次精母細胞になります。

一次精母細胞は、1回目の減数分裂で常染色体数を半分の22本にし、性染色体をXとYに分け、約半分の大きさの2つの二次精母細胞となります。このとき、細胞は女の子になる23・Xと男の子になる23・Yに分かれます。

二次精母細胞は、2回目の減数分裂で約半分の大きさの2つの精子細胞になります。

こうして、1つの精祖細胞から2回の減数分裂を経て、4つの精子細胞ができます。

精子細胞は丸い細胞で、少しずつ成長してしっぽができてきます。十分に成長し、一人前になると精細管から精巣上体へと集められ、射精されるまでの間は精巣上体や精管付近にいます。

精子をつくるホルモン

精子がつくられるときにもFSH（卵胞刺激ホルモン）やLH（黄体化ホルモン）が働きます。

脳の視床下部はGnRH（性腺刺激ホルモ

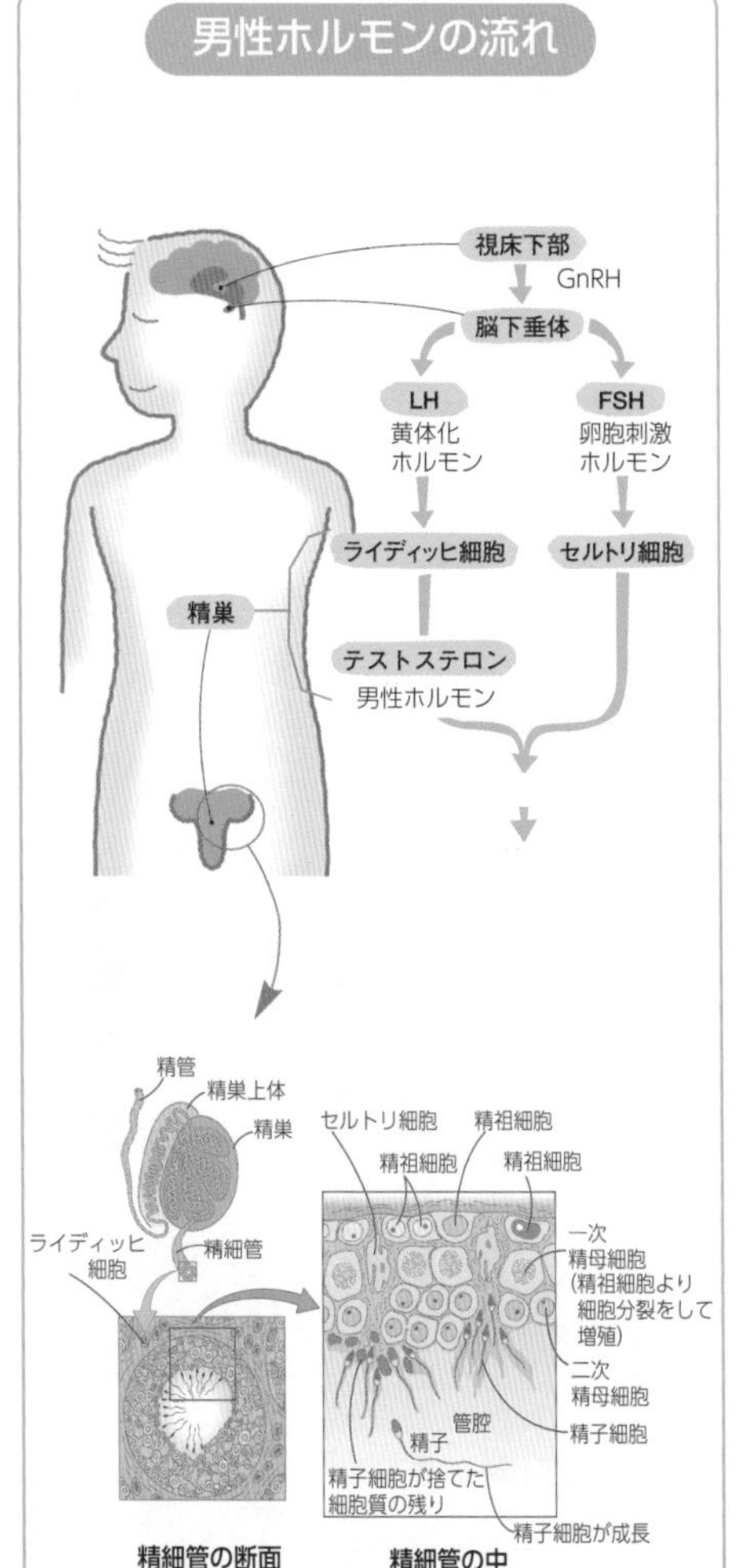

ン放出ホルモン）を分泌し、下垂体にＦＳＨとＬＨの分泌を促します。

ＦＳＨは、精巣の曲精細管の壁にあるセルトリ細胞を刺激し、精祖細胞から精子になるまでの間、栄養を与えます。ＬＨは、精巣の間質にあるライディッヒ細胞を刺激し、男性ホルモン（テストステロンなど）を分泌させます。高齢になるとホルモン活動が低下するため造精能力が落ちることから精子の数は減りますが、生涯、精子をつくり続けます。

精巣と卵巣の違い

精巣は、精祖細胞から精子をつくり出す器官です。思春期を迎えると、ホルモン分泌の作用により精祖細胞が分裂し、増殖するため精子が年齢を重ねることはありません。しかし最近では、年齢による質的低下が起こるといわれています。一方、卵巣は、卵子を保管する器官です。卵巣にある原始卵胞は、精祖細胞のように細胞分裂によって増殖することができないため、使い切ったら終わりです。

また、生まれてから原始卵胞のまま年を重ね、質的低下も起こります。

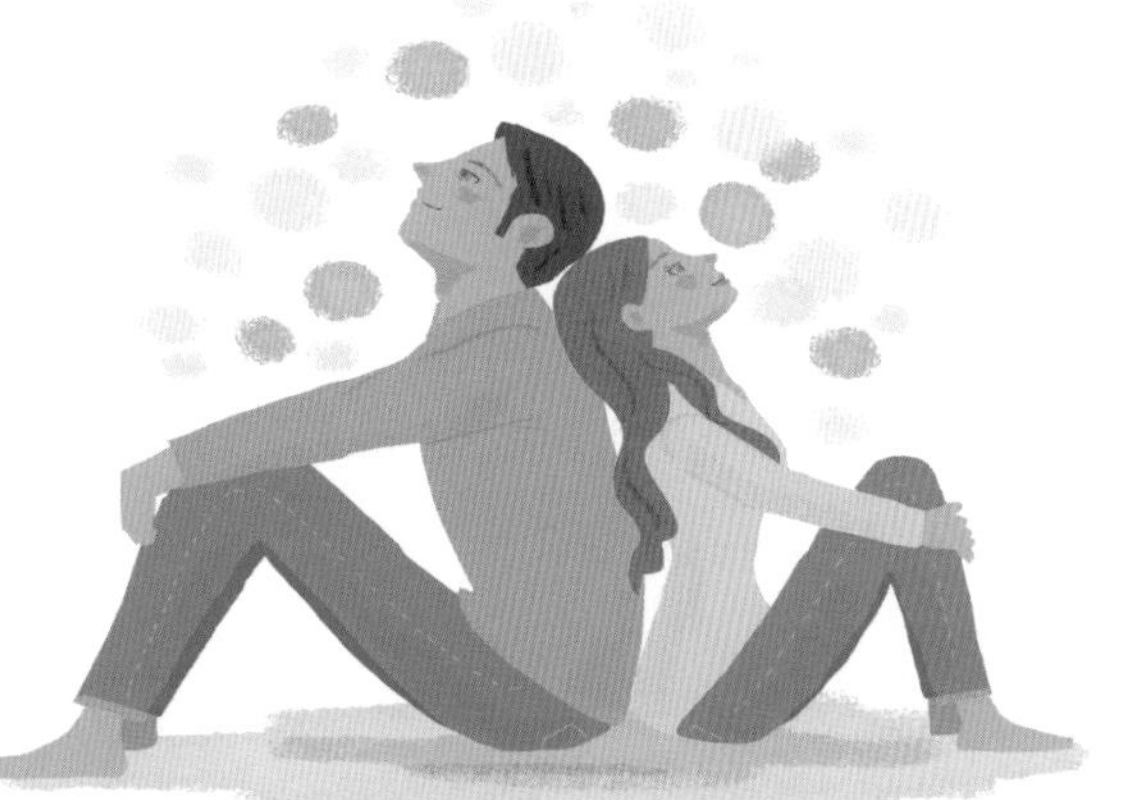

	精巣	卵巣
	精子をつくり出す	卵子を保管する
生殖細胞のおおもとの細胞	精祖細胞（細胞分裂できる）	原始卵胞（細胞分裂できない）
精子と卵子ができるまで	思春期を迎えると精祖細胞がホルモンに反応し、分裂・増殖する	出生時に原始卵胞を蓄えているが、細胞分裂できないため減少するだけ
年齢による精子と卵子の質的な変化	精子が年齢を重ねることはないが、男性自身の年齢による質的な低下は起こる	卵子は女性と同じだけ年齢を重ねるため、老化現象が起こる

chapter

2-⑦ 男性の役割と精子の構造

男性の役割

妊娠の成立は、性行為によって、十分な精液が女性の腟内に射精されることから始まります。妊娠するために、射精、排卵、受精、着床の4つのポイントのうち、どこか1つでもクリアできなければ次に進むことなく妊娠は叶いません。このうち最初のポイントとなる射精に至るまでにも、いくつものことが複雑に、また無駄なく起こります。

まず、性的興奮が高まり陰茎が勃起すると、精子は前立腺や精嚢でできた分泌液である精漿と合わさり、精液ができます。そして、尿道側と膀胱側、それぞれの括約筋が締まり、その間にできた空間に精液は集められます。

性的興奮が最高潮に達すると尿道側の括約筋が緩み、精液は尿道を通って一気に体外へと射出されます。

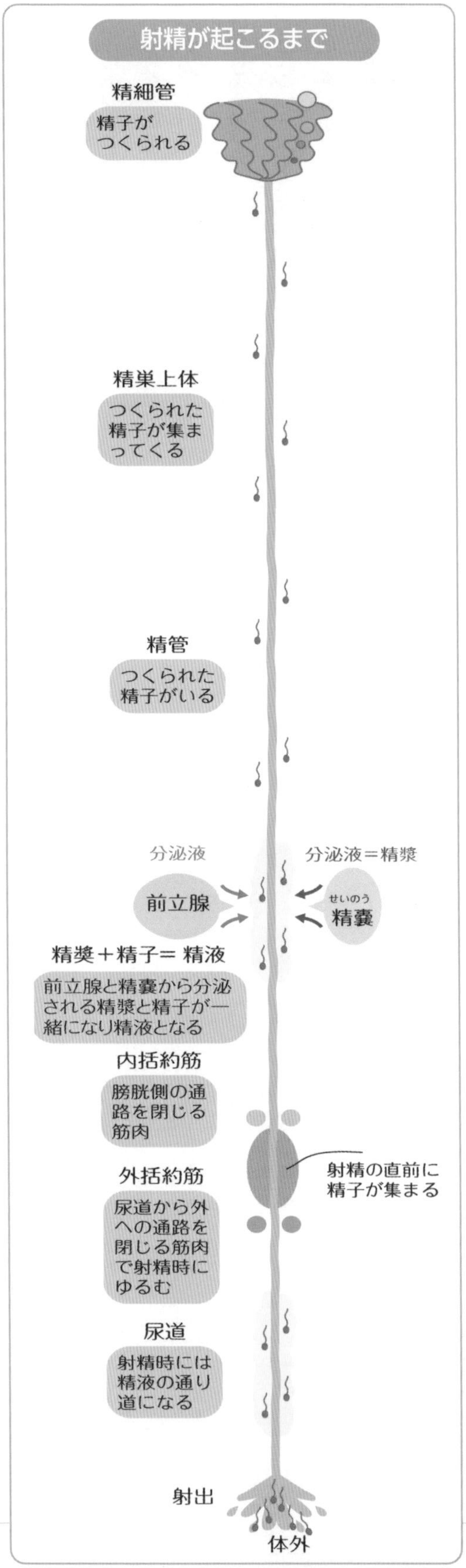

射精が起こるまで

精液は、精漿と精子で構成され、精漿のうちの1～2%が精子です。

ただし、射精ができたからといっても精液の中に妊娠させられるほどの十分な精子があるかどうかはわかりません。

妊娠しない原因の約半数は男性にもあるわけですから、妊娠を希望する場合には、健康診断の1つとして精液検査を受けましょう。

射精できるだけでなく、精子の数、運動する精子の数、そして精子の質も卵子の質と同じように重要です。あまりストレスを溜めないこと、また精子の質を下げるタバコは今すぐやめましょう。

精子の構造

精子は、大変特殊な細胞です。なぜなら、持ち主となる男性の体を離れて、子孫を残すために重要な役割を果たすからです。その構造は、頭部、中間部、尾部の3つに大別できます。

頭部には核があり、遺伝子が詰め込まれ、極少ない細胞質があります。頭部は核を取り囲むように先体という酵素を出す器官があり、卵子とくっつくと先体から酵素を出し、卵子の透明帯を溶かしていきます。

頭部の下にある中間部にはミトコンドリアがあり、精子が泳ぐためのエネルギーをつくります。卵子のミトコンドリアは、受精後、胚の成長のために働きますが、精子のミトコンドリアは受精するまでの働き分しかありません。そのため、父性のミトコンドリアは子どもには引き継がれません。

中間部の下にあるのが尾部で、中間部でつくられたエネルギーによって尻尾を振って前進します。

このように、精子は卵子に人となる遺伝子の半分を届けるために、必要最小限のもので構成された、細胞の中でも一番小さな細胞なのです。

精子の構造

頭部
遺伝子が入っているコンピューター部分

中間部
精子の動力を発生させるエンジン部分

尾部
前身運動を担う運動部分

先体
頭部にあり、核を取り囲むように帽子状になっていて、透明帯を破る酵素が入っている

核
DNA（遺伝情報）がある

ミトコンドリア
エネルギーを発生させる

鞭毛
振動させ前進運動している

精液 は、精漿 98～99%と精子1～2%でできている

精液
精漿
精子

精子は、精液中に膨大な量で存在するような印象に思われていますが、実際には１～２％の割合です。
上図に１％とした場合の比較イメージを示しました。
精漿の１～２％が１億～３億個の精子となります。

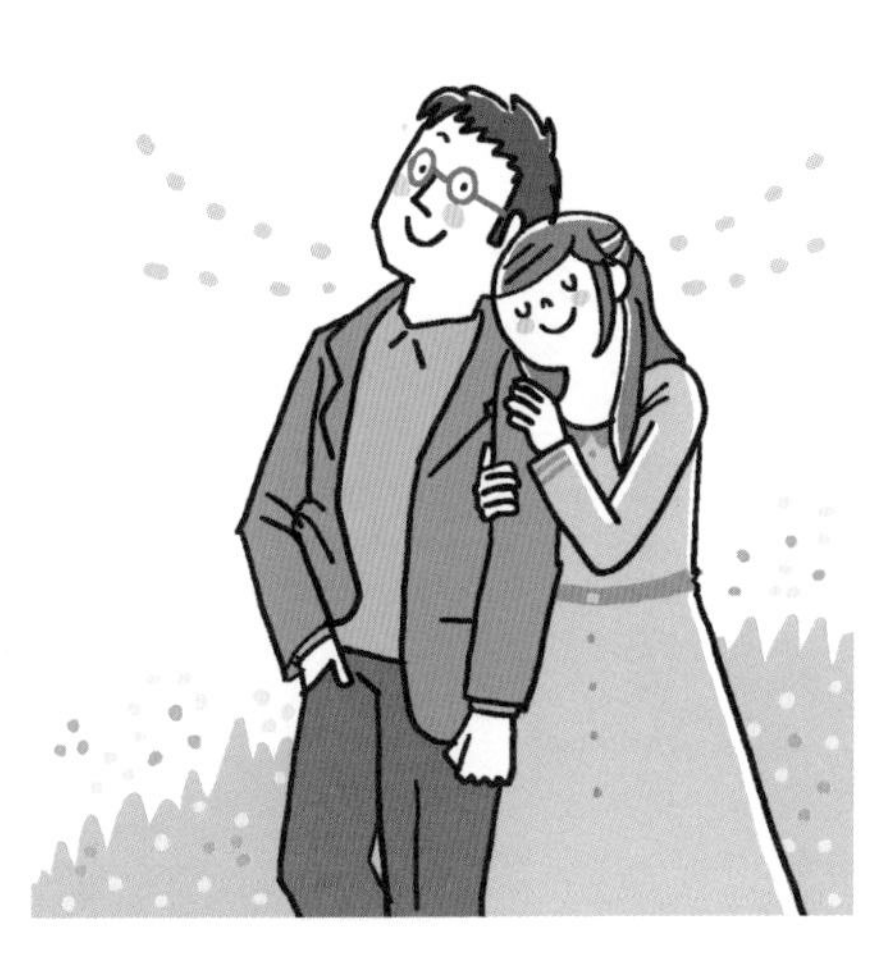

chapter 2-⑧

男性の年齢と精子の質

年齢と精子の質

精子は、何歳になってもつくられます。ただ、年齢を重ね、いわゆる男性の更年期（55～65歳とされる）くらいになると、ホルモン分泌の関係からつくられる精子の数が減ります。そして、質に関してはそれ以前から低下するといわれています。

その状況は「精液所見が低下する」「性ホルモンの分泌が低下する」「精子の遺伝子変異が増加する」などが起こることがわかっていて、最近では男性も35歳くらいから精子の質が低下し、DNAに傷のある精子が増える傾向にあるといわれています。

また、加齢に従ってメチル化した（メチル基という修飾部分がついた）精子が多くなるともいわれています。

DNAがメチル化すると、その遺伝子は働かなくなります。卵子や精子にも、メチル化した遺伝子が含まれていますが、受精することでそれが一旦ゼロに戻り、リプログラミングされます。そして、胚が成長するに従ってあらためてメチル化が起こり、働かない遺伝子ができ、特定の遺伝子が働くようになるわけです。つまり、両親から遺伝したものが子どもに受け継がれても、DNAがメチル化することで、見た目や体質など似ている部分と、似ていない部分がみられるようになるわけです。加齢によってメチル化した精子が多くなると、受精によって一旦ゼロになっても、メチル化パターンに異常をきたしやすくなることから、子どもの遺伝子疾患へとつながると考えられています。

受精と精子の質

妊娠の要は卵子にあり、卵子の質が妊娠を大きく左右しています。そしてもちろん、精子の質も大変重要です。

精子は、次々とつくられますが、頭が大きかったり、小さかったり、しっぽが短かったり、2本あったりするなど、形がよくないものや運動性を持たないものも多く、またDNAに傷のある精子も多くあります。このDNA損傷精子は、射精精液にも含まれています。ただ、この精子は受精できない精子ではなく、受精することもできます。

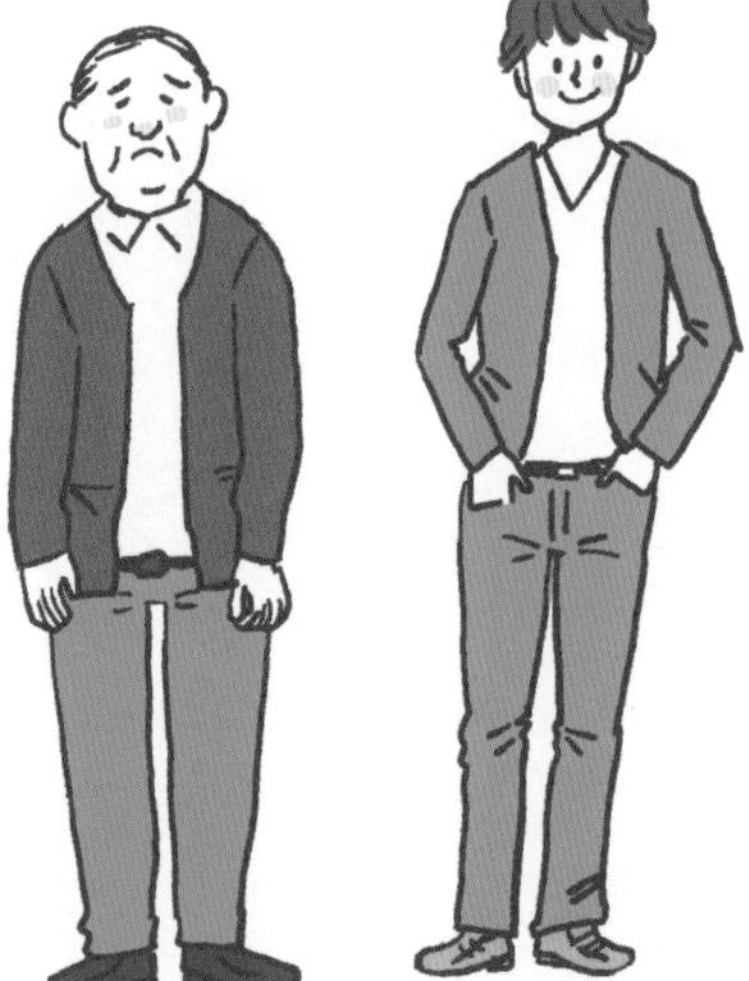

通常の細胞は、DNAに損傷が起こった場合、それを修復する酵素を持っていますが、精子は染色体の数を減らす細胞分裂の過程で、この修復酵素が欠落するといわれています。精子自身がこのDNA修復酵素を持たないため、DNAに傷のある精子と卵子が受精した場合、その傷は卵子のDNA修復酵素が補い修復し、胚は育ちます。

〝なぜ、質の良い卵子であることが大切か〟という理由の1つは、このように卵子が精子の持つ傷を修復する必要もあるからです。

いくら卵子の質が良くても、精子に問題が多ければ、その問題を修復しきれずに卵子は疲弊してしまいます。受精後、胚は細胞分裂を起こす際にも大きなエネルギーが必要で、その成長の初期段階となる8細胞期（初期胚：8つの細胞を持つ）までは卵子の力で育つといわれています。つまり、8細胞期までは卵子が持っているエネルギーによって成長するわけですが、精子のDNAの傷を修復することにエネルギーを多く使って疲弊してしまうと、受精が完了しないということも起こるでしょう。また、受精が完了しても、その後の成長のためのエネルギーが残っていなければ、胚は十分に育つことができず、成長が止まってしまうことにもつながります。

このように受精後の胚の成長にも、精子の質は大きく関わっているのです。

コラム

男のコト タマタマは外〜！

ヒトだけでなく、多くの哺乳類のタマタマ（精巣）は、体の外にぶら下がっています。大切な臓器は、体の中に大切にしまってあるのに、タマタマだけなぜ！？と思うかもしれませんが、タマタマは大事だから体の外にあるのです。

精巣の中で精子は日々つくられていますが、この精巣内の温度は体温よりも2℃ほど低く35℃くらいです。精巣は熱に弱く、温度が上がると精子を作る機能が弱まってしまいます。だから、ブラブラと体の外にぶら下がっているわけです。

精巣を包む陰嚢は、ラジエーターのような役割をしていて、寒くなると縮んで熱を逃がさないようにし、暑くなると伸びて熱を逃しています。

「タマタマは外〜！！」

ですから、快適にタマタマが外に居られるように工夫することが、妊活男性には大切になってきます。

なので、パンツもボクサーパンツやブリーフのようなピッタリしているものよりヒラヒラしているトランクスがオススメです。

ピッタリしていると精巣に熱がこもってしまうため、パンツはトランクス！ボトムスでは、スキニーのジーンズなどもオススメできません。

インナーもボトムスも、タマタマが風通しのいい状態にして過ごしましょう。

そして、もう1つ注意があります。

外出時にノートパソコンを膝の上に置いている男性を見たことはありませんか？

長時間、パソコンを使っているとだんだんと熱くなってきます。寒い日は、暖がとれていい♪と思うかもしれませんが、タマタマにとっては、とんだ迷惑です。

パソコンの熱が精巣に伝わり、それが長時間にわたり、また毎日のように続けられていたら…。精巣機能は弱り、精子がつくられにくくなってしまいます。

パソコンはテーブルの上で！

お膝に乗せるのは、奥さんだけにしましょう！

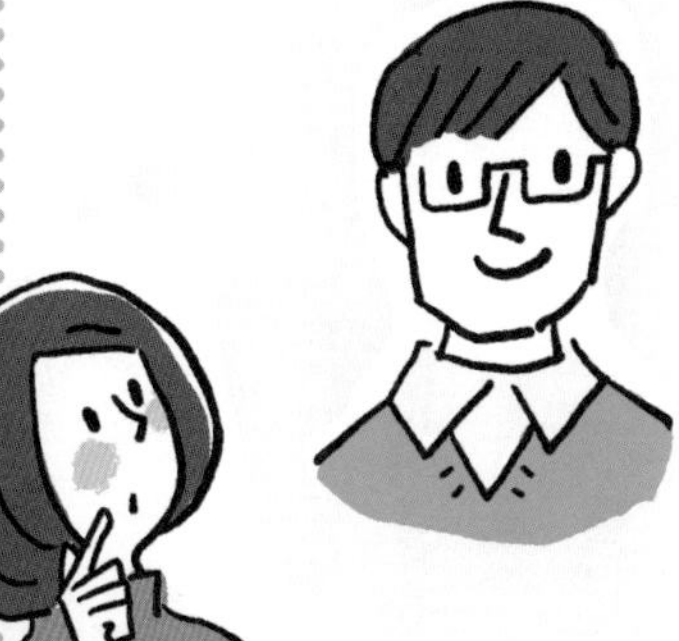

chapter 2-⑨

胚のこと

胚の成長

受精が完了すると、父方の前核、母方の前核は1つになり、夫婦の遺伝子が融合して胚になります。1つになった核は、2つに分割し、順調に成長すれば2日後には4個の細胞を持つようになり、3日目には8個の細胞、16個の細胞と、細胞数を倍々に増やしていきます。そして、4日目には桑の実のように細胞がたくさん見える桑実胚になり、5日目には、将来、赤ちゃんになる内部細胞塊と、赤ちゃんに栄養を送る胎盤になる栄養外胚葉を持つ、胚盤胞に成長します。

細胞が分割する際には、卵割溝といわれる溝が出現し、それに沿って割球が2つに分裂します。

また、分割する際にできる卵割溝に沿って細胞の断片（フラグメント）が発生し、しばらくすると、細胞に吸収されて消えていくものがあることもわかってきています。このフラグメントが多いものは、胚の発育の妨げになりやすいといわれています。これら胚の成長は、体外受精における胚の発育、成長からわかってきています。

胚が成長する際に必要とする栄養は、卵管に満たされている卵管液から吸収します。また酸素をもらい、老廃物を出しながら成長し、卵管上皮の線毛と卵管液の流れによって子宮へと送られていきます。

胚は、8細胞期まで卵子の力でタンパク質を合成し、ピルビン酸と乳酸を主なエネルギー源として成長します。しかし、8細胞期以降は胚の力でタンパク質が合成されるようになり、グルコースが主なエネルギー源に変化するといわれています。

このことから、卵管でも卵巣に近いところ、子宮に近いところ、またその中間では卵管液の組成にも違いがあるのではないかとされていますが、卵管液は未だ、全てを解明するには至っていないようです。

こうして胚盤胞に成長する頃には子宮へ到達し、さらに成長して大きくなり、着床の準備となる孵化（ハッチング）が始まります。

孵化をする際は、これまで分割して増えていく細胞が、バラバラにならないように胚を守っていた透明帯という殻から、脱出する必要があります。自然妊娠の場合、子宮内の酵素により透明帯がだんだんと薄くなり、一部が破れて胚盤胞が一気に脱出すると考えられています。

体外受精により培養された胚は、一部が破れることで、そこから押し出されるように胚が出てくることが知られています。また、凍結胚の場合、透明帯が固く、孵化しづらい胚

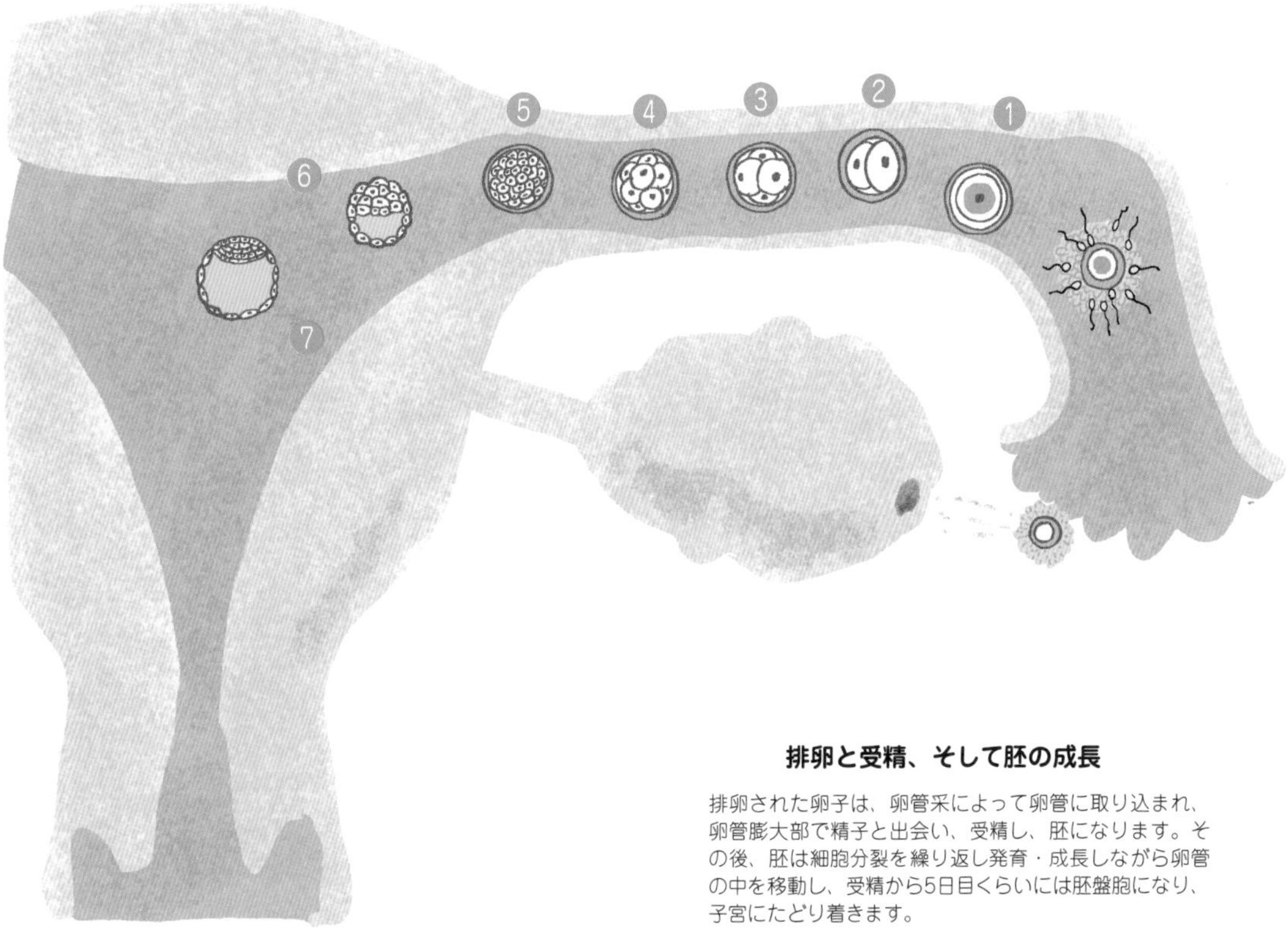

排卵と受精、そして胚の成長

排卵された卵子は、卵管采によって卵管に取り込まれ、卵管膨大部で精子と出会い、受精し、胚になります。その後、胚は細胞分裂を繰り返し発育・成長しながら卵管の中を移動し、受精から5日目くらいには胚盤胞になり、子宮にたどり着きます。

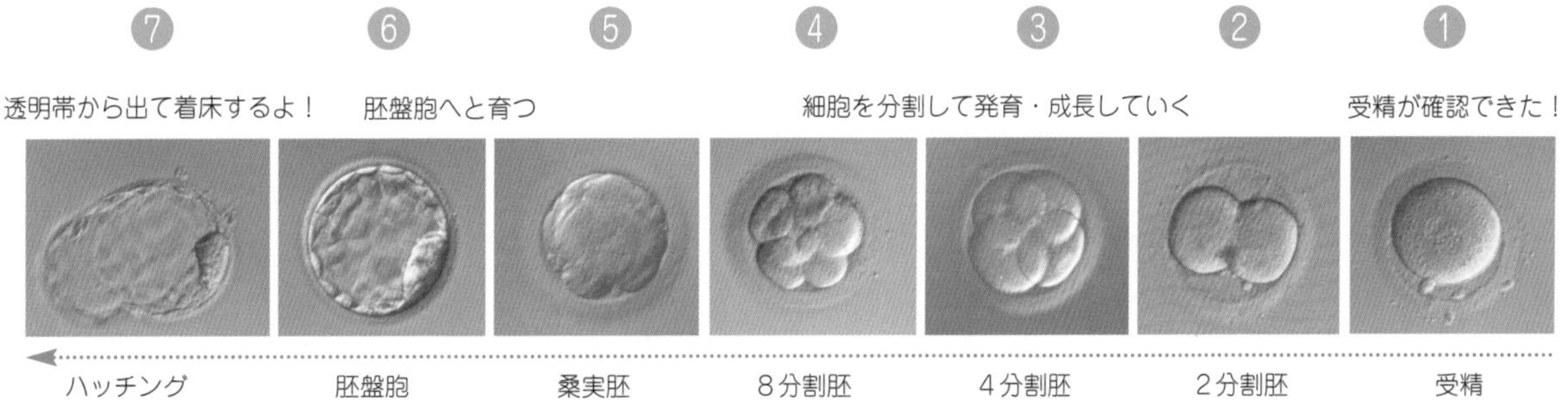

⑦	⑥	⑤	④	③	②	①
透明帯から出て着床するよ！	胚盤胞へと育つ		細胞を分割して発育・成長していく			受精が確認できた！
ハッチング	胚盤胞	桑実胚	8分割胚	4分割胚	2分割胚	受精

写真：はなおか IVF クリニック品川

もあり、これを助けるために透明帯の一部をレーザーで照射するなどして助けるアシステッドハッチングを行うことがあります。

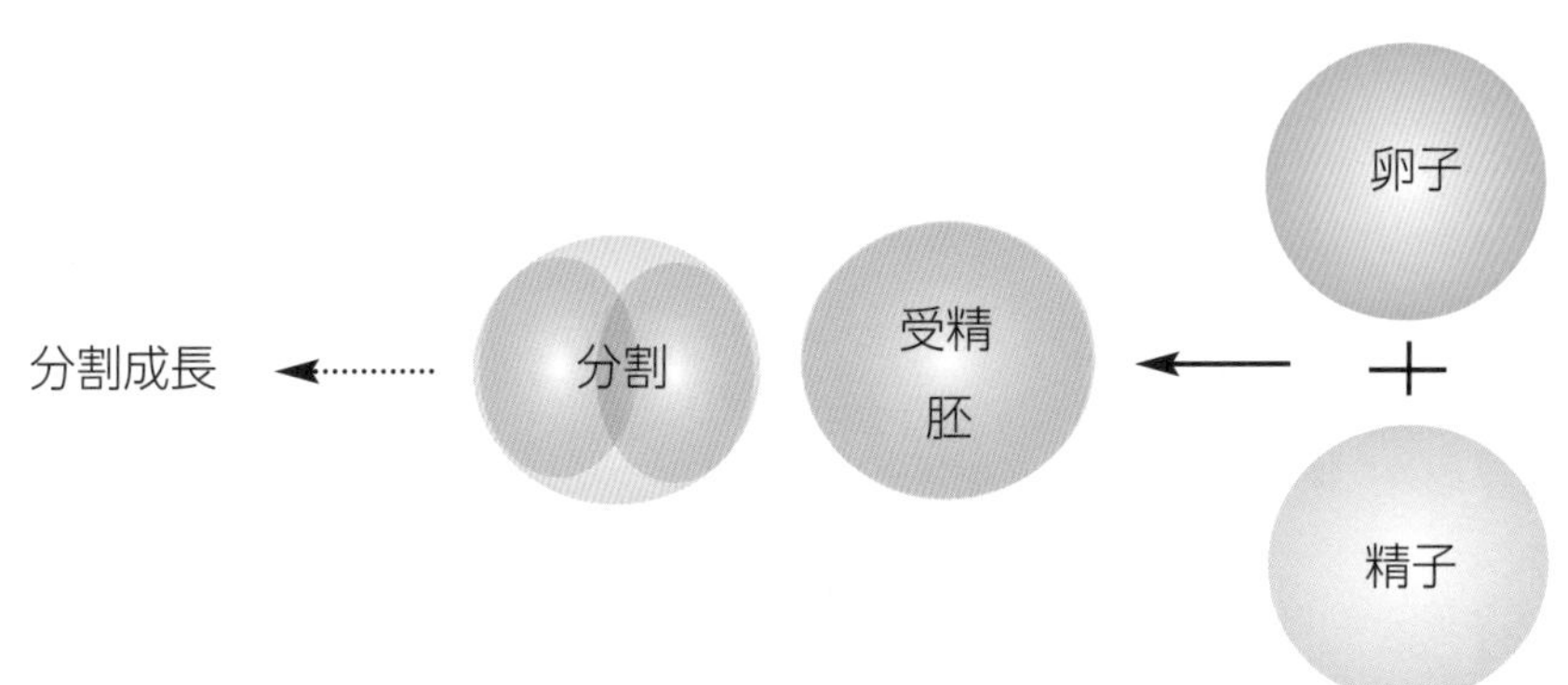

chapter 2-⑩

着床と妊娠

着床の完了から妊娠の成立

着床の完了は、胚が子宮内膜に潜り込んだことをいいます。ふだんの生活の中では、市販の妊娠検査薬で妊娠反応が陽性と出たことでもわかります。

一般不妊治療となるタイミング療法や人工授精での妊娠検査は、尿検査で行うことが多くあります。この場合、予定する月経が1週間経ってもこないようであれば妊娠の可能性があり、尿検査で陽性反応が出る頃には、胎嚢（赤ちゃんを包んでいる袋）が確認できる方もいるでしょう。

体外受精では、血液検査からＨＣＧ（ヒト絨毛性ゴナドトロピン）の値を測定することでわかります。着床していない場合には、ＨＣＧは検出されないホルモン（ただし絨毛ガンでは検出される）なので、この値から着床の判定とともに、今後の妊娠継続の可能性などをみることができます。

初期胚を移植した場合と胚盤胞を移植した場合では、妊娠判定日が違うこともあります。初期胚の場合には胚移植から2週間程度、胚盤胞の場合には胚移植から1週間程度で判定をすることが多いようです。

妊娠反応が陽性になったのちに、1週間程度で行う経腟エコー検査で胎嚢が確認でき、さらに1週間程度で心拍が確認できるようになって、臨床的妊娠となります。この臨床的妊娠が妊娠の成立となります。

妊娠反応は陽性になったけれど、その後、妊娠が継続しなかった場合を、生化学的妊娠（化学流産）といいます。

妊娠５週のはじめ、正常妊娠であれば遅くても妊娠６週末には確認できるようになります。

心拍が確認できれば、その後の妊娠継続の可能性が高くなり、一安心です。

その後、順調に発育、成長し、最終月経から280日後の出産予定日を目安にして、赤ちゃんは生まれてくるでしょう。

体外受精の場合、受精日から266日後が出産予定日です。また、移植した胚が受精から何日目の胚であったかを考えて計算してみましょう。

妊娠の確定

胎嚢が確認できる

経腟エコーで赤ちゃんを包んでいる袋が確認できる（妊娠４週終り頃〜妊娠５週くらい）

胎児心拍が確認できる

経腟エコーで赤ちゃんの心臓が動いているのがわかる（妊娠５週のはじめ〜妊娠６週末くらい）

胎嚢が確認できた

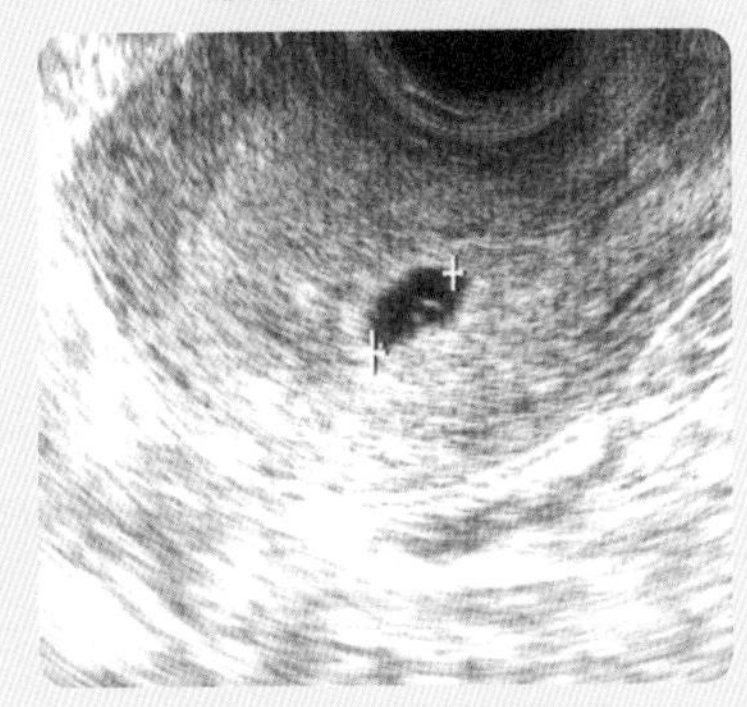

妊娠４週のエコー写真です。

経腟エコーで赤ちゃんを包んでいる袋が確認できます。

黒く見えるのが胎嚢で、その大きさは9.9mm です。

胎嚢の右横に少し突き出して見えるのが胎芽で、大きさは2.9mm です。

とても小さいと思いますよね。でも、胚盤胞はだいたい 200μm(0.2mm)ほどですから、本当に大きくなりました。そして、生まれる頃には 50cmほどになるわけですから、その成長率に驚きます。

がんばったね、大きくなったね。だから小さいなんて言わないで♪

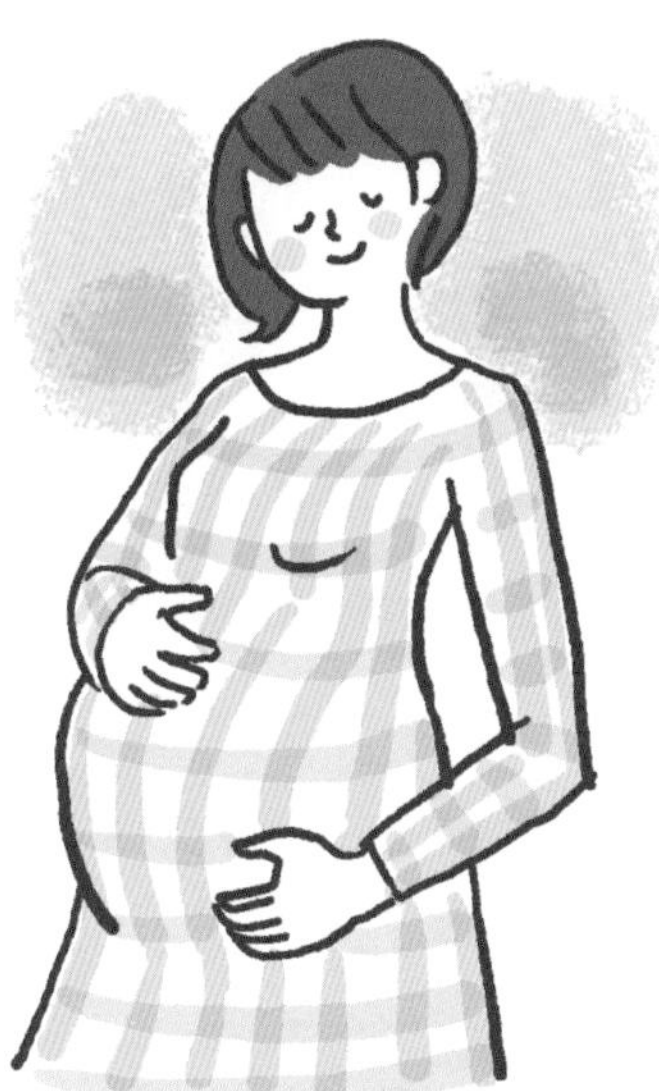

コラム

妊娠した！ と一安心していいのは、いつから？

胎嚢が確認できるようになるのは、妊娠４週の終わり頃から妊娠５週くらいです。胎嚢は、経腟エコー検査で確認することができ、妊娠５週０日で５ミリ程度あり、これが子宮内に認められれば子宮外妊娠の心配はないと考えていいでしょう。

このとき、胎嚢の大きさとともに形や数、位置、卵黄嚢（赤ちゃんが成長するための栄養）なども確認します。また、妊娠６週頃になると、胎嚢の中に胎芽（赤ちゃんになる芽）が確認できるようになります。心拍は、経腟エコー検査で早ければ

パパとママから、赤ちゃんが生まれる

不妊治療は、ほかの病気治療とは違います。なぜなら、不妊治療はほかの治療と違って、自分の体の痛いところや痒いところを治すのではなく、新しい命を生むための治療だからです。赤ちゃんは、パパとママのからだから生まれてきます。だから、パパとママは、自分たちのからだをよく知って、そして元気で健康でいてください。男性として、女性として健康で元気であることは、精子や卵子の健康と元気につながる一歩と考えましょう。

ママの卵子とパパの精子

卵子はどんどん数が減ります

卵巣は、卵子の保管庫。
生まれた時から持っている原始卵胞を、順に育てて卵子を排卵します。
使い切ったら閉経がきます。

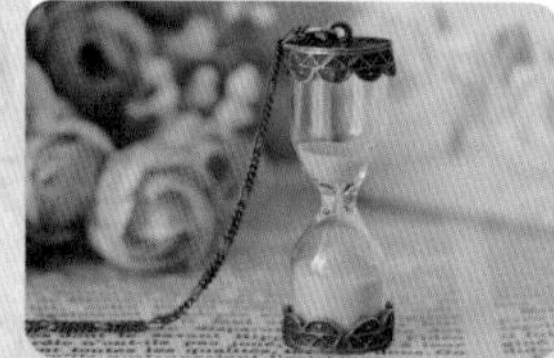

精子はなくなりません

精巣は、精子の造精所。
元になる精祖細胞から精子を造り続けます。
元になる精祖細胞はなくなりません。

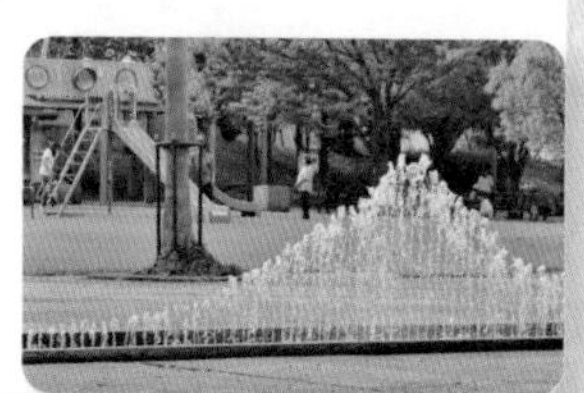

卵子とママは同い年

生まれた時から卵子はあります。だからママと同じだけ年を重ねます。そして老化現象も起こります。

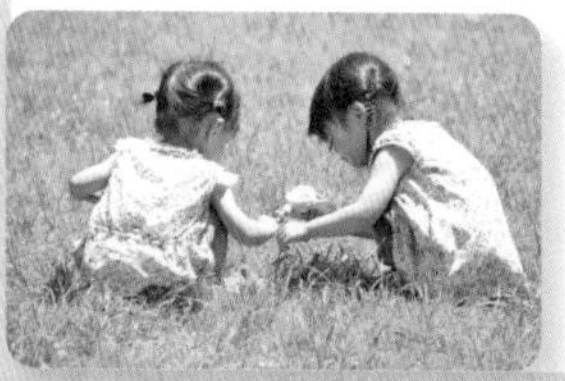

精子はいつも生まれたて

元になる精祖細胞から精子は造られるので、精子は0歳。
ただ、パパの年齢が上がると精子を造る力が弱くなり、質的変化も起こります。

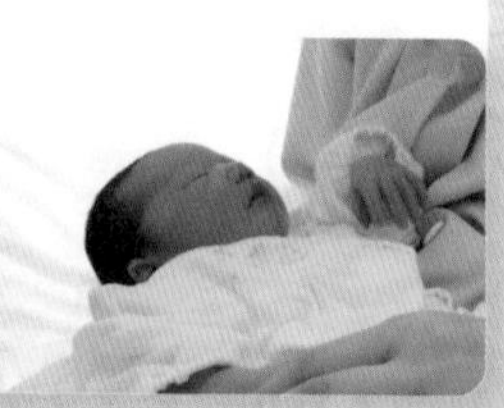

ママは赤ちゃんを育てる

ママのからだは、赤ちゃんを育てて、産むためにつくられています。子宮は赤ちゃんを育てる部屋。腟は赤ちゃんを産む通り道になります。

パパは命を預ける

パパは、ママのからだに精子を送って、新しい命につなげます。精子は、パパのからだを離れて、ママのからだで活躍します。

陰茎は、ママのからだに効率よく精子を届ける大事な器官です。

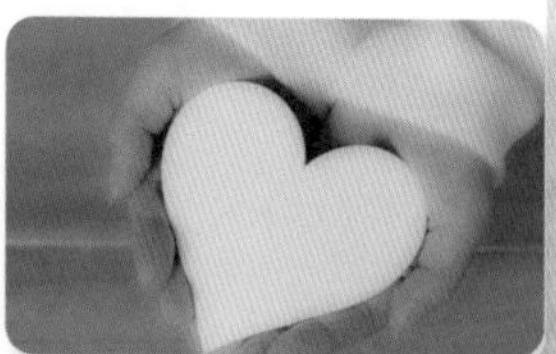

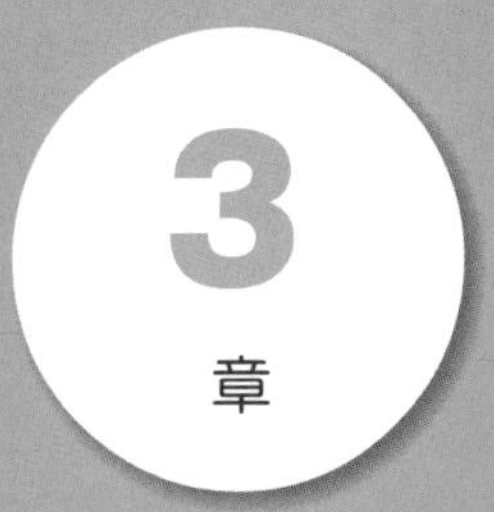

赤ちゃんが授からない原因はなに？

ママになりたい

Preserved version

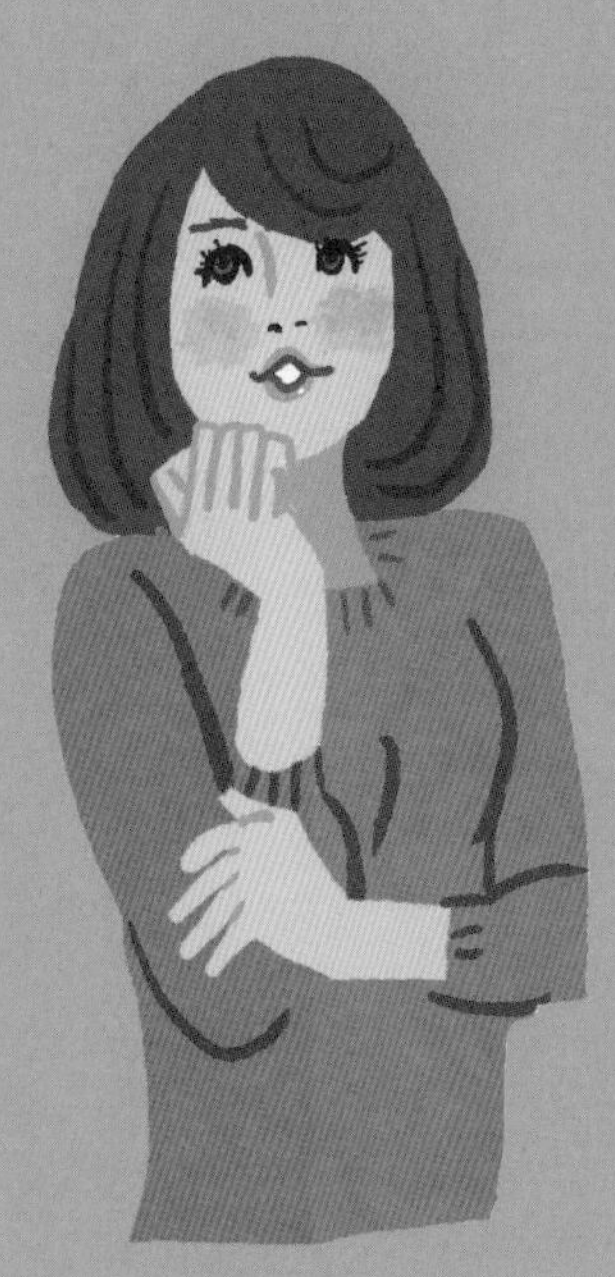

chapter 3-①

不妊とは、どういうことをいうのでしょう?

不妊の定義とは?

妊娠を希望して、避妊をしないで性生活を送っているにも関わらず、1年以上妊娠しないことを、日本産科婦人科学会では不妊症と定義しています。

実は、2014年までこの期間を、日本は2年としていました。それを1年に変更した理由としてはいくつかあります。平均初婚年齢が上がってきていること、それにつれて第一子の出産平均年齢も上がっていること。また、妊娠を望む多くの夫婦は、避妊しない性生活の期間が1年あれば、約8割が妊娠している現状などから早期に適切な不妊治療を受けることにつなげようと期待してのことです。

そして、世界保健機関・WHO、並びに、国際ART監視機関（ICMART）、アメリカ生殖医学会（ASRM）、ヨーロッパ生殖医学会（ESHRE）なども不妊症を「1年間、妊娠しない夫婦」と定めていることも変更理由にしたと発表しています。

諸外国では、10年以上も前から1年というのが一般的な定義とされており、日本は少し対応が遅くなりました。

自然妊娠の場合、排卵1回あたりの妊娠率は25〜30%といわれています。この妊娠率は、生殖適齢期（妊娠適齢期）である20代〜30代前半でのことです。30代後半になると妊娠率は低下し始め、38歳くらいになるとさらに低下し、40歳を過ぎる頃にはいっそう低下してしまいます。

以上のことから、夫婦が子供を欲しいと望むのであれば、目安として、30代前半までは半年から1年、30代後半からは半年まで妊娠にチャレンジし、それを経過した場合には、一度検査を受けてみるのがよいでしょう。

不妊といわれると、精神的にダメージを受ける方もいらっしゃるかもしれませんが、検査は妊娠を難しくしている理由や妊娠を妨げる原因を探り、妊娠するためにどうしたらいいのかを見つけるために行います。

妊娠や不妊への意識を高めるひとつのきっかけと捉えれば、気持ちも楽になり、歩みやすくなるでしょう。

不妊の原因の男女比は、約半々!!

不妊原因の男女比は、約半々といわれています。近年、出産や妊娠に関する情報が増え、子育てにも積極的に参加する男性が多くなりました。このように育児への意識が変わりつつある中、男性不妊に関する情報は未だ不足し、浸透していないのが現状です。

不妊の原因は女性側にあると考えられがち

出産年齢の推移

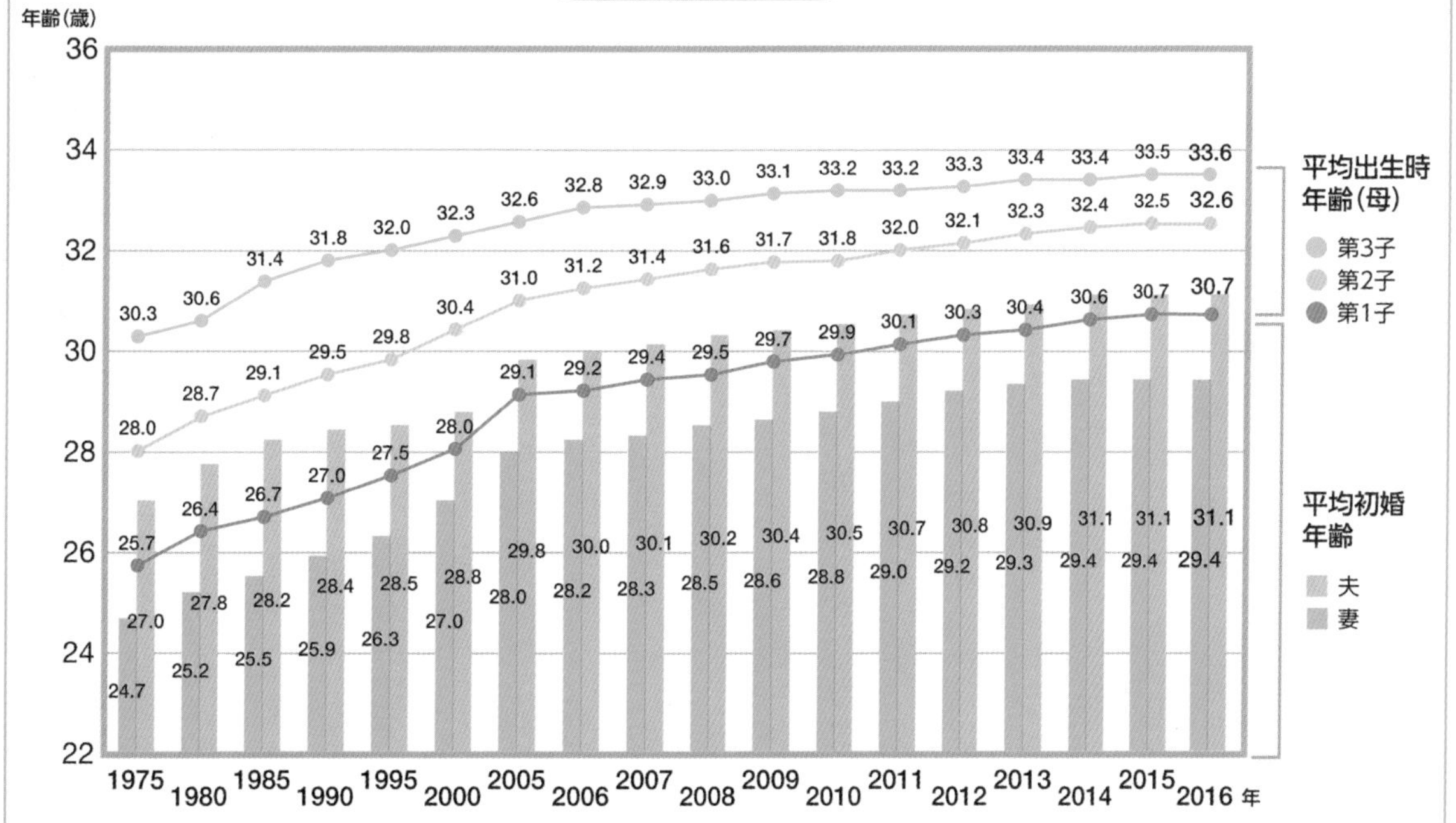

年齢（歳）
36
34
32
30
28
26
24
22
1975
1980
1985
1990
1995
2000
2005
2006
2007
2008
2009
2010
2011
2012
2013
2014
2015
2016 年
平均出生時年齢（母）
第3子
第2子
第1子
平均初婚年齢
夫
妻
30.3 30.6 31.4 31.8 32.0 32.3 32.6 32.8 32.9 33.0 33.1 33.2 33.2 33.3 33.4 33.4 33.5 33.6
28.0 28.7 29.1 29.5 29.8 30.4 31.0 31.2 31.4 31.6 31.7 31.8 32.0 32.1 32.3 32.4 32.5 32.6
25.7 26.4 26.7 27.0 27.5 28.0 29.1 29.2 29.4 29.5 29.7 29.9 30.1 30.3 30.4 30.6 30.7 30.7
27.0 27.8 28.2 28.4 28.5 28.8 29.8 30.0 30.1 30.2 30.4 30.5 30.7 30.8 30.9 31.1 31.1 31.1
24.7 25.2 25.5 25.9 26.3 27.0 28.0 28.2 28.3 28.5 28.6 28.8 29.0 29.2 29.3 29.4 29.4 29.4

内閣府 少子化社会対策白書
資料：厚生労働省「人口動態統計」

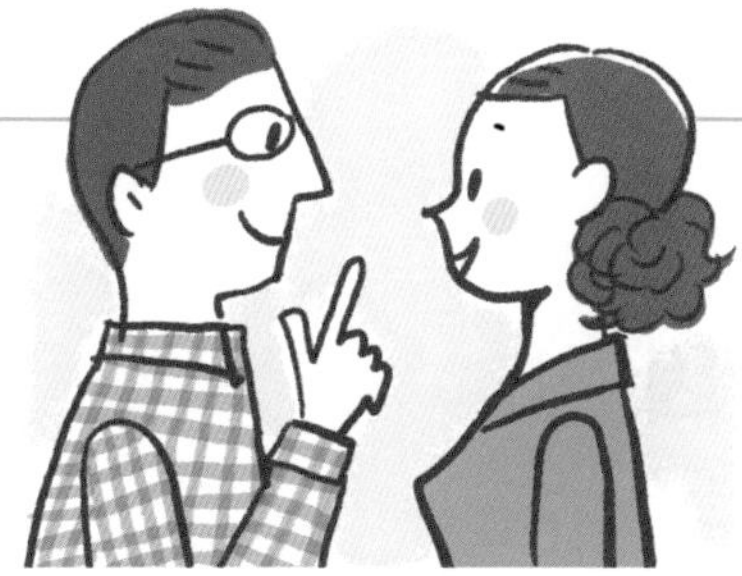

男女の不妊原因

原因不明
11%
男性の不妊原因
48%
男性のみ
24%
女性のみ
41%
夫婦両方
24%
女性の不妊原因
65%

WHO 1996年

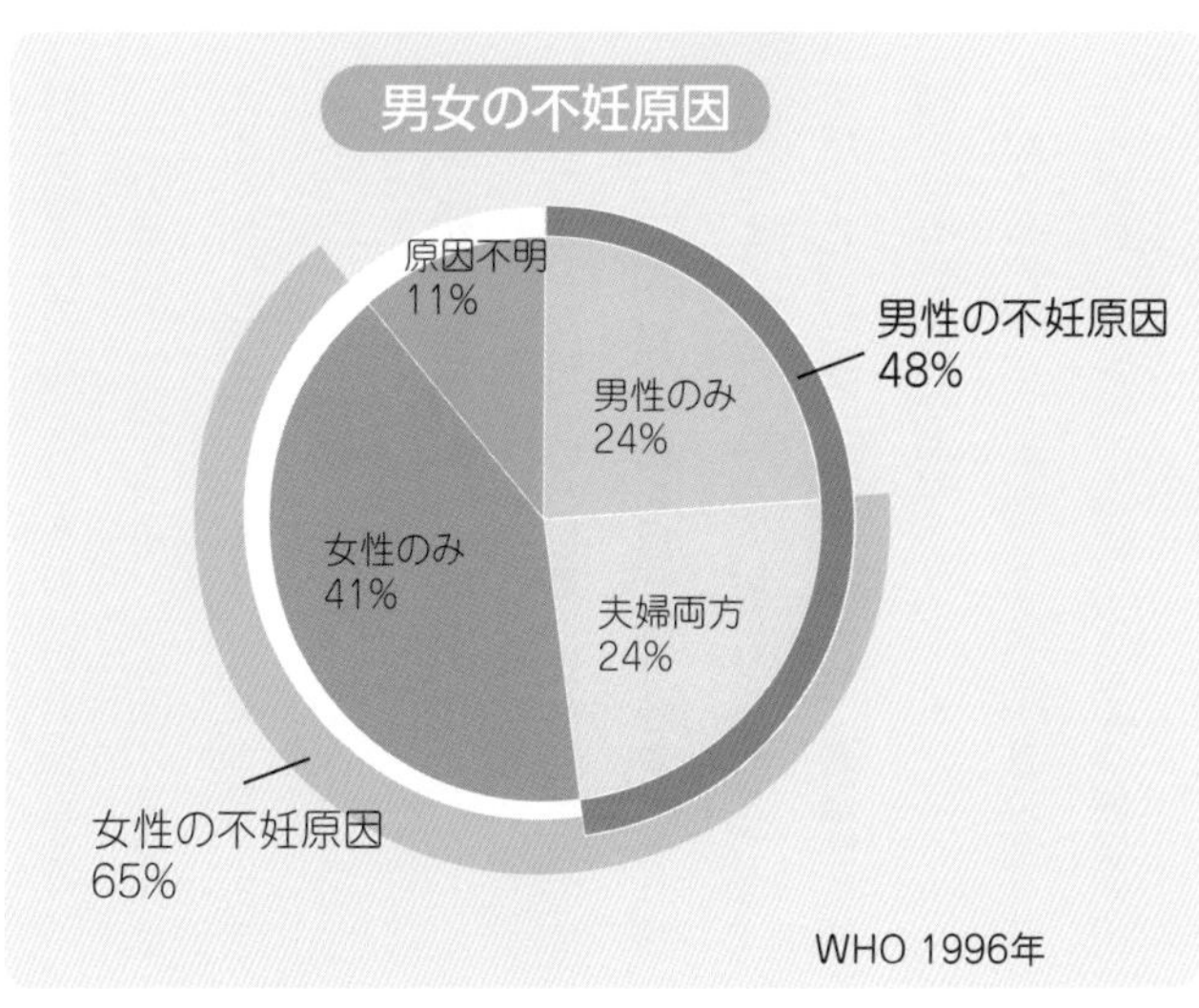

ですが、その実、半分は男性側によるものです。また夫婦双方に原因がある場合も少なくありません。ストレス社会といわれる現代において、夫婦の性生活に問題のあるケースも増え、不妊の一因となっています。

　赤ちゃんを授かるためには、夫婦ふたりの協力が必要不可欠です。妊娠、出産、そして不妊を女性の問題と捉えず、ふたりの問題だと考えましょう。そして不妊治療に臨む際は、夫婦揃って検査を受けてみましょう。

chapter 3-②

女性の不妊原因

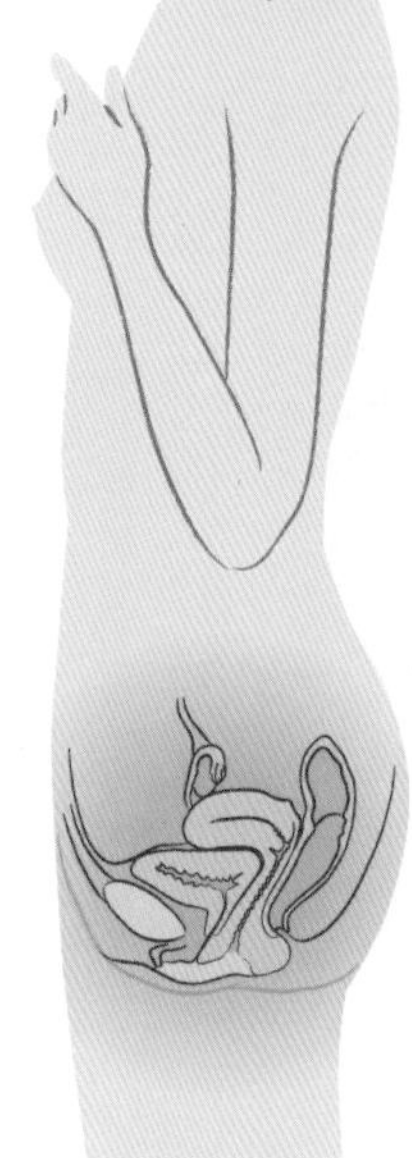

大きくわけて5つある 女性の不妊原因

女性側の不妊原因として一番多いのは、年齢に関係して起こることといわれています。

この年齢の問題を含め、女性の不妊原因は大きく分けて5つあります。それを見てみましょう。

1 卵管の問題

卵管は、受精の場として、また胚が育つ場所として大切な役割を担う器官です。それが途中でとても狭くなっていたり（卵管狭窄）、塞がっていたり（卵管閉塞）して通過性に問題のあるケースがあります。

起こる原因として、クラミジア感染症、子宮内膜症、腹膜内の炎症（虫垂炎や開腹手術後の炎症等）などがあげられますが、はっきりとわからないこともあります。

これら卵管の問題の有無については、卵管通過検査で確認できます。

★詳しくは、72ページ

2 排卵の問題

排卵に関する問題として、卵胞が育たない、排卵が起こらないといったケースがあります。原因としては、卵巣機能自体に問題がある場合と脳の視床下部や下垂体に問題がある場合などが考えられます。

妊娠までにかかった期間

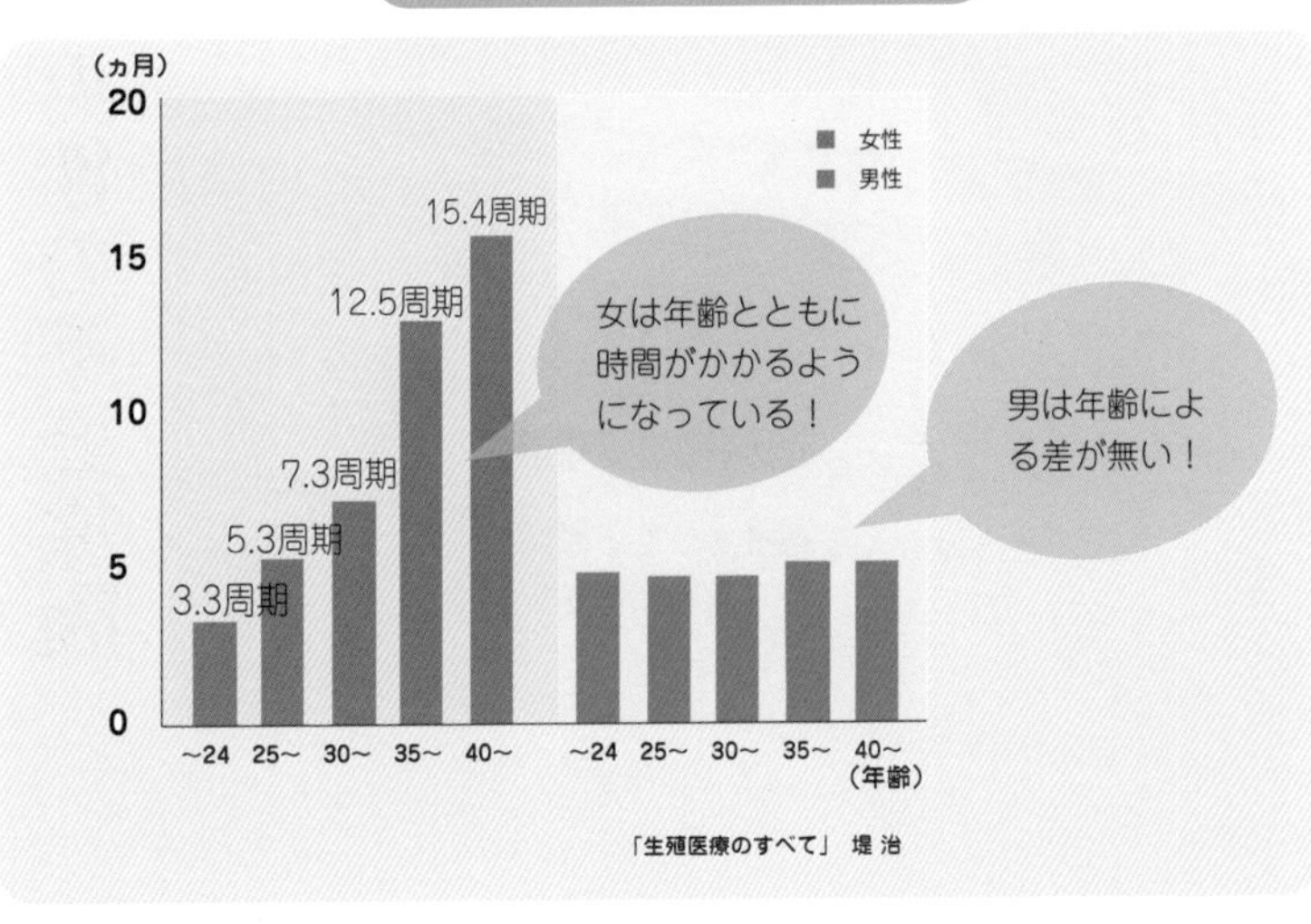

「生殖医療のすべて」 堤 治

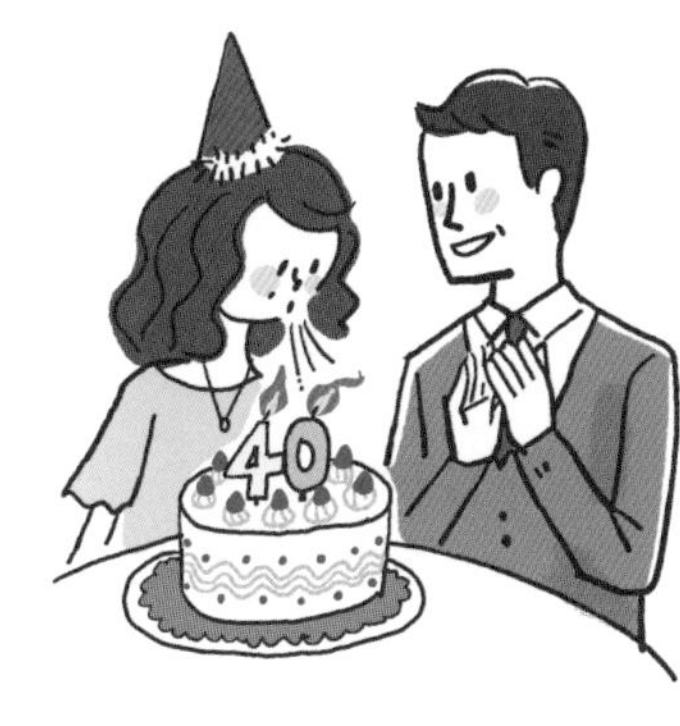

これらはホルモン検査をすることでわかります。

★詳しくは、68ページ

3 子宮の問題

子宮筋腫や子宮内膜症などで、着床がうまくできずに不妊になることがあります。

子宮筋腫については、子宮卵管造影検査やレントゲン検査をすることで子宮の様子がわかり、エコー検査をすることで筋腫のあるなし、また場所や大きさがわかります。

子宮内膜症については、卵巣嚢胞と大きくなった子宮腺筋症はわかりますが、それ以外はエコーではなかなかわかりません。また血液検査から判断することもできます。

★詳しくは、71ページ

4 年齢の問題

女性は年齢を重ねると妊娠が難しくなり、妊娠するまでに時間がかかるようになってきます。その理由として、卵子の質が低下することがあげられます。30代後半からだんだんと卵子の質の低下が現れ始め、40歳を過ぎる頃には顕著になります。これには、卵子の染色体異常率が高くなることも関係しています。そのため、妊娠しにくい、妊娠しても流産することが多くなってきます。

また、卵巣機能が低下することもあげられます。40歳を過ぎる頃から卵巣機能がだんだんと低下し、卵巣周期と月経周期にズレが起こることから、月経周期が以前よりも短くなる傾向が出てきます。成熟卵胞が育ちにくく、排卵された卵子が妊娠に適さないことも多くなってきます。

このように、女性が妊娠するには時間的なリミットがあります。

5 原因がわからない

検査で原因がわからないこともあります。その理由のひとつに検査が万全でないことがあげられます。例えば、ピックアップ障害に関係する卵管采は、卵管通過検査ではわかりません。これまでの治療方法（タイミング療法や人工授精など）でどの過程に問題があるのかを推測し、検討することで原因が明らかになることもあります。

★詳しくは、74ページ

その他、性交障害、セックスレスなども原因となっています。

男性の不妊原因

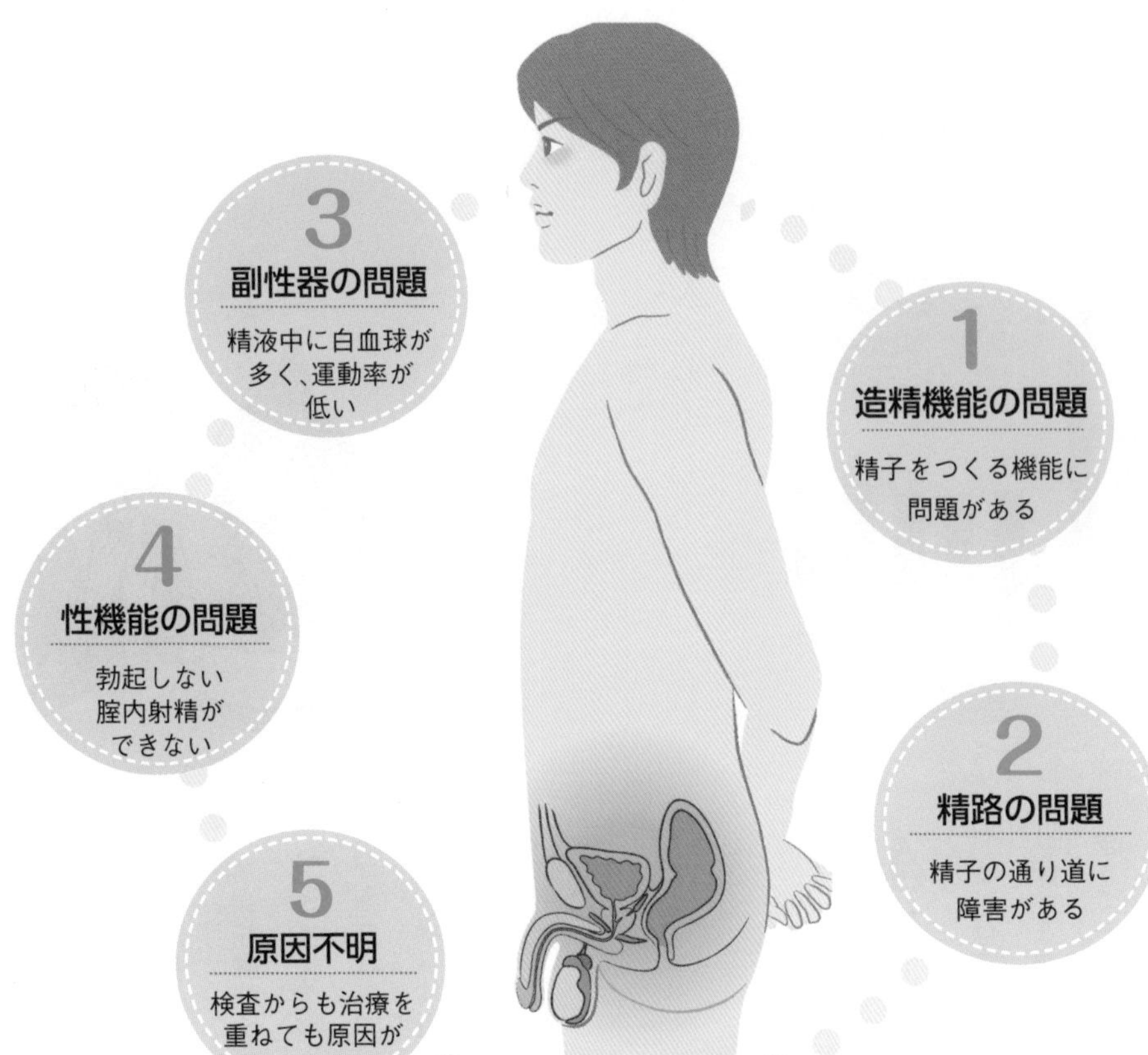

大きく分けて4つある男性の不妊原因

妊娠の要は卵子にあるといわれていますが、それも精子があってのこと。精子がなければ妊娠はおろか、受精することさえできません。その大事な精子に絡む男性の不妊原因にはどのようなものがあるのでしょう?

1 造精機能の問題

精子をつくる機能に問題のあるケースで、精液中の精子がとても少ない、または見つからないという場合があります。よく耳にする乏精子症や無精子症の大半は、この造精機能に問題があるもので、このような無精子症を非閉塞性無精子症といいます。

造精機能障害の大半は、はっきりと原因の特定ができない特発性無精子症といわれています。原因の分かるものには、クラインフェルター症候群など染色体異常が先天性理由にあるものや、精索静脈瘤などの後天的理由によるもの、低ゴナドトロピン性性腺機能低下症のように先天的理由、後天的理由そのどちらも考えられるケースもあります。

静脈が逆流して瘤状に肥大する病気、精索静脈瘤は、後天性理由による原因で最も多く、男性不妊の患者の約40%に見られます。

また、小児の病気で、1歳までにはほとん

どが自然に改善されますが、精巣が陰嚢にない場合があり、これを停留精巣といいます。陰嚢が小さく、触っても中身が何も触れないことで判断でき、手術での治療を行った場合、後遺症で精子数が少なくなることがあります。

その他には、大人になってから高熱を出し、精巣炎になったことから造精機能に問題が起こることもごく稀にあります。症状が片方であれば影響は少ないといわれています。

★詳しくは、78ページ

2 精路の問題

精子をつくる機能に問題がない場合でも、精子の通り道のどこかに問題や障害があることで、乏精子症や無精子症になることがあります。この場合の無精子症のことを閉塞性無精子症といいます。

精巣で造られた精子は、精巣状態、精管などを通って射精に至りますが、この通り道が詰まっていたり、または細くなっていたりすることにより、閉塞性無精子症や乏精子症となるのが精路通過障害です。

原因としては、精管が生まれつきないことや過去に尿路感染を起こしたこと、精巣上体炎や性感染症、鼡径ヘルニアの手術、パイプカット手術をしたことなどがあげられます。

精液検査で精子が見つからない場合に、ホルモン検査、陰嚢の触診などをし、そのホルモン値や精巣容量もほぼ正常の場合、造精機能ではなく、精路に問題があると判断できます。

★詳しくは、80ページ

3 副性器機能の問題

副性器とは、精巣以外の性器のことで、精管、精嚢、前立腺などのことを指します。この精巣以外の機能に問題があることで起こる障害を副性器機能障害といいます。例えば、精嚢や前立腺が炎症を起こすことで、精子の動きが悪くなったり、運動率が低下したりして受精しにくくなります。

これらは、精液中の白血球が基準値よりも多く検出されることでわかります。精嚢や前立腺の炎症の原因の多くは、クラミジア感染が疑われますが、マイコプラズマ、結核菌などによる精路感染など様々なことが考えられます。

★詳しくは、81ページ

4 性機能の問題

勃起障害（ED）や射精障害など性機能に問題があるのが性機能障害です。近年増えつつある不妊原因です。

性交ができない、性交時に勃起しない、または勃起が維持できない勃起障害は、ストレスなどが原因で起こる心因性によるものと、糖尿病や下半身不随、血管性などの器質性によるものがあります。また、これらを併せ持つケースもあります。

また、マスターベーションによる射精はできても、女性の腟内で射精することができない腟内射精障害も増えています。中でも多いのは、「妊娠させることができなかったら」というプレッシャーから起こるもので、性欲が妻に向かなくなってしまうこともあるようです。

また、射精後、膀胱へ精液が逆流してしまう逆行性射精障害も、性機能の問題から起こります。

★詳しくは、82ページ

妊娠を難しくする原因は、パパにもママにもある

不妊治療は、自然妊娠では赤ちゃんを授かるのが難しいパパとママのためにあります。パパとママのどこかに妊娠を難しくさせるところがある、何かが難しくさせている状態である、その原因となることをしっかり知っておくことが、不妊治療を受けるうえで大切になってきます。不妊原因といわれると、ちょっと辛いと思うかもしれませんが、赤ちゃんを授かるために何が問題なのかをしっかり知っておきましょう。

ママとパパの不妊原因

赤ちゃんが授からない原因は、パパにもママにもある

ママだけに原因があるのが41％で、パパだけに原因があるのが24％です。夫婦に問題がある24％を考慮して、ママに原因がある場合は65％、パパに原因があるが48％になり、約半々の割合です。

妊娠も出産も、ママの体に起こるので、原因の比率としてはパパに比べて若干高いけれど、パパとママがいなければ赤ちゃんは生まれてきません。だから、原因がどちらにあっても夫婦ふたりの問題です。ふたりで支え合って、赤ちゃんを授かるよう治療に臨みましょう。

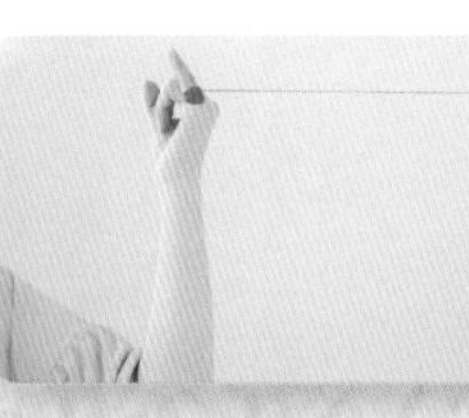

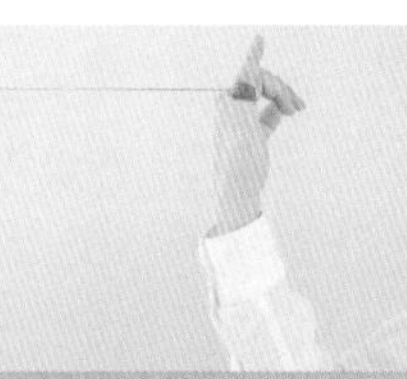

不妊原因は大きく５つ

妊娠を難しくさせるのは、年齢、卵管、排卵、子宮、そして原因不明の５つがあります。

これらの原因が、複雑に絡み合っていることもあります。

自分たち夫婦にあった方法で治療を受けるためにも知っておきましょう。

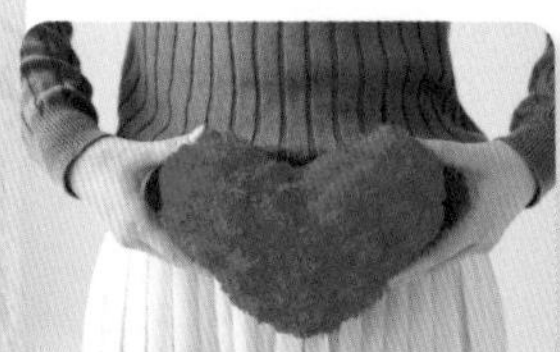

不妊原因は大きく５つ

妊娠を難しくさせるのは、造精機能、精路通過、副性器機能、性機能、原因不明の５つがあります。精子の数が少なくても、造精機能と精路通過では意味が違いますので、しっかり理解しておきましょう。

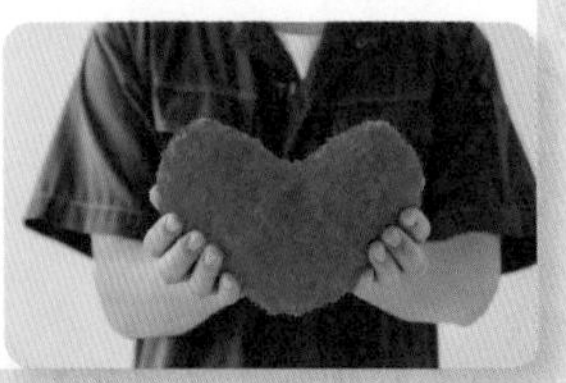

女性の不妊原因の一番は、年齢

妊娠が難しくなるのは、女性の年齢が高くなってきてからです。

それには、卵子の質の低下が関係しています。

でも、卵巣の中にある卵子には赤ちゃんにつながるものもきっとあります。

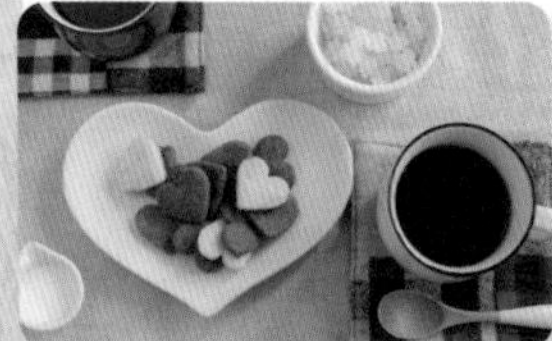

男性の不妊原因の一番は、精子を造る力

精子は、次々と造られます。でも、その力が弱いと精子が少なかったり、運動する精子が少なかったりします。精液検査を何度しても同じように少なかったら、専門医に診てもらいましょう。

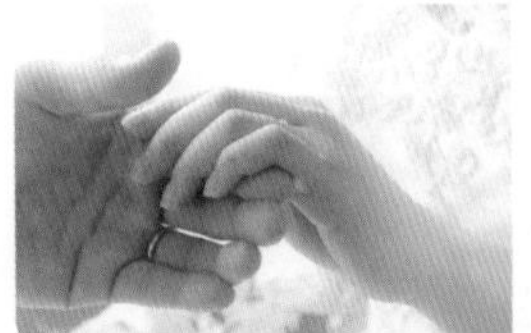

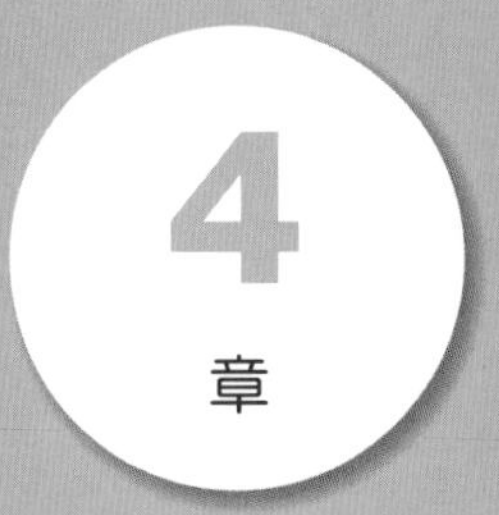

私たちに合った不妊治療の方法は？

ママになりたい
Preserved version

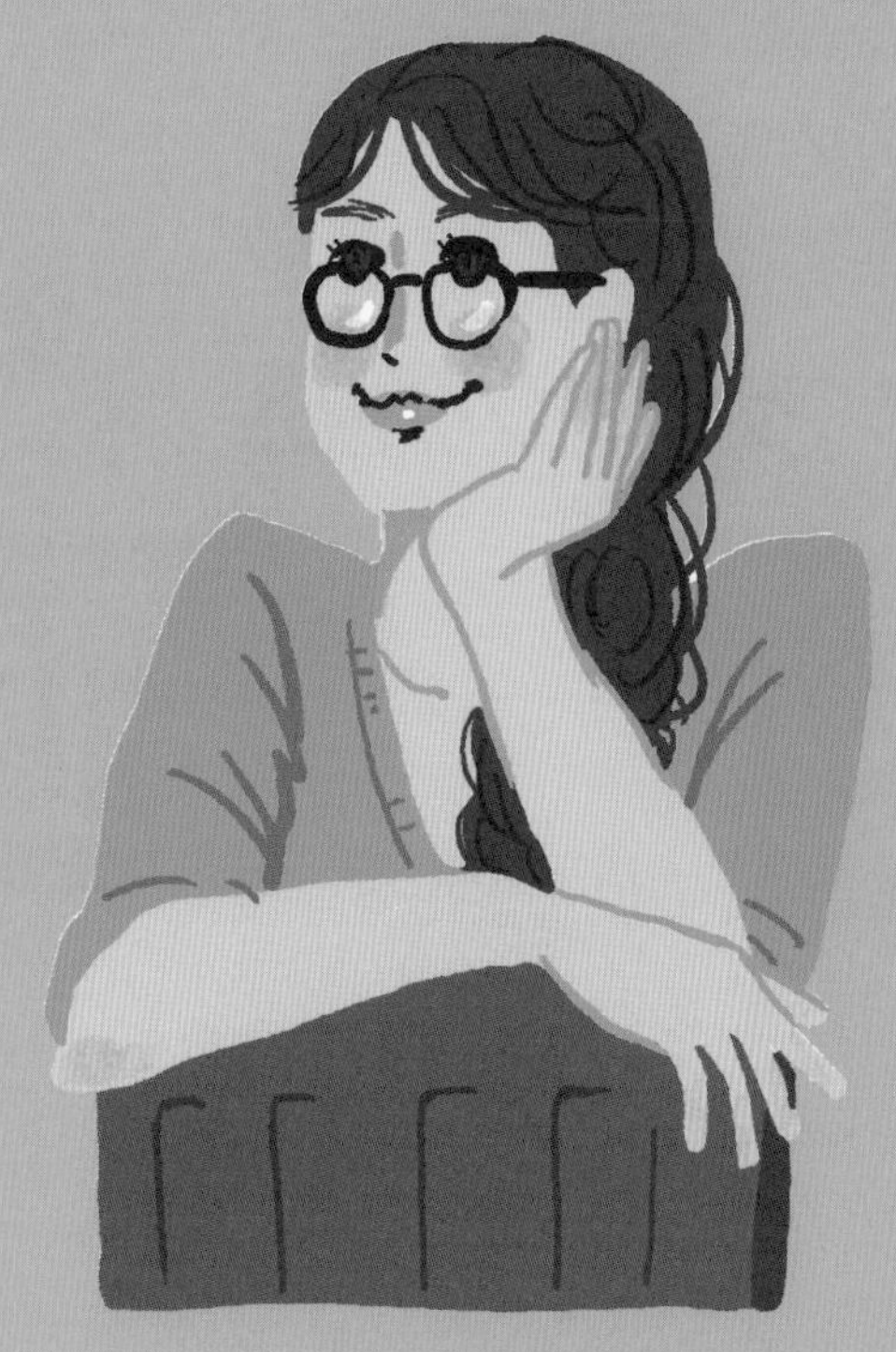

不妊治療の流れ

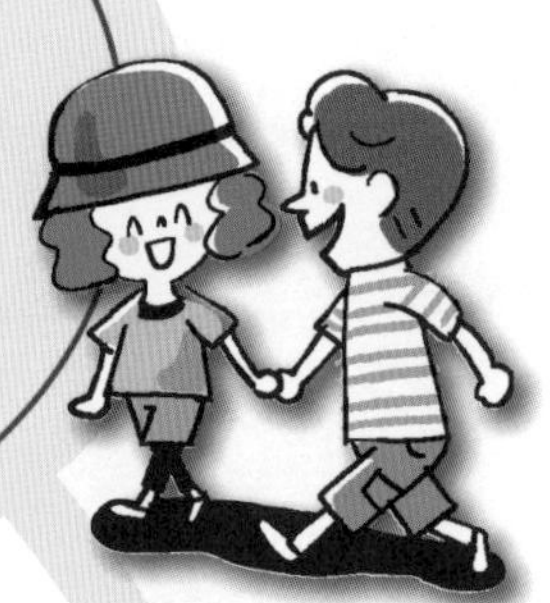

赤ちゃん、欲しいね。
でも、なかなか授からないね。
病院に行ってみる？
そうだね。行ってみようか…

不妊治療が、どのように進んでいくのかをわかりやすく説明しましょう。

まずは、検査からスタートです。

検査により原因が明らかになった場合、その症状や障害となっていることに適応した治療がスタートします。

しかし、不妊原因が明らかにならなかった場合には、治療をステップアップしていく方法を選択することもあります。

その選択も不妊である期間や年齢などが考慮されるため、高度生殖補助医療（体外受精・顕微授精）からスタートということもあります。その、さまざまなケースをみてみましょう。

検 査

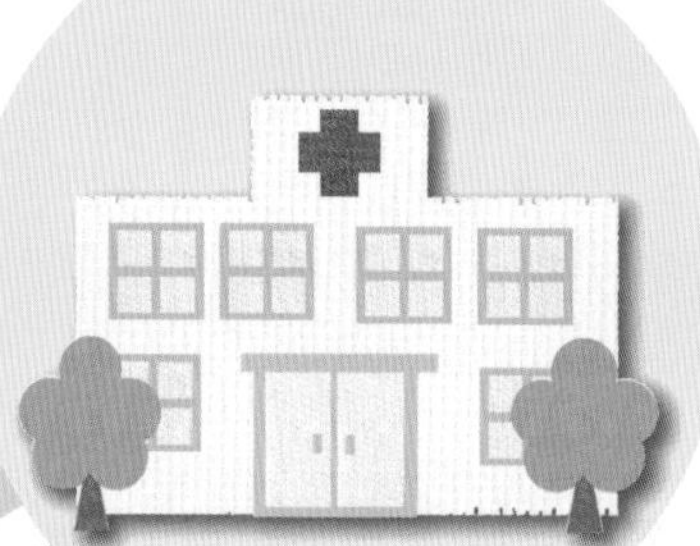

治療は、検査から始まります。検査では、妊娠を妨げている原因を、男性なら精液検査から、女性なら月経周期に合わせて必要な血液検査、超音波検査などから調べます。

ICSIになるケース

パパの精液検査を何度行っても、同じようにとても運動精子が少ない、また精子が見つからない場合には、他に不妊原因があってもなくても、「顕微授精をしましょうか？」と勧められることもあるでしょう。精子が見つからない原因が精索静脈瘤など手術や投薬で改善する見込みがある場合は、その治療を先行、または平行して顕微授精を行うこともあります。

検査後に妊娠することも？


検査を受けた次の周期に妊娠！ということもあります。

たとえば、卵管造影検査などでは造影剤を流すことが卵管のお掃除にもなり、狭窄などが一時的に改善することもあるようです。

タイミング療法

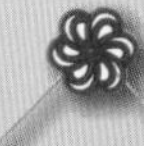

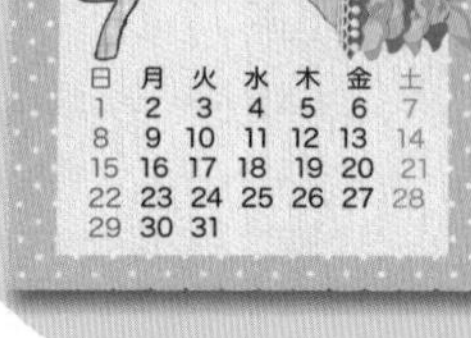

コンスタントな性生活を！

タイミング療法は、月経周期が不安定で排卵日がわからないときなどに特に有効です。

ただ、コンスタントに性生活を送っていれば、排卵日を逃すことはないでしょう。

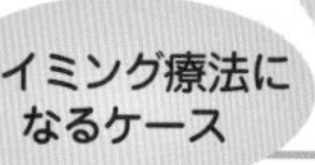

タイミング療法になるケース

卵管の通過性に問題がない、排卵障害がない、精液検査などに問題がない、けれども妊娠に至らない場合、血液検査、超音波検査などで排卵を予測し、夫婦生活（性交）の日の指導を受けるものです。

不妊治療の卒業には、いろいろな形があります。妊娠して、出産して卒業。そして、中にはこれからも２人で仲良く暮らす…という卒業の方法も。

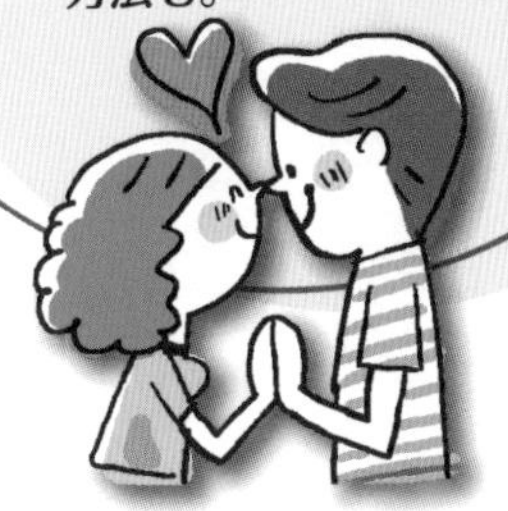

精子が少なくても大丈夫！

無精子症でも妊娠！ 顕微授精でも、最近ではより質のいい精子を選ぶために、倍率の高い顕微鏡で精子を選別する方法などもあります。また無精子症でも、精巣から精子を回収することができれば妊娠に臨むことができます。

顕微授精(ICSI)

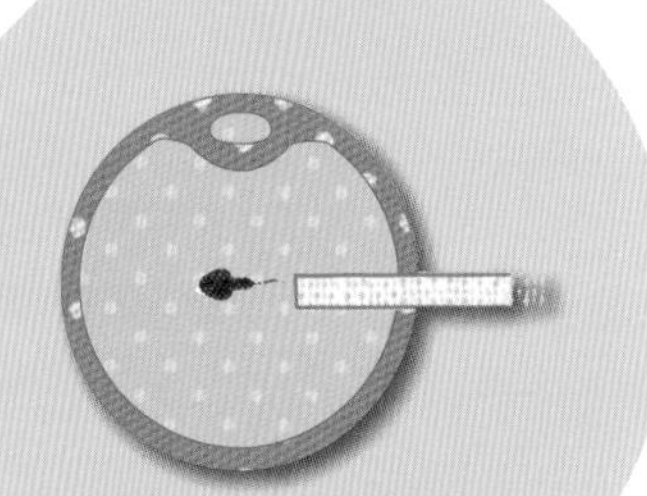

IVF になるケース

卵子と精子が出会っていないと判断される場合に、体外受精が適応となります。出会えていない理由は、さまざま。卵管の通過性の問題、卵管采が卵子をピックアップできない問題、精子が少ないこと、また出会えていても受精が起こらないなどがあります。

体外受精(IVF)

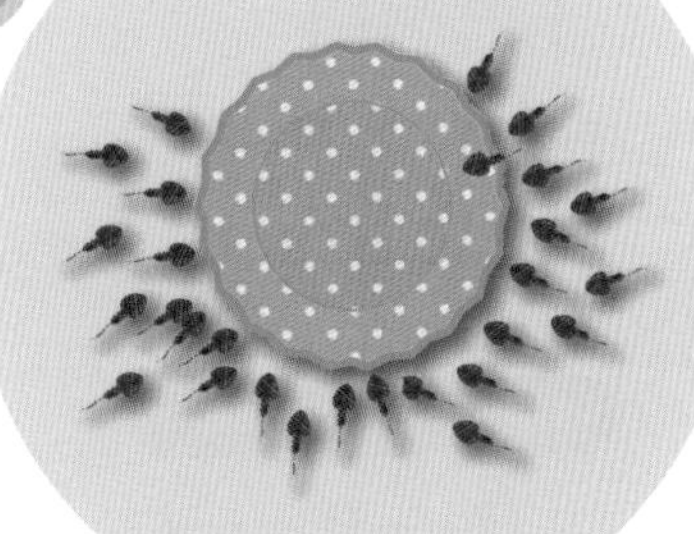

卵子と精子が出会ってないかも…

ステップアップを繰り返しながら体外受精にチャレンジしている方、また最初から体外受精が必要と診断される方もいます。
受精は卵子と精子の力に委ねられますが、卵子の質が結果を大きく左右します。その要因の１つに女性の年齢があり、妊娠に大きく関係しています。

人工授精(AIH or IUI)

赤ちゃんが授かって治療を終えるのが理想。でも、体外受精治療でも妊娠の確率は 25～30%といわれています。出産までとなると、もう少し減るでしょう。女性の年齢が高くなれば、もっと確率はきびしくなるのが現状です。

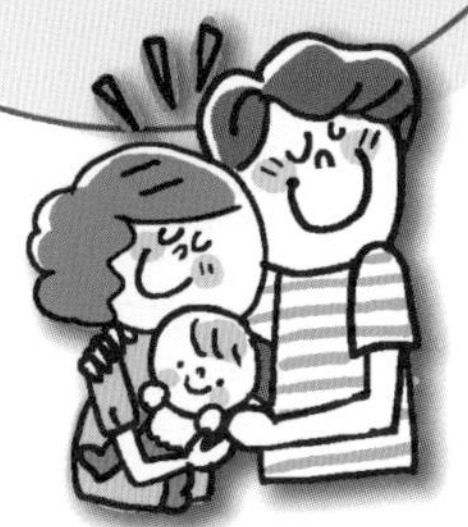

パパの精子がちょっと少ない…

精液検査の結果、自然妊娠では少し難しいかな？という場合、また通常にセックスができないなどの場合にも人工授精が適応になります。人工授精で妊娠した人のほとんどが治療３周期以内という統計結果から、5～6 回を目安に治療スケジュールが組まれます。

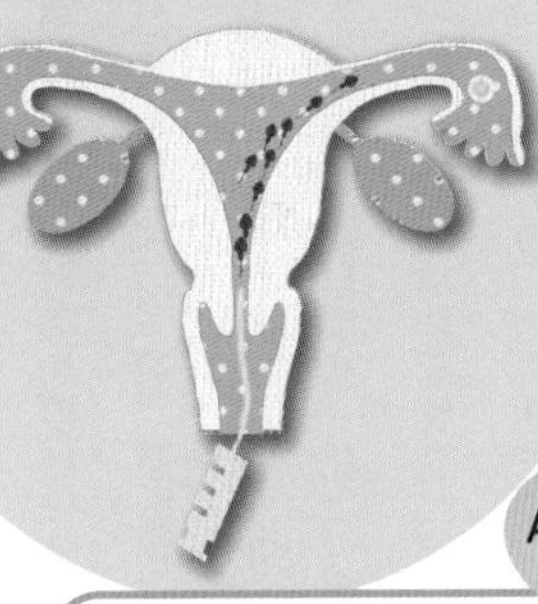

AIH になるケース

精液検査に多少の問題がある、または子宮頸管粘液が少ない、タイミング療法で妊娠しなかった場合などに、人工授精が適応となります。排卵日に合わせて、精液を洗浄、濃縮し、運動性のある元気な精子だけを子宮腔内に注入します。その後は、自然妊娠と同じです。

chapter 4-①

検査結果から、どのような治療方法が考えられる？

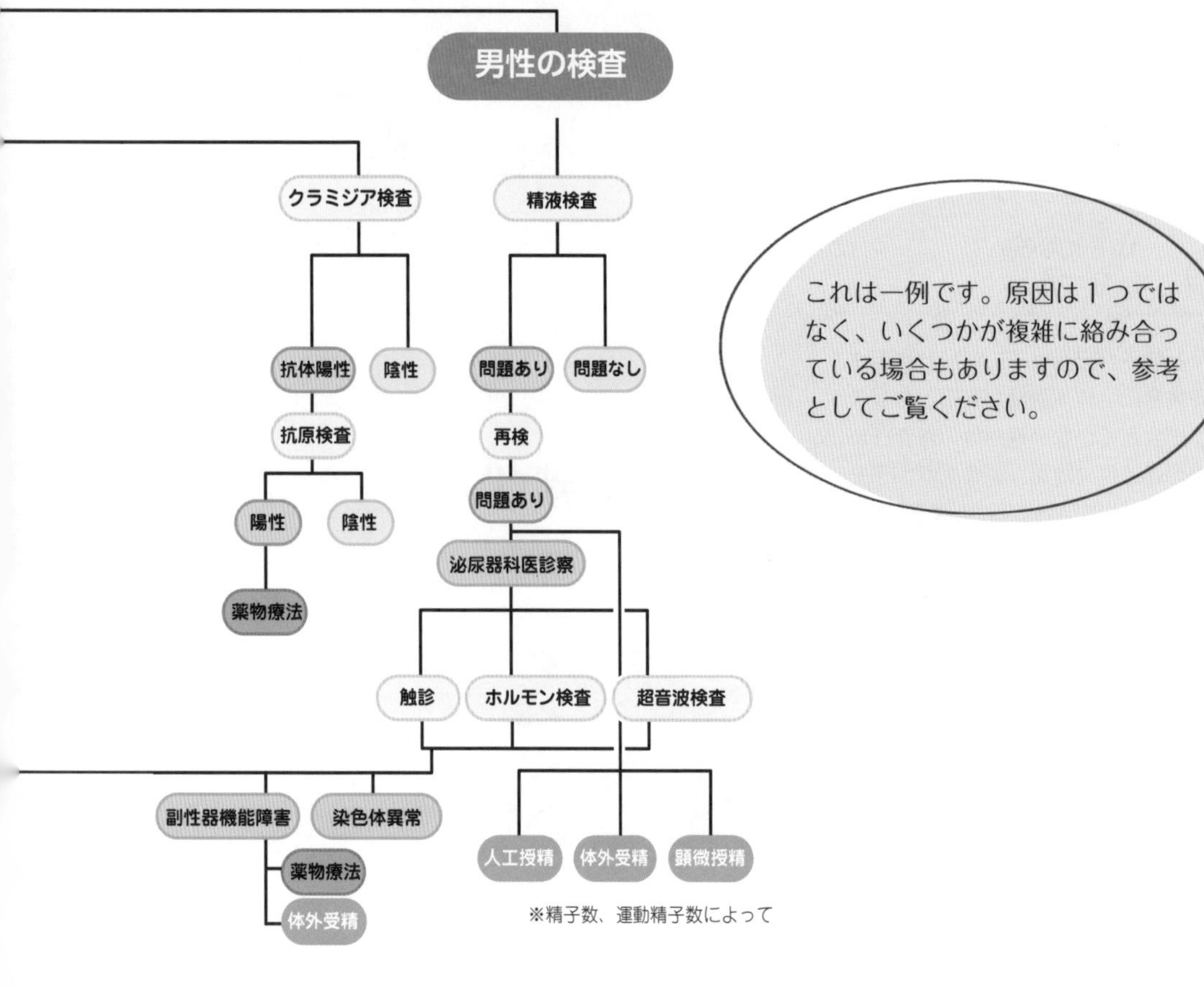

検査結果からわかることと治療方法のいろいろ

検査と不妊治療の関係をチャートにしました。治療方法は1つの検査結果から決めることはできず、さまざまな検査の結果と女性の年齢、また不妊期間やこれまでの治療歴などを合わせて検討して決めます。

このチャートは、１つの検査から考えられる結果とそれに適応する治療を参考に紹介していますが、それぞれ一人ひとりの他の検査結果や年齢も考慮して治療の適応を検討しましょう。

男性の場合、精子数、運動精子数などから、女性に不妊の原因がなくてもおおよその治療方法が決まることもあります。ただ、男性が不妊となっている原因治療が功を奏すれば自然妊娠が可能になることもあり、その場合は女性の検査結果も合わせて治療法を検討することになります。

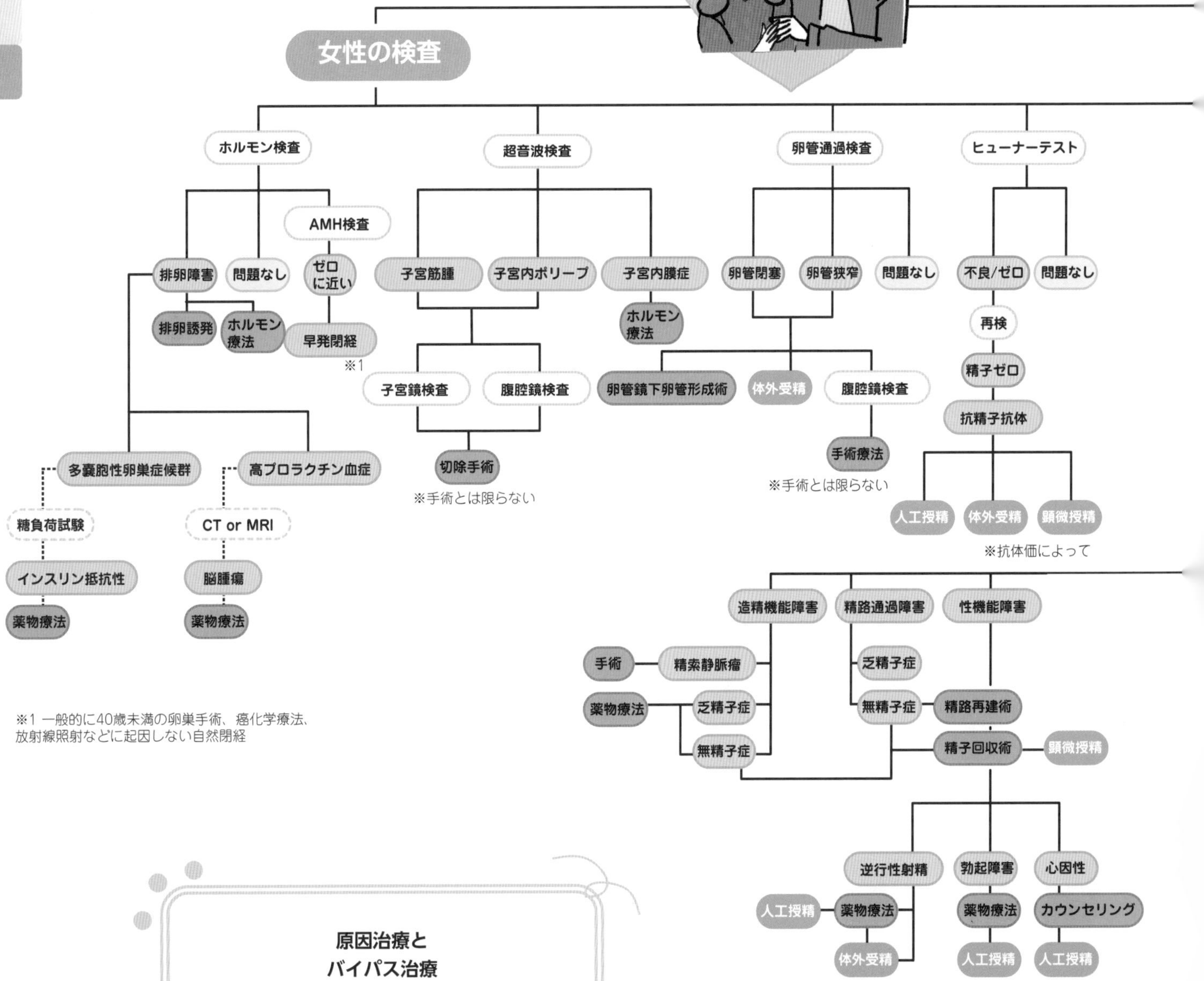

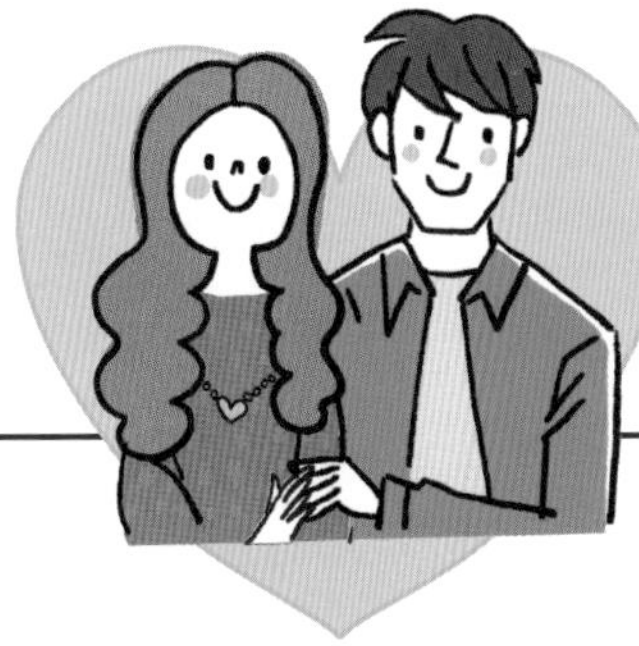

女性の検査

ホルモン検査
排卵障害
問題なし
AMH検査
ゼロに近い
排卵誘発
ホルモン療法
早発閉経 ※1
多嚢胞性卵巣症候群
糖負荷試験
インスリン抵抗性
薬物療法
高プロラクチン血症
CT or MRI
脳腫瘍
薬物療法

超音波検査
子宮筋腫
子宮内ポリープ
子宮内膜症
ホルモン療法
子宮鏡検査
腹腔鏡検査
切除手術
※手術とは限らない

卵管通過検査
卵管閉塞
卵管狭窄
問題なし
卵管鏡下卵管形成術
体外受精
腹腔鏡検査
手術療法
※手術とは限らない

ヒューナーテスト
不良/ゼロ
問題なし
再検
精子ゼロ
抗精子抗体
人工授精
体外受精
顕微授精
※抗体価によって

造精機能障害
精路通過障害
性機能障害
手術
精索静脈瘤
薬物療法
乏精子症
無精子症
乏精子症
無精子症
精路再建術
精子回収術
顕微授精
逆行性射精
勃起障害
心因性
人工授精
薬物療法
体外受精
薬物療法
人工授精
カウンセリング
人工授精

※1 一般的に40歳未満の卵巣手術、癌化学療法、放射線照射などに起因しない自然閉経

原因治療とバイパス治療

妊娠するために、障害となる部分を治す原因治療と、障害となっているところを医療技術で助け、バイパスとなって妊娠をめざす人工授精や体外受精などのバイパス治療があります。

Look chapter 4-⑦～

検査からわかる自分たちに合った不妊治療

検査は、問診票から始まる！

初診の場合、受付で保険証などを出す際に、問診票を書くように渡されます。特に女性の場合では「初経（初めての月経）年齢」、「最終月経日」、「月経の周期」、「避妊しない性生活の期間」、「妊娠、出産、中絶の経験とその年齢」、「夫婦生活の頻度」など、「いつ」「何歳」「期間」を尋ねる項目が多くあります。

医師は、その問診票とその後に行う診療から「なにが妊娠を難しくさせているのか」目星をつけ、検査をする時にはそれらを踏まえて、入念にチェックをして確認していきます。

ですから、問診票は正直に書きましょう。診察に同席したパートナーに知られたくないことについては、あとで医師にきちんと伝えましょう。

検査からわかる不妊の原因と妊娠へつながる方法

自分たちに合った不妊治療の方法を見つけるためには、まず検査が必要です。この検査は、どこに妊娠を難しくさせている原因や要因があるか、どこに障害があって妊娠を妨げているのかを見つけるために行います。そして、それと同時に「どうしたら妊娠することができるか」を見つけるための検査でもあります。

検査は男女で項目に違いがありますが、治療に臨むのは夫婦。夫婦のどちらかに不妊原因や要因が見つかっても、ふたりの問題として捉えましょう。

女性の検査は月経周期に合わせて

女性の検査は、月経周期に合わせて行われます。これは月経周期中に変化するホルモンが適切に分泌されているか、またそのホルモンに卵胞や子宮内膜が正常に反応しているかなどを捉えるためです。

それぞれのホルモンは、卵胞期、排卵期、黄体期の基準値があります。この基準値と照らし合わせて、適切に分泌しているか、またほかのホルモンとの関係はどうかなどを検査し、これに合わせて卵胞の大きさや子宮内膜の厚さを測って、ホルモン値と照らし合わせて診ていきます。

その他には、月経血が治まったくらいに卵管の通過性の検査をします。また、月経周期に関係なく行う検査もあります。

検査には、卵管通過検査のように初診時に

どのような検査をいつするの？

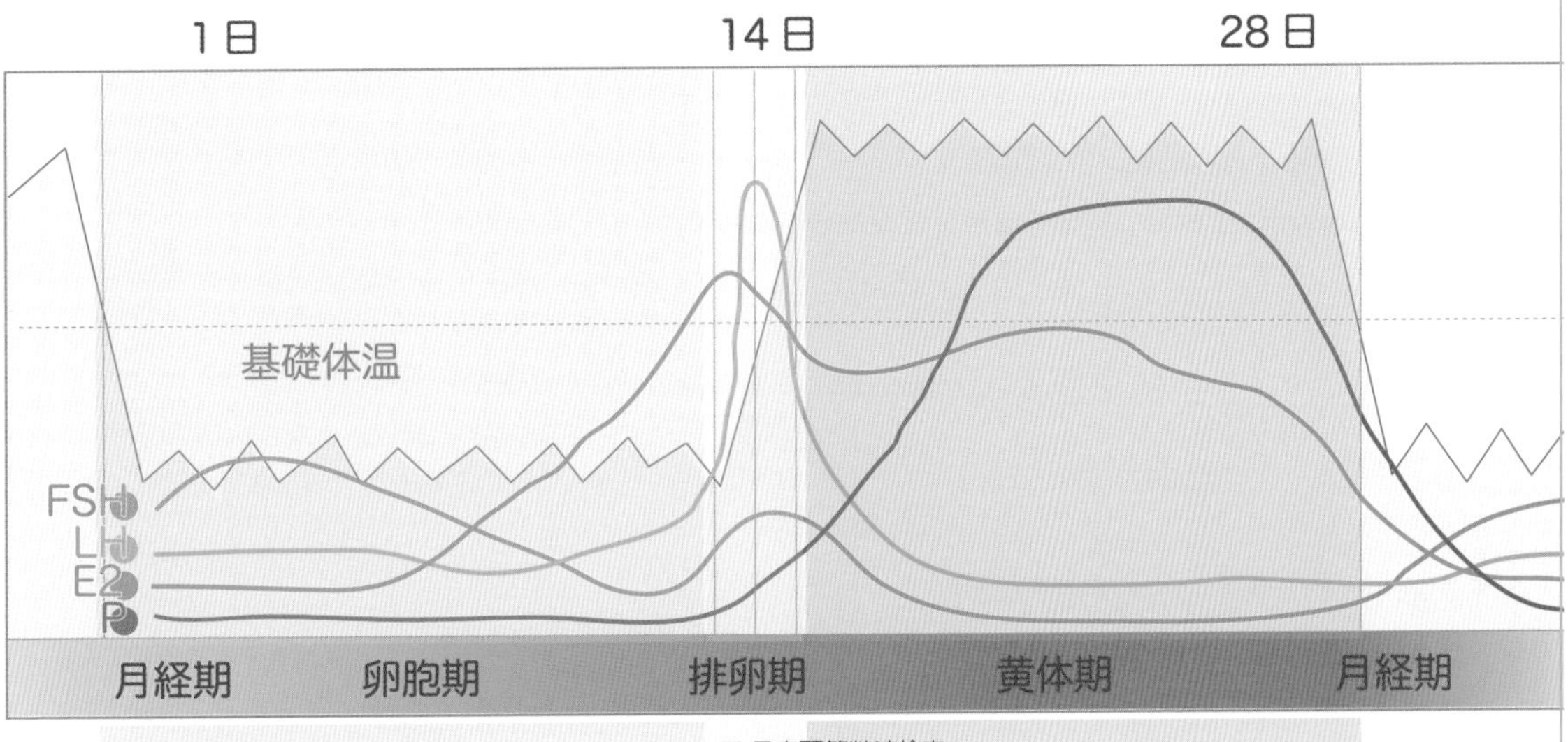

■ FSH（卵胞ホルモン）検査
■ LH(黄体化ホルモン)検査

■ 子宮卵管造影検査／卵管検査
■ E2：エストロゲン（卵胞ホルモン）検査
■ 超音波検査

■ 子宮頸管粘液検査
■ ヒューナーテスト
■ 超音波検査
■ LH(黄体化ホルモン)検査

■ P4:プロゲステロン（黄体ホルモン）検査
■ E2:エストロゲン（卵胞ホルモン）検査
■ 超音波検査

月経周期のいつ行ってもいい検査

■ AMH（アンチミュラー管ホルモン）検査
■ 甲状腺機能検査検査
■ PRL（プロラクチン）検査
■ テストステロン検査
■ 感染症検査
・B型肝炎 ・C型肝炎 ・梅毒 ・HIV ・クラミジア

■ CA125（がんマーカー）
・卵巣のう腫 ・子宮内膜症 ・卵巣がんなど
■ 子宮頸がん検査（月経期以外）
■ 風疹抗体検査
■ 触診、内診

■ 精液検査（男性）

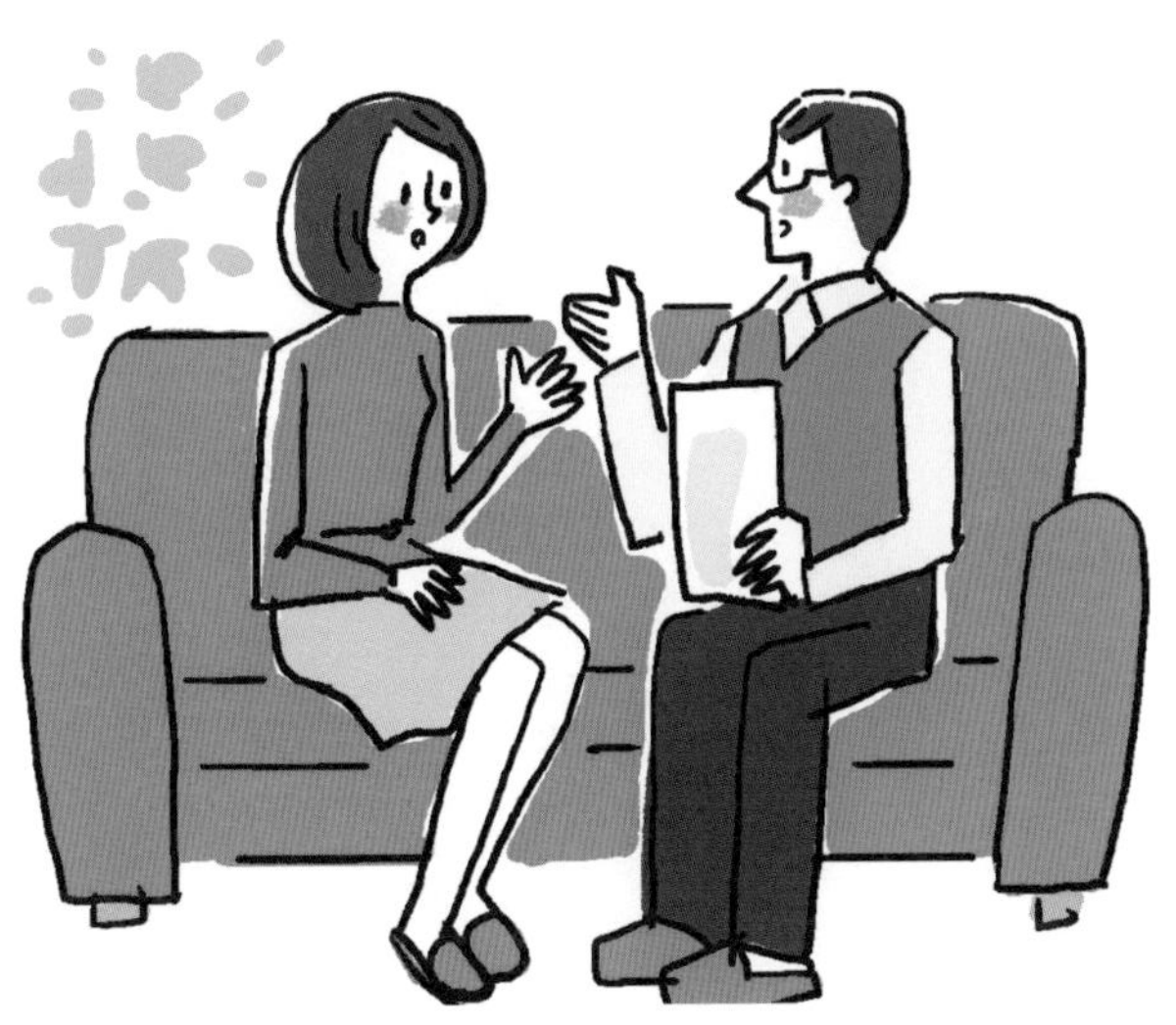

1度行う検査もありますが、ホルモン検査のように治療周期を始めるごと、また治療周期中にも卵巣の反応の様子、卵胞の成長の様子を確認するために行う検査もあります。

女性の検査

月経周期に合わせて行う検査

卵胞期

卵胞期の初期は月経期でもあります。この時期は、卵胞が成長するためのFSHが活発に分泌されます。また、卵胞が成長するにつれてエストロゲンの分泌量も増え、子宮内膜が厚くなっていきます。

＊卵胞期の初期／月経期に行う検査

■ FSH（卵胞ホルモン）検査／卵胞を成長させるためのホルモン

血液でFSHの分泌量を調べます。基準値よりも低いと視床下部、下垂体に問題があると考えられます。また、基準値よりも高い場合には卵巣機能の低下が考えられ、どちらの状態でも卵胞が育ちにくくなります。

■ LH（黄体化ホルモン）検査／卵胞を成熟させ、排卵の引き金をひくホルモン

卵胞期のLHの数値が基準値より低く、FSHが正常もしくは低い場合、無排卵が疑われます。また、LHが基準値よりも高くFSHも基準値より高い場合は卵巣機能低下が疑われ、LHが基準値より高くてFSHが範囲内であれば多嚢胞性卵巣症候群（PCOS）が疑われます。FSHとLHの関係も非常に大切です。

＊卵胞期で出血が治まったら行う検査

■ 子宮卵管造影検査／卵管検査

腟から卵管へ造影剤を注入して卵管の通過性を調べます。造影剤を注入してレントゲン撮影する方法と、超音波で診ながらゆっくりと超音波造影剤を注入し、流れていく様子を確認する方法があります。それぞれ造影剤の質に違いがあります。

■ E2：エストロゲン（卵胞ホルモン）検査／子宮内膜を厚くし、子宮頚管粘液を増やすホルモン

排卵前、成熟卵胞１個につきエストロゲンの値は250～300pg/mlを目安にします。超音波検査と合わせて、卵胞数とエストロゲンの値を診ます。また、基準値より低い場合は、卵巣機能が低下していることが疑われ、無排卵や無月経になることもあります。

■ 超音波（エコー）検査

発育する卵胞の数や大きさ、子宮の状態や卵巣の状態を確認します。

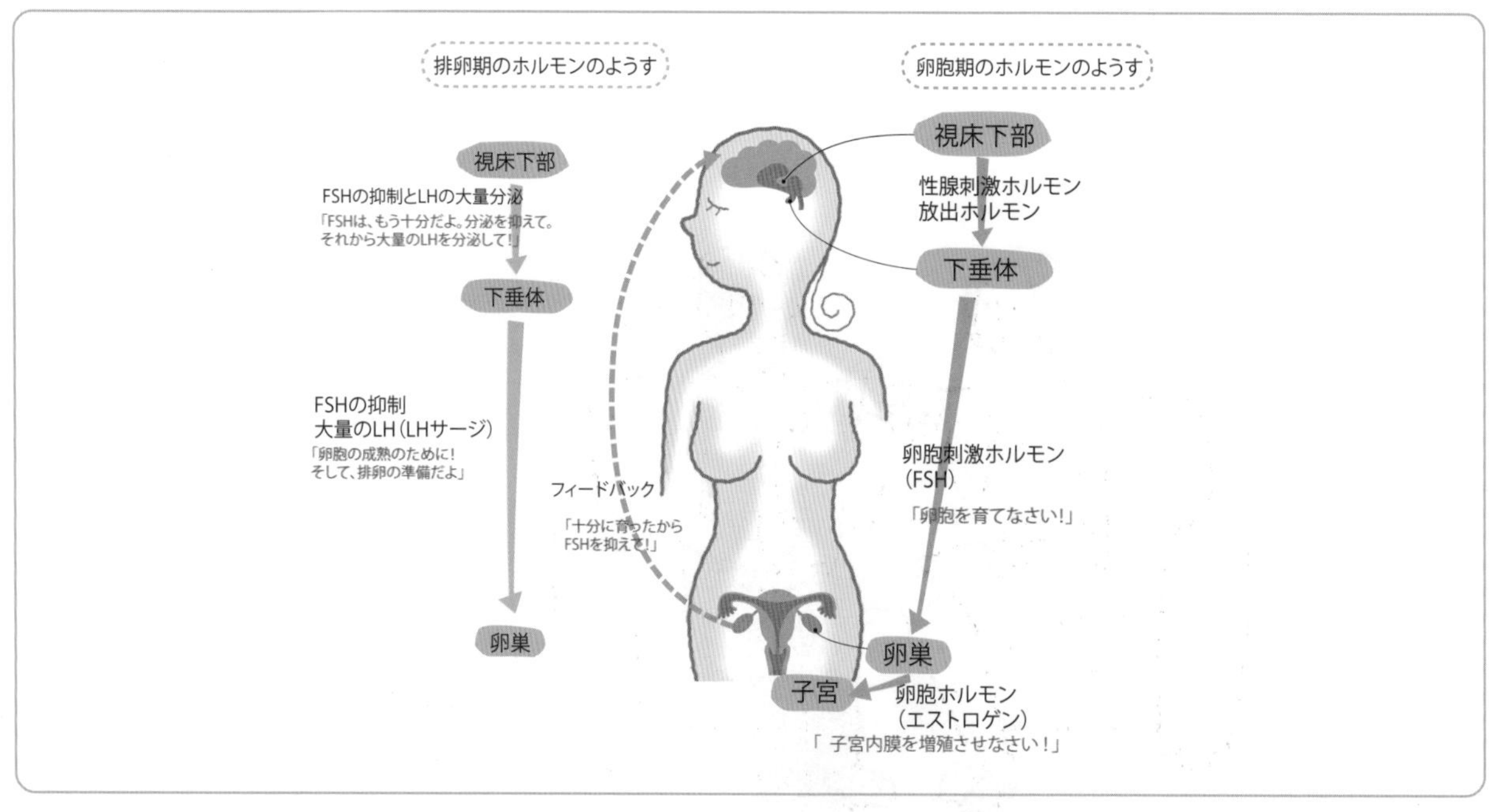

排卵期

排卵期は、十分に育った卵胞が成熟し、卵巣から卵子が排卵される時期です。排卵された卵子は、卵管采によって卵管へとり込まれ、卵管膨大部で精子と出会い受精する時期です。

＊排卵期に行う検査

子宮頚管粘液検査

排卵期以外は、精子であっても子宮腔内に入ることはできません。この時期だけ子宮頚管粘液の分泌量が増え、性状がサラサラとした状態に変化し、精子が子宮へと入りやすくなります。この量や透明度、粘り気の具合を調べます。超音波検査時などで一緒に確認することが多いようです。

ヒューナーテスト

性交後検査ともいいます。排卵期に性生活（検査当日の朝、または前夜）を行った後、子宮頚管粘液を採取し、顕微鏡で状態を観察して運動精子の数を調べます。運動精子が多数確認できれば、子宮腔内へと上がって行っていると判断し、ゼロの場合には抗精子抗体が疑われますが、その場合は数回の検査が必要になることもあります。

超音波検査

卵胞の大きさを測定し、子宮内膜の厚さなどを診ます。排卵頃の卵胞は約20ミリ以上に育つことから、排卵日を予測していきます。

LH(黄体化ホルモン)検査

卵胞を成熟させ、排卵の引き金を引くのがLHです。排卵直前に大量に分泌される LHを血液検査（数値）か尿検査（陰性または陽性）で調べ、きちんと分泌されているか、排卵日はいつ頃になりそうかを予測します。

黄体期

黄体期は、受精した胚が成長し、子宮内膜に着床していく時期です。黄体は約２週間働き、着床が完了しなければ白体に変化し、黄体ホルモンによって維持されていた子宮内膜は剥がれ月経がきます。一方、着床が完了すると、黄体は妊娠黄体になり、ますます盛んに黄体ホルモンを分泌して妊娠初期を支えます。

＊黄体期に行う検査

P4：プロゲステロン（黄体ホルモン）／子宮内膜を着床しやすい環境に整えて、妊娠を維持するホルモン

血液検査で黄体ホルモンが十分に分泌されているかを調べます。黄体ホルモンが基準値より低い場合は、黄体機能不全が疑われ、極端に低い場合には無排卵が疑われます。これは卵胞の成長、成熟が不十分なことが原因になっていることもあります。

E2：エストロゲン（卵胞ホルモン）検査

黄体期のエストロゲンは、プロゲステロンと一緒に着床を助ける働きがあります。エストロゲンの値が低いと着床が難しいのではないかと考えられています。これは卵胞期の卵胞の成長、成熟が関係していることもあります。

女性の検査

月経周期のいつ行ってもいい検査

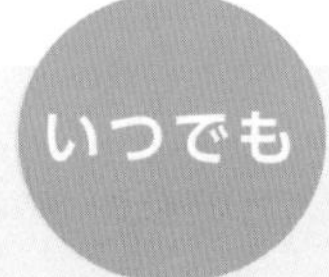

月経周期のいつでも行うことができる検査です。

＊月経周期のいつ行ってもいい検査

■ AMH（アンチミュラー管ホルモン）検査／卵巣に残された卵胞数の指標となるホルモン

血液検査でAMH値を調べ、卵巣に残されている卵胞数を予測します。卵胞数は年齢を追うごとに低下していきますが、その低下速度については個人差が大きいようです。年齢ごとの正常値はなく、平均値や中央値から年齢相応かどうかを診ます。とても低い場合には、閉経が近いことが示唆されます。この値は、妊娠にチャレンジできる回数などを考える指標にもなります。

■ 甲状腺機能検査

甲状腺ホルモンの値が高くても、低くてもよくありません。甲状腺機能に問題があることで、ホルモンバランスが崩れやすく、無排卵や無月経になることもあります。また、着床障害、流産の要因になることもあります。

■ PRL（プロラクチン）検査

プロラクチンは、母乳をつくるためのホルモンです。妊娠以降分泌量が増え、出産して赤ちゃんが乳首を吸うことでますます盛んに分泌されるようになり、分泌の高い期間は排卵を抑制します。妊娠していないのにプロラクチンが高い場合は、排卵障害が起こることがあります。原因をさらに調べるために脳のCTやMRI検査をすることもあります。

■ テストステロン検査

男性ホルモンの１つで、この値が高いと排卵障害を起こすことがあります。インスリン値が高くなると、テストステロン値も高くなることから、インスリン検査をすることもあります。

■ 感染症検査／・B型肝炎 ・C型肝炎 ・梅毒 ・HIV ・クラミジア など

感染症検査は治療中の感染予防のためと、性感染症については不妊原因となる卵管の通過性や、子宮、卵管の炎症や癒着の原因になるため調べます。また、陽性だった場合の妊娠後の母子感染の予防対策としても必要な検査です。

■ CA125（がんマーカー）／・卵巣のう腫 ・子宮内膜症 ・卵巣がんなど

子宮内膜症の検査としてCA125を調べることもあります。卵巣に関わることは、妊娠に直結することで、またがんだった場合は命に関わることもあります。

■ 子宮頸がん検査（月経期以外）

ヒトパピローマウイルス（HPV）による感染が原因で子宮頸がんに進行することがあります。手術が必要となるケースでは、術後の性生活がスムーズにいかなったり、妊娠後は早産などのトラブルが起こりやすくなることがあります。

■ 風疹抗体検査

風疹抗体がない女性が妊娠初期に風疹にかかった場合、胎児に感染し先天性風疹症候群になることがあります。感染時期が妊娠早期であるほど、その危険が高いといわれていますので、妊娠前に抗体価を調べ、結果によって予防接種を行います。

■ 触診、内診

腟の中に腟鏡や指を入れ、外陰部や腟の状態や様子、おりものの状態、子宮の大きさや形、位置、向き、硬さ、また上から押した時に痛みがないかなどを調べます。

■ 性生活の確認

性生活に問題はないか、どれくらい避妊しない性生活を送ってきたかを確認します。

1
2
3
4
私たちに合った不妊治療の方法は？

ホルモン基準値の参考

ホルモンの基準値は、検査会社、検査試薬の種類、検査方法（ELISA法、IRMA法など）及び分析機器などによって違いがあります。ここでは女性を対象としたホルモンの基準値の一例を紹介しますので、参考にしてください。

FSH
卵胞期：3.0〜14.7
排卵期：3.2〜16.7
黄体期：1.5〜 8.5
閉経後：157.8以下　mIU／mL

LH
卵胞期：1.8〜10.2
排卵期：2.2〜88.3
黄体期：1.1〜14.2
閉経後：5.7〜64.3　mIU／mL

E2 エストロゲン
卵胞期前期：25〜85
卵胞期後期：25〜350
排卵期：　50〜550
黄体期：　45〜300
閉経後：　21以下　pg/mL

P4 プロゲステロン
卵胞期：0.3　以下
卵胞期：0.92 以下
排卵期：2.36 以下
黄体期：1.28〜29.6
閉経後：0.44 以下　ng/ml

プロラクチン　1.4〜14.6　ng/ml

甲状腺（TSH）　0.45〜4.50　μIU/ml

テストステロン　6〜82　ng/dl

CA125　35 以下　U／mL

＊参考／妊娠判定
HCG
妊娠4週：　20〜　500
妊娠5週：　500〜 5,000
妊娠6週：3,000〜19,000　mIU/ml

AMH値の参考

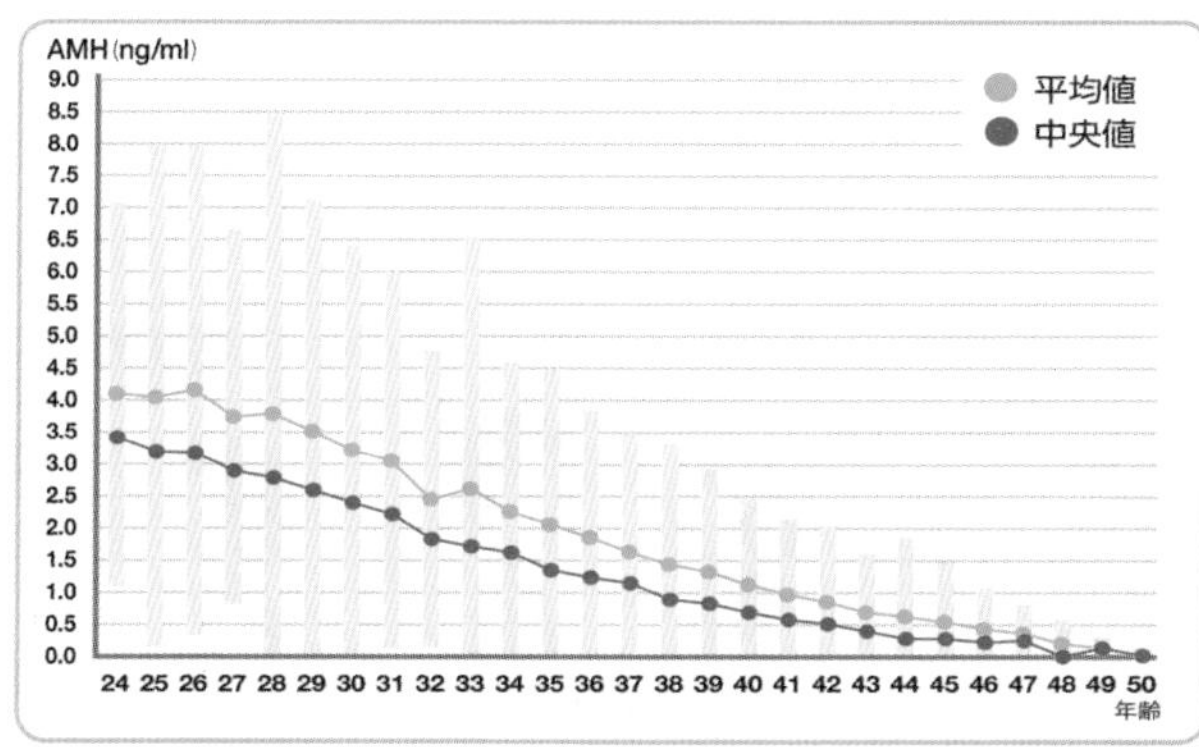

年齢	中央値	平均値	年齢	中央値	平均値
30	2.4	3.2	40	0.7	1.1
31	2.2	3.1	41	0.6	1.0
32	1.8	2.5	42	0.5	0.9
33	1.7	2.6	43	0.4	0.7
34	1.6	2.3	44	0.3	0.6
35	1.3	2.1	45	0.3	0.5
36	1.2	1.8	46	0.2	0.4
37	1.1	1.6	47	0.2	0.4
38	0.9	1.4	48	0.0	0.2
39	0.8	1.3	49	0.1	0.1
(ng/ml)			50	0.0	0.0

AMH値には、年齢に対する正常値はありません。中央値や平均値から年齢に相応しているのかを参考にします。グラフは、2010年にアメリカの学会誌に発表されたもので年齢ごとの中央値と平均値になります。グラフを見るとわかるように、AMH値の幅は広く、またどの年齢にも低いケースが存在します。

全体的にAMH値は年齢を追うごとに低下していきますが、その低下の速度、程度は高低線から個人差があることがみてとれます。グラフの右には、30歳以上を抜粋した年齢ごとの中央値と平均値を示しましたので、参考にしてください。AMH値は、卵巣に残っている卵胞数の指標になり、それが妊娠へのトライを早めた方がいいか、また積極的に治療に取り組んだ方がいいのかなどの目安にもなります。またAMH値の高さは、妊娠を保証するものではありません。妊娠は卵子の質が大きく関係し、これは年齢と相関します。AMH値が低くても年齢が若ければ妊娠する可能性は大いにありますが、40歳を過ぎてAMH値が高くても妊娠が難しいケースもあります。

Seifer. Age-specific AMH values for U.S. clinics. Fertil Steril 2010.

男性の検査は、精液検査から

男性の検査は、まずは精液検査からです。精液は精漿と精子の混合物で、精嚢と前立腺の分泌液である精漿が精液の98～99％を占め、1～2％が精子になります。この精液の全量と精子の数、運動精子の数などを調べるのが精液検査で、WHOが発表する精液所見と照らし合わせて判断をします。また、治療施設によっては、独自の判断基準を持っているところもあります。

精液検査の結果から、不妊の原因が男性にあると診断ができるケースもあります。この場合、女性に何の問題がなくても不妊治療が必要になるため、なるべく早い段階で検査を受けるようにしましょう。

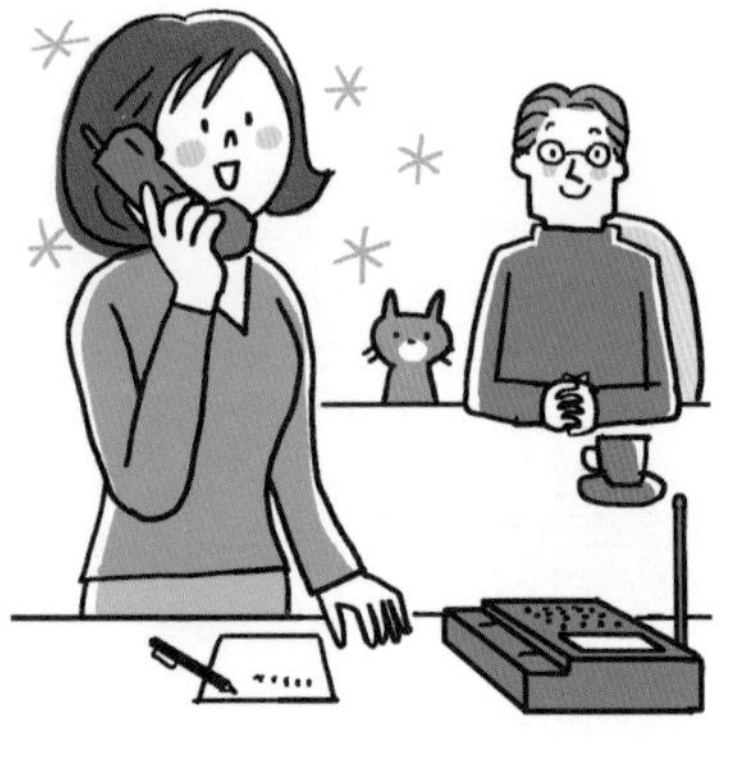

精液検査は、二度、三度受けることも

実際に人工授精に挑戦した男性の精液検査の結果をみてみましょう。（左ページグラフ1）

精子数の変動、運動率の変動は大きいこと、また、精子数が多くても、運動率がよくなかったり、運動率がよくても精子数が少ないときもあることがわかります。

その変動には、体調やストレスなどが影響すると言われ、同じ人であっても2～4倍もの差が出ることもあります。そのため特に初回の検査結果がよくなかった場合は、二度、三度検査し、その平均値や中央値から結果を確認しましょう。

人工授精や体外受精の治療周期では精液が必要になり、治療周期ごとに検査が行われます。体外受精では、採卵する周期の精液検査の結果によって卵子に精子を振りかけるコンベンショナルーIVFか、卵子に極細の針で精子を注入する顕微授精（ICSI）かが決まることもあります。

自宅採精の場合

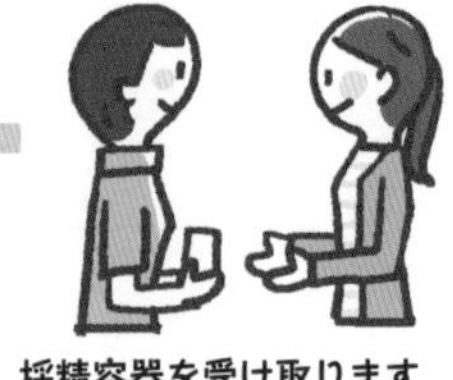

採精容器を受け取ります

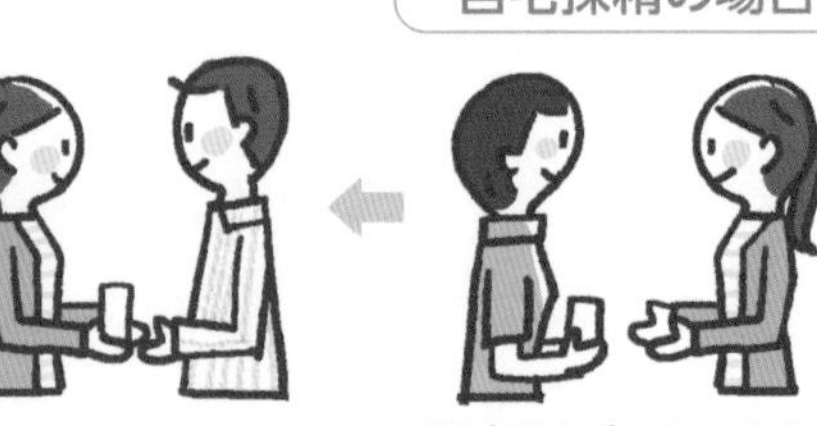

ご主人に渡します

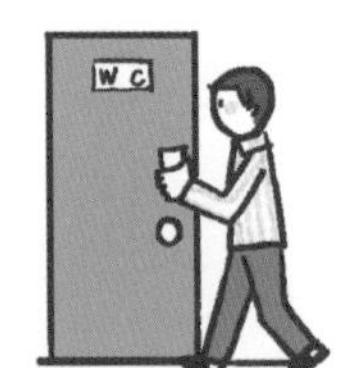

自宅で採精します

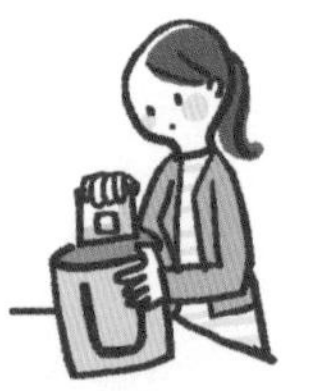

容器の蓋をしっかり閉めて病院へ

採精から1～2時間で病院へ到着。容器を提出します

院内採精の場合

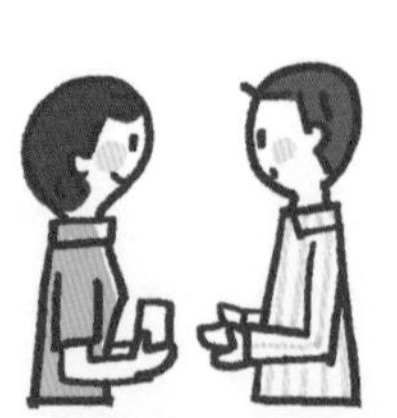

採精容器を受け取ります

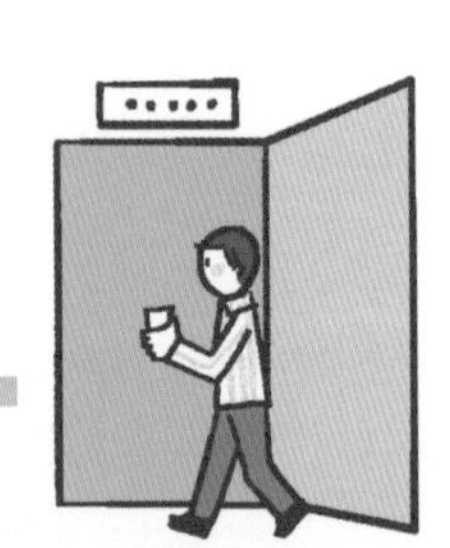

院内の採精室で採精します

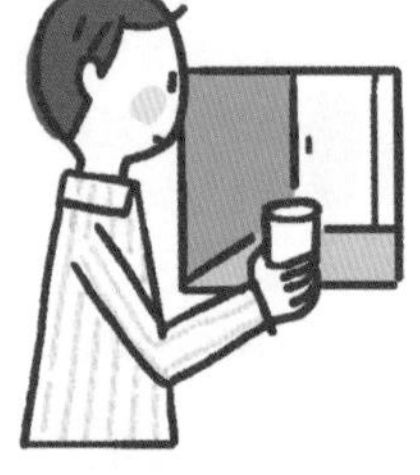

採精容器を検査室に提出します

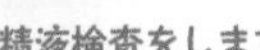

精液検査をします

精液検査の実際

検査は、まず精液の粘性、色調、量を調べます。射精されたばかりの精液は粘稠度が高いため、サラサラな状態になるまで室温で30分ほど放置し、その後、検査技師や胚培養士が顕微鏡で精子の数、生存する精子の数、運動する精子の数、正常形態精子の数などをそれぞれカウントしていきます。検査には、マクラーカウンティングチャンバーという器具を使用します。

マクラーチャンバーには、１マス0.1ミリ×0.1ミリの10×10マス（１ミリ四方）あり、これに精液を１滴入れ、精子数や運動精子数、生存する精子数、正常形態精子数をカウントし、精液の全量との割合を計算します。精子数が少ない場合には、誤差が生じやすくなります。例えば、検査用の１滴の精液中に精子が１個もなければ無精子症が考えられますが、精子がとても少ないために、たまたまスポイトした内容に精子が含まれていない場合も考えられます。

たとえ数が少なくても、ゼロと１では意味が違ってきます。そのため、検査結果がよくなかった場合には、数回の検査をすることが必要です。

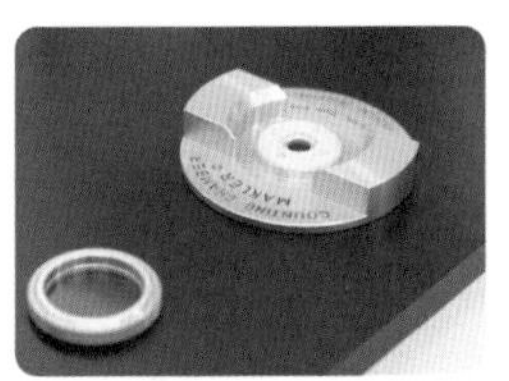

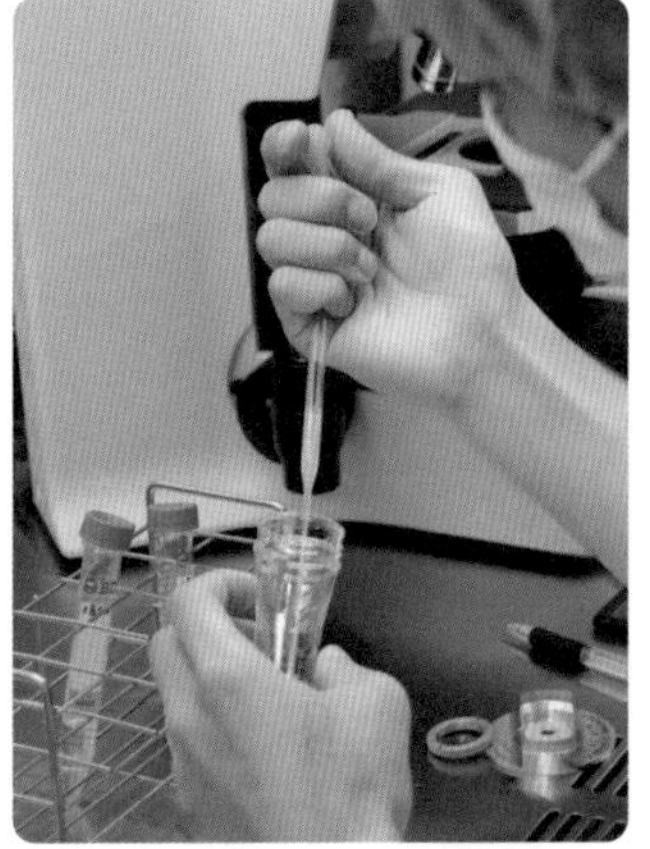

写真：おち夢クリニック名古屋

精液検査と症状

（表１）

精液量	1.5ml 以上
総精子数	3,900 万個以上
pH	7.2 以上
精子濃度	1ml 中に 1,500 万個以上
精子運動率	運動精子が 40％以上、 前進運動精子が 32％以上
正常形態精子	4％以上
生存率	58％以上
白血球	1ml 中に 100 万個未満

（表２）

正常精液	表１の基準を満たすもの
乏精子症	総精子数が 3,900 万個未満
精子無力症	精子運動率が 32％未満
正常形態精子	4％以上
奇形精子症	形態正常精子が 4％未満
無精子症	射精液中に精子が無い

正常精液所見（WHO の下限基準値、2010 年）

グラフ１

精液検査の変動の参考

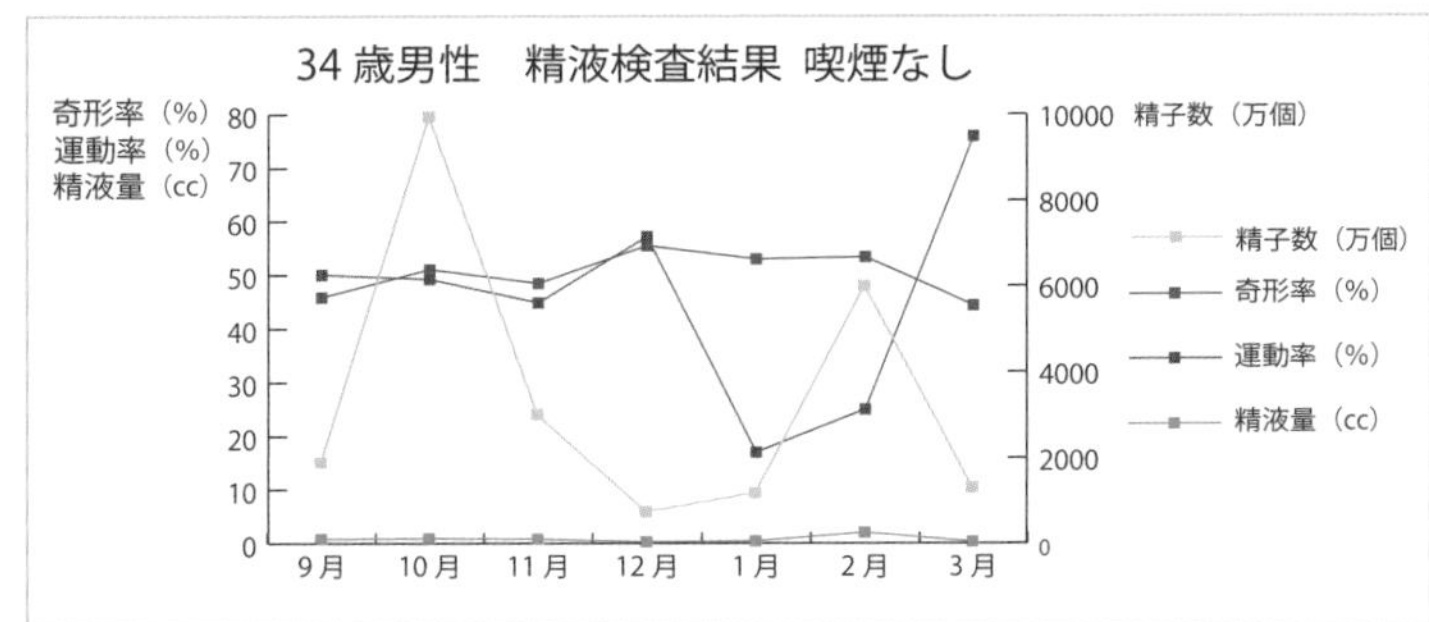

	精液量(cc)	精子数(万個)	運動率(%)	奇形率(%)
平均値	0.86	3437	45.6	50.2
中央値	0.9	1890	49.2	51.0

実際に治療経験のある夫婦の精液検査の結果をご紹介します。このグラフと表は人工授精の治療周期ごとに行った精液検査の結果です。

9月から翌年３月までの７回、毎月人工授精を行っています。参考に平均値と中央値も出していますのでご覧ください。

これを見ると、精子数、運動率の変動が大きいことがわかります。また、精子数が少なくても運動率がよいこともあれば、精子数も運動率も低いこともあります。奇形率については、あまり変動がないようです。

この男性は喫煙していないので、体調やストレス、寝不足などから変動が起こるのではないかと考えられます。精液量などはWHOの正常精液所見と比べると若干低い数値ですが、精子数や運動率、奇形率には問題はありません。中には、性生活で妊娠させた経験のある男性でも、正常精液所見に満たないこともあります。

原因別の不妊治療の方法 〜女性編〜

妊娠するための治療

私たちは、何かの病気にかかると、お腹が痛くなったり、頭が痛くなったり、どこかに炎症が起こって腫れたり、かゆみが出たりとさまざまな症状があらわれます。

その症状によって、消化器内科に行ったり、耳鼻咽喉科に行ったりして、検査をうけ、原因を探して、診断がついて病気の治療が始まります。ですが、不妊症の場合には、痛みも痒みもなく、多くの方が健康な体で病気にかかっていません。そしてその症状は「妊娠しない」ということにあり、また、検査でわかることもあまり多くはありません。

例えば、2章で紹介した妊娠するまでに起こる11のことの中でも❻卵子と精子が出会う、❼卵子と精子が受精する、❾受精卵（胚）が

妊娠するまでに起こる11のことに対する検査と判断の目安

表1

1	腟内に十分な精子が射精される	▶精液検査から判断
2	精子が子宮頚管へ進入できる	▶精液検査とヒューナーテストから判断
3	精子が卵管を泳ぐことができる	▶精液検査から判断（特に運動率）
4	卵胞が順調に育つ	▶ホルモン検査や超音波検査から判断
5	排卵が起こる	▶ホルモン検査や超音波検査から判断
❻	卵子と精子が出会う	▶検査ではわからない
❼	卵子と精子が受精する	▶検査ではわからない
8	正常な黄体が形成される	▶ホルモン検査などから判断
❾	受精卵（胚）が順調に分割する	▶検査ではわからない
❿	胚が子宮に運ばれる	▶卵管通過性の検査で狭窄や閉塞はわかるが、実際に運ばれるかは検査ではわからない
⓫	胚が着床する	▶着床するまでのことは検査ではわからない。着床したかは血液検査で、妊娠が成立したかはホルモン検査や尿検査、エコー検査で判断

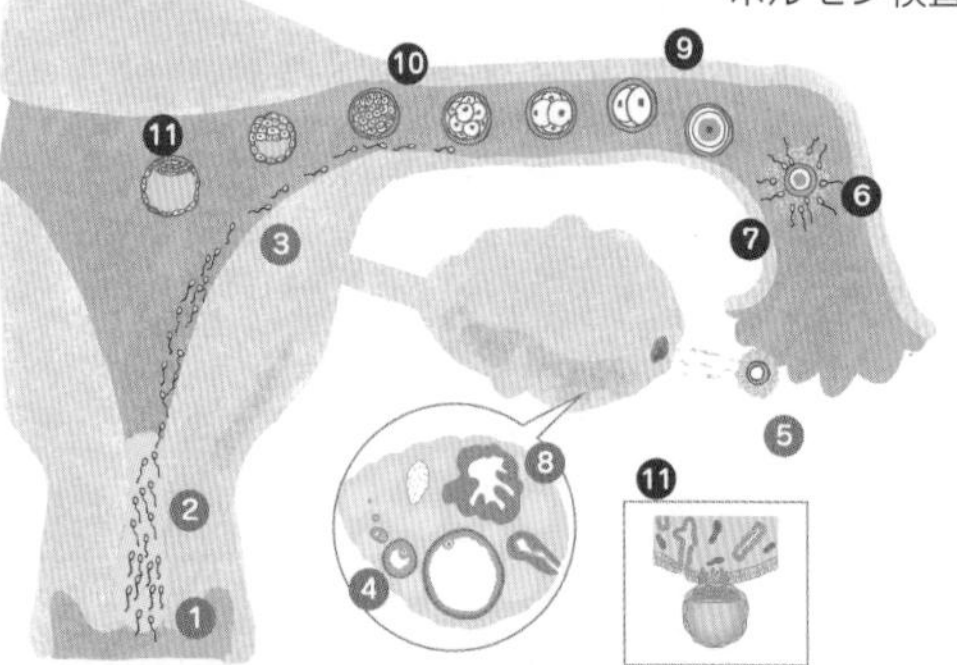

● わかること
● わからないこと

順調に分割する、⑩胚が子宮に運ばれる、⑪胚が着床するは、検査から判断することができません。しかし、検査でわかることの中には、その原因を治療することで、自然妊娠が可能になったり、妊娠しやすくなったりすることがあります。

不妊治療には、いくつかの方法があり、検査によって明らかになった原因となることを治療して妊娠を目指す方法と、妊娠を妨げる原因や要因をバイパスして妊娠を目指す方法、またはその両方を行って妊娠を目指す方法があります。例えば、子宮内膜症の場合、子宮内膜症の治療を優先させる方法と、子宮内膜症のままタイミング療法や人工授精、体外受精などで妊娠を優先させる方法があります。

どのような方針をとるか、また治療方法をとるかは、症状や状態、年齢、その他の原因や要因との関係などによって変わってきます。

ここでは、①の不妊原因となることの検査と症状、治療方法について紹介していきます。

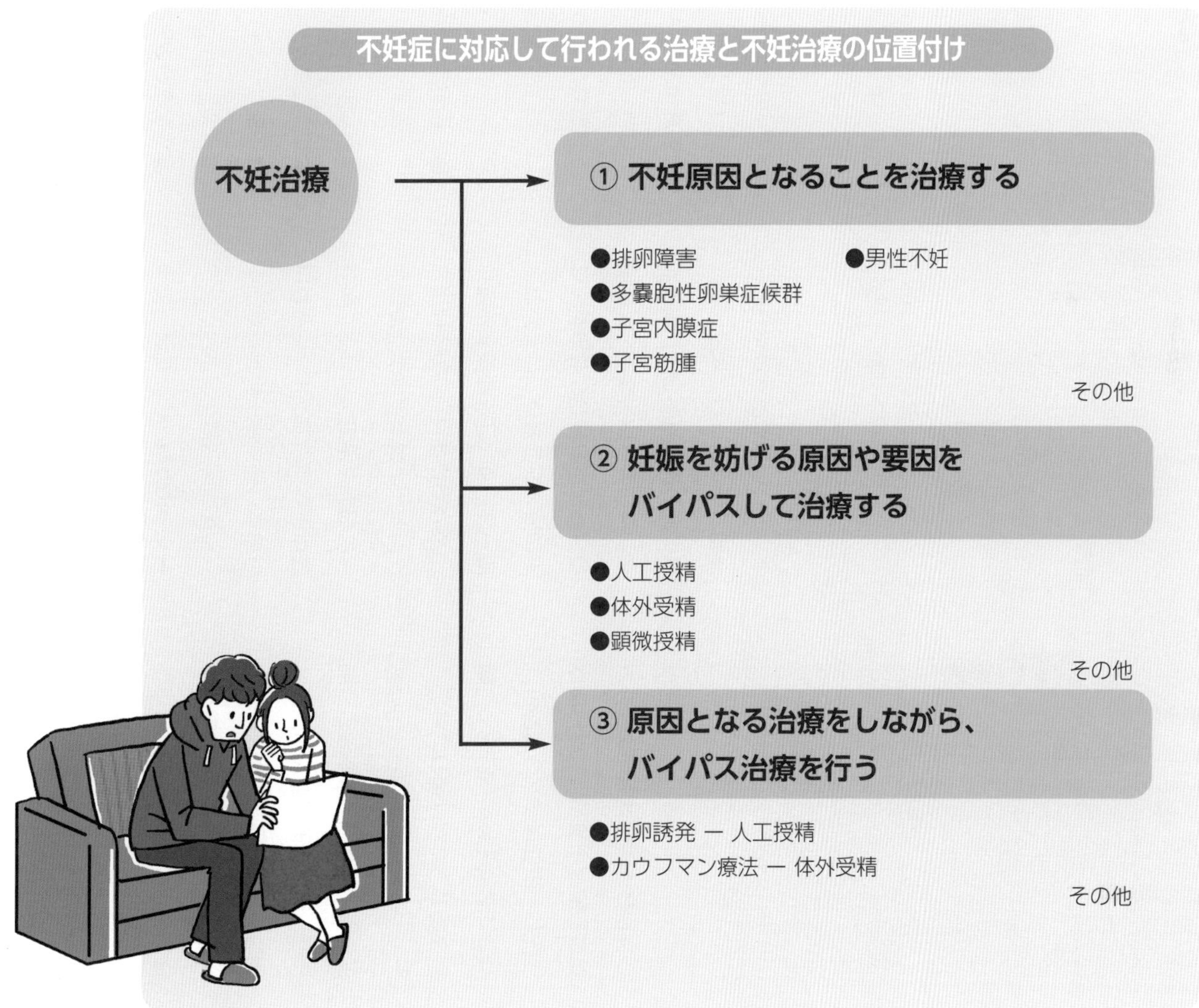

排卵障害がある場合

排卵障害は、その症状、状態がさまざまあります。その症状別に紹介します。

＊無排卵月経

検査と症状

ＧｎＲＨを注射し、注射前と、15分、30分、60分、１２０分に採血をして、ＬＨ、ＦＳＨを測定し、その結果から、視床下部不全型、下垂体不全型、卵巣不全型、多嚢胞性卵巣型の４つに大別します。

治療方法

視床下部不全型の場合には、多くのケースで服薬の排卵誘発剤により排卵ができるようになります。無排卵になった期間が長く、服薬では排卵が回復しない場合には、注射薬によって排卵できるようになるでしょう。

下垂体不全型の場合には、注射薬によって多くのケースで排卵するようになり、またカウフマン療法を行うことで排卵が回復することもあります。カウフマン療法とは、正常月経周期を真似して、前半（約12日間）にエストロゲン（卵胞ホルモン）を、後半（約21日間）にエストロゲンとプロゲステロン（黄体ホルモン）を投与し、これを1クールとして投与が終了すると2～3日後に消退出血が起こります。これを3～6カ月行うことで起こるリバウンド現象を利用し、自然な月経周期を取り戻すことができるようにするものです。

卵巣不全型には、ターナー症候群（女性の性染色体X染色体が1本少ない45ＸＯである）の場合と、43歳未満で閉経する早発閉経（ＰＯＦ）などの場合があり、閉経してしまうと排卵を回復するのは大変難しくなります。

治療法としては、注射薬やカウフマン療法による排卵の回復を期待しますが、難しいケースも多くあり、卵胞が育たず排卵が期待できない場合には、卵子提供による体外受精で妊娠を目指す方法もあります。

いずれの場合でも、排卵が回復し、他に不妊原因がなければ性生活での妊娠を目指すこともできますが、卵巣不全型の場合には体外受精が勧められるようです。

無排卵月経とホルモン分泌の関係

●働いている
●働きが良くない

視床下部
下垂体
卵巣

視床下部不全型

FSHなどの基準値が低い、または正常値で、ＧｎＲＨ反応は良好

視床下部がよく働いていないことから起こります。

視床下部
下垂体
卵巣

下垂体不全型

FSHなどの基準値が低く、ＧｎＲＨ反応の変化があまりない

視床下部が働いているが、下垂体がよく働いていないことから起こります。

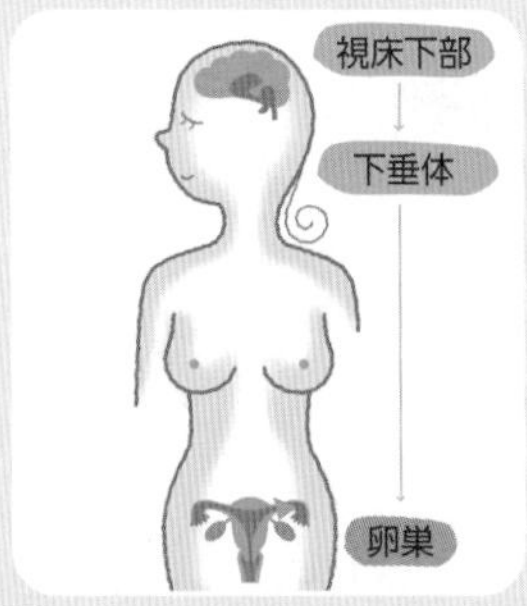

卵巣不全型

FSHなどの基準値が高く、ＧｎＲＨ反応の変化も大きい

視床下部も下垂体も働いているが、卵巣の反応が鈍いことから起こります。

多嚢胞性卵巣型

LHの基準値が高く、ＧｎＲＨ反応の変化も大きいことが特徴です。

＊多嚢胞性卵巣症候群

検査と症状

血液検査によりLHが基準値よりも高くFSHが範囲内である、または男性ホルモン値が高いこと、月経異常があること、超音波検査で両側卵巣に多数の小卵胞があることなどが見られる場合、多嚢胞性卵巣症候群（PCOS）と診断されます。

無排卵になることもあれば、排卵はするが卵胞の成長に時間がかかる方もいます。

また、肥満や体毛が濃いなどの見た目の特徴や、インスリン値が高いなどの症状を伴う方もいます。

治療方法

肥満傾向にある場合には体重を落とすことで、またインスリン抵抗性が高いことが要因となっている場合には、血糖値を下げる薬を服用することによって、排卵を伴う月経が回復することがあります。

またこれらと並行して排卵誘発剤を服薬する、服薬で排卵が起こらない場合には、注射薬に切り替えますが、それでも排卵が回復しない場合は、腹腔鏡下で卵巣表面に20カ所くらいの小さい穴をあける外科的手術（ドリリング術）を検討することもあります。

排卵誘発剤を注射薬に切り替えることのデメリットは、卵巣が腫れる卵巣過剰刺激症候群（OHSS）を発症する可能性があることです。また、腹水がたまって血液が濃くなったり重症化すると血栓症を起こすこともあります。OHSSは、妊娠が成立するとさらに重症化する傾向があるため注意が必要です。

また、ドリリング術によって排卵が起こるようになれば性生活での妊娠を目指すことができますが、PCOSの再発率も高く、手術の効果も1年程度ではないかといわれています。

このほかでは、体外受精で妊娠を目指す方法があります。基本的にはPCOSは体外受精の適応ではありませんが、さまざまな治療を行っても妊娠が成立しない場合、また排卵誘発剤によって複数の卵子が排卵されることから起こる多胎妊娠を避けることと、OHSSの重症化を回避するために体外受精で妊娠を目指すことがあります。

多嚢胞性卵巣症候群

LHが基準値よりも高くFSHが範囲内である、または男性ホルモン値が高かったこと、月経異常があること、超音波検査で両側卵巣に多数の小卵胞があることなどが検査から診られると多嚢胞性卵巣症候群と診断されます。
小さな卵胞が連なって見えるネックレスサインがエコー検査で確認できます。

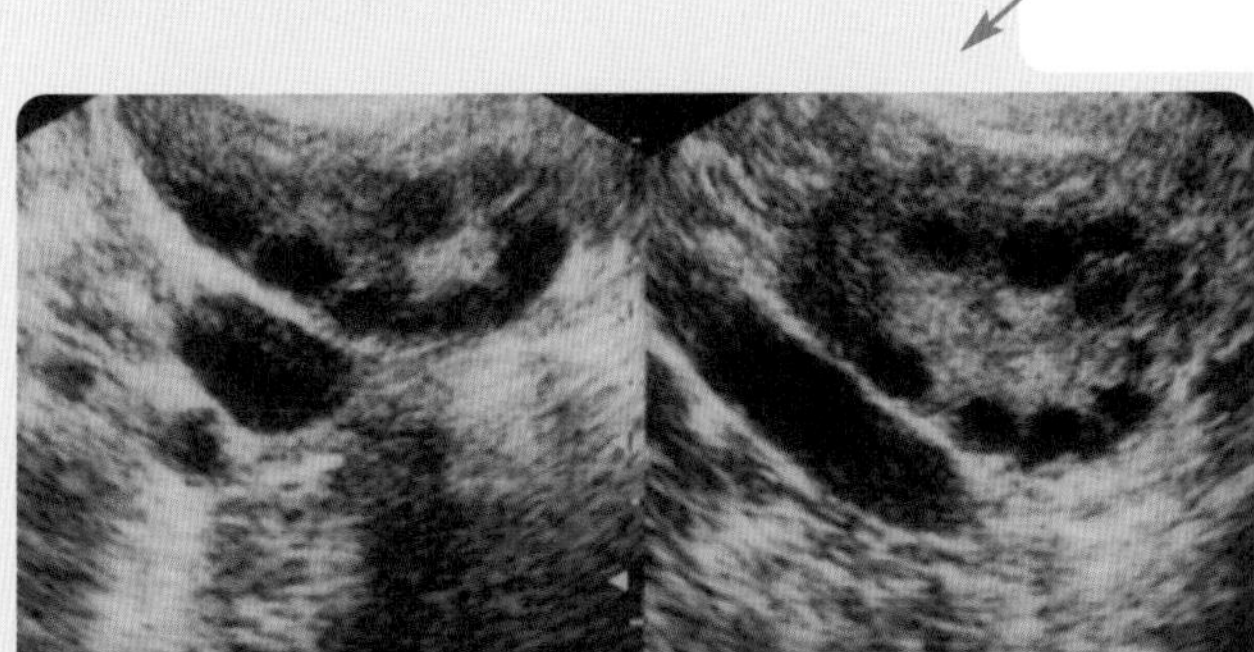

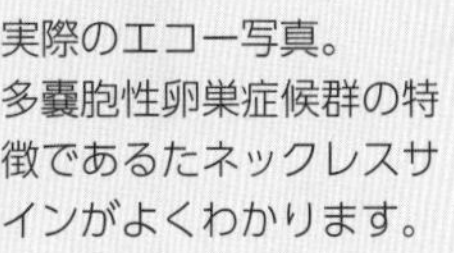

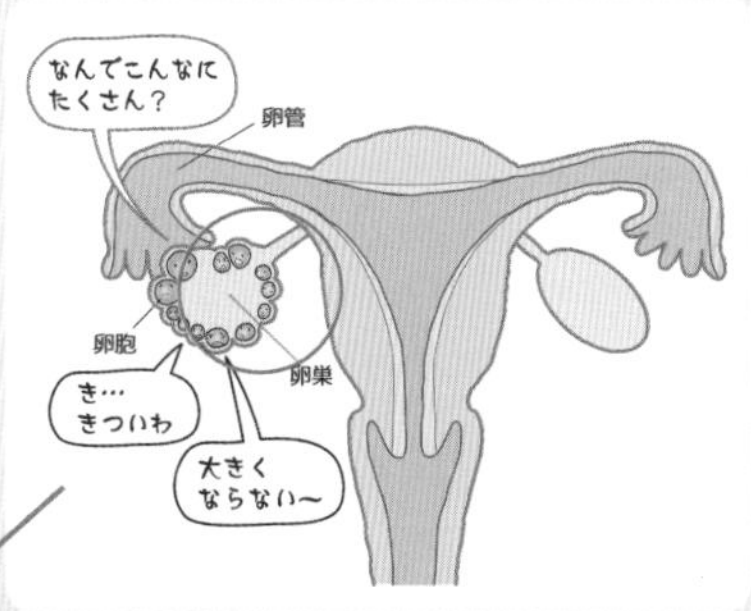

実際のエコー写真。多嚢胞性卵巣症候群の特徴であるネックレスサインがよくわかります。

＊高プロラクチン血症

検査と症状

　プロラクチンは妊娠中や授乳中に多く分泌され、また昼間は低く、夜間は高くなる日内変動があり、また食事、運動、ストレスによっても変動します。

　妊娠期間中から授乳期には、乳腺を発達させ母乳をつくり、出産後には子宮を収縮させ母体の回復のために働きます。また、すぐに次の妊娠をしないよう排卵を抑制する作用があります。

　このプロラクチン値が妊娠期、授乳期中以外で15ng／ml以上となる場合を高プロラクチン血症といい、乳汁が出たり、月経不順や無排卵月経などを伴う方もいます。

　また、日中は正常値なのに夜間に高値になる、もしくはストレスなどによって高値になる場合を潜在性高プロラクチン血症といい、これも月経不順や無排卵月経などを伴う方がいます。

　潜在性高プロラクチン血症は、TRHテストを行うことでわかります。TRH（甲状腺刺激ホルモン放出ホルモン）を注射後15分後、30分後、または60分後、120分後に採血をしてプロラクチンを測定し、TRH負荷前値が正常で、負荷後のプロラクチン値が70ng／ml以上である場合に診断されます。

　プロラクチン値が高くなる原因として、（1）ピル、抗うつ剤、降圧剤などの薬剤が関係している、（2）自律神経の乱れ、（3）脳の下垂体に腫瘍があるなどがあげられ、腫瘍の有無についてはMRI検査で診ます。

治療方法

　プロラクチンの分泌は、ドパミンによってコントロールされています。ドパミンの分泌が何らかの原因によって抑えられると、プロラクチン値が上がり、高プロラクチン血症になります。ドパミンの代わりとなる薬を服用することで、ドパミン受容体（ドパミンを受ける器官）が刺激されてプロラクチンの値が下がります。

　半減期の長い薬で長く作用するため週1回ほどの服用で効果があります。副作用にめまいや吐き気を訴える人もいますが、だんだんと慣れてめまいや吐き気症状はなくなる方が多いようです。長く続くようなら医師と相談をしてみましょう。

　ただ、不妊治療においては高プロラクチン血症と診断されても排卵障害が伴わない場合には、特に服薬治療は必要がないという医師もいます。

　プロラクチン値が高いという以外に妊娠を妨げている原因がない場合には、これまでの避妊しない性生活の期間と年齢、また夫婦の希望から不妊治療の方法が決められます。

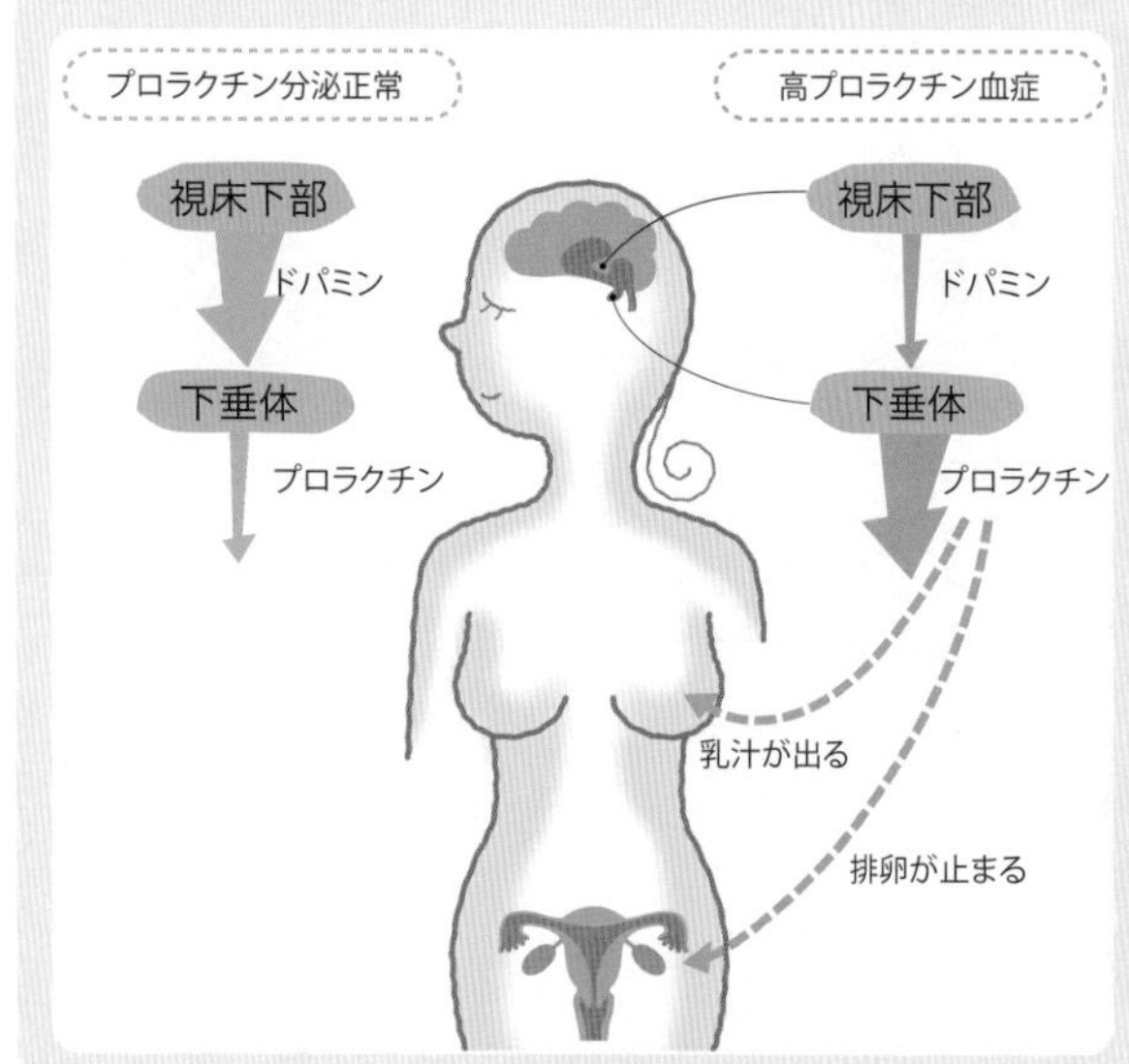

子宮に問題がある場合

＊子宮筋腫

検査と症状

子宮筋腫は、子宮筋層内に発生する良性の腫瘍で、エストロゲンによって大きくなります。好発年齢が妊娠適齢期と重なり、30歳以上の女性の約3割が子宮筋腫を持っているといわれています。子宮筋腫の大きさ、数、場所によっては胚の着床を妨げたり、胎児の発育に影響することから流産や早産を起こす原因になります。

月経血が増える、月経痛が強くなる、貧血を起こしやすいなどの自覚症状を持つ方や性生活中、挿入時に痛みが生じることもあります。検査は、内診による筋腫の有無の確認、超音波検査で筋腫の数や大きさの確認ができ、MRI検査やCT検査で筋腫の部位や正確な大きさ、状態がわかります。また、血液検査で貧血やその他の合併症の有無を調べます。

漿膜下子宮筋腫です
内膜下子宮筋腫です
筋層内子宮筋腫です

子宮筋腫の部位
妊娠、出産に特に影響するのは筋層内子宮筋腫と内膜下子宮筋腫です。

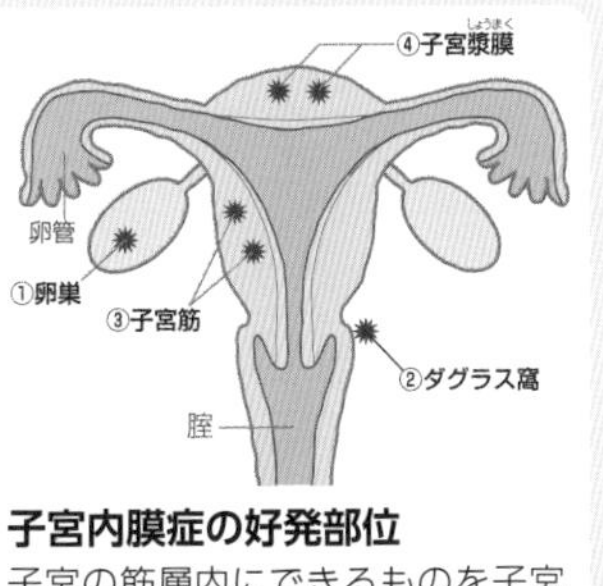

子宮内膜症の好発部位
子宮の筋層内にできるものを子宮腺筋症といいます。

＊子宮内膜症

検査と症状

子宮内膜症は、子宮内膜様の組織が子宮内膜以外の場所で生育し、月経周期のホルモン変動に合わせ増殖したり剥がれたりを繰り返す病気です。通常、剥がれた内膜は体外へ出されますが、子宮内膜症の場合には剥がれても体外へ排出されないため、周囲の臓器と癒着を起こす原因となります。卵巣に子宮内膜症を起こすことを子宮内膜症性嚢胞（のうほう）といい、古くなったチョコレート色の血液が袋を作ることから卵巣チョコレート嚢胞とも呼ばれます。子宮腺筋症は、子宮の筋層で子宮内膜様の組織が生育する病気です。

これらは、超音波検査、血液検査、MRI検査やCT検査で確認をします。

子宮筋腫同様、月経血が増える、月経痛が強くなる、貧血を起こしやすいなどの自覚症状を持つ方や、性生活中、挿入時に痛みが生じる方も多くいます。

治療方法

子宮筋腫、子宮内膜症とも、エストロゲンが病気を進行させるため、GnRHを投与して一時的な閉経状態をつくり、月経を6周期程度止める偽閉経療法や低用量ピルを用いる偽妊娠療法などを用います。また子宮内膜の増殖を抑える働きがある子宮内黄体ホルモン放出システムを子宮内に挿入する方法などもあり、この場合、排卵は保たれます。しかし、いずれの方法も、治療期間中は妊娠することはなく、現実的な治療として選択に迷う方もいるでしょう。

また、子宮筋腫の核出切除や子宮内膜を除去する手術療法などもありますが、開腹手術の場合には半年から1年、腹腔鏡手術の場合には3カ月程度、術後は避妊するように指導されます。

そのため35歳以上の場合には、体外受精を視野に入れ、先に採卵し、受精させた胚を凍結してから、子宮筋腫や子宮内膜症の治療を行い、胚を移植するという方法も考えられます。

卵管に問題がある場合

＊卵管狭窄・卵管閉塞

検査と症状

卵管に狭い箇所がある場合を卵管狭窄、卵管に詰まっている箇所がある場合を卵管閉塞といいます。

卵管に狭窄や閉塞があると精子が卵管膨大部にたどり着けない、胚が子宮へ運ばれないということが起こります。

検査方法は、通気検査、通水検査、造影検査の3種類があります。外子宮口からガスを入れ、その圧の変化から卵管の通過性を診る通気検査と、同じく外子宮口から生理食塩水をゆっくりと注入することで卵管の通過性を診る通水検査は、どちらも狭窄、閉塞があることはわかりますが、どこにどのような状態で、どの程度の狭窄、閉塞があるかはわかりません。

造影検査は2種類あり、超音波下卵管造影検査は超音波造影剤を注入し、造影剤の走行状況を超音波で診ながら卵管の状態を確認します。

静止画で確認することは難しいですが、子宮卵管造影検査に比べて身体的負担が少なく、レントゲン撮影の必要がないことから被曝しないというメリットもあり、多くの治療施設で行われています。

もう1つの子宮卵管造影検査は、造影剤を注入し、その後にレントゲン撮影をすることで子宮の様子、卵管の状態が確認できます。子宮卵管造影検査は、卵管だけでなく子宮の状態もわかるため子宮筋腫やポリープの有無、大きさ、また子宮奇形もわかります。

治療方法

卵管狭窄や閉塞になる原因としてあげられるのがクラミジア感染症です。性交渉によって感染するため、夫婦のどちらかに陽性反応が出た場合には、相手の検査結果を問わず夫婦一緒に抗生物質を服用することが基本です。ただし、この抗生物質の服用によってクラミジア感染症の治療はできますが、卵管狭窄、閉塞が治るわけではありません。

また原因がわからない狭窄や閉塞も多くあります。

卵管の通過性を改善する治療は、多くありません。卵管通水検査や造影検査によって、狭窄や閉塞が一時的に良くなることがあり、この期間中に自然妊娠する夫婦もいます。また、片側の卵管狭窄や閉塞であれば、他に妊娠を妨げる問題がなければ自然妊娠の可能性もあります。

治療法としては、卵管鏡下卵管形成術（ＦＴ）があります。これは、卵管の中を卵管鏡で観察しながらバルーンカテーテルを通し、狭窄や閉塞のある部位をバルーンで押し広げて開通させる手術です。手術には保険が適用され、局所麻酔、または全身麻酔で行われます。ただ、すべてのケースで卵管が開通するわけではなく、半年ほどで再発するケースが多いといわれています。そのため卵管の通過性に問題がある夫婦は、体外受精で妊娠を目指すケースが多くなります。

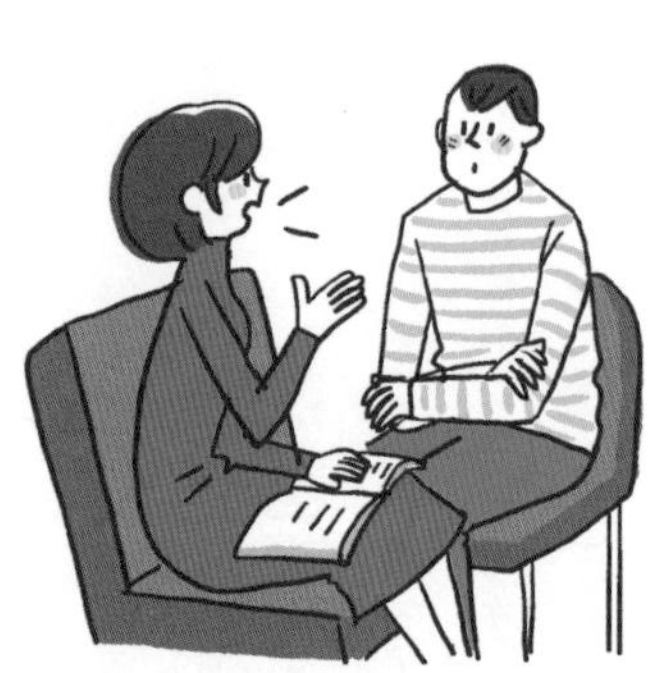

卵管狭窄と卵管閉塞

卵管検査の際に流すガス、生理食塩水、造影剤などで一時的に開通することもあります。性生活でなかなか妊娠が成立しない場合、卵管の通過性に問題がある夫婦もいるでしょう。

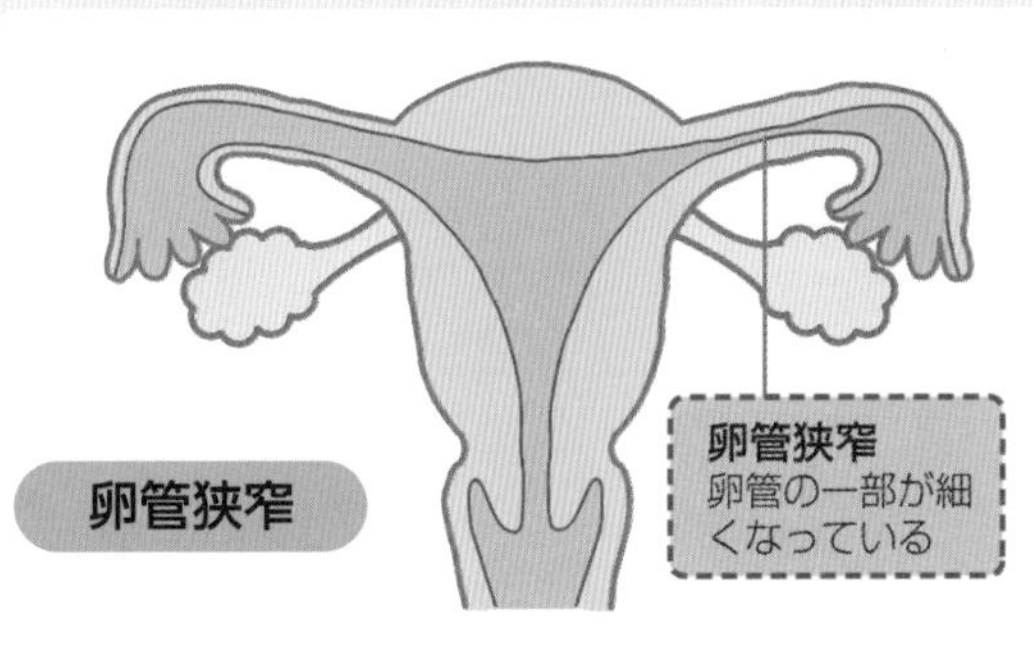

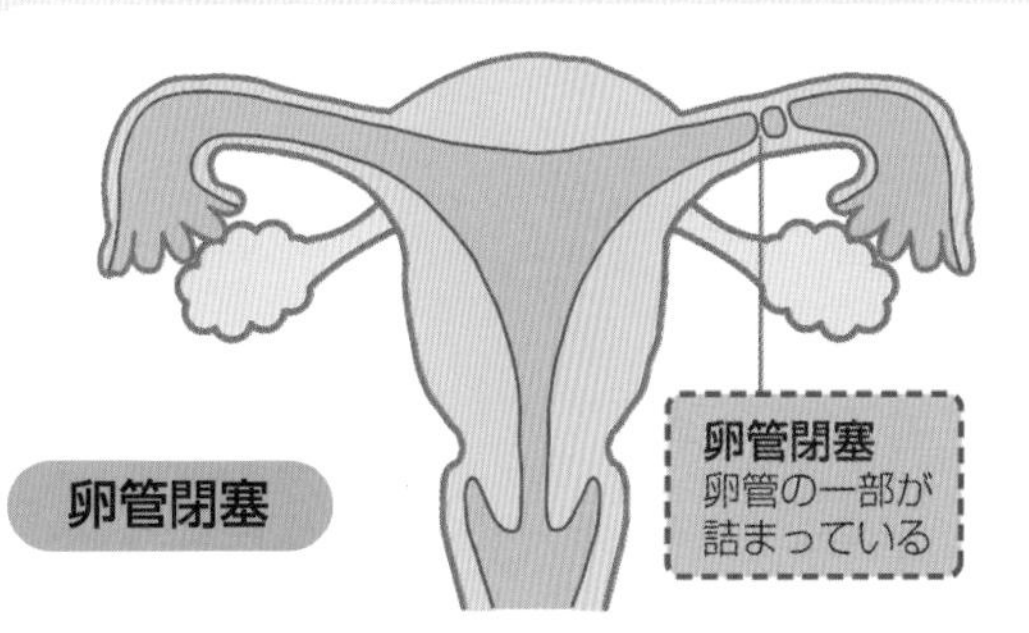

卵管検査の種類とわかること

子宮卵管造影検査でも、造影剤を注入した後、レントゲン撮影をし画像診断をする方法（子宮卵管造影検査）と超音波で走行を見る方法（超音波下卵管造影検査）の２つがあります。

	通気検査	通水検査	子宮卵管造影検査	超音波下卵管造影検査
子宮の状態	✕ わからない	✕ わからない	○ 子宮内膜ポリープや子宮筋腫などの有無 ○ 子宮形態異常（子宮奇形）の有無	✕ わからない
卵管の状態	○ 狭窄や閉塞があることがわかる ✕ 場所や状態はわからない	○ 狭窄や閉塞があることがわかる ✕ 場所や状態はわからない	○ 狭窄や閉塞があることがわかる ○ 狭窄や閉塞の位置	○ 狭窄や閉塞があることがわかる
腹腔内の状態	✕ わからない	✕ わからない	○ 癒着や異常の有無 ○ 癒着や異常の位置や範囲	✕ 腹腔内の癒着や異常についてはわからない

卵管の働き

卵管は８～10センチほどの細い管状の器官で、その先端は卵管采というイソギンチャクのような触手を持ち、卵巣から排卵された卵子を取り込みます。先端近くは卵管の中でも一番広い部分で卵管膨大部といい、卵子と精子が出会い受精する場所になります。また、卵管は、卵子と精子が受精して胚となり、その胚が成長する場所です。胚は分割を繰り返しながら卵管上皮の線毛細胞と卵管液の流れによって子宮へと運ばれていきます。

原因がわからない場合

検査と症状

あらゆる検査をしても夫婦ともに妊娠を妨げている、または難しくしている原因がみつからないことがあります。これらは治療をしていくことで、その要因を推測することもできます。

たとえば、卵子と精子が出会うためには、排卵された卵子を卵管采がピックアップすることが必要です。精子が十分にあり、性生活も問題なく、卵胞も十分に育ち排卵されていても、卵管采がうまく働かなければ卵子と精子が出会うことができません。

また、卵管采が卵子をピックアップしても、精子が卵子に進入できなければ受精が完了しません。これらは、一般的な検査で問題が見つけられないことに合わせ、性生活で妊娠が成立しない（避妊しない性生活が1年以上）やタイミング療法、人工授精で妊娠しないことなどから疑われます。また、受精完了の有無は、体外受精をすることで原因がわかることもあります。

そのため不妊治療をすること、治療方法を変更していくことで、妊娠を妨げている原因や要因を推測することができ、実際の治療が検査の役割もします。

また、卵子と精子が出会えていない、卵子と精子が受精できないと示唆される場合、タイミング療法や人工授精ではなく、最初から体外受精を選択した方がよいと判断されることもあります。

受精が完了しなかった場合には、次の体外受精治療周期には卵子に1個の精子を直接注入する顕微授精（ICSI）によって受精へと導くことができますし、卵子が複数個確保できた場合には、初回の体外受精からコンベンショナルIVFとICSIする卵子を分けるスプリットICSIをすることもあります。

治療方法

検査で原因がわからなかった場合、タイミング療法から治療を始め、人工授精、体外受精へと治療方法をステップアップしながら妊娠を目指すケースもあれば、性生活の期間や妻の年齢からすぐに体外受精の検討を勧められるケースもあります。

卵管采が卵子を取り込めないピックアップ障害が疑われるケースでは、腹腔鏡で卵管形成術を行うこともあります。卵管采の形を整え、癒着している箇所を剥がすことができれば、自然妊娠に臨むこともできます。ただし、手術後に再癒着することが多いようです。

ピックアップ障害

ピックアップ障害とは、卵管采の形が悪い、卵巣と卵管采との位置関係が悪い、卵管采が水腫などの癒着で閉じているなどにより卵子を取り込めないことをいいます。
検査で何も問題が見つからないにも関わらず、性生活か人工授精では妊娠が成立しない場合、ピックアップ障害があるのではないかと考えられます。

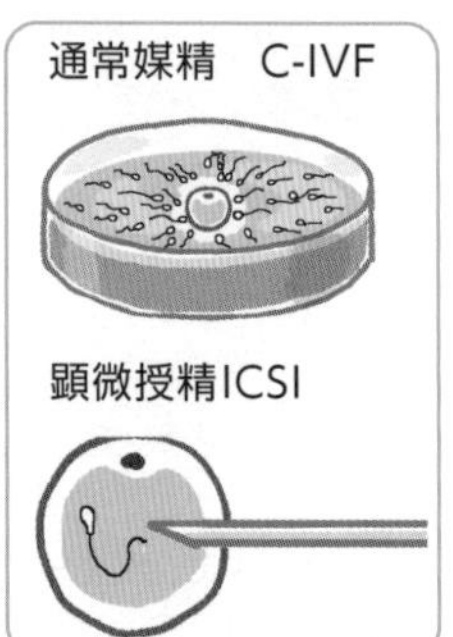

わたしのこんな症状は、不妊の原因になってる？

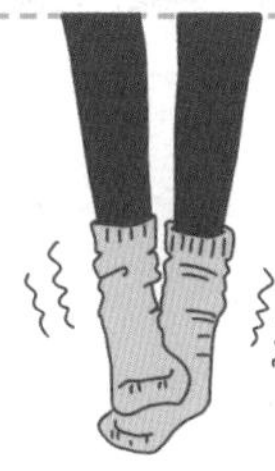

私は冷え性で、いつも手足やお尻が冷たいです。それが不妊原因でしょうか？

冷え性は、多くの女性が抱える心配事です。冷えない工夫をしましょう。

冷え性を心配する女性は多くいます。でも、それが不妊原因になるとしたら、もっと多くの人が赤ちゃんが授からないことに悩んでいることでしょう。

もちろん冷えすぎはよくありませんから、日々の生活の中で工夫をしましょう。夏は、クーラーに当たりすぎないこと、冬は手足などの末端が冷えないように、首や手首や足首を温めましょう。

また、からだを締め付けすぎる下着や服は避けること、からだを冷やすような食べ物、飲み物を避けること、そして、よくからだを動かしましょう。空いた時間にストレッチをしたり、歩いたりしながら、少しずつ基礎代謝を上げるように心がけるといいでしょう。

私の月経周期は短くて26日、長いときは42日きませんでした。不妊原因は、周期がバラバラなこと？

周期的には、特に問題はないのではないかと思います。

月経周期の正常範囲は、25～38日の間にあれば、いつも同じ日数でなくても問題はありません。42日は少し長いですが、ほかの周期が正常範囲であれば問題はないでしょう。

人間は、ロボットではないので、いつも同じということにはなりません。ストレスが溜まったり、疲労が重なったりすれば月経に影響することもあります。また、卵胞の育ち方で月経周期は変動します。卵胞がゆっくりと育つ月経周期は長くなり、ちょっと早く育つ周期には短くなる傾向があります。このように排卵するまでの期間は、卵胞の成長に関係し、周期ごとに違いがあります。

月経周期や排卵の問題よりも、何かほかに不妊原因があるかもしれません。

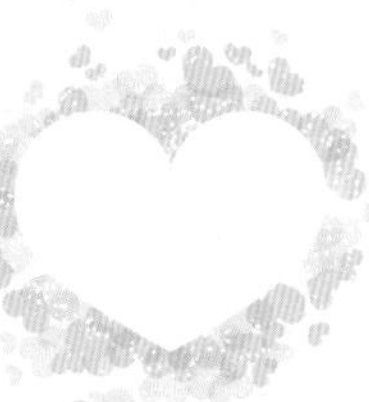

セックスができません。いつも途中でダメになってしまいます。人工授精をすぐにしたいです。

ほかの原因もないか、一度調べてみましょう。

子どもを授かるためにセックスは大切ですが、それがプレッシャーやストレスになってしまっているとしたら本末転倒です。まずは、お互いがリラックスすること。そして、単純に触れ合うことを楽しい、嬉しいと思えることが大切です。子どもを授かる方法は、夫婦それぞれです。また、不妊治療が必要になる原因やきっかけも夫婦さまざまで、なかにはセックスが問題になって不妊治療が必要になる夫婦もいます。

ただ、人工授精がしたいと言われても、それが適応かどうかはわかりません。卵管の通過性や精子の数が極端に少ないなどがみつかれば、人工授精ではなく、体外受精が適応になるかもしれません。

一度、きちんと検査を受けてみましょう。

chapter 4-④

男性不妊と泌尿器科

男性不妊の原因

男性不妊は、精子の生成から射精をして受精するまでの過程に、何らかの障害が起こることによって生じます。

これを機能別に見ると、次の5つに分けることができます。

(1) 精巣で精子をうまく造ることができない造精機能障害

(2) 精子の輸送路に問題や障害があり精子がうまく通過できない精路通過障害

(3) 精巣上体、前立腺及び精嚢(せいのう)などに問題や障害がある副性器機能障害

(4) 腟内で射精ができない、勃起障害があるなどの性機能障害

(5) その他の染色体や遺伝的な問題など

この5つのうち男性不妊の原因としてもっとも多いのは造精機能障害で、全体の70～90%を占めているといわれています。

何度精液検査をしても、同じように結果が良くない場合には、男性不妊を専門とする泌尿器科を受診してみましょう。中でも泌尿器科の生殖医療専門医は専門的に詳しく検査診療することができます。

この場合、夫婦で別の病院に通うことになりますが、最近では男性不妊外来を設ける不妊治療施設も増えてきました。

受診については、精液検査の結果から泌尿器科または男性不妊外来を勧められるケースになります。

睾丸の大きさは、オーキドメーターで検査をします。日本人の成人男性の精巣容量の平均は15～20mℓ程度です。

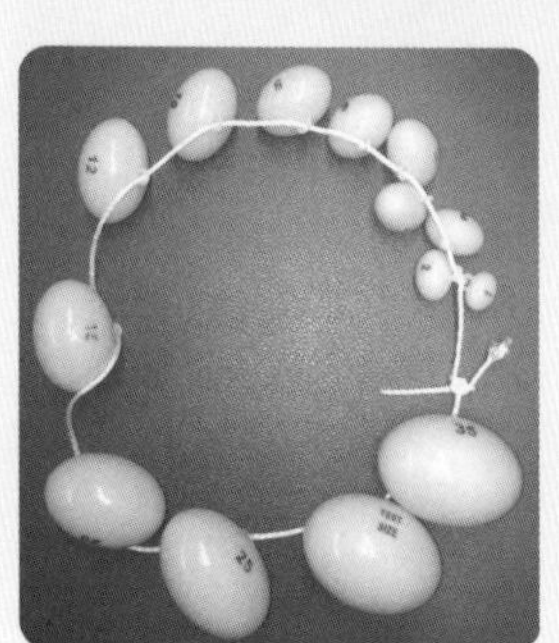

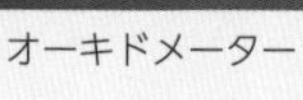
オーキドメーター

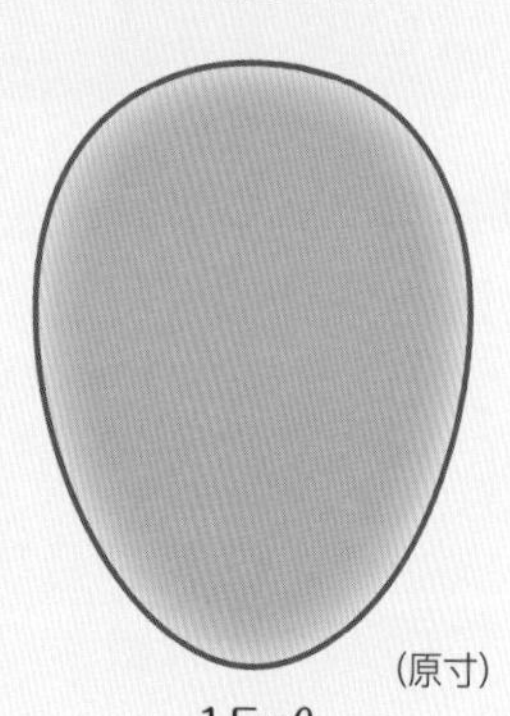
(原寸)

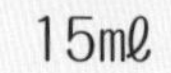
15mℓ

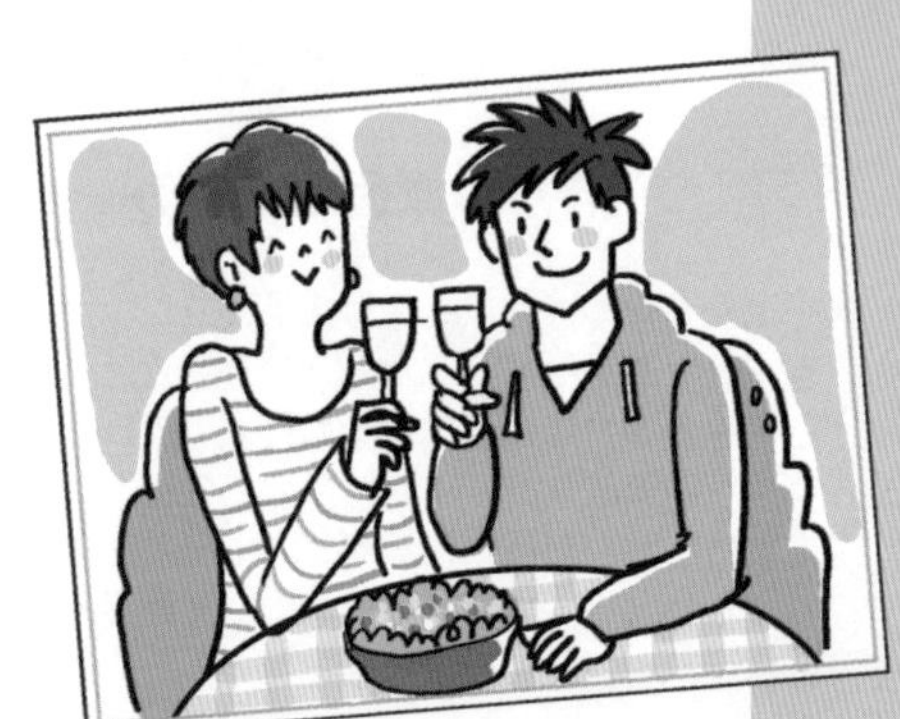

泌尿器科での診察と検査の例

● 視診／触診と超音波（エコー）検査

視診……体格や喉仏、ホルモンの影響や染色体異常により起こる特徴的なこと
触診……精巣の大きさや硬さ、精管の有無や腫れ、痛みなど
精巣の大きさは、オーキドメーターという精巣の模型と比べておおよそのサイズを測定。
精索静脈瘤について直立した状態で精巣の大きさに左右の差や、瘤の有無
超音波…精巣の正確なサイズを計測と精索静脈瘤や腫瘍の有無

● ホルモン検査（血液）

造精機能…FSH（卵胞刺激ホルモン）、LH（黄体化ホルモン）、PRL（プロラクチン）、テストステロン（男性ホルモン）などの値

- ●造精機能が低下……FSH、LHが共に低い場合
- ●もともと造精機能が低い…FSH、LHが共に高く、テストステロンが低い場合
- ●性欲や性腺機能の低下、勃起障害（ED）…PRLの値が高い場合
- ●精路通過障害…精液検査で精子が見つからないがFSH、LHが正常値だった場合

● 精液検査

精液の全量と精子の数、運動精子の数など。数回の検査を必要とすることもある

● 精子機能検査

治療施設によって精子機能検査に違いがある

e.g.

- ● 精子を染色して先体反応が正常であるか
- ● ＤＮＡに損傷のある精子がどれくらいあるのか
- ● 形態の正常な精子がどれくらいあるのか（正常形態率40％以上）
- ● 高倍率の顕微鏡で精子頭部の空胞の確認してICSI（IMSI）

男性不妊原因(機能障害)

① 造精機能障害
精子をつくる機能が低下している、または障害がある。

② 精路通過障害
造精機能に問題はなく、精子の通り道に閉塞、または狭窄がある。

③ 副性器機能障害
精嚢、前立腺などの炎症により、精子の運動性が低下している。

④ 性機能障害
勃起不全、腟内射精障害、逆行性射精などがある。

⑤ その他
染色体異常、遺伝性、原因がわからない。

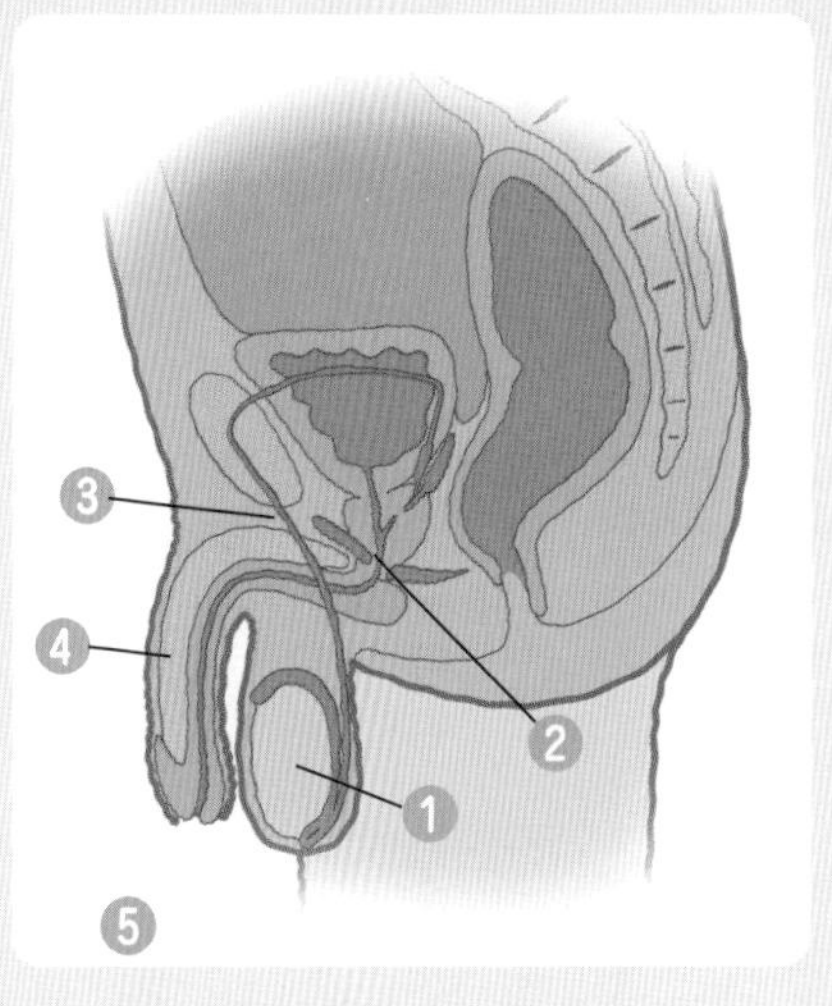

精液検査のほか、ホルモン検査なども行い、どこに問題があるのか、障害があるのかを判断します。

chapter 4-⑤

〜原因別の不妊治療の方法 〜男性編〜

造精機能障害

＊精索静脈瘤

症状と治療方法

造精機能に問題があるケースの中でも原因が特定できる代表が精索静脈瘤です。

精索静脈瘤は、精巣の静脈が逆流して瘤状に肥大する病気で、男性不妊患者の約40％に見られるという発表があります。一般的には症状はありませんが、進行すると、立っている時間が長くなるにつれて痛みが増すようになります。自分で見てすぐにわかるほど瘤が大きくできていることもあれば、自分では気づかないこともあります。

この瘤により精巣温度が上がり、精子をつくる能力が低下し、精子の数が少なくなります。精索静脈が逆流しないように縛る手術をすることで約50〜70％の方の精液所見が改善し、女性に不妊要因がなければ約30％以上で自然妊娠が可能だという報告もあります。

＊低ゴナドトロピン性性腺機能低下症

症状と治療方法

ＦＳＨとテストステロンの値が低い低ゴナドトロピン性性腺機能低下症の場合、精液中に精子が見つからない無精子症（非閉塞性無精子症）や、とても少ない乏精子症になります。二次性徴が進行せず、低身長、精巣が小さいことも特徴で、ホルモン投与をすることで精巣が大きくなり、造精機能を回復することがあります。

＊高ゴナドトロピン性性腺機能低下症

症状と治療方法

高ゴナドトロピン性性腺機能低下症は、二次性徴が進行せず陰茎、精巣、陰毛の発育不良などが見られ、この原因としてクラインフェルター症候群という性染色体のX染色体が1つ以上多い染色体異常があります。ホルモン療法の効果が期待できるケースもありますが、多くの場合、顕微鏡下精巣内精子回収術（ＭＤ-ＴＥＳＥ）をし、精子が見つかれば顕微授精で妊娠に臨むことができます。この高ゴナドトロピン性性腺機能低下症は、30代前半であればＭＤ-ＴＥＳＥにおいて精子が見つかる可能性が高いようです。

＊特発性造精機能障害

症状と治療方法

男性不妊の8割以上が造精機能障害で、その中でも、原因が特定できない特発性造精機能障害の方は6割以上だといわれてきましたが、最近では検査の改良などから本当に原因が分からないのは約2割とされています。

造精機能の改善のために薬物療法などを行い、精子の数や質の向上を目指しますが、個々が持つもともとの造精機能により効果がかわります。軽度の場合、数カ月の服薬や注射で精液の状態がよくなる場合もあります。

しかし、あまり期待ができないというケースも多く、女性の不妊原因があるなしに関わらず精子数、運動精子数によって治療方法が決まることがほとんどで、その多くが体外受精、もしくは顕微授精になります。

射精精液中に精子が見つからない場合は、MD-TESEで精子を回収し、顕微授精で妊娠に臨みます。

造精機能障害

精子をつくる機能が低下している、または障害がある。

● **精液所見**

精液量、精子数、運動精子数などのすべての値が低い傾向にある。

● **ホルモン検査**（検査結果のケースと疑われる病気）

（1）テストステロンが低く、FSH（卵胞刺激ホルモン）、LH（黄体化ホルモン）も低い。
　→ 低ゴナドトロピン性性腺機能低下症

（2）FSHとLHが高く、テストステロンが低い。
　→ 高ゴナドトロピン性性腺機能低下症、クラインフェルター症候群

（3）PRL（プロラクチン）が高い。
　→ 下垂体腫瘍

（5）特に異常がみつからない
　→ 特発性無精子症

● **染色体検査**（血液検査）

性染色体のX染色体が１つ以上ある
　→ クラインフェルター症候群

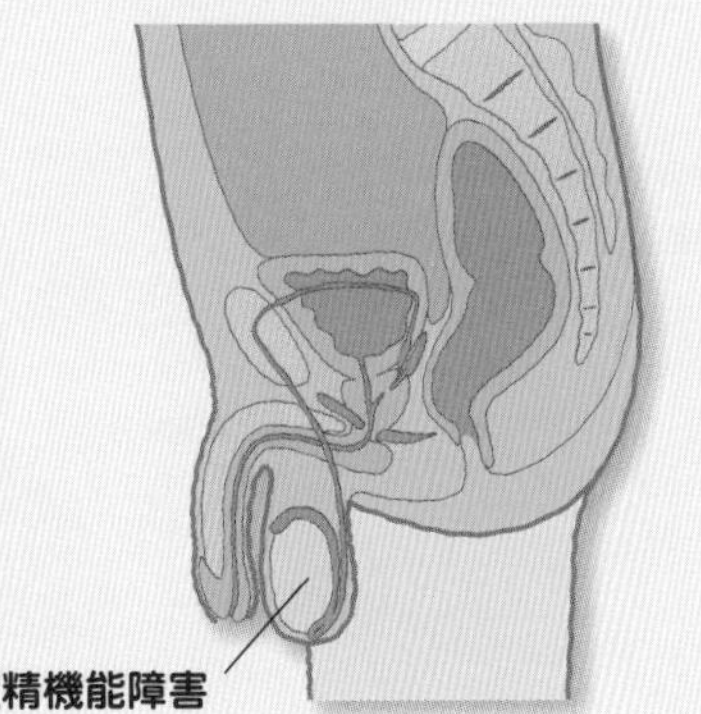

射精精液中に精子がみつからない！精巣にある精子を探せ！

精巣内精子回収術には、シンプルＴＥＳＥと顕微鏡を使うMD-ＴＥＳＥの２つがあります。この手術は、陰嚢を５ミリ〜１センチほど切開し、精巣内の精細管という細い組織を採取します。ＴＥＳＥの中でも、顕微鏡下に精巣内を観察して行う方法をMD-ＴＥＳＥといい、精子は白くて太い精細管にいるため、それを探して採取します。

閉塞性無精子症の場合には、多くのケースで精子が見つかります。非閉塞性無精子症の場合では、40%以上といわれ、１回目の手術で見つからないケースでは２回目以降も見つからないことが多くなります。

全身麻酔で行い、日帰りで手術を行う治療施設と入院で手術を行う治療施設があります。

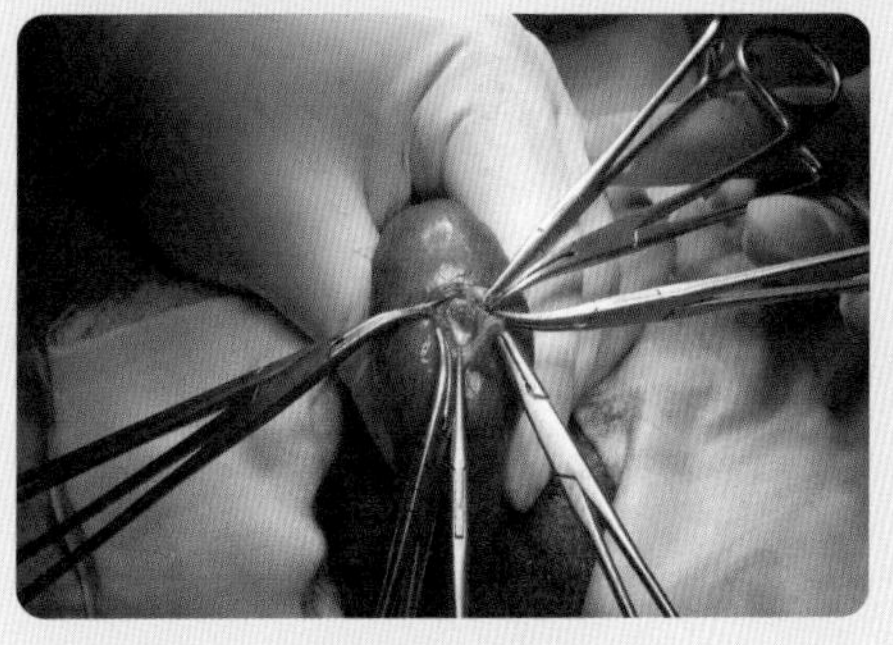

精子が見つかれば、顕微授精ができるよ。

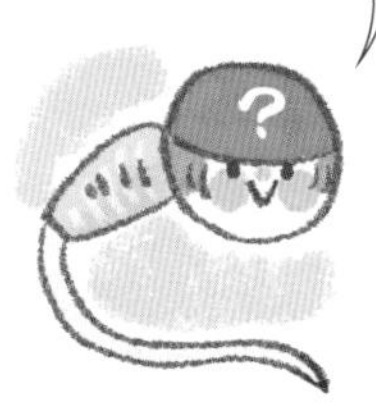

●精路通過障害

＊閉塞性無精子症

症状と治療方法

精子の通り道のどこかに閉塞している箇所があることから射精精液中に精子がみつからない場合が閉塞性無精子症です。

先天性の場合には先天性両側精管欠損症（CBAVD）、後天性には尿道炎や外傷、射精管閉塞症、前立腺嚢胞、鼠径ヘルニアやパイプカット術後などが原因としてあげられます。精管の詰まっている部分を取り除いて吻合する精路再建術によって射出精液中に精子が認められるようになれば自然妊娠も期待できます。ただ、精子が認められるようになるまで1年以上を要することが多く、また精子が認められないケースもあることから精路再建術の際に精巣から精子を回収し、凍結保存します。

妻の年齢が高いなどの場合には、精巣内精子回収術（TESE）などで精子を探し顕微授精をすることもあります。

精路再建術の方法

精路の詰まっている箇所を特定して、つなぎ合わせる手術をします。精管と精管をつなぐことを精管精管吻合術といい、精管と精巣上体をつなぐことを、精管精巣上体管吻合術といいます。

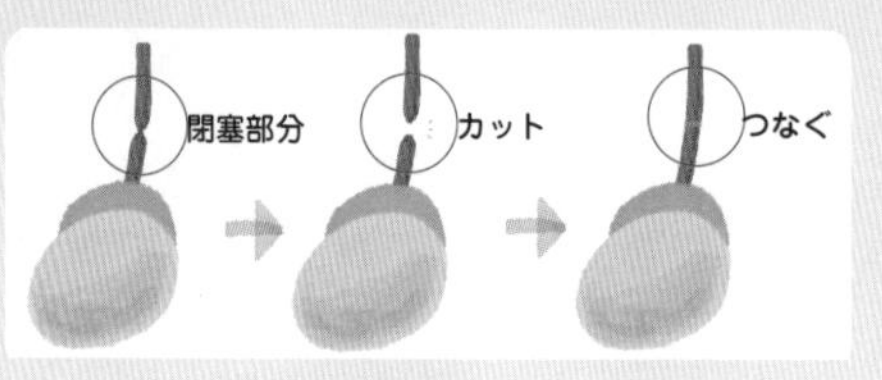

＊乏精子症／閉塞性

症状と治療方法

精路のどこかが細くなっている箇所があって、射精精液中に精子が少ない状態をいいます。

射精精液中に認められる精子の数、運動精子の数によって、体外受精、顕微授精と治療方法を選択します。

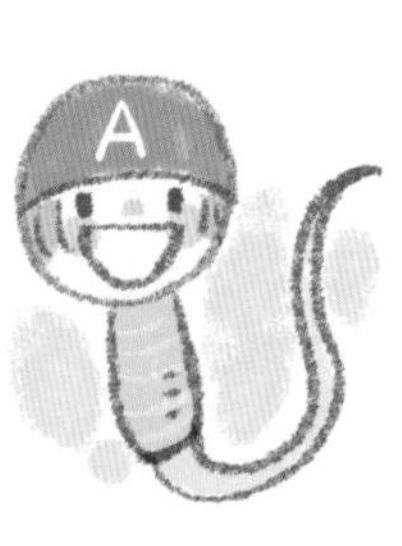

精路通過障害

精子の通り道(精管や精巣上体など)に問題がある、または障害がある

- **精液所見**
  精液量、精子数、運動精子数などのすべての値が低い傾向にある
- **ホルモン検査**
- **視診、触診**
- **エコー検査**
- **染色体検査**（血液検査）
  それぞれ特に問題が見つからない

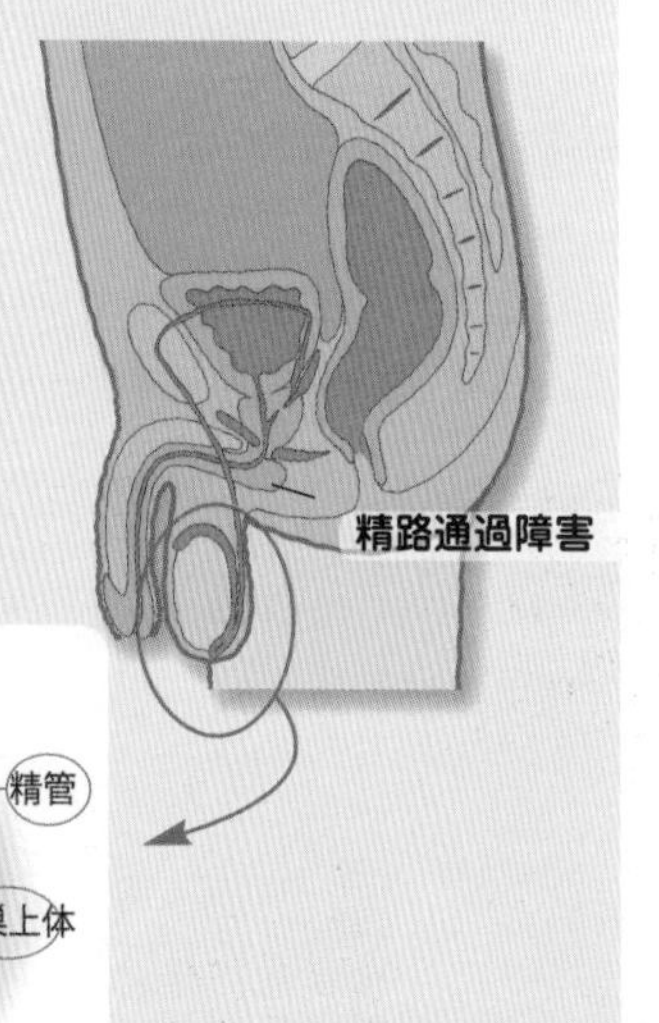

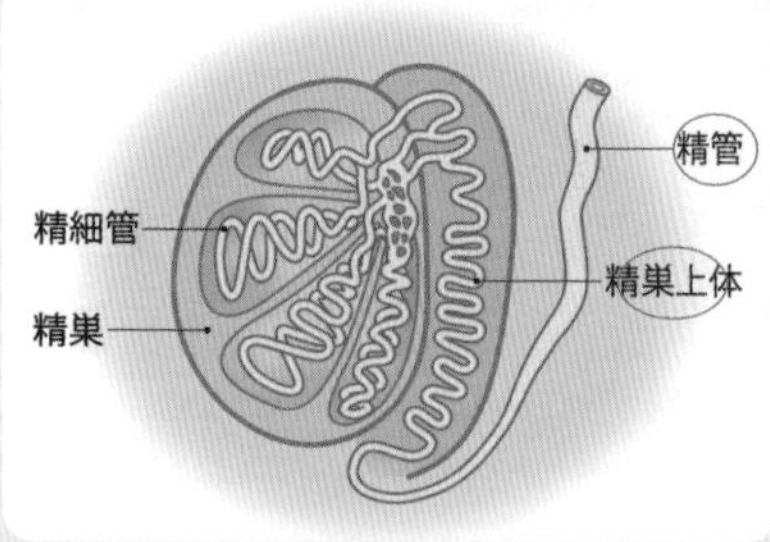

＊副性器機能障害

症状と治療方法

精巣以外の精管、精嚢、前立腺、陰茎などの副性器に炎症などを起こし、精液中の白血球が基準値（100万個／1ml未満）より多く検出され、運動する精子が少なくなることがあります。この場合、抗生物質を服用し、その後の精液検査の結果によって治療方法が決められます。

精嚢や前立腺の炎症の原因の多くは、クラミジア感染によるものです。抗原検査が陽性の場合は、クラミジアに感染しているということがわかり、抗体検査が陽性の場合は、過去、クラミジアに感染したことがあるとわかります。クラミジアの抗原検査が陽性であれば抗生物質の服用が必要になります。

その他、マイコプラズマ、結核菌、サイトメガロウイルスなどによる精路感染が原因となっていることもあり、服薬で改善しない場合は、精液検査の結果に応じて不妊治療を行います。

クラミジア検査の謎。夫は陰性、妻は陽性

クラミジア感染症の抗原検査は、男性は尿検査。女性は子宮頸管の粘液検査になります。夫婦で検査をした場合、抗原検査は２人とも同じ結果になることが多くなります。しかし、なかにはどちらか一方だけが陽性という結果が出ることもあります。

その際、疑われるのが陽性になった人。「浮気してるんじゃないの !?」となるわけです。例えば、妻は陽性なのに、夫は陰性。夫以外の男性との性的関係なんてないし、これまでも普通に性生活をしてきたのに「なぜ？」ってことになり、大ゲンカに発展することもあります。

考えられるのは、夫（妻）がクラミジアに感染したけれど、妻（夫）に内緒で治療を終了しているケース。クラミジアに感染したけれど、ほかの病気やケガの治療をする際の抗生物質の投与により治療されてしまったケース。または、検査の結果が陰性（偽陰性）と出てしまったケースです。

男性は尿検査が抗原検査になりますが、採尿方法によっては陰性と出る可能性もあります。採尿については、２時間以上排尿しない初尿を採取する必要があり、初尿を除いた中間尿では正確な検査はできません。女性の場合には、子宮頸管よりも奥で感染を起こしていると子宮頸管粘液では陰性と出ることもあります。

抗体検査は、いずれも血液検査になります。これはクラミジアに感染したことがあるかどうかがわかる検査で、これが陽性であっても、今現在、感染を起こしているかどうかはわかりません。

夫婦間で検査結果に違いが出て揉めたという話を聞くこともありますが、どちらかが陽性という結果が出ても、夫婦なので連帯責任です。とにかく夫婦で治療を受けましょう。

副性器機能障害

副性器に問題がある、または障害がある。

- **精液所見**
  精子数、運動精子数などの値が低い。
  精液中の白血球が100万個／１ml以上ある。

- **ホルモン検査**
- **視診、触診**
- **エコー検査**
- **染色体検査**（血液検査）
  それぞれ特に問題が見つからない

- **尿検査**
  ＊クラミジア抗原が陽性

- **血液検査**
  ＊クラミジア抗体が陽性

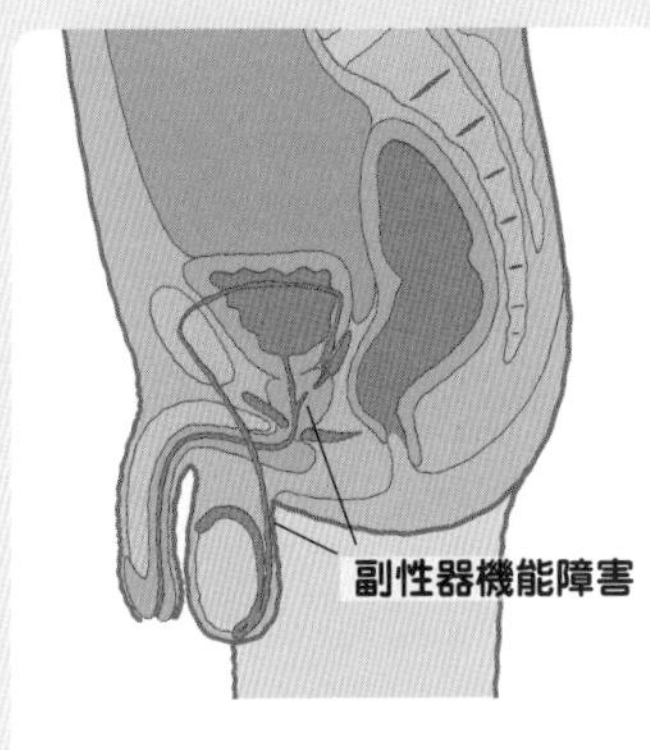

性機能障害

＊逆行性射精

症状と治療方法

糖尿病などの元となる病気や脊髄の問題、また前立腺などの手術の後遺症などが関係していることもありますが、原因のわからないことも多くあります。

治療には、膀胱頸部を閉じる作用のある投薬が行われ、効果があれば性生活での妊娠も望めますが、改善するのは逆行性射精症例の1／3程度といわれています。効果がない場合には、膀胱内から精液を回収します。

その方法は、排尿して膀胱内を空にしてから培養液を膀胱内に注入します。その後、十分な射精感が得られるようマスターベーションを行い、ただちに導尿にて膀胱から精子を回収します。回収できた精子の数、運動率によって、人工授精や体外受精、もしくは顕微授精で妊娠を目指します。

＊勃起障害

症状と治療方法

勃起障害（ED）は、ストレスなどが原因で起こる心因性のものと糖尿病や骨盤内手術後などに起こる器質性のものがあり、これらにはバイアグラなどの服薬によって性生活を取り戻すことが期待できます。

脊髄損傷などによる場合は、神経の損傷程度によりバイアグラが有効な場合もありますが、電流刺激による射精、また精巣内から直接精子を回収する手術によって精子を確保し、体外受精を行うこともあります。

また性欲の減退、性に関する嫌悪感につながる心の障害や、ストレスが原因の場合、心療内科などの受診が必要になってくることもあります。

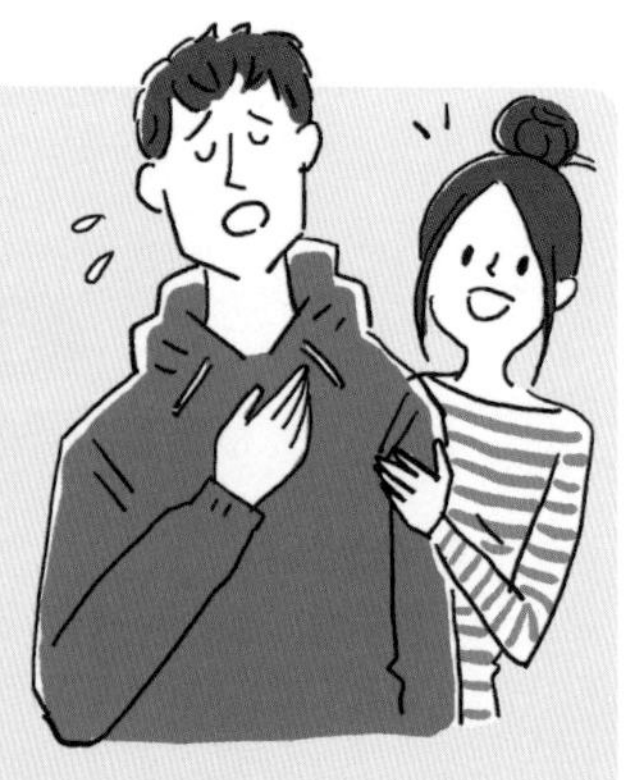

性機能障害

セックスができない、腟内で射精できないなど

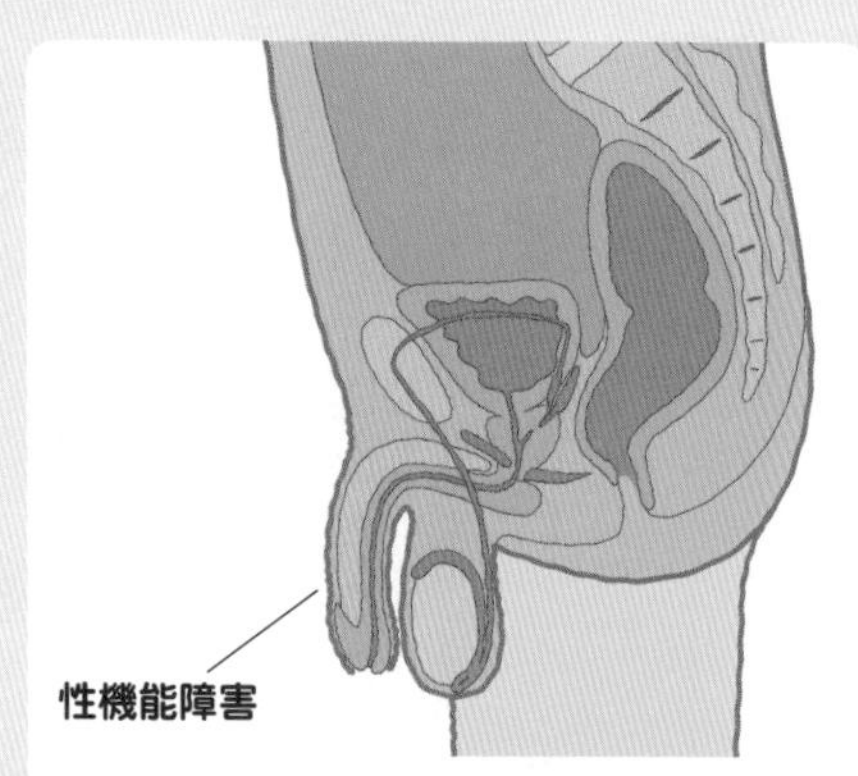

- **精液所見**
  ＊射精に至らない場合もある。
  ＊逆行性射精の場合、十分な射精感があっても精液量が少ない。
  ＊腟内射精障害のみの場合、とくに問題はない。
- **ホルモン検査**
  ホルモン値にほぼ異常はない。
- **視診、触診**
- **エコー検査**
- **染色体検査**（血液検査）
  それぞれ特に問題が見つからない

＊膣内射精障害

症状と治療方法

近年、女性の膣内で射精ができないという男性が増えてきています。勃起障害の1つで、挿入はできても膣内で射精するにいたらないのが膣内射精障害です。さまざまな要因がありますが、妊活中の夫婦に多いのは、また妊娠できなかったら？という男性側のプレッシャーから起こるものです。

そのほかでは、床などに強く押し付けるようにしてマスターベーションを行ったり、強く陰茎を握ってマスターベーションを行ってきたため、女性の膣圧では快感が得られずに射精にいたらなくなることもあります。

この場合、女性の膣内で射精ができるように正しいマスターベーションの指導を受け、段階的に少ない圧でも射精ができるように治療を進めますが、これと並行して妊娠を目指すために人工授精や膣内精子注入法を行うこともあります。

膣内精子注入法は、滅菌されたシリンジに射精した精液を吸い上げて膣内に注入する方法です。指導を受けることで自宅などで行うことができます。簡易人工授精法ともいわれますが、必ず医師の診断を受け、自然妊娠が可能かどうかを確認し、スポイトなどの備品類も病院から渡される清潔なものを使いましょう。

ドナー精子を使った人工授精

無精子症で、精巣内からも精子がみつからなかった場合、自分の精子で子どもを授かることはできません。

この場合、妻に不妊原因がない、あるいは排卵誘発剤で卵子が排卵できるようであれば、ドナー精子を使って妊娠を目指すことができます。現在、日本で認められているのは、ドナー精子を使った人工授精：AID（Artificial Insemination with Donor's Semen）です。

AIDは、日本産科婦人科学会にAID実施施設として登録のある病院、クリニックで行われています。ドナー精子については、個々の施設が管理していて、誰がドナーなのか、患者夫婦が特定することはできません。

生まれた子どもは、夫婦の子どもとして出生届を出すことができますが、子どもには出自を知る権利があります。AIDで出生したことを話すか、話さないかは夫婦の考えもあるでしょうが、実際にAIDで生まれた子どもたちには、並々ならない心痛を持つことがあります。遺伝子上の父親を探したくても探せない、またアイデンティティーの喪失に悩まされる、親への不信感など、さまざまな思いを抱えることがあるようです。

親が望んだように、子どもも望むかどうかはわかりません。第三者の関わる生殖医療については、生まれてくる子どもの幸せを最優先して考えましょう。

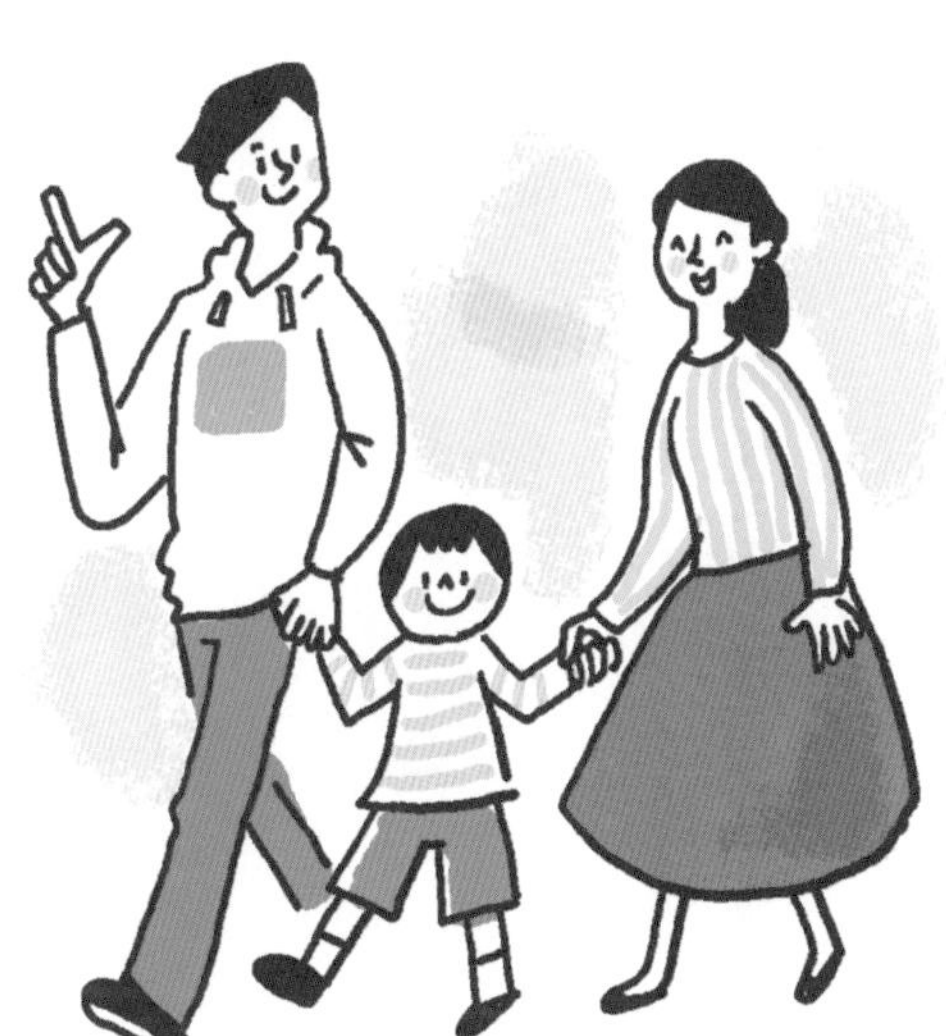

一般不妊治療 ～タイミング療法の適応と治療周期～

一般不妊治療とは？

一般不妊治療とは、タイミング療法や人工授精（ＡＩＨ：Artificial Insemination with Husband's Semen　またはＩＵＩ：Intrauterine insemination）のように体内で受精が起こる治療方法のことをいいます。人工授精は、生殖補助医療（ＡＲＴ）の範囲とする考えもあるようですが、受精が体内で起こる治療については一般不妊治療と位置づけることが多いようです。

「夫婦の卵子と精子は、その妻の卵管膨大部で受精する」ことが妊娠本来の始まりで、これが難しい場合に、排卵の予測をいかに確実にするか、また十分に成長した卵胞から排卵させるよう、どのように医療で助けるかが一般不妊治療となります。

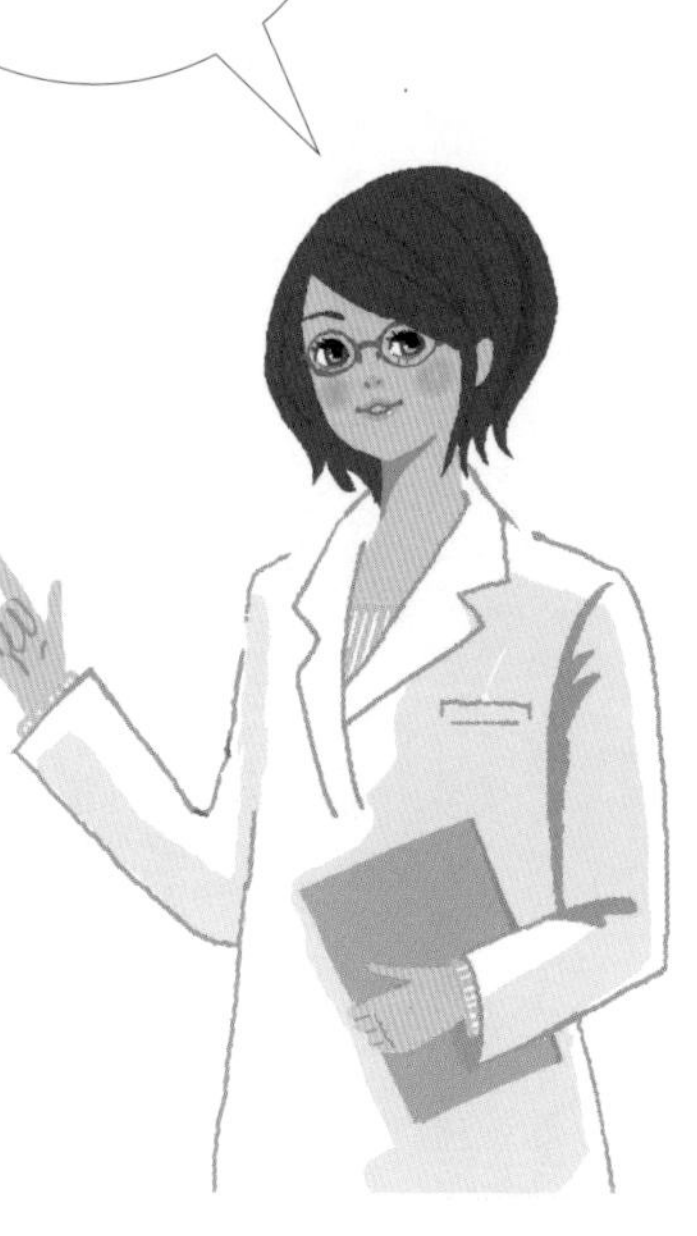

タイミング療法の適応

タイミング療法の適応は、検査に異常がなかったことと、避妊しない性生活が1年未満であることなどです。

治療周期は約6周期を目安にし、この間に妊娠しなければ、性生活と排卵のタイミングが問題で妊娠できないのではないと判断し、人工授精に治療方法を切り替えるか、場合によっては体外受精を勧められるでしょう。

また、これまで避妊しない性生活が1年以上あった夫婦や、妻の年齢が30代後半の夫婦の場合は、タイミング療法を数周期行い、人工授精ではなく体外受精へ治療を切り替えた方がいいと判断されることもあります。

タイミング療法の治療周期

タイミング療法の治療周期の開始は、排卵誘発が必要な場合には月経3～5日目になります。排卵誘発剤は飲み薬が基本になりますが、個々のホルモン環境と卵巣反応の状態によっては飲み薬に注射を足す、または注射のみで卵胞の成長を補います。排卵に問題がない場合でも、排卵と性生活のタイミングをより確実にするために排卵をコントロールする注射だけを行うこともあります。

排卵に問題がない場合には、月経3～5日目に卵胞の様子の確認から治療周期を開始するケースと月経周期10日目あたりから治療を開始するケースもあります。

月経周期12～14日目あたりに卵

タイミング療法の適応

▶**排卵に問題がない**
… 排卵誘発剤で排卵可能な場合も適応

▶**卵管の通過性に問題がない**
… 卵管の通過性に問題があっても子宮卵管造影検査で開通した場合も適応
… 卵管鏡下卵管形成術、腹腔鏡手術などで開通できた場合も適応

▶**精子の数、運動精子の数に問題がない**
… 服薬などで改善が見込める場合も適応
… 精索静脈瘤があり手術によって精子が改善された場合も適応

▶**性生活で妊娠できなかった期間が１年未満で一般的な検査で夫婦ともに問題が見つからない**

etc…

タイミング療法の方法

排卵日をできる限り正確に予測して夫婦生活を持つ

タイミング療法の治療周期スケジュール　一例

月経周期

1　2　3　4　5　6　7　8　9　10　11　12　13　14　15

診察（3日目）　診察（10日目）　診察（12日目）　排卵日（14日目）

性生活

※１　診察日には、卵胞チェックやホルモン検査を行います。
※２　排卵日の２日前が妊娠率が高いというデータもあります。排卵日付近で性生活ができれば大丈夫です。

アイコン

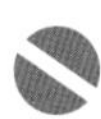
クロミフェン
レトロゾール など

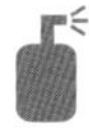
アゴニスト点鼻スプレー

HCG注射

なぜ、妊娠しない？ 治療周期からの検討

タイミング療法

▶**卵子と精子が出会っていない**
◆ ピックアップ障害がある
◆ 精子がたどり着かない

▶**受精はしたが、胚が育たない**
◆ 卵子の質に問題がある
◆ 精子の質に問題がある

▶**胚は育ったが、着床しない**
◆ 卵子の質に問題がある
◆ 精子の質に問題がある
◆ 胚の質に問題がある
◆ 着床環境に問題がある

▶**抗精子抗体がある**

etc…

胞の大きさやホルモン値を確認し、排卵日を予測し、医師から排卵に合わせて性生活を持つよう、そのタイミングの日が告げられるため、それに従って夫婦は性生活を持つようにします。

ただし、排卵誘発剤によって複数の卵子が排卵されると予測される場合には、多胎妊娠を予防するために治療周期を見送ることもあります。

chapter 4-⑦

一般不妊治療の治療周期
～人工授精の適応と治療周期～

人工授精の適応

人工授精は、精液検査で精液量、精子数、運動する精子数などの所見から自然妊娠では難しいと判断された場合や、子宮頚管粘液などの問題で精子が子宮へ入っていけない、あるいは性交障害のある場合などが適応となります。

一般的に一通りの検査に問題がなく、またヒューナーテストに問題のなかった夫婦は人工授精の適応にはならず、タイミング療法か体外受精が適応になります。

人工授精の治療周期の目安は3～6周期で、これは人工授精で妊娠した夫婦の多くが3周期以内であったという統計に基づいています。

治療周期については、妻の年齢が30代後半、または40歳以上の場合には2～3周期を目安に行い、この期間に妊娠が成立しない場合には体外受精への治療を切り替えるよう勧められることが多くあります。

人工授精の治療周期

人工授精の治療周期は、排卵日の予測まではタイミング療法と同じです。

排卵誘発が必要な場合、開始は月経3～5日目になり、個々のホルモン環境、卵巣反応の状態から排卵誘発を行います。基本的には飲み薬になりますが、十分に成長しない場合には飲み薬に注射薬を足すか、注射薬のみで卵胞の成長を補います。また排卵に問題がない場合でも、排卵と人工授精のタイミングをより確実にするために排卵をコントロールする注射だけを行うこともあります。

排卵に問題がない場合には、月経3～5日目に卵胞の様子を確認し、月経周期12～14日目あたりに卵胞の大きさやホルモン値を確認しながら排卵日を予測して、排卵直前に人工授精を行います。

人工授精は精液が必要になるため、夫

人工授精の適応

▶排卵に問題がない
… 排卵誘発剤で排卵可能な場合も適応

▶卵管の通過性に問題がない
… 卵管の通過性に問題があっても子宮卵管造影検査で開通した場合も適応
… 卵管鏡下卵管形成術、腹腔鏡手術などで開通できた場合も適応

▶精子の数、運動精子の数に若干の問題はあるが、精液調整後の精子の数、運動精子の数にあまり問題がない
… 服薬などで改善が見込める場合も適応
… 精索静脈瘤があり手術によって精子が改善された場合も適応

▶軽度の抗精子抗体がある

etc…

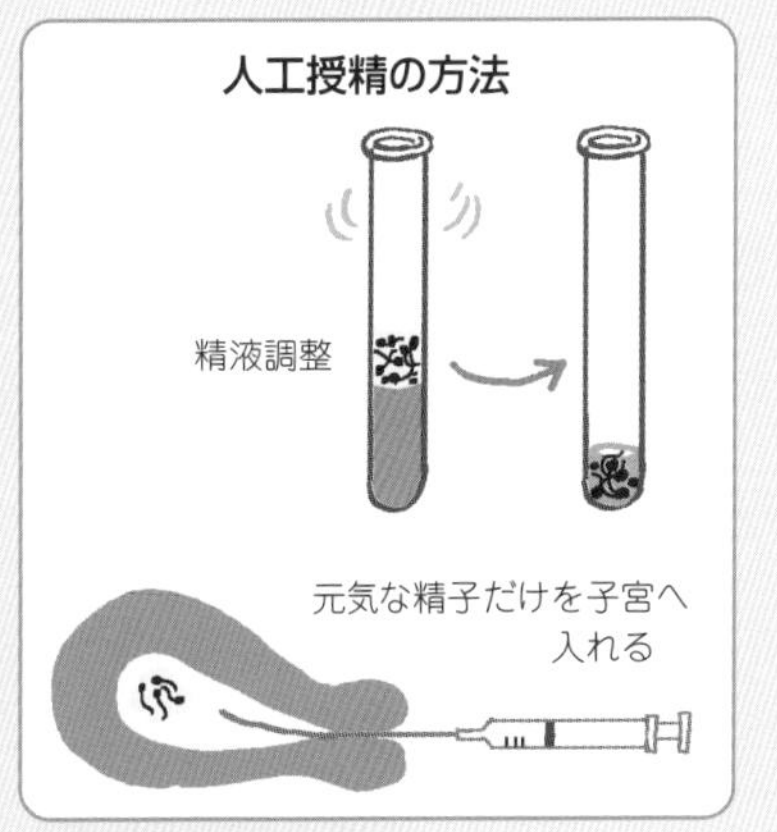

人工授精の治療周期スケジュール　一例

月経周期

1　2　3　4　5　6　7　8　9　10　11　12　13　14　15

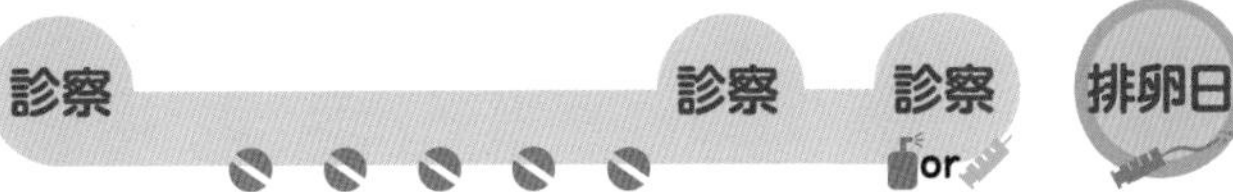

人工授精
精液採取

※1　診察日には、卵胞チェックやホルモン検査を行います。
※2　基本的には人工授精後、その当日に性生活を持っても特に問題はありませんが、医師の指示に従いましょう。

アイコン　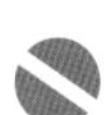 クロミフェン レトロゾール など　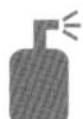 アゴニスト点鼻スプレー　 HCG注射

の精液を自宅、または病院で採取します。採取した精液は、洗浄するか、さらに濃縮をして精子のみを妻の子宮内腔に注入して妊娠を目指します。ただし、排卵誘発剤によって複数の卵子が排卵されると予測される場合には、タイミング療法と同様に多胎妊娠を予防するために治療周期を見送ることもあります。

人工授精は、精子を妻の子宮内腔へ注入することが人工的なだけで、それ以降は自然妊娠と同じです。

なぜ、妊娠しない？ 治療周期からの検討

人工授精

▶卵子と精子が出会っていない
◆ ピックアップ障害がある
◆ 精子がたどり着かない

▶受精はしたが、胚が育たない
◆ 卵子の質に問題がある
◆ 精子の質に問題がある

▶胚は育ったが、着床しない
◆ 卵子の質に問題がある
◆ 精子の質に問題がある
◆ 胚の質に問題がある
◆ 着床環境に問題がある

▶強い抗精子抗体がある

etc…

chapter 4-⑧

生殖補助医療（ART）～体外受精と顕微授精～

生殖補助医療とは？

生殖補助医療（ART：Assisted Reproductive Technology）とは、体外受精をはじめとする高度な医療技術を用いて妊娠を目指す方法です。

不妊治療は、検査からスタートします。

その結果、卵管閉塞や極端に精子が少ないなどの原因がわかる場合や、検査で原因が見つからないにも関わらず「今までの夫婦生活で妊娠ができていない事実」などを照らし合わせ、または、今まで一般不妊治療を行ってきたが、なかなか結果がでないことから体外受精が適応と考えられます。

体外受精には約30年の歴史があり、受精方法には、卵子に精子を振りかけるコンベンショナルIVFと、卵子の細胞質内に1個の精子を直接注入する顕微授精（ICSI）があります。

一般不妊治療では、体内で受精し、受精卵（胚）が育ち、着床していきますが、生殖補助医療では、受精は体外で起こり、胚も一定期間を体外で培養します。その胚が子宮内腔へ移植し、着床、妊娠を目指します。

体外受精

体外受精の治療方法は、排卵誘発方法によって違ってきます。

医学の進歩により、以前では諦めざるを得なかった無精子症などでも、妊娠・出産が望めるようになってきました。

ただ、「体外受精をすれば赤ちゃんが授かる」わけではありません。妊娠率は生殖適齢期の女性で25～30％程度といわれていますが、30代後半から妊娠率は下がり、40歳以上になるといっそう妊娠が難しくなっていきます。

だからこそ、妊娠、出産の基本や、妊娠を妨げる原因と治療法に関する知識と情報を十分に持ち、体外受精に挑戦しましょう。

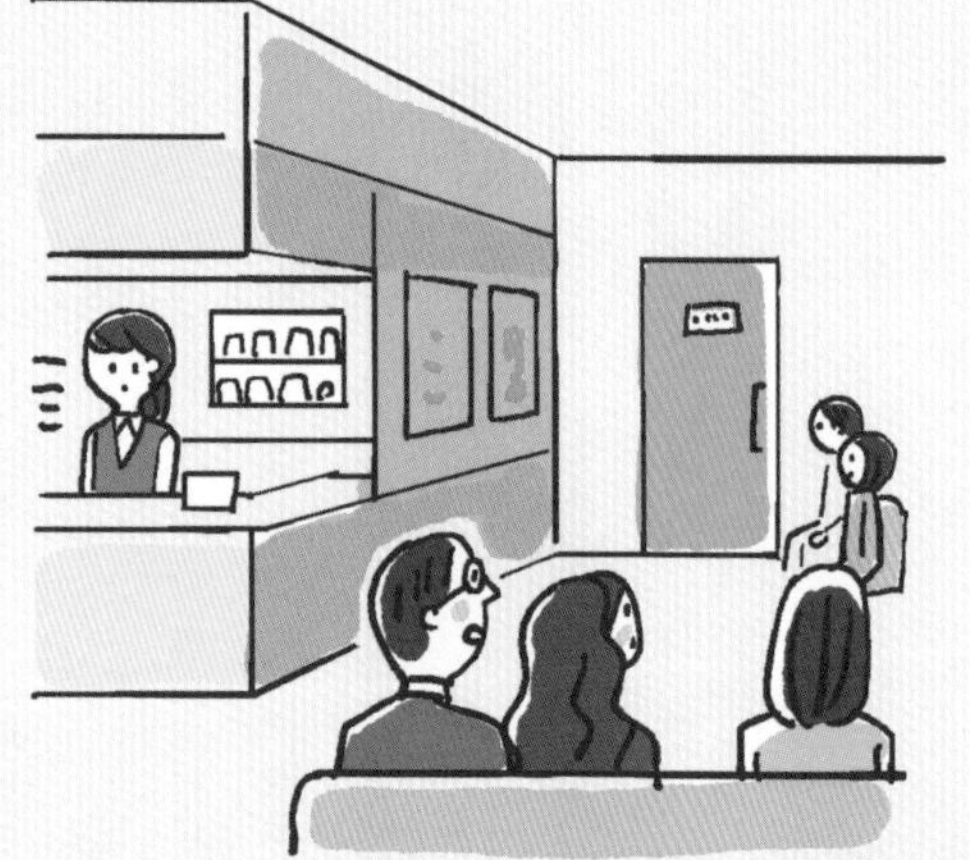

体外受精／コンベンショナル IVF(C-IVF)の適応

- ▶排卵に問題がある
- ▶卵管の通過性に問題がある
- ▶精子の数、運動精子の数に問題はあるが、精液調整後の精子の数、運動精子の数に大きな問題がない
- ▶抗精子抗体がある
- ▶性生活で妊娠できなかった期間が 1 年以上で一般的な検査で夫婦ともに問題が見つからない
- ▶妻の年齢が 40 歳以上である

etc…

体外受精／顕微授精（ICSI）の適応

- ▶C-IVF では受精しなかった
- ▶重度の抗精子抗体がある
- ▶精子の数、運動精子の数が極端に少ない

… 無精子症の場合、精巣や精巣上体から精子が回収できた場合も適応

etc…

体外受精の方法

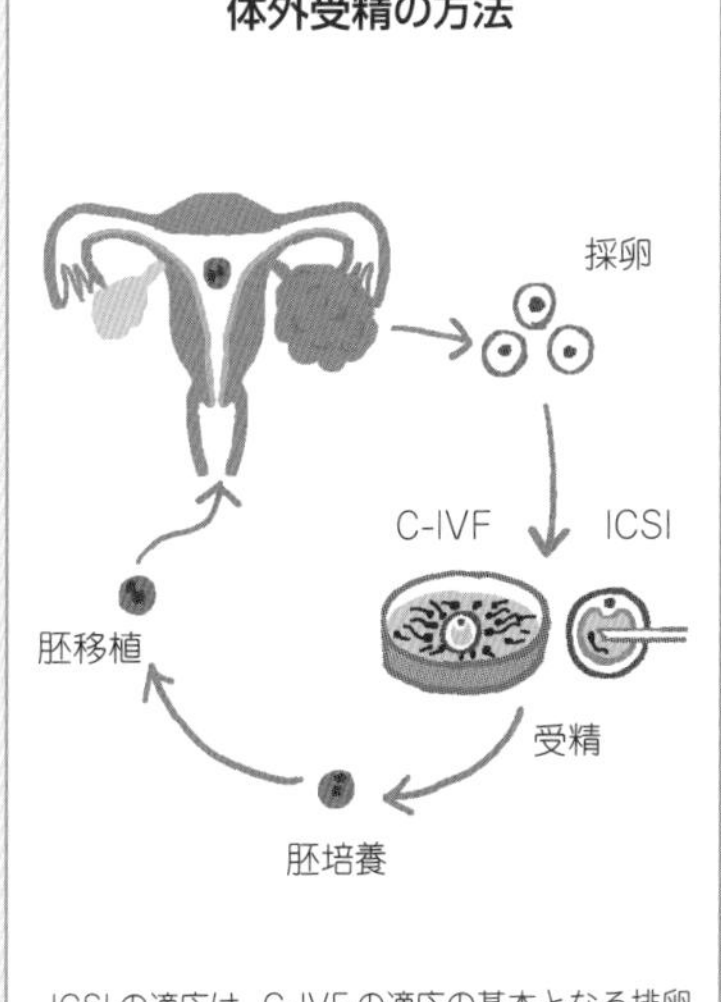

ICSI の適応は、C-IVF の適応の基本となる排卵の問題、卵管の通過性の問題などに加え、ICSI でなければ受精が起こらず、この方法以外では妊娠が望めない夫婦に適応します。

なぜ、妊娠しない？ 治療周期からの検討

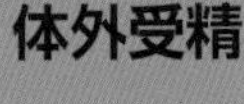

体外受精 C-IVF

- ▶媒精では受精できない
- ▶受精はしたが、胚が育たない
  - ◆ 卵子の質に問題がある　◆ 精子の質に問題がある
- ▶胚は育ったが、着床しない
  - ◆ 卵子の質に問題がある　◆ 精子の質に問題がある
  - ◆ 胚の質に問題がある
  - ◆ 着床環境に問題がある

etc…

顕微授精 ICSI

- ▶受精しない
  - ◆ 卵子の質に問題がある　ー精子の質に問題がある
- ▶受精はしたが、胚が育たない
  - ◆ 卵子の質に問題がある　ー精子の質に問題がある
- ▶胚は育ったが、着床しない
  - ◆ 卵子の質に問題がある　ー精子の質に問題がある
  - ◆ 胚の質に問題がある
  - ◆ 着床環境に問題がある

etc…

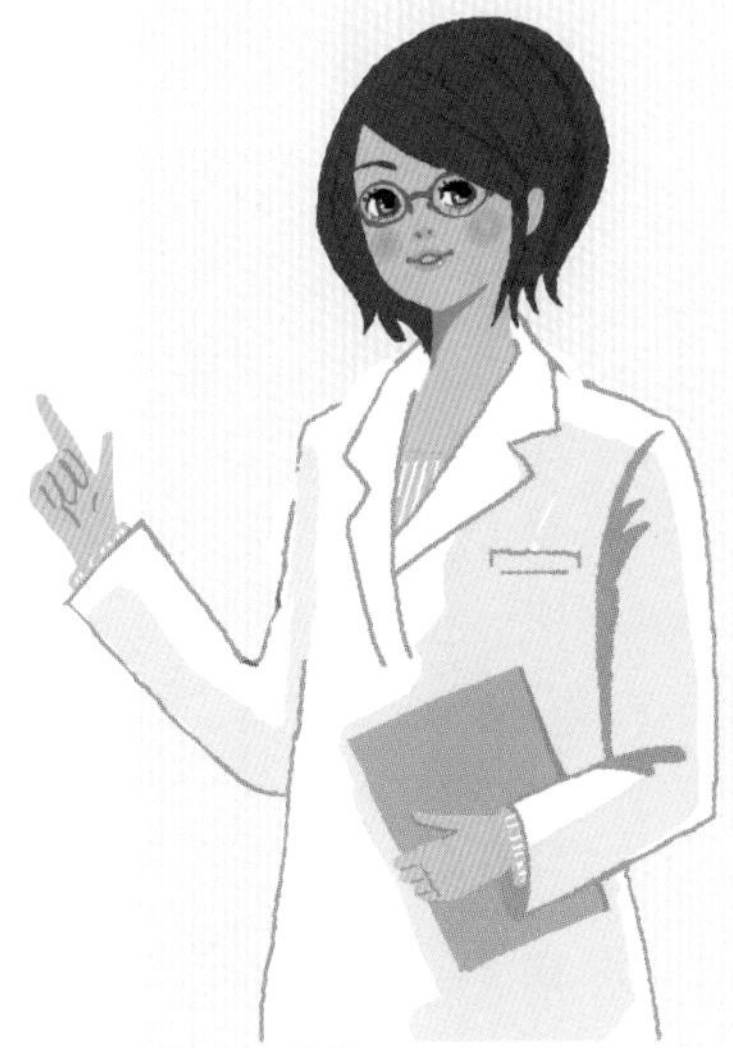

赤ちゃんになれる卵子を育てよう！排卵誘発方法

排卵誘発方法とその特徴

排卵誘発方法には、調節卵巣刺激法と低刺激周期法の大きく2つがあります。

調節卵巣刺激法

調節卵巣刺激法では、早期排卵を抑制する薬を使用し両卵巣が刺激されるため比較的多くの卵胞が育ち、多くの採卵数が期待できます。採卵数が多くなることで、1回の採卵手術で複数回の胚移植が可能になるケースもあります。移植胚数は、日本産科婦人科学会や日本生殖医学会の会告から原則1個とされているため、未移植胚については凍結をします。これにより1回の採卵手術で、第一子だけでなく、第二子を期待できるケースもあります。

ただ、卵巣への負担が大きくなるため、治療を続ける場合は、卵巣を何周期か休ませることが必要です。

また多量の排卵誘発剤を使用するために卵巣が腫れ、卵巣過剰刺激症候群（OHSS）を発症することがあり注意が必要です。

低刺激周期

低刺激周期法では、調節卵巣刺激法よりも採卵数は少なくなりますが、複数卵胞が育ち、複数卵子の確保が期待できるケースもあります。

卵巣への負担は、調節卵巣刺激法に比べ軽く、排卵誘発後の卵巣機能、卵巣の状態によっては翌周期の排卵誘発も可能です。

排卵誘発方法の選択の指標 AMH値

どの排卵誘発方法を選択するかの1つの指標としてAMH値があります。AMH（抗ミュラー管ホルモン）は、成長途中にある卵胞から分泌されるホルモンで、排卵誘発を行う周期のAMH値は、採卵で得られる卵子の数に関係しているとされています。また、2011年に発表された卵巣反応不良の指標となる「ボローニャ定義（Hum Reprod 2011; 26: 1616）」では、以下3項目のうち2項目を満たす場合、卵巣反応が不良であると定義しています。

①40歳以上、あるいはターナー症候群、遺伝子変異、卵巣手術既往、抗がん剤治療後などの低卵巣反応のリスクを有しているもの

②刺激周期にて採卵数が3個以下だったもの

③AMH値が0.5〜1.1ng／ml未満のものあるいは、胞状卵胞数が5〜7個未満のもの

卵巣反応が不良の場合、調節卵巣刺激法を行っても多くの卵胞を育てることは難しく、おのずと低刺激周期法が選択されることが多くなってくるでしょう。

排卵誘発法の選択

卵巣機能がよく、胞状卵胞数も多く、またAMH値が高い場合には、調節卵巣刺激法であるアンタゴニスト法、ショート法、ロング法、そして低刺激周期法、自然周期法など、どの方法でも排卵誘発ができるでしょう。

卵巣機能が少し低下している場合には、月経周期初期のFSH値やAMH値などによっては調節卵巣刺激法であるアンタゴニスト法、ショート法、または低刺激周期法、自然周期法などが選択できるでしょう。

さらに卵巣機能が低下し、月経周期初期のFSH値が高く、AMH値が低い場合には、低刺激周期法や自然周期法を、場合によっては排卵誘発剤を使用しない完全自然周期法が選択されることもあります。

また、多嚢胞性卵巣症候群（PCOS）の方の場合は、AMH値が高い傾向にありますが、調節卵巣刺激法を選択すると、卵巣が腫れてしまうことがあります。卵巣が腫れた状態で卵胞成熟のためのHCG注射をすると卵巣過剰刺激症候群（OHSS）を引き起こし、腹水や胸水が溜まったり血液が濃くなって血栓症を起こしやすくなったりします。重篤になると入院の必要や命の危険もあるため、排卵誘発方法の選択には注意が必要です。

そのため低刺激周期法または、アンタゴニスト法が選択されるケースが多いようです。アンタゴニスト法では、卵胞の成熟を促す薬をHCG注射ではなく、アゴニスト点鼻スプレーを使うことができ、これによりOHSSをほぼ回避することができます。

調節卵巣刺激法と低刺激周期法

調節卵巣刺激法

アンタゴニスト法、ショート法、ロング法

両卵巣が刺激されるため比較的多くの卵胞が育ち、多くの採卵数が期待できる。採卵数が多くなることで、1回の採卵手術で複数回の胚移植が可能になるケースもある。

メリット <期待できること>

- 複数の卵子を採卵できる
- 複数の胚が得られる
- 複数の凍結胚を得られる
- 複数回の胚移植ができる
- 複数回の妊娠と出産ができる

デメリット

- 連日の注射が必要
- 卵巣が大きく腫れる卵巣過剰刺激症候群（OHSS）になることもある
- 卵巣機能低下のある人には向かない方法もある

低刺激周期法

低刺激周期法、自然周期法

調節卵巣刺激法よりも採卵数は少なくなるが、複数卵胞が育ち、複数卵子の確保が期待できるケースもある。卵巣への負担が少なく、ほとんどの人に適応する。

メリット

- 卵巣機能が極端に低下している人以外は適応する
- 注射の回数が少ない
- 翌周期も排卵誘発できる方法もある
- 卵巣や体への負担が少ない

デメリット

- 早期排卵を抑制しないため、排卵済みで採卵できないことがある
- 採卵回数が増えることがある
- 採卵する卵子の数が調節卵巣刺激法よりも少ない

chapter

4-⑩

排卵誘発方法とスケジュール 完全自然周期法

完全自然周期法

完全自然周期法は、薬を一切使わず、自然な月経周期で育つ卵胞を採卵する方法で、排卵する卵子、獲得できる卵子は1個である周期がほとんどです。タイミング療法や人工授精でも行う方法です。

対象となるのは次のような状態、症状のある方などになります。

①月経周期が25日~38日の正常範囲で安定して起こっている方
②FSH値が高い方
③AMH値が極めて低い方
④月経3日目頃の卵胞が1個程度と極めて少ない方　など。

①のように卵巣機能に問題がない場合と、その逆に②のような卵巣機能が低下して排卵誘発をしても卵胞が育たないと考えられる方などになります。

月経3~5日のFSH値が高く、またLH値も高い場合は卵巣機能低下が考えられ、また、AMH値が極めて低い方や月経3日目頃の卵胞が1個程度と極めて少ない方については、複数の卵胞が成長することが見込めないため、排卵誘発を行わずに卵胞の成長を見守りながら治療を進めます。

完全自然周期の治療周期

月経３日目頃が治療（採卵）周期の始まりです。胞状卵胞数（採卵周期にエントリーされた卵胞）と遺残卵胞（前周期に閉鎖しなかった卵胞）の有無を超音波検査で確認し、ＦＳＨ値などのホルモン検査を行い卵胞の成長を見守ります。

月経８～10日目頃に卵胞の発育を確認し、発育程度によってはホルモン検査を行い、この時の状況によって次回の診察日を決めます。

月経12～14日目に卵胞の発育を確認とホルモン検査（Ｅ２値：約２５０pg／ml以上）を行い、採卵手術日を決めます。

タイミング療法や人工授精の場合には、この時に排卵日がいつ頃になるかがわかり、これに合わせ、基本的には排卵よりも前に性生活を行う、また、人工授精を行います。

体外受精を行う場合、一切薬を使わないので、順調に卵胞が育たなかったり、ＬＨサージ予測が難しい場合には排卵が起こってしまい採卵できないこともあります。また、予想より早くＬＨが上昇している場合には、当日または翌日に緊急に採卵手術を行うことがあります。特に卵巣機能が低下している方に起こりやすく管理が難しいことがあります。

体外受精

完全自然周期法の治療周期スケジュール　一例

月経周期

1　2　3　4　5　6　7　8　9　10　11　12　13　14　15　16　17

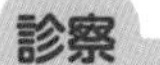

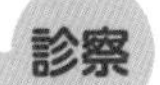

診察
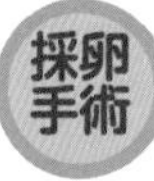

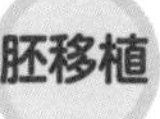

精液採取

受精

※１　診察日には、卵胞チェックやホルモン検査を行います。
※２　受精方法は、基本的に運動精子数で通常の媒精か顕微授精かが決まります。
※３　完全自然周期体外受精の場合、新鮮胚初期胚で移植するケースが多いようです。
※４　初期胚移植は受精２～３日目に行います。
※５　胚盤胞移植は受精５日目頃に行います。
※６　新鮮胚では移植せずに凍結することもあります。凍結は、胚のどの成長段階で行うかは医師の考えによって違いがあります。
※７　胚移植後、黄体ホルモンを補充する薬を処方されることもあります。

佐藤さんご夫婦の場合　妻43歳　夫45歳

月経周期 …… 順調
卵子の質の低下 …… 心配
卵胞期の基礎値 …… 若干FSHが高い
卵胞期初期の胞状卵胞数 …… １個
AMH値 …… 年齢よりも若干低い
子宮卵管造影検査 …… 問題なし
精液検査 …… 問題なし

卵胞期のFSHの基礎値が若干高く卵巣機能の低下が考えられ、また卵胞期初期の胞状卵胞数も１個、AMH値も低いため、薬を一切使わない完全自然周期を選択して体外受精に挑戦することになりました。

月経周期は順調なため採卵できる可能性はありますが、年齢も高いことから卵子の質の低下が考えられ、妊娠を望むには厳しい状況ではありますが、まずは卵胞が順調に育つことが第一関門です。

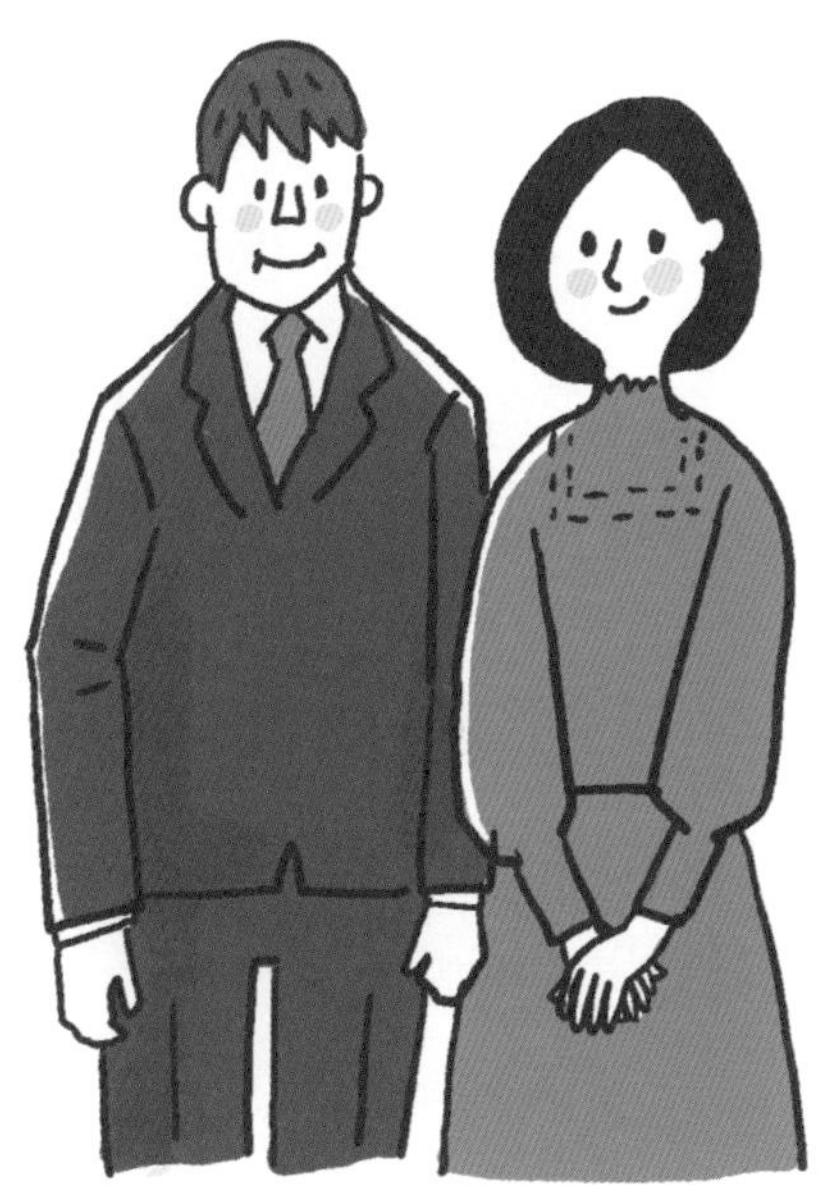

自然周期法

自然周期法は、卵胞を育てる薬を使わず、排卵をコントロールする薬のみを使う方法です。タイミング療法や人工授精でも行われ、育つ卵胞数は基本的に1個になります。対象になる方は完全自然周期法と同様で、次のような状態、症状のある方などです。

①月経周期が25日～38日の正常範囲で安定して起こっている方
②FSH値が高い方
③AMH値が低い方
④月経3日目頃の卵胞が1～3個程度と少ない方　など。

卵巣機能に問題がない方と、その逆に卵巣機能が低下して排卵誘発をしても卵胞が育たないと考えられる方などになりますが、どのような方にも適応する方法でもあります。

自然周期の治療周期

自然周期法は、完全自然周期法の治療周期とほぼ同じように進みます。

違いは、月経12～14日目に卵胞の発育を確認し、ホルモン検査を行い、この結果から排卵をコントロールする薬（HCGまたはアゴニスト点鼻スプレーなど）をいつ投与するかを決めることです。

体外受精の場合、排卵をコントロールする薬を投与後、約34～36時間後に採卵手術を行います。

タイミング療法や人工授精の場合には、排卵のタイミングに合わせ、基本的には排卵よりも前に性生活を行う、または、人工授精を行います。

自然周期法の治療周期スケジュール　一例

月経周期

1 2 3 4 5 6 7 8 9 10 11 12 13 14 15 16 17

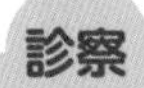

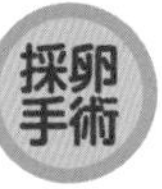
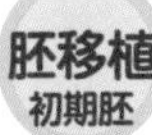

精液採取

受精

※1　診察日には、卵胞チェックやホルモン検査を行います。
※2　受精方法は、基本的に運動精子数で通常の媒精か顕微授精かが決まります。
※3　初期胚移植は受精2～3日目に行います。
※4　胚盤胞移植は受精5日目頃に行います。
※5　新鮮胚では移植せずに凍結することもあります。凍結は、胚のどの成長段階で行うかは医師の考えによって違いがあります。
※6　胚移植後、黄体ホルモンを補充する薬を処方されることもあります。

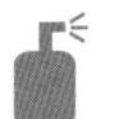
アゴニスト点鼻スプレー

HCG注射

鈴木さんご夫婦の場合　妻40歳　夫40歳

月経周期 ……… 順調
卵子の質の低下 ……… 心配
卵胞期の基礎値 ……… 特に問題なし
卵胞期初期の胞状卵胞数 ……… 5個
AMH値 ……… 年齢相応
子宮卵管造影検査 ……… 問題なし
精液検査 ……… 問題なし

卵胞期のFSHの基礎値も問題なく、卵胞期初期の胞状卵胞数も5個、AMH値も年齢相応で、アンタゴニスト法と自然周期法の2つの排卵誘発法を勧められ、夫婦は自然周期法を選択し、体外受精に挑戦することになりました。

月経周期も順調なため採卵できることは期待できますが、卵子の質については心配があります。

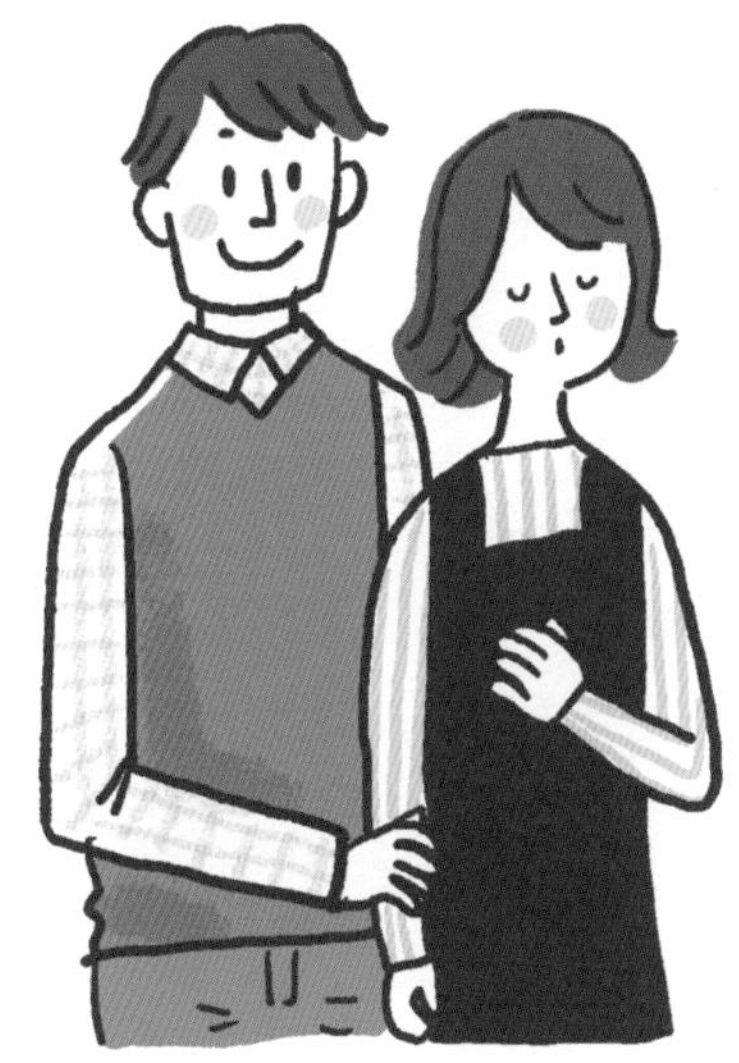

chapter 4-⑫

排卵誘発方法とスケジュール
低刺激周期法

体外受精

低刺激周期法

低刺激周期法は、早期排卵を抑制せず、主に飲み薬によって卵胞を育てる方法で、飲み薬に注射薬を足すこともあります。

体外受精だけでなく、タイミング療法や人工授精で行うこともありますが、複数の卵子が排卵されると予測される周期は、多胎妊娠を予防するために見送ることもあります。

対象となるのは次のような状態、症状のある方などになります。

①月経周期が25日～38日の正常範囲で安定している方
②月経周期が正常範囲よりも少し長い方
③FSH値が若干高い方
④AMH値が低い方
⑤多嚢胞性卵巣症候群（PCOS：LHが高くFSHが低い）の方

などです。

卵巣機能の状態などに関わらず、ほとんどの方に適応する方法で卵巣への負担が少なく、良好な卵子が確保できるとされています。特にAMH値が低い方や卵巣機能が低下しFSH値が高い方の場合には、調節卵巣刺激法のような連日排卵誘発剤を注射する方法では卵胞がなかなか育たないことから、低刺激周期法を選択するケースが多くなってきます。

飲み薬を組み合わせたり、注射薬を足すなど、バリエーションはさまざまあり、個々の卵巣機能やAMH値などによってどの薬を選択するかを決定します。PCOSの方の場合、クロミフェンよりもレトロゾール、アナストロゾールのほうが卵胞の発育が良いという医師もいます。また、クロミフェンでは卵胞発育があまり良くなかった方でも、レトロゾールやアナストロゾールでは卵胞発育が良いこともあるようです。ただ、レトロゾールやアナストロゾールを服用した場合には、E2値が低くなる傾向があり、LHの予測が難しくなることから、クロミフェンを少量併用する方法や、アンタゴニスト注射をして排卵をコントロールする方法もあります。

どの薬を使うか、どのような卵巣機能かなどによって、診察日や診察回数も変わります。注射薬については、ほとんどの治療施設で自己注射による管理が可能です。

月経８日目頃に卵胞の大きさとＥ２値を診ながら必要があれば注射薬を足します。

月経12～14日目に卵胞の大きさが16～18ミリ以上で、Ｅ２値が250pg／ml以上あれば、排卵をコントロールするための投薬（ＨＣＧまたはアゴニスト点鼻スプレーなど）を行い、月経14～16日目くらいが採卵手術になります。

低刺激周期法の治療周期スケジュール　一例

月経周期
1 2 3 4 5 6 7 8 9 10 11 12 13 14 15 16 17 18 19 20

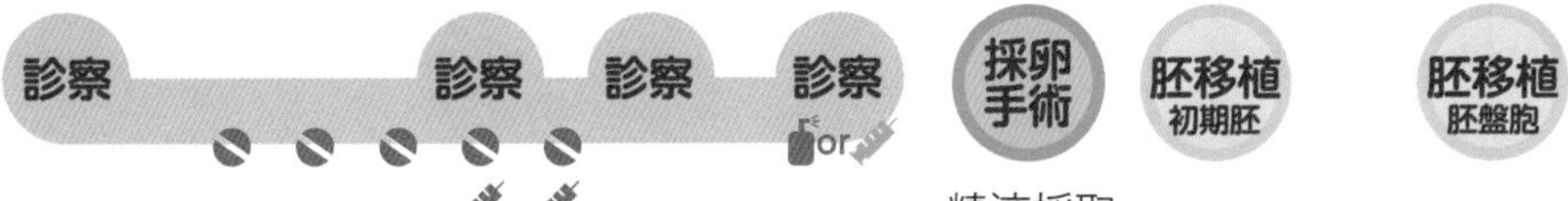

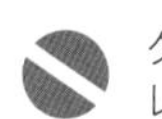

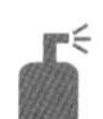

精液採取

受精

※1　診察日には、卵胞チェックやホルモン検査を行います。
※2　受精方法は、基本的に運動精子数で通常の媒精か顕微授精かが決まります。
※3　初期胚移植は受精2～3日目に行います。
※4　胚盤胞移植は受精5日目頃に行います。
※5　新鮮胚では移植せずに凍結することもあります。凍結は、胚のどの成長段階で行うかは医師の考えによって違いがあります。
※6　胚移植後、黄体ホルモンを補充する薬を処方されます。

アイコン　クロミフェン レトロゾール など　HMG注射 FSH注射 など　アゴニスト点鼻スプレー　HCG注射

髙橋さんご夫婦の場合　妻38歳　夫41歳

月経周期	卵胞期が若干長い
卵子の質の低下	若干心配
卵胞期の基礎値	特に問題なし
卵胞期初期の胞状卵胞数	7個
AMH値	40歳相当
子宮卵管造影検査	問題なし
精液検査	問題なし

卵胞期のFSHの基礎値も問題なく、この周期のAMH値は若干低かったが卵胞期初期の胞状卵胞数は7個あり、複数の卵子を確保できると予測できたことから飲み薬に注射薬を足す低刺激周期法で体外受精に挑戦することになりました。

月経周期は卵胞期が長い傾向がありますが、排卵誘発剤を使用することによって卵胞が順調に成長することが見込めます。

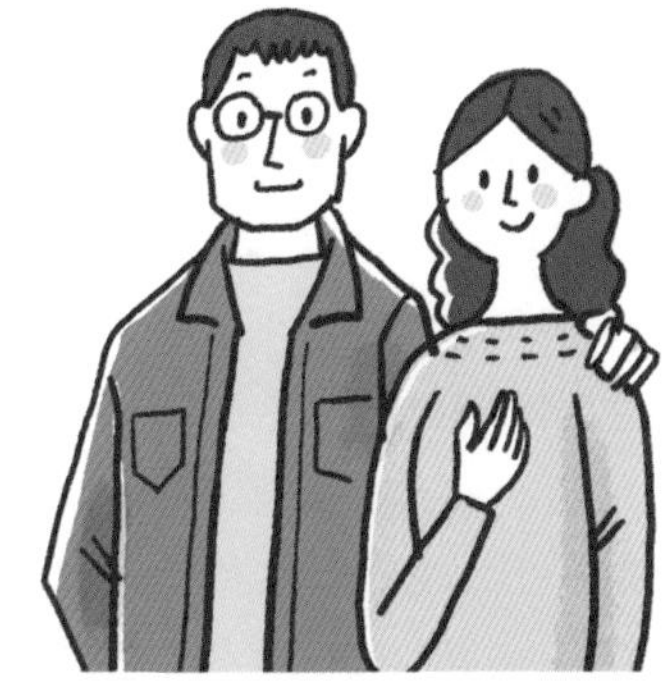

低刺激周期法の治療周期

月経３日目頃に治療周期が始まります。この日の胞状卵胞数と前周期の遺残卵胞の有無を超音波検査で確認するとともに、ＦＳＨ値、ＡＭＨ値などのホルモン検査を行ってから、飲み薬による排卵誘発を始めます。服薬は５日間程度になります。

排卵誘発方法とスケジュール アンタゴニスト法

最近、排卵誘発法の第一選択をアンタゴニスト法にする医師が増えてきているようです。なぜならアンタゴニスト法は、PCOSに限らずOHSSをほぼ回避でき、ショート法やロング法のように早期排卵を抑制する薬を長期間使用しないため、患者のストレスの軽減と薬の投与量の軽減もできるからです。

対象となるのは次のような状態、症状のある方などになります。

①月経周期が25日〜38日の正常範囲で安定している方
②LH値が高め（卵巣機能低下）の方
③多嚢胞性卵巣症候群（PCOS：LHが高くFSHが低い）の方
④AMH値が低い方

などです。

アンタゴニスト法の治療周期

月経３日目頃に治療周期が始まり、この日の胞状卵胞数と前周期の遺残卵胞の有無を超音波検査で確認するとともに、ＦＳＨ値、ＡＭH値などのホルモン検査を行い、HMG注射薬やＦＳＨ注射薬による排卵誘発を開始します。ＰＣＯＳの方は、ＬＨも含まれるHMG注射薬ではなく、ＦＳＨ注射薬を選択することが多いようです。

月経８日目頃、超音波検査で最大発育卵胞の大きさを確認し、14〜16ミリ以上であればアンタゴニスト注射をして早期排卵を抑制しながら、卵胞を育てる薬も併用します。アンタゴニストの注射は、卵胞の大きさとホルモン検査によって数回、または連日行います。

月経11〜12日目頃、最大発育卵胞径が16〜18ミリ以上、Ｅ２値が卵胞１個あたり２５０pg／ml以上に達した時点でＨＣＧ注射、また卵巣の大きな腫れがある場合は、ＯＨＳＳを回避するためにアゴニスト点鼻スプレーで卵胞を成熟させて、排卵をコントロールします。

ＨＣＧ注射あるいは、アゴニスト点鼻スプレー投与の約34〜36時間後に採卵手術を行います。

卵胞を育てる注射薬、アンタゴニスト注射、ＨＣＧ注射とも自己注射が可能です。

アンタゴニスト法の治療周期スケジュール　一例

月経周期

1 2 3 4 5 6 7 8 9 10 11 12 13 14 15 16 17 18 19 20

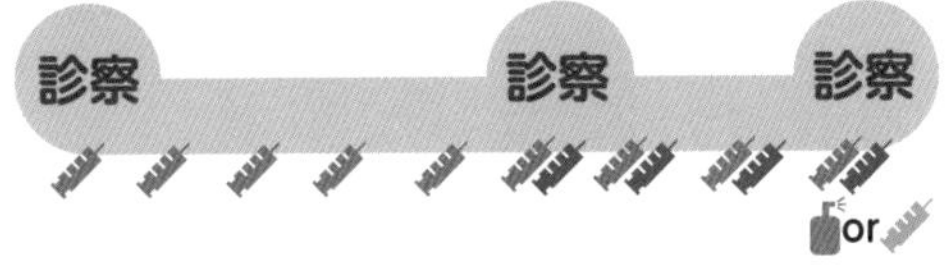

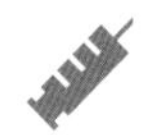

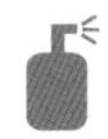

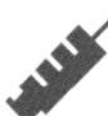

精液採取
受精

※１　診察日には、卵胞チェックやホルモン検査を行います。
※２　受精方法は、基本的に運動精子数で通常の媒精か顕微授精かが決まります。
※３　初期胚移植は受精２～３日目に行います。
※４　胚盤胞移植は受精５日目頃に行います。
※５　新鮮胚では移植せずに凍結することもあります。凍結は、胚のどの成長段階で行うかは医師の考えによって違いがあります。
※６　胚移植後、黄体ホルモンを補充する薬を処方されます。

HMG注射 FSH注射 など　アゴニスト 点鼻スプレー　HCG注射　アンタゴニスト注射

田中さんご夫婦の場合　妻38歳　夫45歳

月経周期 …… 順調
卵子の質の低下 …… 若干心配
卵胞期の基礎値 …… 若干高め
卵胞期初期の胞状卵胞数 …… 8個
AMH値 …… 年齢相応
子宮卵管造影検査 …… 右卵管狭窄あり
精液検査 …… 運動精子数が少ない

卵胞期のFSHの基礎値が若干高く、またAMH値が年齢よりも高かったが、卵胞期初期の胞状卵胞数は８個と複数の卵子を確保できるとが予測できるためアンタゴニスト法で体外受精に挑戦することになりました。連日の注射は自己注射で毎日の通院負担を軽減し、また注射はご主人に打ってもらうなどの協力もありました。

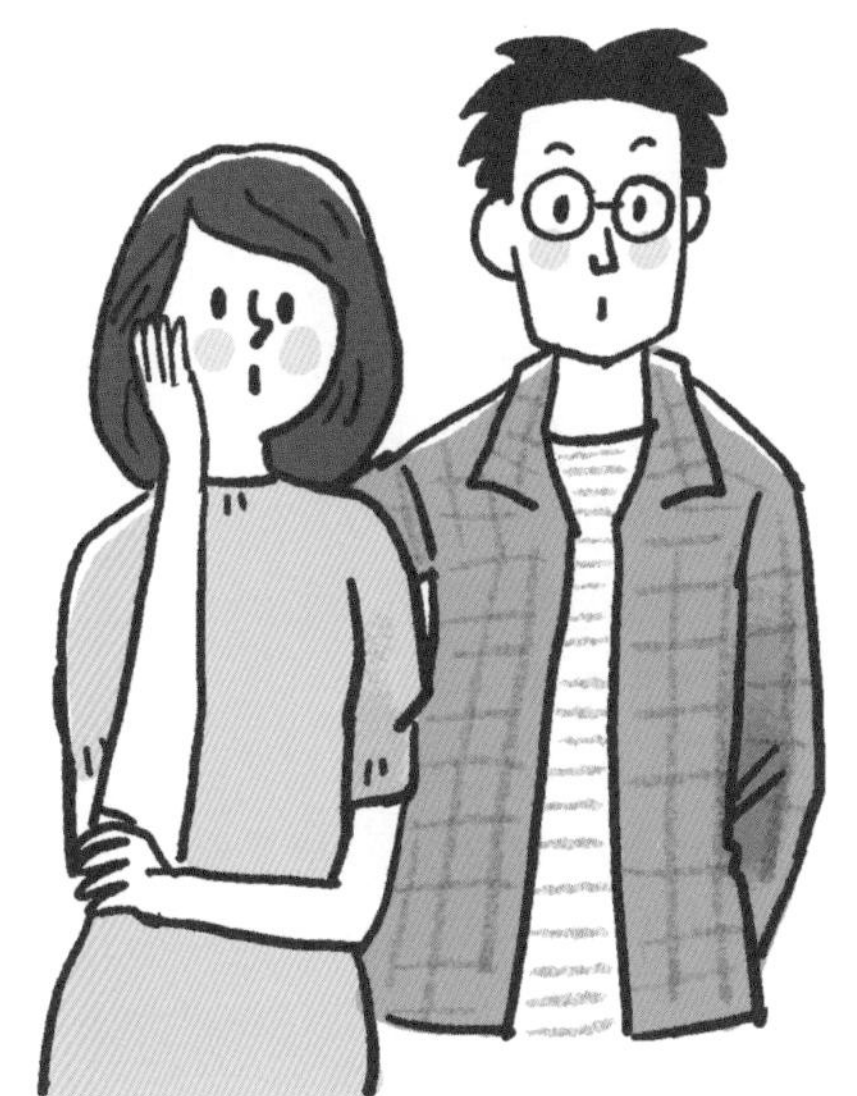

chapter 4-⑭

体外受精

排卵誘発方法とスケジュール ショート法

ショート法では、アゴニスト点鼻スプレーを採卵周期の初日、または3日目頃から採卵手術の2日前まで連日使います。

ショート法におけるアゴニスト点鼻スプレーには、早期排卵の抑制のほかに、もう1つ別の目的があります。アゴニスト点鼻スプレーによって急に下垂体が押さえ込まれることからフレアアップ(押さえ込まれることによるリバウンド)が起こり、1週間くらいは下垂体は抑制されず、逆にたくさんのLHやFSHが放出されるようになります。これを利用して、HMG注射薬などを使って卵胞を育てることができるため、育つ卵胞数が多くなる傾向があります。

このショート法の対象は、

①月経周期が25日~38日の正常範囲で安定している方

②FSH値が若干高い(卵巣機能低下が若干みられる)方

③月経周期初期の胞状卵胞数が少ない方

④年齢の高い方

などになります。

ショート法は、調節卵巣刺激法の中では、比較的薬の量が少ない方法です。ただし、卵胞を育てるHMG注射薬によって卵巣が大きく腫れ、その後、HCG注射をすることで卵巣過剰刺激症候群(OHSS)を発症することがあります。PCOSの方の場合には特に起こりやすいので注意が必要です。また、OHSSは妊娠をすると重度化しやすくなるため、新鮮胚移植を見送り、全胚凍結をし、ホルモン環境や子宮内膜を調整して翌周期以降に凍結融解胚移植を行います。全胚凍結することも見込みながら、排卵誘発を行います。

ショート法の治療周期

月経３日目頃の胞状卵胞数と前周期の遺残卵胞の有無を超音波検査で確認するとともに、ＦＳＨ値、AMH値などのホルモン検査を行います。この日よりアゴニスト点鼻スプレーを開始し、採卵手術日が決定するまで続けます。また、HMG注射薬やＦＳＨ注射薬による卵巣刺激も始め、以降連日行います。

月経８日目頃から、個人の状況に合わせて卵胞の大きさと数を確認します。月経11～12日目頃、最大発育卵胞径が16～18ミリ以上、Ｅ２値が卵胞１個あたり200～250pg／ml以上に達した時点でＨＣＧ注射を行い、その約34～36時間後になる月経13～15日目頃に採卵手術を行います。

周期中に必要となる注射は、ほとんどの治療施設で自己注射での対応が可能です。

ショート法の治療周期スケジュール　一例

月経周期

1　2　3　4　5　6　7　8　9　10　11　12　13　14　15　16　17　18　19　20

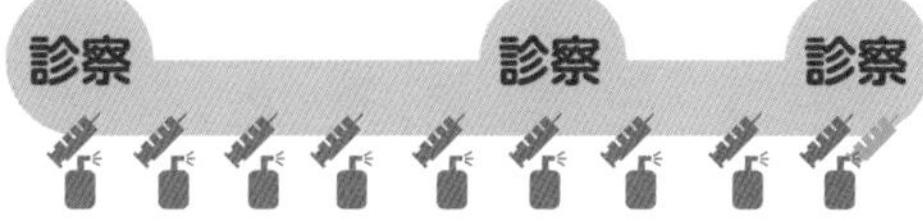

採卵手術

精液採取

受精

胚移植
初期胚

胚移植
胚盤胞

※1　診察日には、卵胞チェックやホルモン検査を行います。

※2　受精方法は、基本的に運動精子数で通常の媒精か顕微授精かが決まります。

※3　初期胚移植は受精2～3日目に行います。

※4　胚盤胞移植は受精5日目頃に行います。

※5　新鮮胚では移植せずに凍結することもあります。凍結は、胚のどの成長段階で行うかは医師の考えによって違いがあります。

※6　OHSSが起こることがあります。その場合には、すべての胚を凍結することがほとんどです。

※7　胚移植後、黄体ホルモンを補充する薬を処方されます。

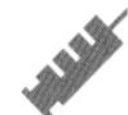
HMG注射
FSH注射 など

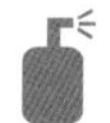
アゴニスト
点鼻スプレー

HCG注射

佐野さんご夫婦の場合　妻36歳　夫38歳

月経周期 …………………………… 順調

卵子の質の低下 …………………………… 若干心配

卵胞期の基礎値 …………………………… 特に問題なし

卵胞期初期の胞状卵胞数 …………………………… 16個

AMH値 …………………………… 年齢相応

子宮卵管造影検査 …………………………… 特に問題なし

精液検査 …………………………… 問題なし

卵胞期のFSHの基礎値も問題なく、卵胞期初期の胞状卵胞数も16個あり複数の卵子を確保できるとが予測できます。いずれの排卵誘発方法でも選択できるが、なるべく多くの卵子を確保したいことと、薬の量は抑えたいという要望からショート法を選択し、体外受精に挑戦することになりました。

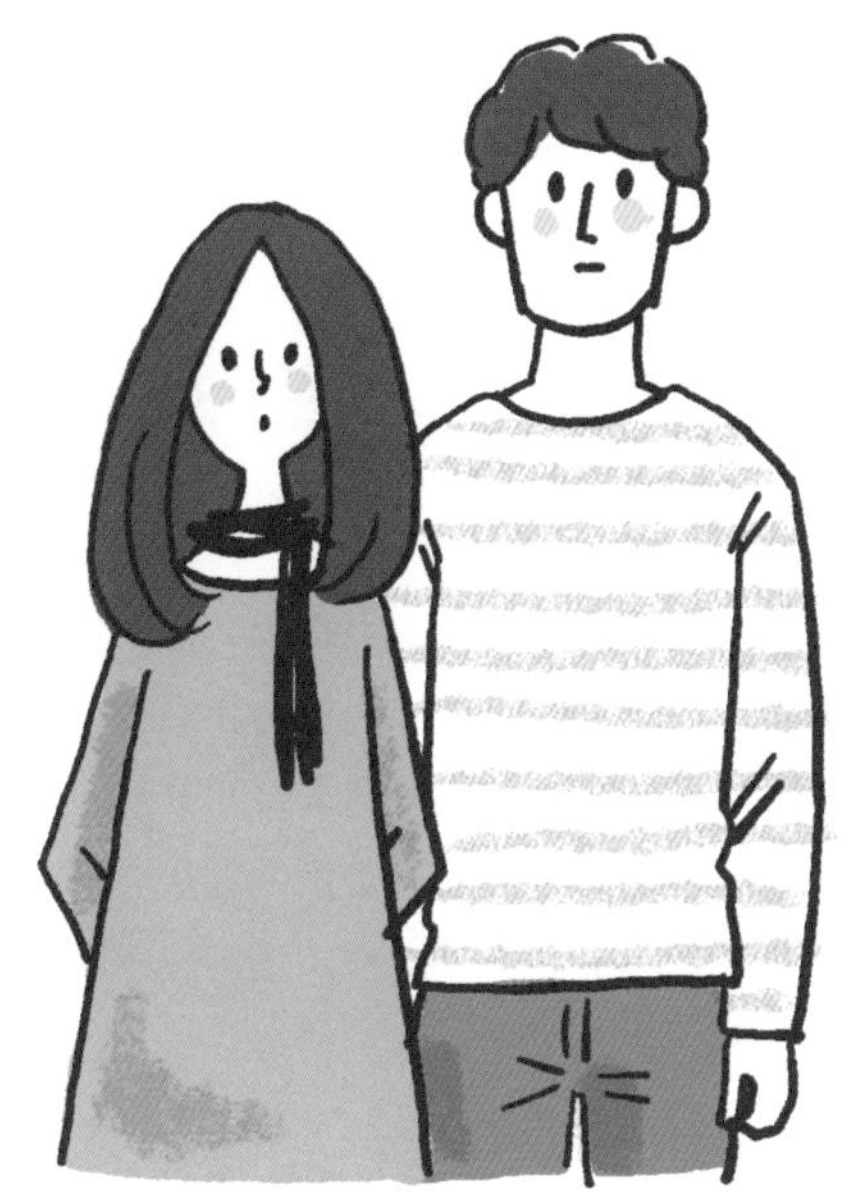

排卵誘発方法とスケジュール ロング法

ロング法は、早期排卵の抑制のために採卵周期の前周期にあたる黄体中期が治療周期のスタートになります。他の排卵誘発法に比べ、薬を使う期間が長く、また量も多くなります。

ロング法の対象は、

①月経周期が25日〜38日の正常範囲で安定している方
②卵巣機能が良好な方
③年齢が若い方
④ＡＭＨ値が高い方

などになります。

1回の採卵手術で多くの卵子を採卵することが期待でき、このことから複数回の胚移植も期待できます。

年齢の若い方は、卵子の質も良く1回の採卵手術で多くの卵子が採れることで、複数胚移植が複数回の妊娠、そして出産につながることもあります。ただし、卵巣を強く刺激するため、何度も繰り返し行うと卵巣が疲弊し、卵胞が育ちにくくなったり、採卵個数が減ってしまったりする方もいます。

ロング法、またはショート法を選択した場合は、ＯＨＳＳに注意すること、そして次に排卵誘発を行うまで3カ月くらいは排卵誘発を行わず、卵巣を休ませることが大切です。

ロング法の治療周期

採卵周期の前周期である黄体中期の月経21日目頃が治療周期の開始です。この日から早期排卵の抑制のためのアゴニスト点鼻スプレーを開始し、翌周期（採卵周期）の採卵手術日が決定するまで続けます。採卵周期前から下垂体ホルモンを完全に抑制することで、採卵周期の卵胞発育が均一になりやすく、また採卵時期のコントロールもしやすくなります。

排卵誘発剤は、採卵周期の月経周期３日目頃から連日行い、これ以降は、ショート法と同じスケジュールになります。

また、アゴニスト点鼻スプレーや注射薬を採卵周期の４〜６カ月前から始めるウルトラロング法があります。完全にＦＳＨやＬＨの分泌を抑制することを目的とし、子宮内膜症や子宮筋腫がある方の改善も見込めます。ただ、子宮内膜症や子宮筋腫があっても、卵巣機能が低下している方には適さない方法です。

ロング法の治療周期スケジュール　一例

月経周期（採卵前周期）

1　2　3　4　5　6. . . . . . . .18　19　20　21　22　23　24　25　26　27　28

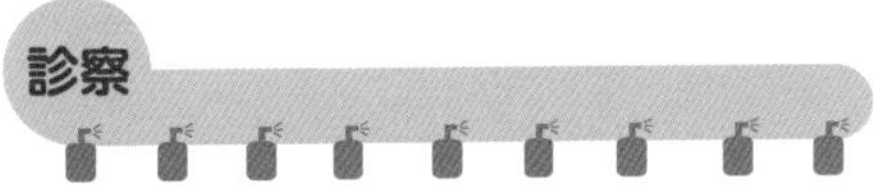

月経周期

1　2　3　4　5　6　7　8　9　10　11　12　13　14　15　16　17　18　19　20

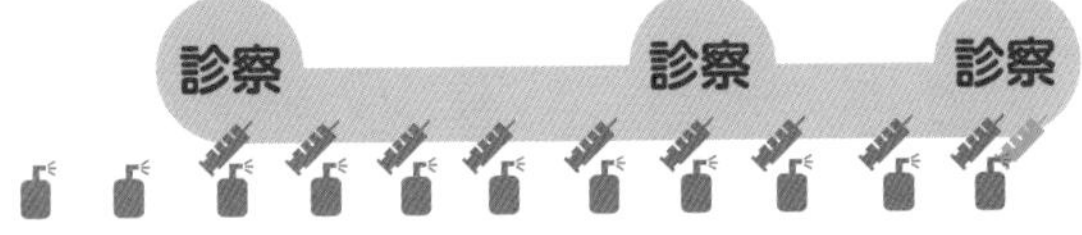

胚移植
胚盤胞

精液採取

受精

※1　診察日には、卵胞チェックやホルモン検査を行います。
※2　受精方法は、基本的に運動精子数で通常の媒精か顕微授精かが決まります。
※3　初期胚移植は受精2～3日目に行います。
※4　胚盤胞移植は受精5日目頃に行います。
※5　新鮮胚では移植せずに凍結することもあります。凍結は、胚のどの成長段階で行うかは医師の考えによって違いがあります。
※6　OHSSが起こることがあります。その場合には、すべての胚を凍結して重症化を防ぎます。
※7　胚移植後、黄体ホルモンを補充する薬を処方されます。

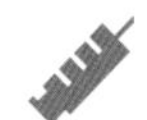
HMG注射
FSH注射 など

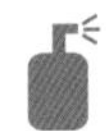
アゴニスト
点鼻スプレー

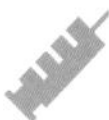
HCG注射

伊藤さんご夫婦の場合　妻33歳　夫35歳

月経周期 ……… 順調
卵子の質の低下 ……… 特に問題なし
卵胞期の基礎値 ……… 特に問題なし
卵胞期初期の胞状卵胞数 ……… 18個以上
AMH値 ……… 年齢相応
子宮卵管造影検査 ……… 卵管閉塞あり
精液検査 ……… 運動精子数が若干少ない

卵胞期のFSHの基礎値も問題なく、卵胞期初期の胞状卵胞数も18個以上と多く複数の卵子を確保できるとが予測できるため、十分に早期排卵を抑制し、卵胞のサイズを揃えて排卵誘発を行うロング法で体外受精に挑戦することになりました。連日の注射は自己注射で行うことで通院負担を軽減することができました。

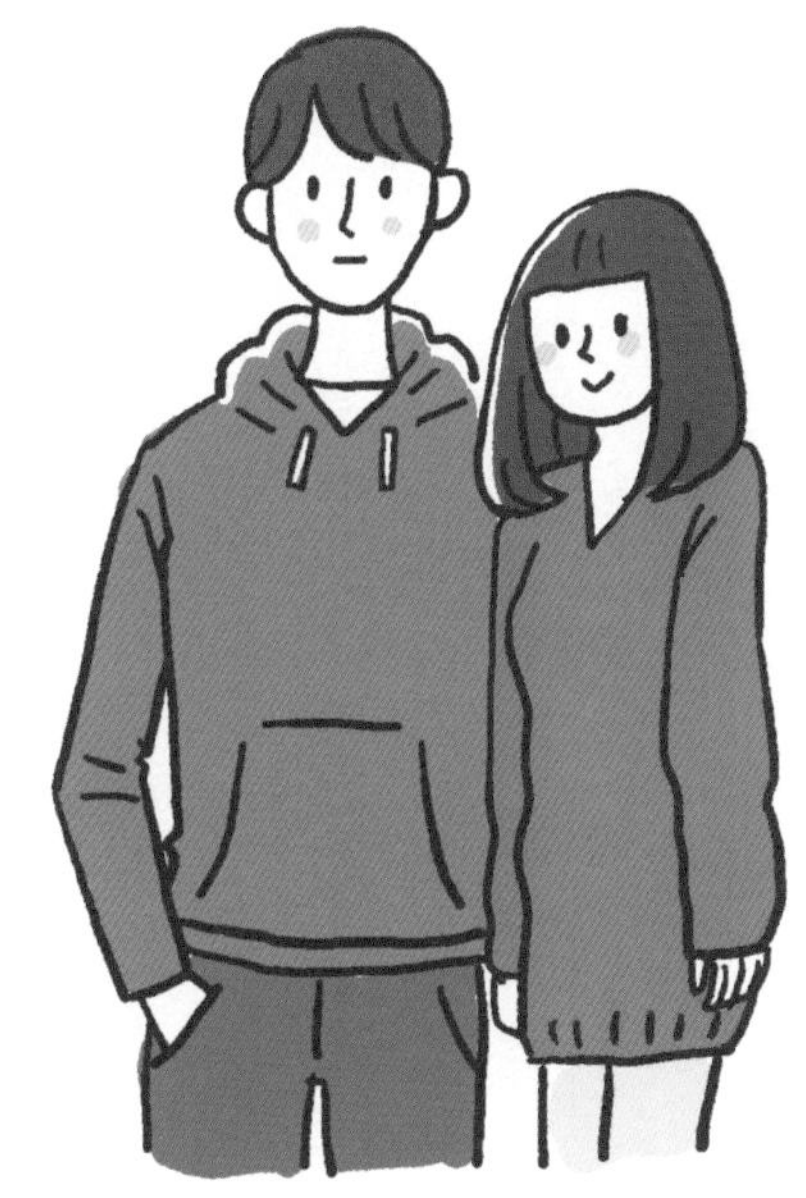

chapter **4-⑯**

排卵誘発方法とスケジュール ランダムスタート法

体外受精

ランダムスタート法

ランダムスタート法は、これまでの常識を覆す排卵誘発方法で、月経周期のいつからでも開始することができます。

自然な月経周期では、通常5ミリほどに成長した卵胞がFSHに反応して成長を始め、LHサージで成熟して排卵を迎えます。しかし、卵胞は月経周期に関係なく、日々、成長し、FSHに対して反応できる大きさに成長する卵胞もあります。本来、これらの卵胞は閉鎖してしまいますが、この卵胞に対して排卵誘発をすることで卵胞を成長させる方法がランダムスタート法です。

このランダムスタート法は、一刻の猶予もない状況のがん患者が将来の妊娠のために卵子を確保するための方法として始められました。最近では、がんの既往のない方にも行われています。また、これまでの排卵誘発法と有意差がないという、いくつかの研究論文もあり、卵胞の成熟、受精、着床にも問題がなかったと報告しています。国内でも、がんの既往のない方への体外受精治療周期にも導入され始めています。

また、ランダムスタート法をさらに応用した1周期に2回採卵を行う方法(DuoStim)があります。

1回目は、通常通りに月経3～5日目に排卵誘発を始め、アンタゴニストで早期排卵を抑制し、アゴニスト点鼻スプレーで排卵誘発を行うアンタゴニスト法です。

2回目は、採卵手術の4～5日目から、アンタゴニスト法で再び排卵誘発を始めます。

1周期に2回採卵することで、確保する卵子の数を増やし、移植胚を増やすことが期待できます。この周期には、胚移植は行えないので全胚凍結し、凍結融解胚移植を行います。

特に卵巣機能が低下している方、高年齢の方などに有効とされ、2回の採卵手術のどちらも採卵数、卵子の質とも問題はなかったとする研究論文も発表されています。

(Fertil Steril. 2016 Jun;105(6):1488-1495)

月経周期に関係なく排卵誘発剤をスタートできること、さらに1回の月経周期で2回採卵できることなどの新しい排卵誘発法については、さらに症例を積み重ねることも必要ですが、実際に排卵誘発方法の1つの選択肢として導入する施設も増えてくるでしょう。

ランダムスタート法の治療周期スケジュール　一例

月経周期

1　2　3　4 ……17　18　19　20　21　22　23　24　25　26　27　28

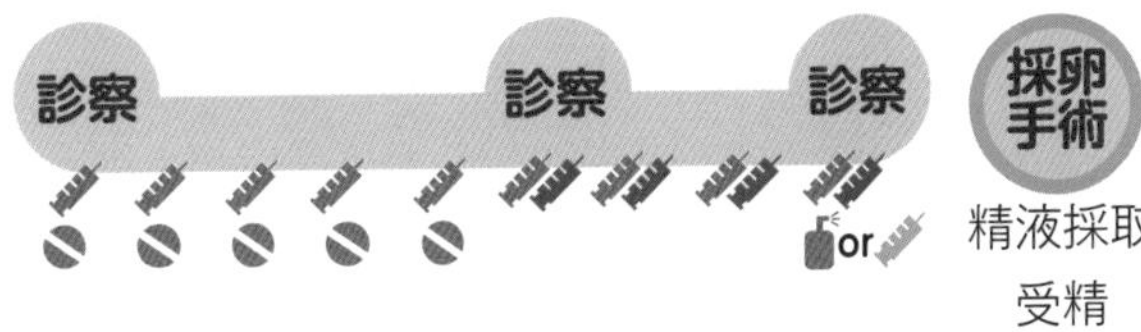

※1　ランダムスタート法は、月経周期のいつからでも開始することができます。
※2　独身のがん患者の場合には、卵子を凍結します。
※3　排卵誘発方法は、アンタゴニスト法と同じように進められることが多いようですが、低刺激周期法を行うこともできます。
※4　同じ月経周期に２回採卵を行うデュオ刺激法では、卵胞期初期からアンタゴニスト法などで行い、採卵手術後５日目くらいから再びアンタゴニスト法などで排卵誘発を行います。

アイコン

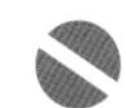
レトロゾール、クロミフェン

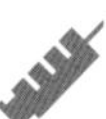
HMG注射 FSH注射 など

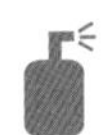
アゴニスト点鼻スプレー

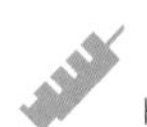
HCG注射

アンタゴニスト注射

Smith(スミス)さんご夫婦の場合　妻33歳　夫35歳

月経周期 …… 順調
卵子の質の低下 …… 若干心配
卵胞期の基礎値 …… 特に問題なし
AMH値 …… 年齢相応
子宮卵管造影検査 …… 特に問題なし
精液検査 …… 問題なし

アメリカ在住で不妊治療のために一時帰国していることから、なるべく治療を急ぎたい、早くスタートしたいという希望がありました。そのためランダムスタート法で黄体期初期から排卵誘発を開始し、複数の卵子を確保できるようアンタゴニスト法を選択しました。

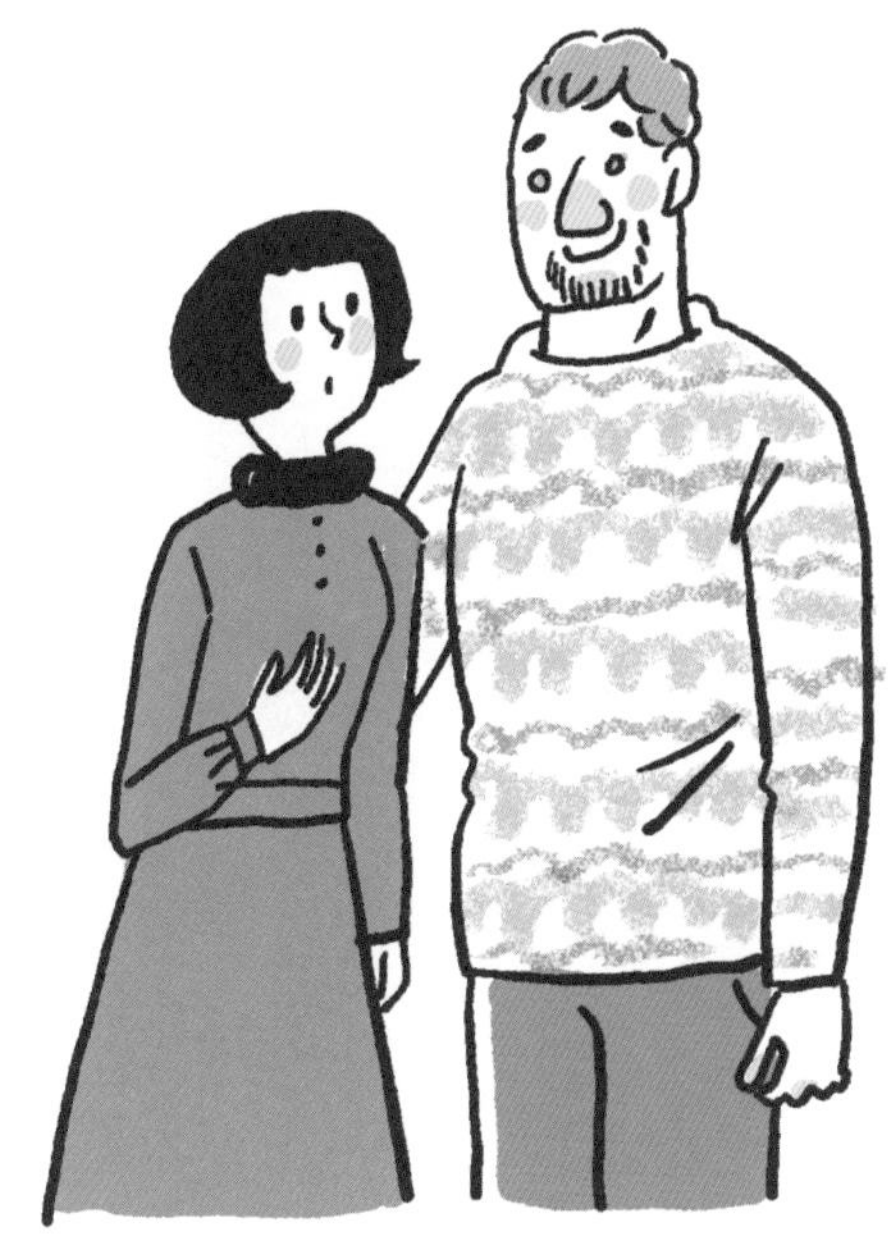

chapter **4**-⑰

生殖補助医療 ～体外受精の治療周期～

体外受精

体外受精の治療周期

＊治療周期の始まり

体外受精の治療周期の始まりは、排卵誘発法によって違いがあり、調節卵巣刺激法のアンタゴニスト法、ショート法、また低刺激周期法、自然周期法では採卵手術を行う月経周期3日目、または5日目くらいから排卵誘発剤の投与が始まり治療周期がスタートします。ショート法では、同時に早期排卵を抑制する薬もスタートします。

調節卵巣刺激法の中でもロング法を選択した場合には、治療周期は採卵手術を行う前周期にあたる黄体期中期頃からスタートします。この時、早期排卵を抑制する薬の投与が始まり、翌周期の採卵手術を行う月経周期３日目、または5日目くらいから注射による排卵誘発剤の投与が始まります。

＊採卵のタイミングと採卵手術

採卵のタイミングは、ホルモン値と超音波検査による卵胞の大きさから判断します。

一番大きく育った卵胞の大きさが16ミリ以上であること、また卵胞1個あたりのＥ２値が２５０pg／mlくらいを目安にし卵胞数とＥ２値を比較します。採卵できそうな卵胞数が４個あればＥ２値は１０００pg／ml以上であれば採卵時期になっています。このタイミングで、ＬＨの代わりに卵胞を成熟させる、また排卵をコントロールする薬を投与します。

調節卵巣刺激法の中でも、ロング法とショート法の場合は、ＬＨの代わりにＨＣＧ注射をし、アンタゴニスト法の場合にはＨＣＧ注射かアゴニスト点鼻スプレー薬も選択することができます。

低刺激、自然周期の場合には、ＨＣＧ注射、アゴニスト点鼻スプレー薬のどちらも使うことができます。

これらの薬を投与後、約36時間で排卵を迎えますので、これより前に採卵手術で卵胞から卵子を確保します。

採卵手術には、多くの治療施設で麻酔が使われています。麻酔の種類には、静脈麻酔（全身麻酔）、局所麻酔、鎮痛剤などがあり、治療施設によって、また採卵数によって麻酔の方法は違い、採卵数が少ない場合には無麻酔で採卵手術を行うこともあります。

採卵手術は、膣から経膣超音波を入れ、卵巣の位置、血管の位置などを確認し、膣壁から卵巣へ向かって針を刺し、卵巣にある卵胞を超音波で確認して、卵胞液ごと吸引して卵子を採取します。採取した卵胞液の中から胚培養士が顕微鏡で卵子を探します。これを検卵といいます。

調節卵巣刺激法を選択した場合、左右両方の卵巣で卵胞が育つため、採卵手術の時間も長くなる傾向があります。

低刺激、自然周期の場合には、左右どちらか片方の卵巣から採卵することがほとんどで、手術時間も短時間で終わるでしょう。

採卵手術後は、麻酔が覚めて、止血が確認できたら起き上がることができます。その後は、医師から採卵した卵子の数、状態などの説明があります。

＊受精と胚培養

採卵した卵子は培養液へ入れ、インキュベーター内で前培養して成熟を待ち、精子の状態から判断して通常媒精、または顕微授精を行います。

受精操作後は、インキュベーターで受精の完了を待ちます。受精操作後、約17時間で受精の確認をし、2個の前核と2個の極体を持つ前核期胚になれば受精が完了したと判断できます。

受精が確認できた胚は、一定期間培養し子宮へ移植されます。胚は、受精した2日後には4細胞期、3日目には8細胞期になり、これを初期胚といいます。4日目には16細胞期以上になり、これを桑実胚と呼びます。5日目には将来赤ちゃんになる細胞の内部細胞塊と将来胎盤になる栄養外胚葉に分かれた胚盤胞へと成長します。

＊胚移植と胚凍結

胚は、初期胚、胚盤胞とどの段階でも移植することができ、採卵手術を行った周期に移植することを新鮮胚移植、凍結した胚を移植することを凍結融解胚移植といいます。

最近では、凍結融解胚移植での妊娠率が高いため、新鮮胚移植は行わず、積極的に凍結融解胚移植を行う治療施設も多くなっています。そのためすべての胚を凍結するという治療施設もあります。

胚移植は、子宮頚部を洗浄して頚管粘液をできるだけ取り除くことが第一ポイントになります。頚管粘液は粘稠性が高いので、移植カテーテルに絡んでしまうとカテーテルの先をつまらせてしまい、胚がカテーテルからう

採卵手術の方法

腟からプローブを入れ、超音波で確認しながら腟壁から卵巣、卵胞へと針を刺して、吸引をします。吸引した卵胞液はシリンジへ入り、これを胚培養士に渡し、顕微鏡で卵胞液の中から卵子を探します。両卵巣にある卵胞を1個1個刺していきます。

胚盤胞

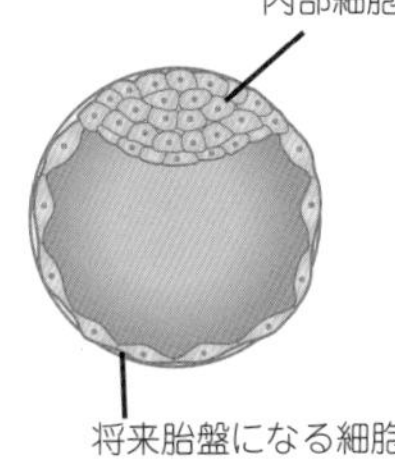

受精から5日目頃には、胚盤胞へと成長します。8細胞期までは、1つ1つが万能細胞で何にでも分化をすることができますが、桑実胚になると細胞は分化して役割を持つようになります。
胚盤胞は、将来赤ちゃんになる細胞と将来胎盤になる細胞に分かれ、胚の中央には胚盤胞腔ができ、胚盤胞の成長とともに大きくなっていきます。

まく出なかったり、頸管粘液に絡み付いて胚がカテーテルと一緒に引き抜かれてしまう原因になるからです。

超音波で子宮の形、内膜の厚さなどを確認して、子宮底から1センチ~1.5センチほどの場所へ静かに置いてくるように胚を移植します。採卵周期の子宮内膜の状態、ホルモン環境などから着床環境として適さないと判断される場合には、胚を凍結しておき、翌周期以降にホルモン環境と子宮内膜の状態を整えたうえで、凍結胚を融解して移植します。

また移植は、グレード評価のよい胚から移植するのが一般的です。

胚の評価は、主に形を見ます。初期胚であれば、1つ1つの割球（細胞）のサイズが均等で、フラグメント（細胞の断片）のないものがグレード1の一番良い評価になります。

胚盤胞は、胚盤胞腔の広がりで1~6までに分け、細胞の状態を見てAを優良としてCまでの3段階に分けて評価をします。

完全胚盤胞で内部細胞塊がやや小さく、栄養外胚葉も不均一な場合、3BBという評価になります。（下図参照）

グレード評価の良い胚は、妊娠率も高いこ

胚のグレード

初期胚　Veeck 分類法

G1

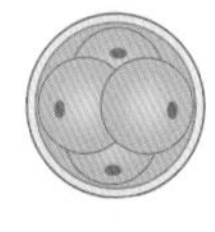

割球が均等でフラグメントを認めないもの。

G2

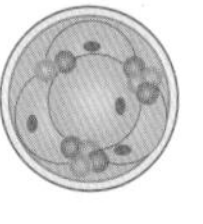

割球は均等だが10%以下のフラグメントを認めるもの。

G3

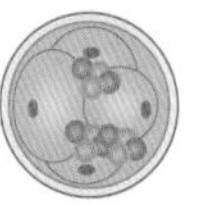

卵割球が不均等で10%以下のフラグメントを認めるもの。

G4

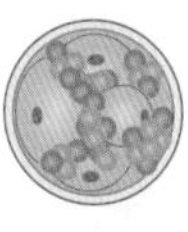

割球が不均等で10%以上のフラグメントを認めるもの。
妊娠はあまり期待できません。

G5

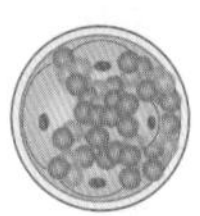

割球が不均等で50%以上のフラグメントを認めるもの。妊娠はほとんど期待できないでしょう。

初期胚のグレードは、割球が均等で、フラグメント（細胞の断片）が少ないほど高くなります 。フラグメントとは細胞が分割する過程で生じる細胞質の断片（ブツブツした余分なもの）。グレード１が最も良好で、多くの治療施設ではグレード３までが胚移植の対象となります。

胚盤胞　Gardnerの分類

1

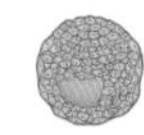

初期胚盤胞
胚盤胞腔が全体の半分以下

2

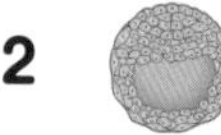

胚盤胞
胚盤胞腔が全体の半分以上

3

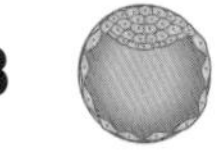

完全胚盤胞
胚盤胞腔が全体に広がっている

4

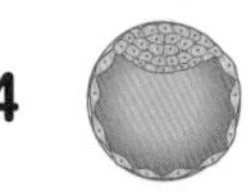

拡張胚盤胞
胚盤胞腔の容積がさらに拡張し、透明帯が薄くなりつつある

5

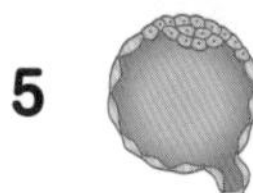

孵化中胚盤胞
透明帯を脱出し始めている

6

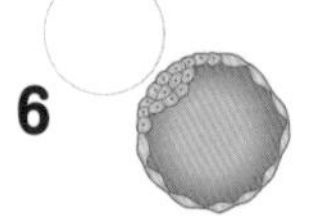

孵化後胚盤胞
胚が完全に透明帯から脱出している

胚盤胞のグレードは、胚盤胞の成長に伴ってグレードの数字が高くなります。また、内部細胞塊（胎児になる部分）と栄養外胚葉（胎盤になる部分）の状態を見てA~Cの３段階に分類し、Aが最も優良となります。

内部細胞塊	栄養外胚葉
A: 内部細胞塊が大きい	A: 栄養膜が均一
B: 内部細胞塊がやや小さい	B: 栄養膜が不均一
C: 内部細胞塊が不明瞭	C: 栄養膜が数が少ない

とがわかっています。形がよく順調に成長した胚は、問題が少ないということにつながりますが、かと言って染色体異常がないというわけではありません。また、グレードの低い胚は妊娠率はあまり良くありませんが、中には赤ちゃんにつながる胚もあります。

多くの施設で、初期胚はグレード3以上が移植対象の胚になるようです。

凍結融解胚移植は、自然な排卵を待って移植する自然周期、飲み薬で排卵誘発を行い、排卵を確認してから移植する排卵誘発周期、子宮内膜やホルモン環境をホルモン剤を使って整えるホルモン補充周期があります。どの方法で、また初期胚、胚盤胞とどのステージの胚を移植するかは、これまでの治療歴や個人の状況から判断して決定します。

凍結は、前核期胚、初期胚、胚盤胞と、どのステージでも可能で、どのステージで凍結するかは医師の考えによって違いがあります。凍結はガラス化法で行います。胚を専用のシートなどに乗せ、高濃度の凍結保護剤で処理しながら脱水し、液体窒素で一気に凍結することによって胚のダメージが少なく凍結保存することができます。これは、多胎を予防し、母体と赤ちゃんの安全と健康を守ることから決められています。

未移植胚は、液体窒素が充満した凍結保存タンクで半永久的に保存することができます。

ただ、夫婦が離婚をした場合や夫が死亡した場合には、胚は破棄されることが決められています。これは、2007年、日本産科婦人科学会が死後生殖を認めない決定をしたことによります。

＊妊娠判定

受精した日、また受精に相当する日から約2週間後に妊娠判定をします。

血液検査では、HCG値を調べます。HCGは胚が子宮内膜に潜り込んでいく際に分泌されるホルモンで、日を追うごとに分泌量が増えていきます。このホルモン値を調べることで、その後の妊娠継続の可能性がある程度わかります。

また、HCGが尿中にも検出されることで尿検査で陽性、陰性の判定ができます。市販の妊娠検査薬は、月経予定日の約1週間後から判定ができます。

超音波検査で胎嚢などが確認でき、心拍が確認できれば、妊娠成立です。

胚移植

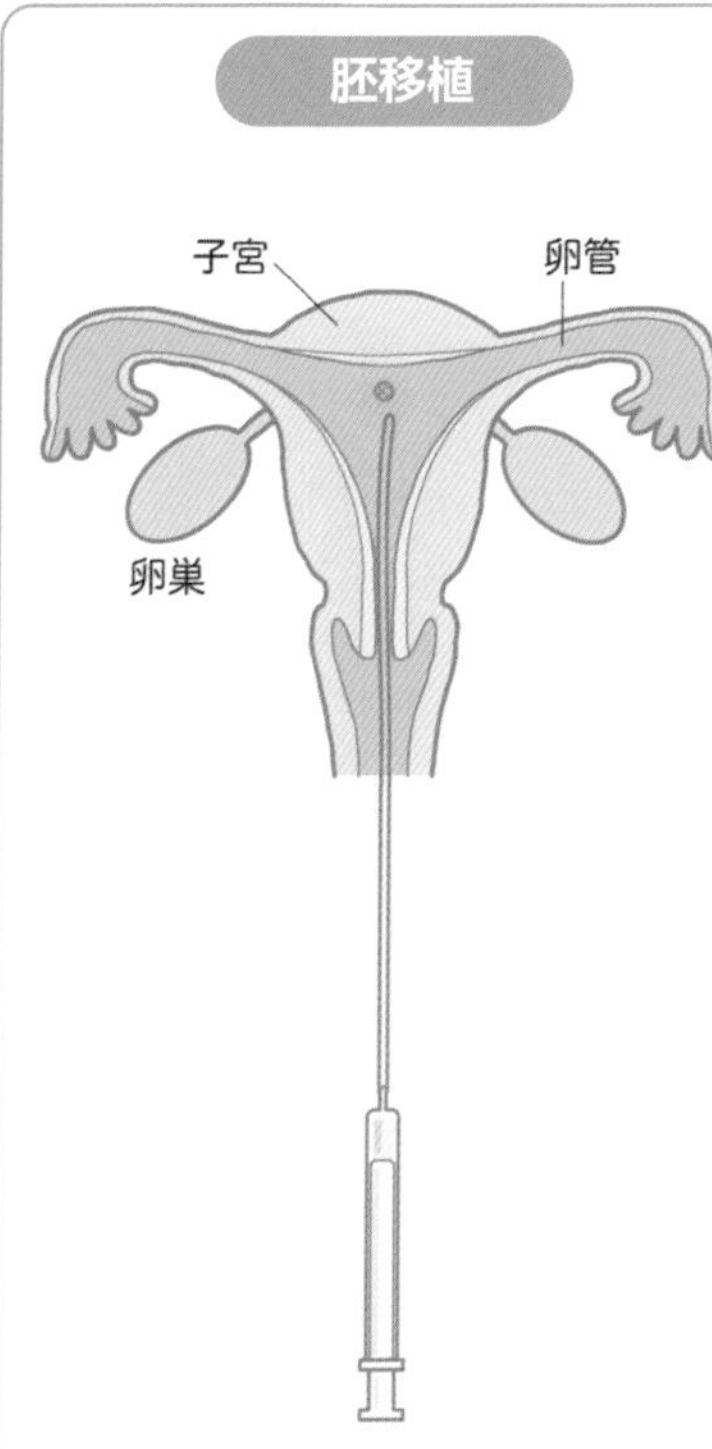

胚移植は、体外受精治療周期の集大成になります。少量の培養液とともに子宮の一番奥にあたる子宮底の手前にそっと置いてくるように移植します。この時、カテーテルで子宮内膜を触ったり刺激をあたえたりしないように細心の注意を払います。医師の技量の高さも重要なポイントです。

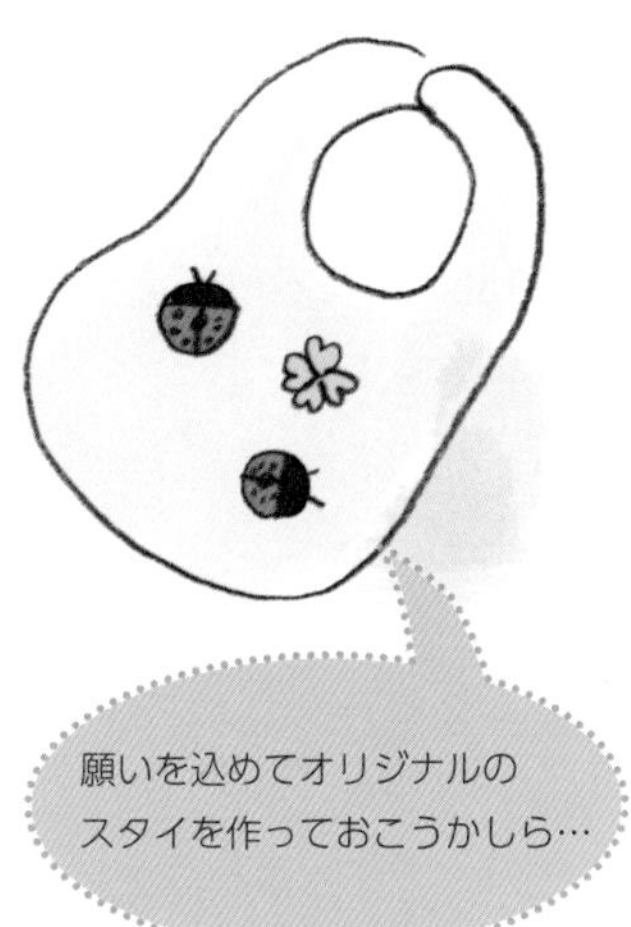

願いを込めてオリジナルのスタイを作っておこうかしら…

chapter **4**-⑱

どれくらい治療したら妊娠できる？ 〜タイミング療法と人工授精の妊娠率〜

タイミング療法

人工授精

一般不妊治療での妊娠率

妊娠適齢期といわれる20代〜30代前半の妊娠の確率は、1回の排卵で約25〜30％といわれています。

不妊治療に臨む夫婦の場合は、この確率よりも低くなるでしょう。

では、一般不妊治療であるタイミング療法と人工授精の妊娠率は、いったいどれくらいなのでしょう。

①タイミング療法の妊娠率

タイミング療法での妊娠率は、自然妊娠よりも低い確率となります。そこには、検査結果と年齢や避妊しない性生活を送った期間が関係してきます。

参考に1996年に発表された論文（※1）をみてみましょう。200組の夫婦が自然妊娠にトライをした1〜12周期の妊娠率を出しています。1周期目で200組のカップルのうち59組が妊娠し、周期あたりの妊娠率は約30％でした。2周期目は、1周期目の妊娠した59組を除く141カップルのうち41組が妊娠し、周期あたりの妊娠率は約30％でした。しかし、3周期目の妊娠率は約17％で、6周期目には約8％まで下がり、12周期では周期あたりの妊娠率は3％になります。（グラフ1）

このように、周期を重ねるごとに周期あたりの妊娠率は低下していきます。ですから1回の排卵で、約25〜30％の妊娠率があるとはいえないことがわかります。

タイミング療法は、おおむね6周期を目処に行いますが、この論文にある周期あたりの妊娠率も参考にしながら、何周期を目安に行うかを検討するとよいでしょう。

②人工授精の妊娠率

人工授精での妊娠率は、一般的に約5〜10％といわれています。

また、人工授精で妊娠が成立した夫婦の約80〜90％は3周期以内だったという統計もあり、このことから人工授精を行う周期数を5〜6回までとしているクリニックも多くあります。ただし、その中でも妻が30代後半の夫婦では、年齢を考慮して3回目くらいで体外受精へと治療法を切り替える検討を始めることもあります。

高年齢と人工授精の妊娠率、治療回数に関しては、2010年に130組の夫婦、24

グラフ1

200組の夫婦の周期あたりの妊娠率

妊娠率：35%、30%、25%、20%、15%、10%、5%、0%
周期：1 2 3 4 5 6 7 8 9 10 11 12

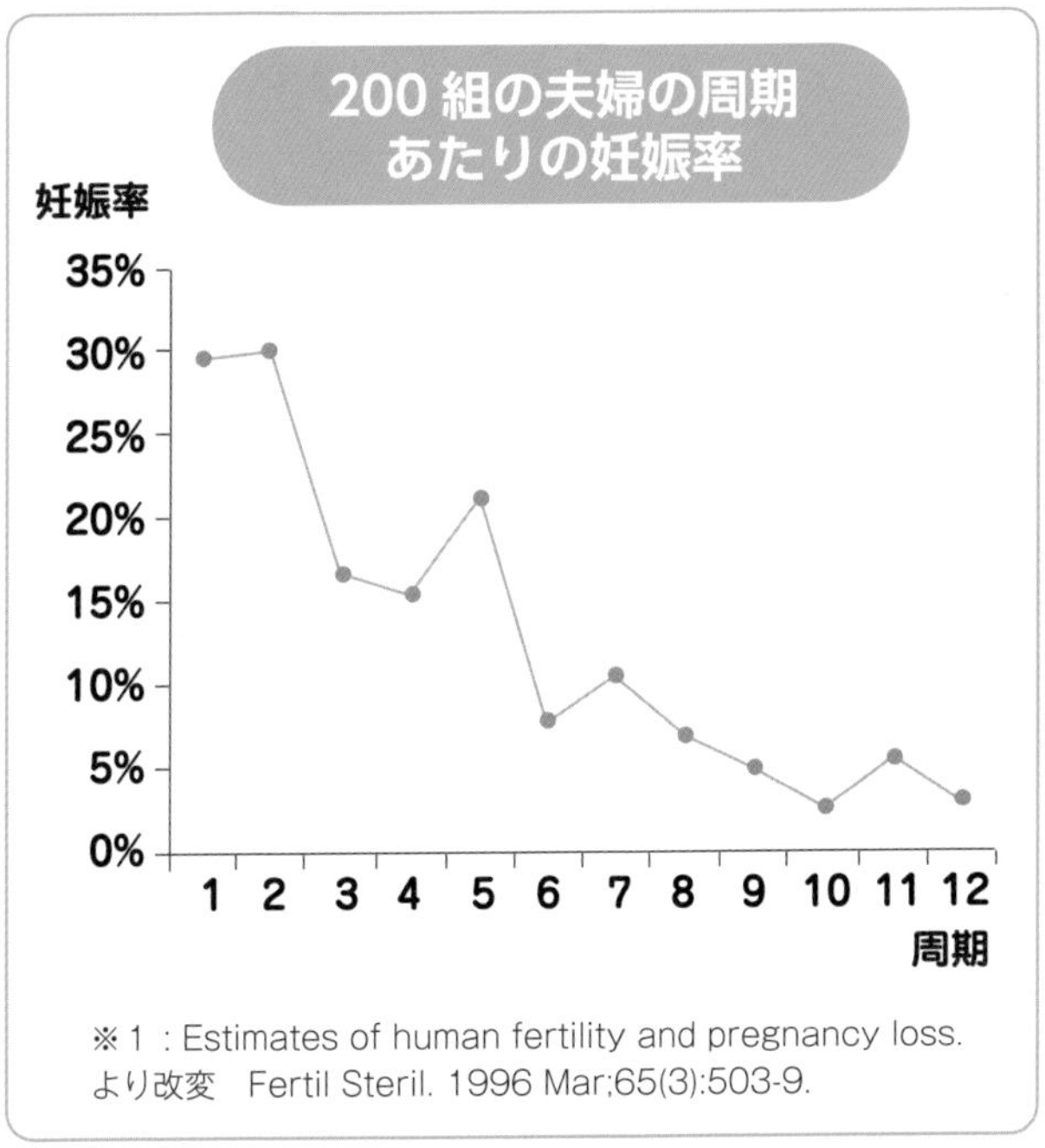

※1：Estimates of human fertility and pregnancy loss. より改変　Fertil Steril. 1996 Mar;65(3):503-9.

グラフ2

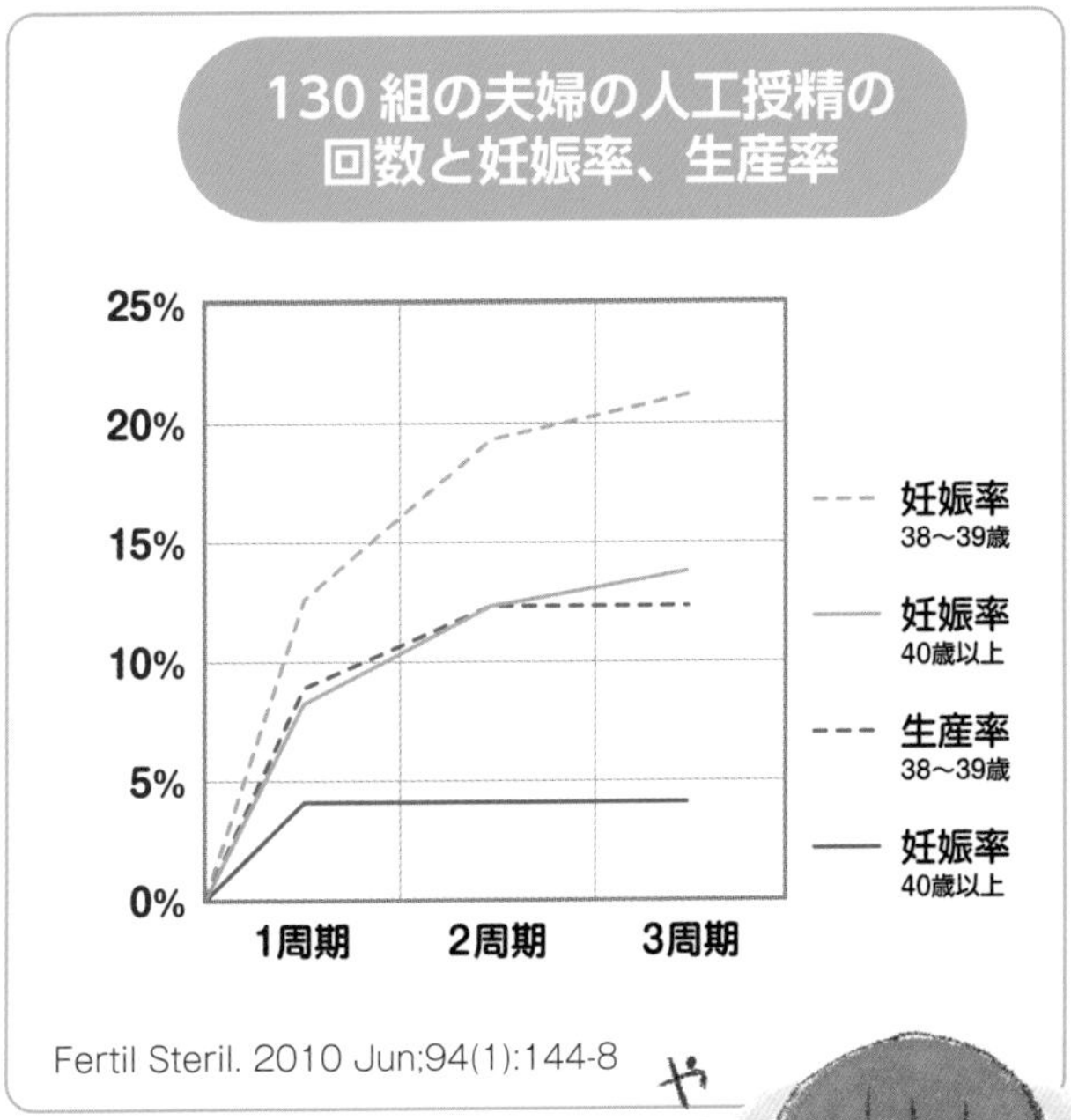

130組の夫婦の人工授精の回数と妊娠率、生産率

25%、20%、15%、10%、5%、0%
1周期　2周期　3周期

妊娠率 38～39歳
妊娠率 40歳以上
生産率 38～39歳
妊娠率 40歳以上

Fertil Steril. 2010 Jun;94(1):144-8

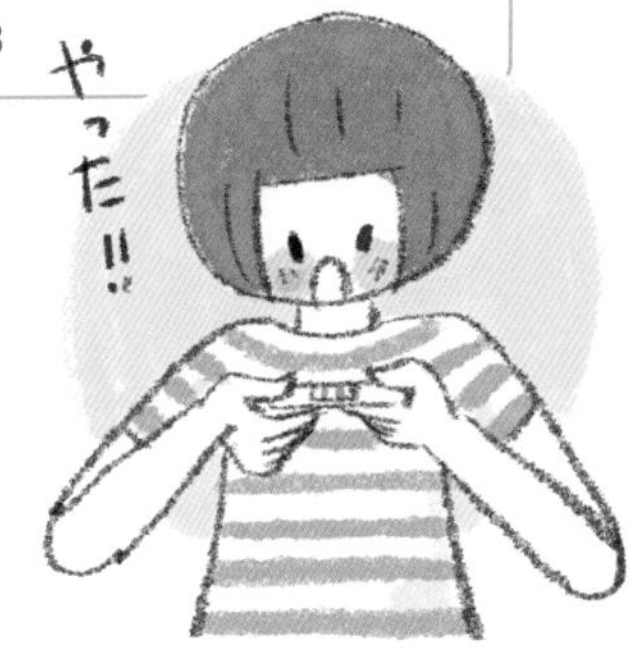

2人工授精周期について38～39歳と40歳以上の2つのグループに分けて調査した発表があります。この調査では、それぞれ排卵誘発を行い、卵胞径16ミリでHCG注射をして12時間と36時間後に人工授精を2回実施。また人工授精治療周期中の性生活をしないように指示し、臨床的妊娠であることを確認した結果を発表しています（グラフ2）。人工授精を受けた夫婦の不妊原因には、男性因子、排卵障害、子宮内膜症、卵管因子、原因不明などで、合計17例の臨床妊娠があり、10例で子どもが生まれています。

38～39歳の全体の妊娠率は15・8％、1周期の妊娠率は9％で、生産率※は5.2％でした。40歳以上では全体の妊娠率は12・3％、1周期の妊娠率は7.8％で、生産率は2％でした。

また、38～39歳では人工授精治療周期の最初の2回で生産率は伸びなくなり、40歳以上では最初の1回以降にメリットはないと発表しています。（※生産率=生きた赤ちゃんが生まれてくる率）

これらを踏まえると、高年齢であればあるほど、不妊治療に臨む場合には早めに体外受精を検討する必要があることがうかがえます。

人工授精で妊娠が成立しない理由として考えられるのは、卵管采が卵子を取り込むのが難しいピックアップ障害が疑われること、卵子の質に問題があること、精子の質に問題があることなどがあり、これらは、一般的な検査ではわからないことから、人工授精を重ねても妊娠が成立しない原因になっているのではないかと考えられています。

chapter 4-⑲

どれくらい治療したら妊娠できる?
~体外受精の妊娠率~

体外受精

体外受精での妊娠率はどれくらい?

体外受精による妊娠率は、日本産科婦人科学会に登録のある体外受精実施施設から寄せられる報告を元に毎年、発表されています。

治療周期数に対する年齢別の妊娠率、胚移植周期数に対する妊娠率、治療周期数に対する生産率、妊娠数に対する流産率がそれぞれ発表されています。2017年の発表を見てみましょう。グラフ3に示すように、妊娠率、生産率が年齢ごとに低下していくことがわかり、流産率は39歳を境に妊娠率を上回っていきます。

それぞれの年齢の実際の総治療周期数なども発表されており、中でも総治療周期数が一番多いのは40歳で3万8698件、移植周期数は2万1604件で、総治療周期数に対する胚移植率は約55・8%、同様に妊娠周期数は5872件で妊娠率15・2%、生産周期数は3603件で生産率9.3%でした。次いで治療周期総数が多いのは39歳、次が41歳、そして42歳の順で、年齢が高くなると何度も繰り返し体外受精をしているだろうこと、また多くの治療施設で聞く患者平均年齢に合致します。39~42歳の治療周期総数の合計は15万0831件、全体が44万8210件ですので約33・7%にあたります。

すべての年齢を通して総治療周期あたりの妊娠率は17・7%、胚移植あたりの妊娠率は31・5%、総治療周期あたりの生産率は12・3%でした。

数字は大変厳しく、年齢を追うごとに低下していくのがわかります。

体外受精の妊娠率をあげるため?

体外受精は、卵子を体外に出し受精させることが必要です。そのため、確実に卵子を得られるよう排卵障害がない場合でも排卵誘発を行うことが多くあります。また、自然な月経周期中で育つ卵子以外にも質の良い卵子があり、その卵子で妊娠し、出産が可能なケースもあることから、なるべく多くの卵胞を育てて採卵し、体外で受精させる方法が広く行われています。

複数の卵子が確保できると、胚の数も複数できることが期待でき、移植できる胚の数にも期待できます。

また、一度の採卵で複数胚ができた場合、学会の会告により、移植胚は原則1個としているため未移植胚は凍結保存します。そして、その凍結胚は融解して胚移植ができることから、どのような排卵誘発方法であっても、複数の卵子を確保することが望ましいと考えるのが一般的です。

「卵子の個数と生産率（※1）」については、採卵数が多いほど生産率が上がるというデータがヒューマンリプロダクトにあります。1回の採卵で卵子が15～20個確保できるまでは生産率が上がり、20個を越えると下がる傾向にあるとしています（グラフ4）。ただ、卵子個数に対するサンプルとなる人数には年代的な特徴があり、全体的には4～15個採卵できたケースが多くなっています。これは34歳以下と同様で4～15個採卵できたケースが多く、特に7～10個採卵できたケースが多くいます。35～37歳では4～10個、38～39歳では3～8個、40歳以上では3～5個でした。採卵数は、年齢を追うごとに少なくなり、生産率については、グラフの山の大きさに違いはありますが、採卵数が多いケースの生産率が高くなっています。

ただ、採取できる卵子の数は、年齢とともに少なくなる傾向があり、卵子の質も心配されます。卵子の質は、妊娠の要であるため、過剰な排卵誘発による卵巣への負担は年齢以上に卵巣機能を低下させてしまうことや卵子の質の低下を招くと心配される声もあり、卵巣機能の良し悪しに関わらず、卵巣に負担の少ない低刺激での排卵誘発方法を選択したほうが良いという考えもあります。

グラフ3

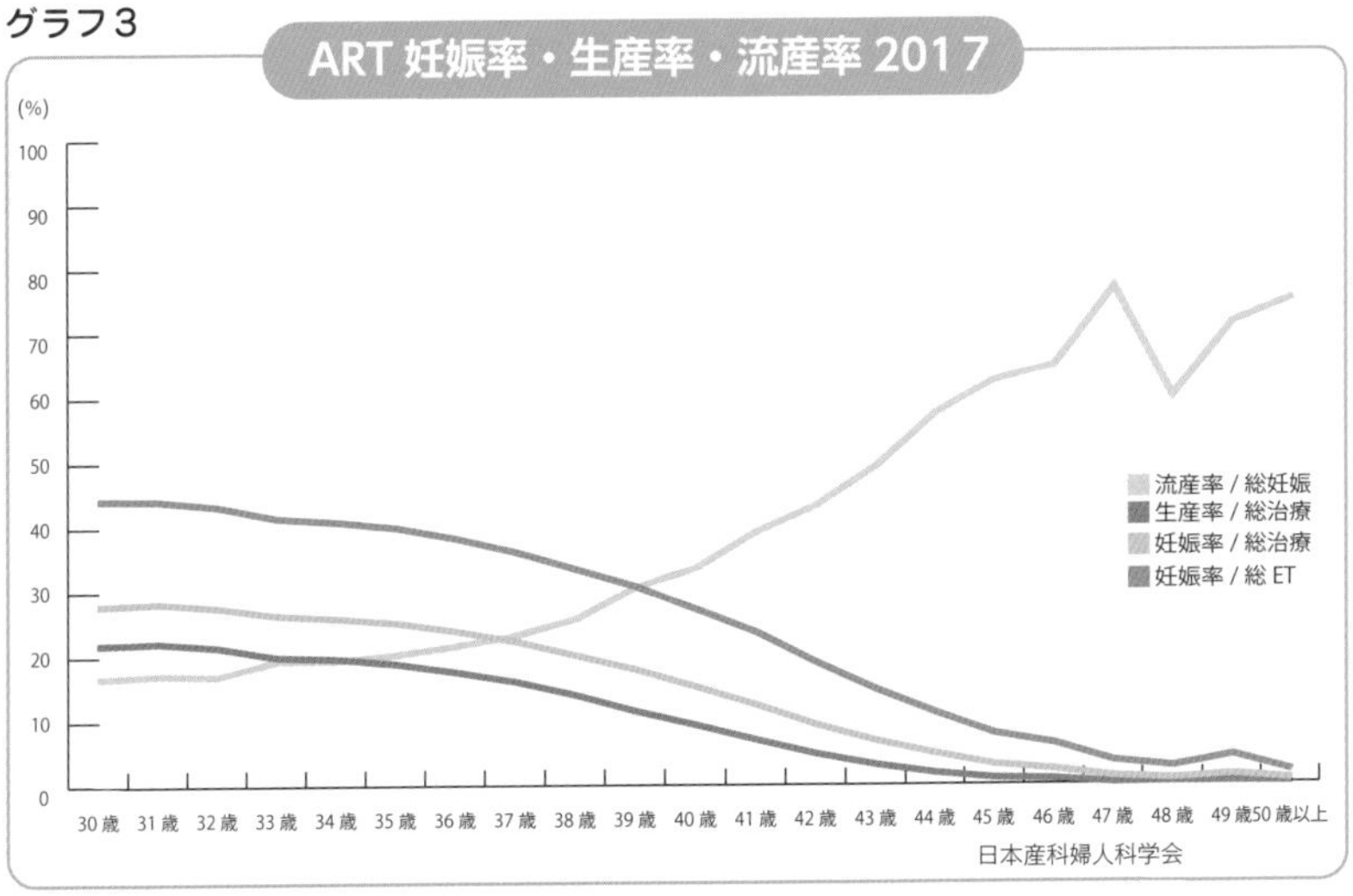

ART 妊娠率・生産率・流産率 2017

(%)
100 90 80 70 60 50 40 30 20 10 0
流産率 / 総妊娠
生産率 / 総治療
妊娠率 / 総治療
妊娠率 / 総 ET
30歳 31歳 32歳 33歳 34歳 35歳 36歳 37歳 38歳 39歳 40歳 41歳 42歳 43歳 44歳 45歳 46歳 47歳 48歳 49歳 50歳以上
日本産科婦人科学会

グラフ4

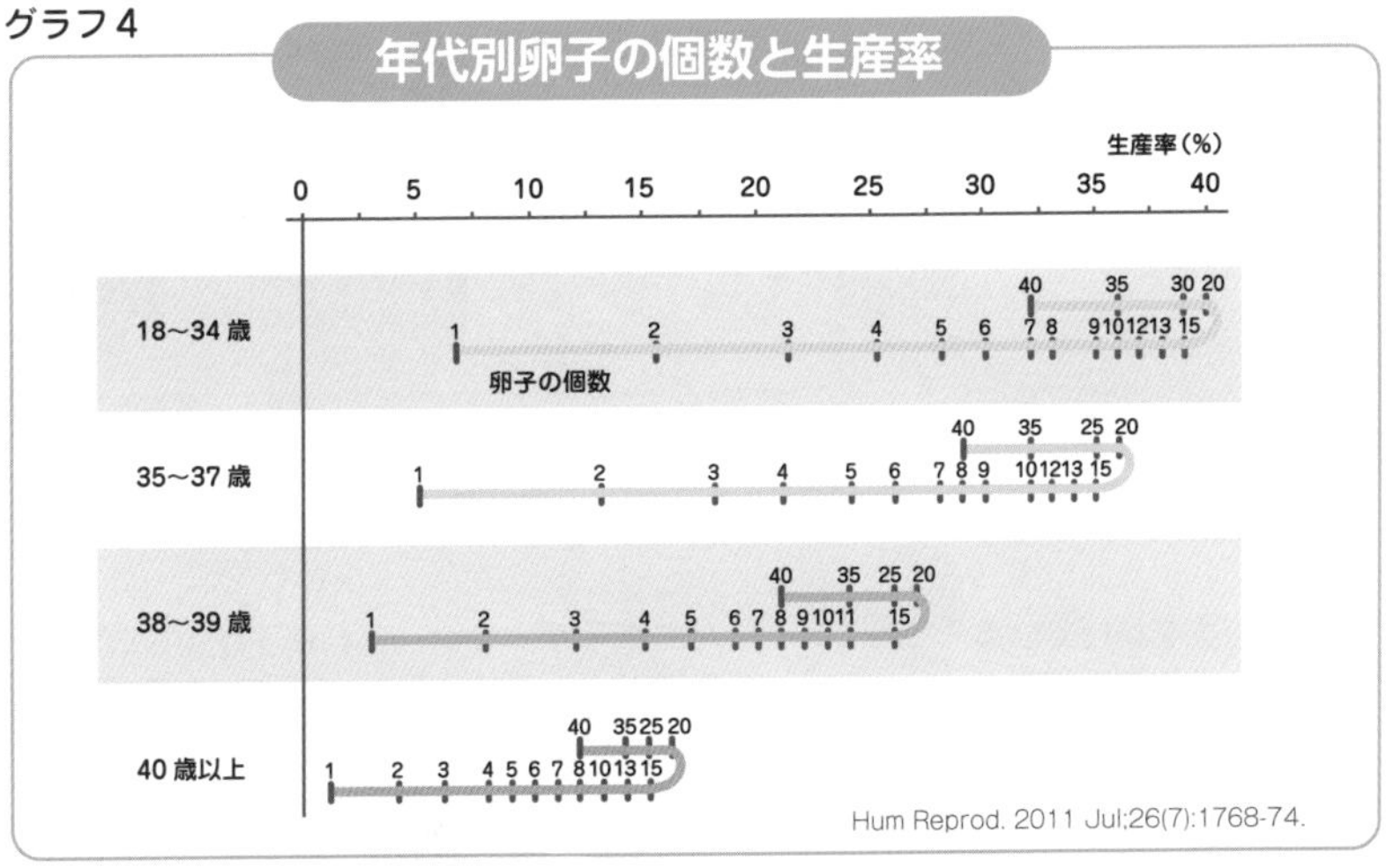

年代別卵子の個数と生産率

生産率（%）
0 5 10 15 20 25 30 35 40
18～34歳
卵子の個数
35～37歳
38～39歳
40歳以上
Hum Reprod. 2011 Jul;26(7):1768-74.

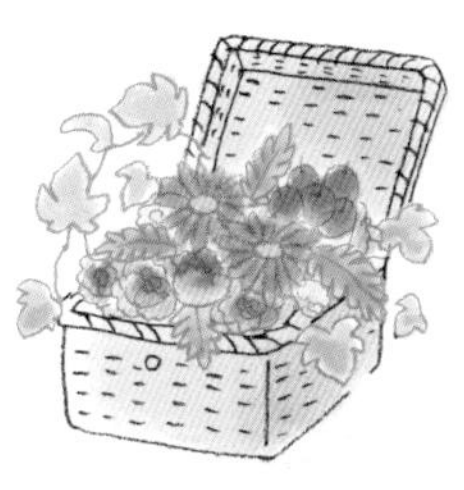

夫婦に適応した治療をしよう！

不妊原因はさまざまありますが、パパかママのどちらかに原因があったとしても、それは夫婦ふたりの原因として考えましょう。そして、その原因にあった治療を受けましょう。そのためには、まず検査を受けることです。

不妊治療は、検査から始まります。ふたり一緒に検査からスタートできるように協力し合いましょう。

ママとパパの検査と治療

ママの検査は月経周期に合わせて

ママの検査は、月経周期に合わせて行います。卵胞期には卵胞がちゃんと育てられるか、排卵期にはちゃんと排卵できるか、黄体期には着床できる環境になるかなどを調べます。

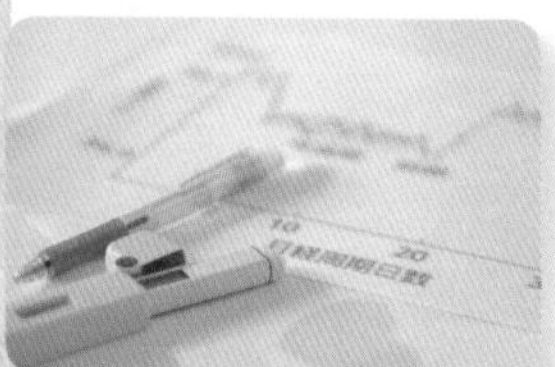

パパの検査はいつでもできます

パパの検査は、主に精液検査です。精液量や精子数は変動が激しいので、検査の結果が一度よくなくても、何度か受けて、その平均値や中央値で判断します。

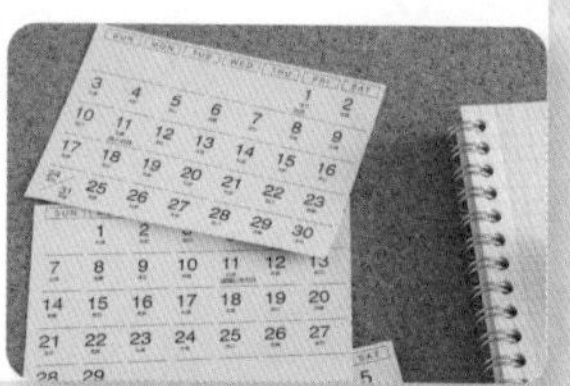

ママの検査結果に異常がなくても

検査結果に異常がなければ、妊娠を妨げている原因や要因がないのではなく、検査では明らかにならないところに問題があると考えられます。ピックアップ障害や受精障害、胚の発育に問題があるかもしれません。

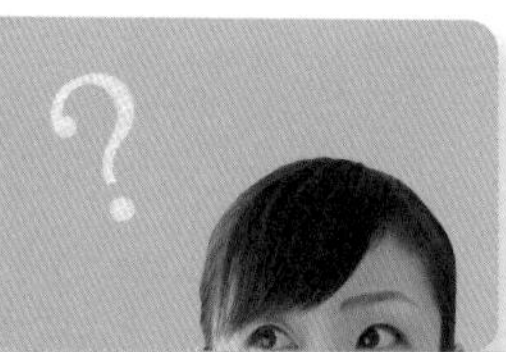

パパは、なるべく早く検査を受けて

パパの精子が少ない、運動精子が少ないなどの問題があった場合、ママに不妊原因がなくても、治療の方法が決まることがあります。ですからパパは、なるべく早く検査を受けましょう。

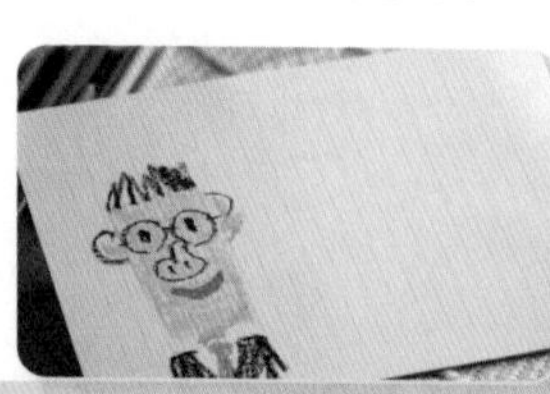

治療は理解して、納得してから

検査から治療の方法が決められます。お医者さんから「この方法で治療しましょう」と提案されますが、その方法を理解できているか、納得してスタートしたかがとても大切になってきます。

治療は、ふたりで行うもので、主にママが薬を飲んだり、注射したりしながら進んでいきます。不妊治療の目標は妊娠で、その目的は赤ちゃんを授かることです。

親になる夫婦が、生まれてくる赤ちゃんのために受ける治療ですから、新しい命を守るために、きちんと治療方法を理解しましょう。

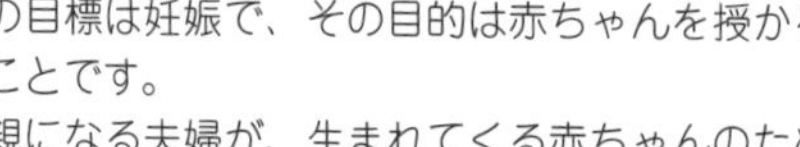

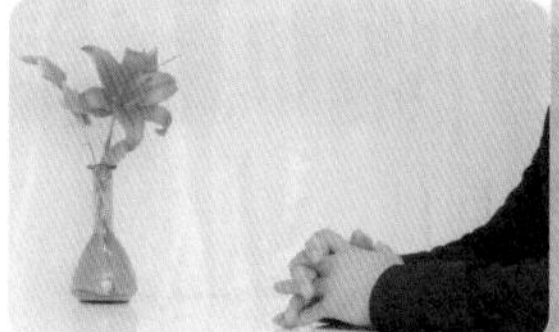

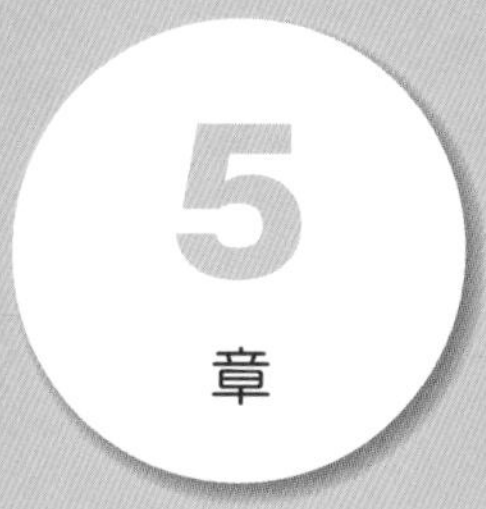

病院選び　医師選び

ママになりたい

Preserved version

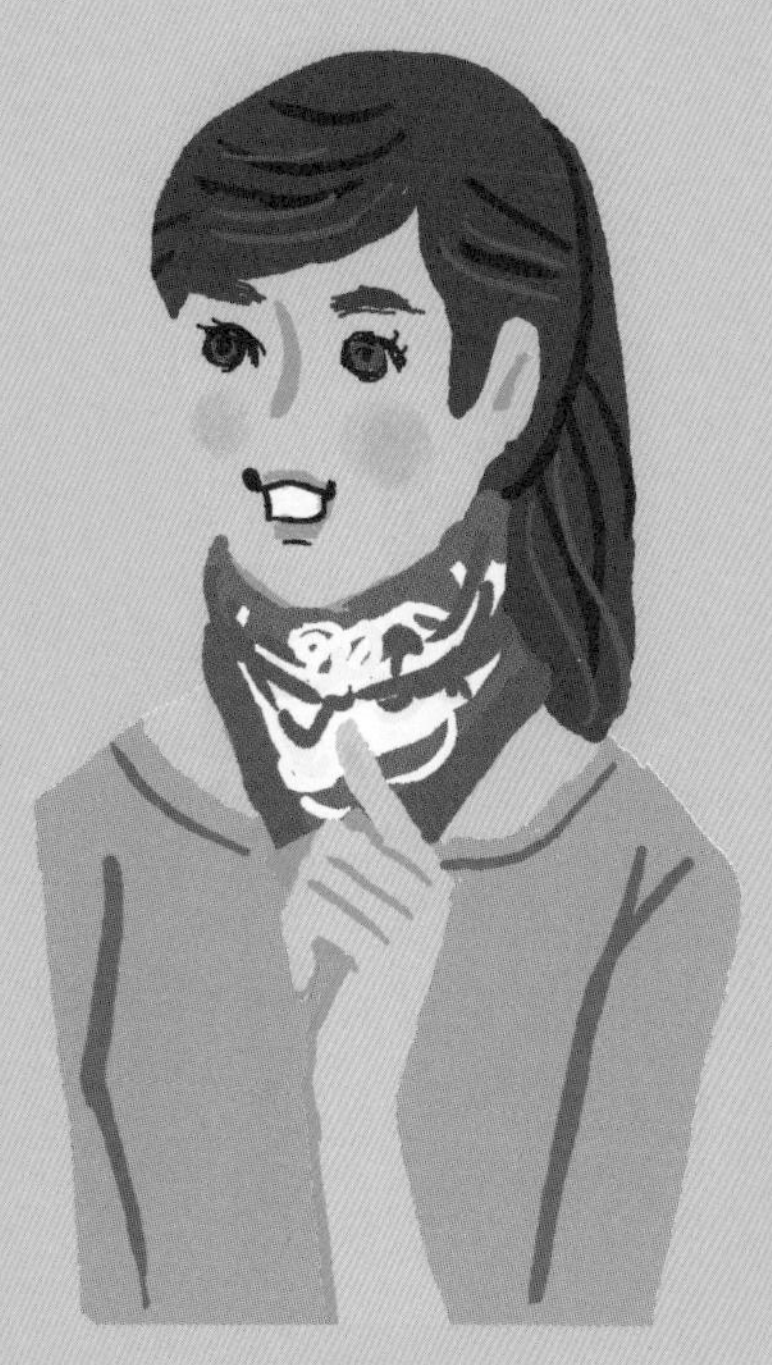

病院選びに困ったら

どこがいい？ 病院選びと医師選び

赤ちゃんが欲しいという願いを持っていても、不妊治療となると二の足を踏んでしまう方も多いことでしょう。

夫婦が子どもを望み、そして夫婦で不妊治療に臨むことが、妊娠への出発点となります。けれど、本当に治療が必要かどうかは実際に病院へ行き、診察や検査を受けてみなければわかりません。

このままでは妊娠しないかもしれないという漠然とした不安を抱えているよりも、どうしたら妊娠することができるのか、その糸口をつかむつもりで、足を運んでみるのもよいでしょう。

そこで、思い立ったが吉日と、即実行に移す行動力も大切ですが、いざ腰を上げるとなると、どこの病院に行けばいいのか、どんなお医者さんを選べばいいのか、いったいどんな検査をするのか、いろいろな疑問や不安が頭をもたげることでしょう。

とりあえず、検査だけでも受けてみたいという方もいれば、これから先も通うことを見据えて選びたいという方もいて、何を希望するかによっても病院選びが変わってくるかと思います。

例えば、一般不妊治療までの希望か、体外受精や顕微授精ができることも含めるのか。妊娠から出産までトータルで治療に挑むのであれば、産科が併設、または連携している施設。どのレベルで、いつまで治療に挑むのかを一度、夫婦で相談しましょう。

また、治療は月経周期に従って進んでいくので、無理なく通えることも大切です。仕事をしている方なら職場からも自宅からも通いやすい場所であること。二人目以降を望んでの治療であれば、幼稚園や保育園、学校からも近くでと、自分たちのライフスタイルに合わせて考えてみるとよいでしょう。

説明会に行ってみよう！

病院選び、医師選びは不妊治療の第一歩です。ふたりの間に生まれてくる大切な子どもに出会うための治療ですから、自分たちなりに選びたいものです。そこで、病院が開催している説明会に行ってみましょう。通院患者以外でも参加できるところはたくさんあります。できれば何件か参加してみるとよいでしょう。

病院内で行われているのであれば、通院のシミュレーションができるという利点もあります。また、実際に診療を行う医師が講師を務めることが多く、その内容はもちろん、話し方、態度、雰囲気などから、自分との相性も確認できるでしょう。病院選びと同様に医師選びは重要で、いくら腕のいい医師であっても、自分との相性が良くなければストレスにもなります。

不妊治療には少なからずストレスがかかりますが、このストレスが病院の方針や医師との相性、さらになんだかしっくりこないと悩むことから起こるのでは、本末転倒です。

通院を開始してからそのストレスがずっと続くのであれば、別の病院の勉強会に参加してみたり、セカンドオピニオンを求めるなどして情報を集めることで、通院する病院の良さを再認識することができるかもしれません。また転院することも選択肢に入れておくと安心でしょう。最初から1件に絞る必要はありませんし、最初に行った病院で治療を受けなければいけないわけでもありません。

ふたりが納得のいく病院で納得のいく治療を受けることが一番です。

病院選び５つのポイント！

1. 婦人科か不妊治療専門施設か
2. 大きな病院かクリニックか
3. 通院しやすいか
4. 評判はどうか
5. 勉強会に参加してみよう

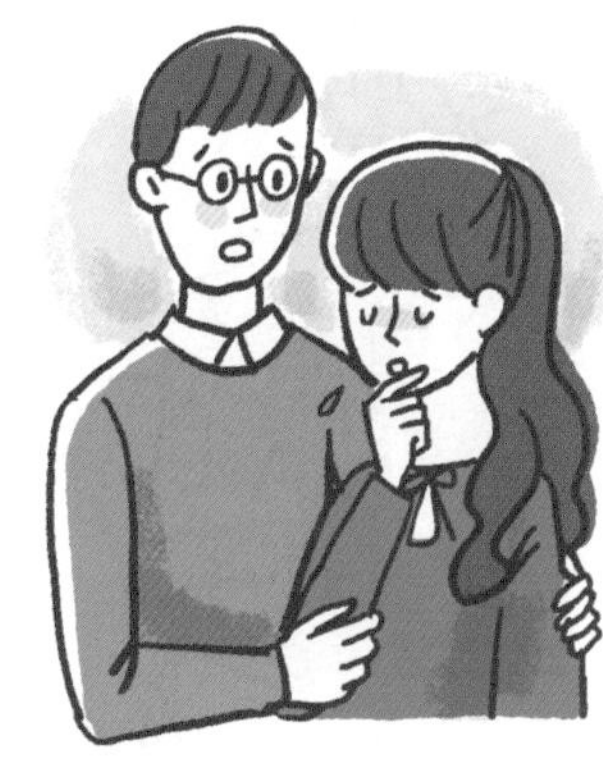

コラム　自分たち夫婦の状況を確認しよう

どこまでの治療に挑むのか。ふたりのライフスタイル。医師との相性。病院選びのポイントとは別に、自分たちの状況を把握しておくことも必要です。

自分たち夫婦それぞれの年齢、そして赤ちゃんが欲しいと思ってからの期間。

夫婦ともに20代から30代前半の場合は、妊娠適齢期真っ只中なので、妊娠を妨げる原因がなければ、避妊をしない性生活を送ることで80〜90％近くが妊娠します。

もしも、月経不順があったり、月経痛がきつい、性行為中に痛みを感じるなどの症状があれば、まずは婦人科検診から受けてみましょう。

妻の年齢が30代後半の場合は、妊娠適齢期から遠くはありませんが、１年を経過しても妊娠の兆しがないようなら、一度、検査を受けてみるとよいでしょう。妻の年齢が40代の場合は、妊娠適齢期とは言い難い年齢です。個人差が大きく、問題なく妊娠、出産する方もいれば、かなり難しい方もいます。

妊娠を望むなら、不妊治療をする、しないにかかわらず、一度、検査を受けることをおすすめします。

chapter 5-②

これだけは譲れない！私たちのこだわりポイント

何を大切に思う？どこにこだわる？

不妊治療では、通院や月経周期に従って進んでいく検査や服薬、自己注射など治療に関することが、夫婦の生活の一部に組み込まれてきます。

病院選びの際に、どこにこだわって、何を重視するかは自分たち次第です。

あなたは何を大切に思い、どこにポイントをおきますか？ ふたりのこだわりポイントを具体的にあげていくことで、候補がいくつかに絞られてくるでしょう。

どこまでの治療を受ける？

体外受精や顕微授精などの治療までを視野に入れて考える場合は、それらの治療が受けられる治療施設を探すことになります。これは261ページから日本産科婦人科学会に体外受精の実施施設として登録のある（2020年2月現在）治療施設のリストがありますので、参考にご覧ください。

その他、卵管鏡下卵管形成術や腹腔鏡検査などを実地している治療施設は限られてきますので、確認が必要です。

持病などを抱えている場合は、通院する病院と十分な連携がとれる不妊治療施設を紹介してもらうのもいいでしょう。

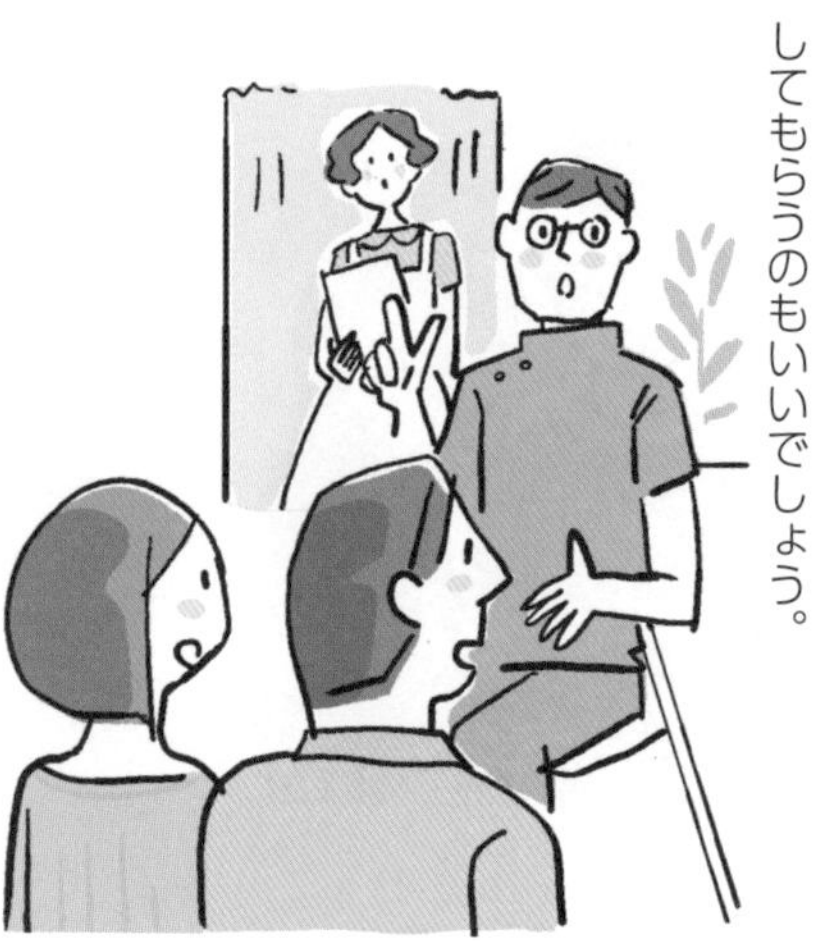

男性不妊も視野に入れた病院選び

不妊症の原因の半分は、男性にあります。その対応は泌尿器科が専門となるため、妻が通院する治療施設で対応できなければ、連携する泌尿器科が紹介されます。この場合、夫婦が別々の病院に行くことになり、治療がスムーズに運ばないこともあるため、最近では男性不妊外来を持つ治療施設も増えてきました。

精液検査の結果によって、男性不妊専門医の必要性や、その後の治療の流れがかわってくることから、男性不妊も考慮するのであれば、このように対応している治療施設をチェックしておくとよいでしょう。

不妊治療は夫婦で臨むもの。夫婦ともに通いやすく、男性不妊も視野に入れた病院選びをする夫婦も増えてきています。

精神的にも楽な気持ちで受けられる女性医師

女性ならではの診療と心遣いから、女性医師を希望する夫婦も少なくありません。

また、夫婦生活にかかわる微妙な問題や女性特有の心理などについても、同性なので安心して話ができて、理解してもらいやすいなどの理由から、女性医師がいる治療施設を選んで通院する方もいます。

通院を希望する治療施設に女性医師がいれば、初診時に女性医師に診察してほしい旨を伝えておきましょう。

専門カウンセラーがいるところ

不妊治療は、1回の治療周期の中で、不安と期待が常に交錯します。妊娠反応が陽性にならなかった、月経の出血が始まったなどで大きく気持ちが落ち込むことも珍しくありません。

また、不妊治療を進めていく中で、「今日の検査って何のため?」「今飲んでる薬ってなんだろう?」と疑問に思うことも出てくるでしょう。

この疑問を解消せずに治療が進んでいくと、疑問が不安や不信へ、そしてストレスへつながっていきます。これを防ぐには主治医とどれだけコミュニケーションがとれるかが重要なのですが、実際に診察室へ入ると、様々な理由から質問することをためらってしまう方も多いようです。

院内カウンセリングを行っている病院が増え、メンタルケアにも配慮のある専門のカウンセラーがいる治療施設を希望する方も増えています。

やっぱり気になる！ 通院時間と待ち時間

不妊治療は、自分たちの都合だけで進められる治療ではありません。卵胞の成長具合、ホルモンの状況によっては、仕事やさまざまな用事よりも優先させなければならないことも出てきます。体外受精などの高度な不妊治療になると、通院の頻度も高くなってきます。ですから、病院選びのポイントとして、通いやすさと予約のとりやすさをあげる方も多くいます。

治療施設までの交通手段と所要時間、マイカーを利用する場合には、駐車場の有無とそれぞれの費用も合わせてチェックしておくとよいでしょう。

また、治療施設のオフィシャルサイトなどで予約制かどうかを確認しておくこともお勧めします。

予約不要の場合は、長時間の待ち時間が発生することもあります。

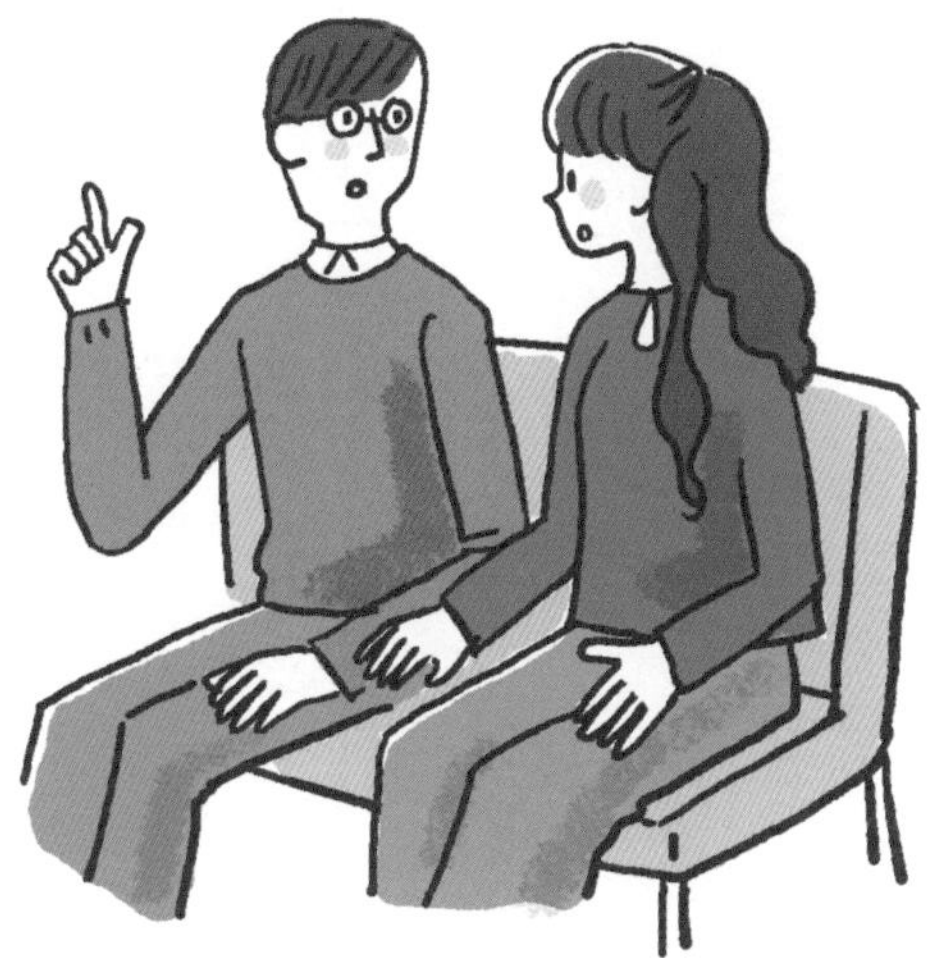

chapter 5-③

転院したい！どうすればいい？

転院するための準備をしよう！

不妊に限らず、転院を考えることは珍しくありません。

不妊治療は、必ずしも妊娠が約束されているわけでなく、思うような結果が得られなかったり、より効果のある治療を求めて転院したいという気持ちになる方も多いようです。勤務先の移動や引越しなど、生活環境の変化によりやむを得ず転院しなければならないケースもあるでしょう。ここでは、転院する際に注意したい点をいくつか紹介します。

紹介状って必要なの？

転院するにあたって、用意したいものの一つが紹介状です。紹介状があるに越したことはありませんが、紹介状なしでも診療を受け付けているのが現状です。ただし、今までの検査結果や治療経過がわからなければ、同じ検査や治療の繰り返しになってしまうこともあるので、紹介状を書いてもらうようにしましょう。

けれど、いざ転院するとなると、なかなか言い出せないという方も少なくありません。今まで診てもらった感謝の気持ちから切り出せない場合もあるでしょうし、「相性が悪くて変わるんだから！」、「もう当てにならない」との不満の気持ちを持つ方もいることでしょう。それでも今までの検査結果やカルテは医師のところにあります。

患者にとっては、自分の理にかなった治療を受けられることが前提で通院するわけですから、転院は患者の自由意志によるものです。患者が転院を希望すれば、紹介状を書かないという医師はいません。ですから、積極的に紹介状を書いてもらう姿勢、自分の情報を医師から受け取る姿勢を持ちましょう。

紹介状がない場合は、今までの検査結果や治療歴のメモなど、これまでの経過がわかるものを持参するとよいでしょう。また、性生活の話も必要になりますから、紹介状がある場合もない場合も、これまでの経過などをしっかりと伝える準備をしておきましょう。

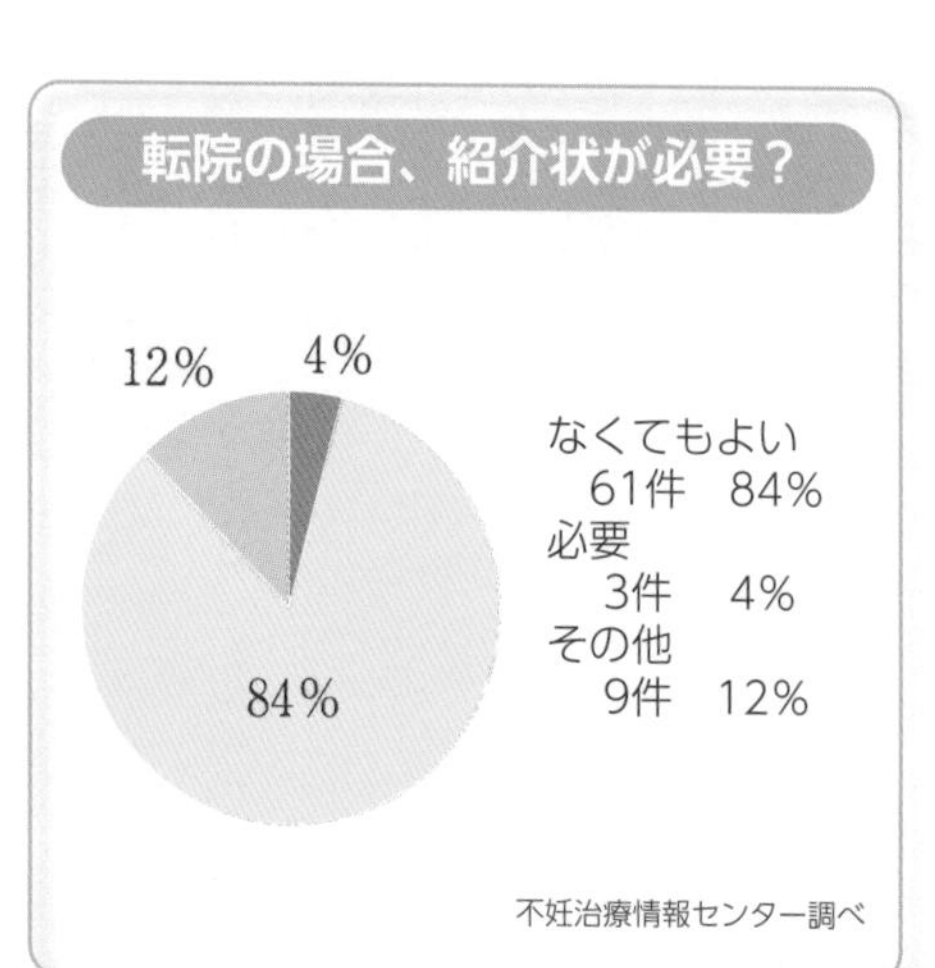

不妊治療情報センター調べ

凍結胚や凍結精子がある場合には？

転院を考えている方の中には、通院する治療施設に凍結胚や凍結精子があるため、なかなか転院に踏み切れないという方もいるのではないでしょうか。

凍結胚については、少しでも若い頃の凍結胚を使ったほうが胚の質も良く、妊娠の可能性も高いと考えられています。

それを知れば、転院するからといって諦めきれるものではありません。凍結胚や凍結精子を転院先へ持っていきたいと考える方もいるでしょう。

凍結胚や凍結精子を転院先へ移送するには、現在通っている治療施設と、転院先の治療施設の許可が必要になり、許可が下りた場合には、双方の同意書が必要になることがほとんどです。

凍結胚や凍結精子を伴っての転院については、必ず確認をとりましょう。なかには、体外受精を行う際の同意書の中に、凍結胚や凍結精子を伴っての転院は認めないと書かれていることもあるようです。

凍結胚や凍結精子の移送方法

転院が認められた場合には、凍結胚や凍結精子の移送は専門業者を頼んだり、なかには自分たちで行うこともあります。自分たちで移送する場合は、通常の荷物と違って特殊なものなので、予め、注意点などを教えてくれるはずです。必ず治療施設の注意点に従って行ってください。

移送の際には、凍結状態を保つための容器に液体窒素を充填して運ぶことになります。容器は治療施設で貸し出している場合もありますが、貸し出しが行われていない場合には、ネットなどを利用して自分たちでレンタル先を探しましょう。この移送用の容器は3～5キロと重量があり、持ち運ぶのは非常に困難です。移送する際に中の凍結胚や凍結精子が破損してしまうリスクもあります。精巣から直接回収するＴＥＳＥ（精巣内精子回収術）による凍結精子は、非常に凍結に弱いとされているので移送には慎重を要します。

また、液体窒素は気化により容器に異常があれば爆発の危険性があるので、電車やバスなどの公共交通機関での移送は禁止されています。持ち運びの手段は自分たちの車かタクシーのみとなるので、転勤などによる引越しで、遠方に運ばなければならない場合には専門業者を利用しましょう。業者によっては、海外の病院への輸送も可能です。

業者を利用する場合は、費用はかさみますが移送技術は高く、破損の危険はほとんどないようです。

破損などのリスクはすべて自己責任となるので、移送は重々注意して行いましょう。

実際に不妊治療を行っている体験者に聞いても、転院経験のある方は少なくありません。引越しなどにより、転院を余儀なくされることもあるのでしょう。今すぐに転院を考えていなくとも、もしもの場合に備え、準備をしておくといざという時に安心です。

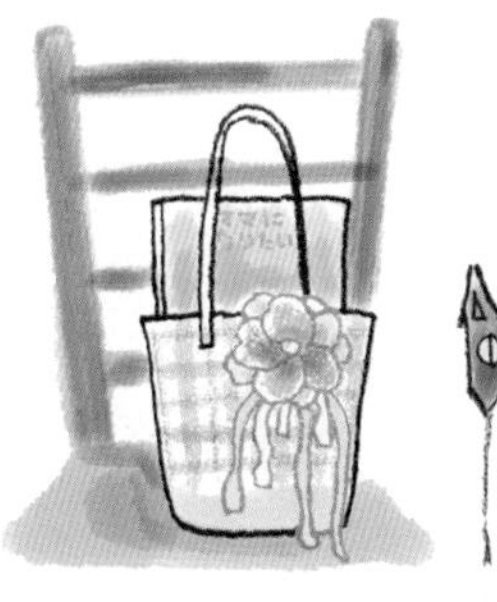

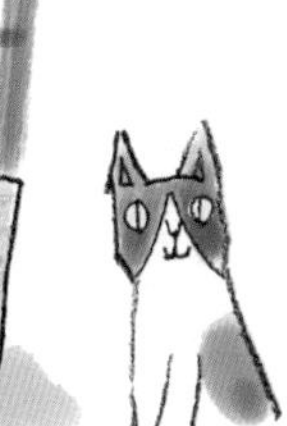

病院選び、医師選びはどうすればいい？

初めて治療をはじめるとき、また転院をするときに病院選びや医師選びをします。自分たち夫婦が、何を望むか、何をしたいかによって選ぶ病院や医師がかわってくるでしょう。自分たち夫婦のこだわりポイントは何かをよく話し合って、勉強会に出かけるなどしながら、ふたりで病院選び、医師選びをしましょう。

ママとパパの病院選び

ふたりでよく話し合おう！

治療に望むこと、医師に望むことは何かをふたりでよく話し合ってみましょう。

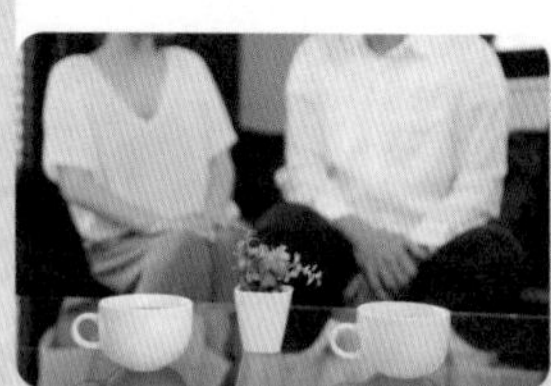

また、通院するために必要なことも出し合いながら、ふたりで病院選びをしましょう。

パパの治療とママの治療は同じ場所

最近、男性不妊の治療を行う婦人科のクリニックが増えてきました。パパは泌尿器科、ママは婦人科と別々でなく同じ院内で治療が受けられるメリットは大きいです。

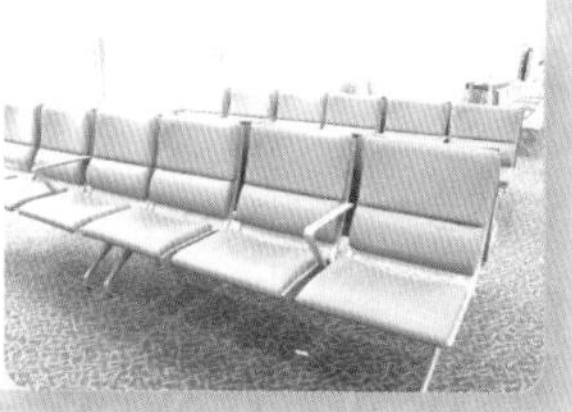

説明会に行ってみよう！

最近では、多くのクリニックで不妊治療の説明会や勉強会を行っています。週末に開催されているところが多いので、ぜひ、夫婦ででかけてみましょう。病院選び、医師選びには、とてもよい機会になります。

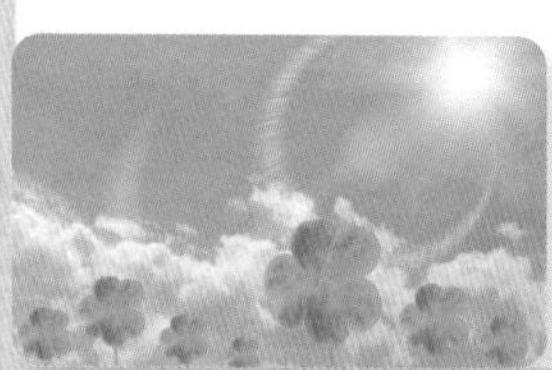

説明会でチェックすること

医師が妊娠や不妊のこと、治療のことをわかりやすく説明しているかは、まず大事です。診察時も、きっとわかりやすく説明してくれることでしょう。

また、医師の話し方などから自分との相性も推し図りましょう。

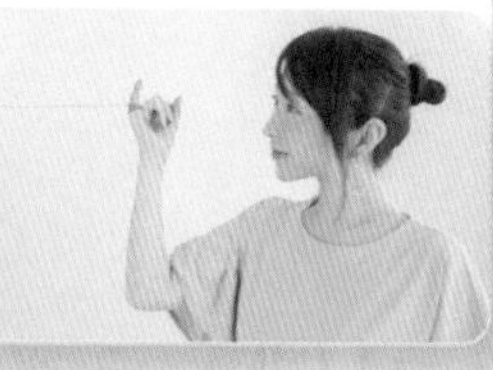

転院はよくあること？

「転院することは、よくないこと」と思っている夫婦は少なくありません。ただ、不妊治療の場合、夫婦の望みがもととなっていますから、その望みが叶わずに、この先何周期も同じ病院で治療を行うよりも、思い切って転院することも選択肢の１つです。

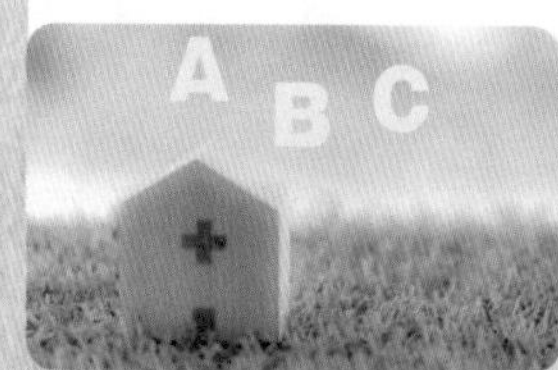

体外受精で胚を凍結している場合には、一緒に転院する、凍結胚は預けたまま転院するのどちらかになります。凍結胚を預けたまま転院する場合、また戻って治療をすることも可能です。胚のグレードも考慮しつつ考えましょう。

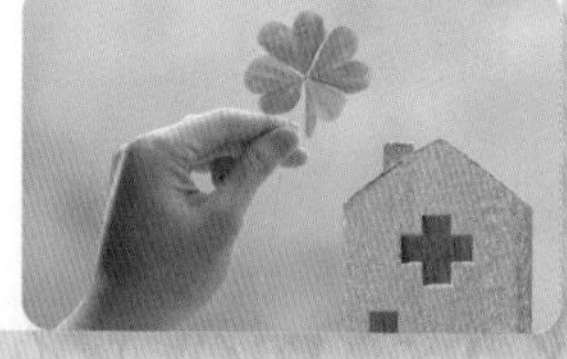

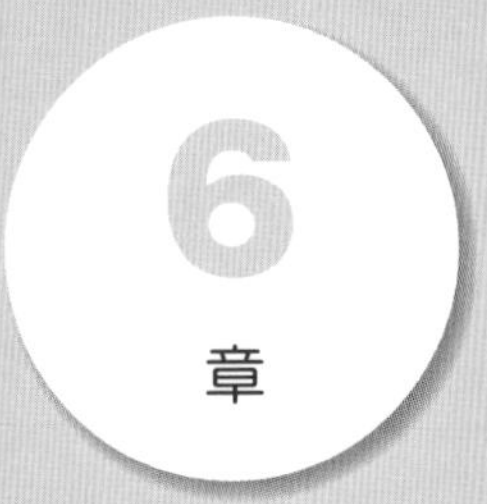

ストレスと上手に付き合おう

ママになりたい

Preserved version

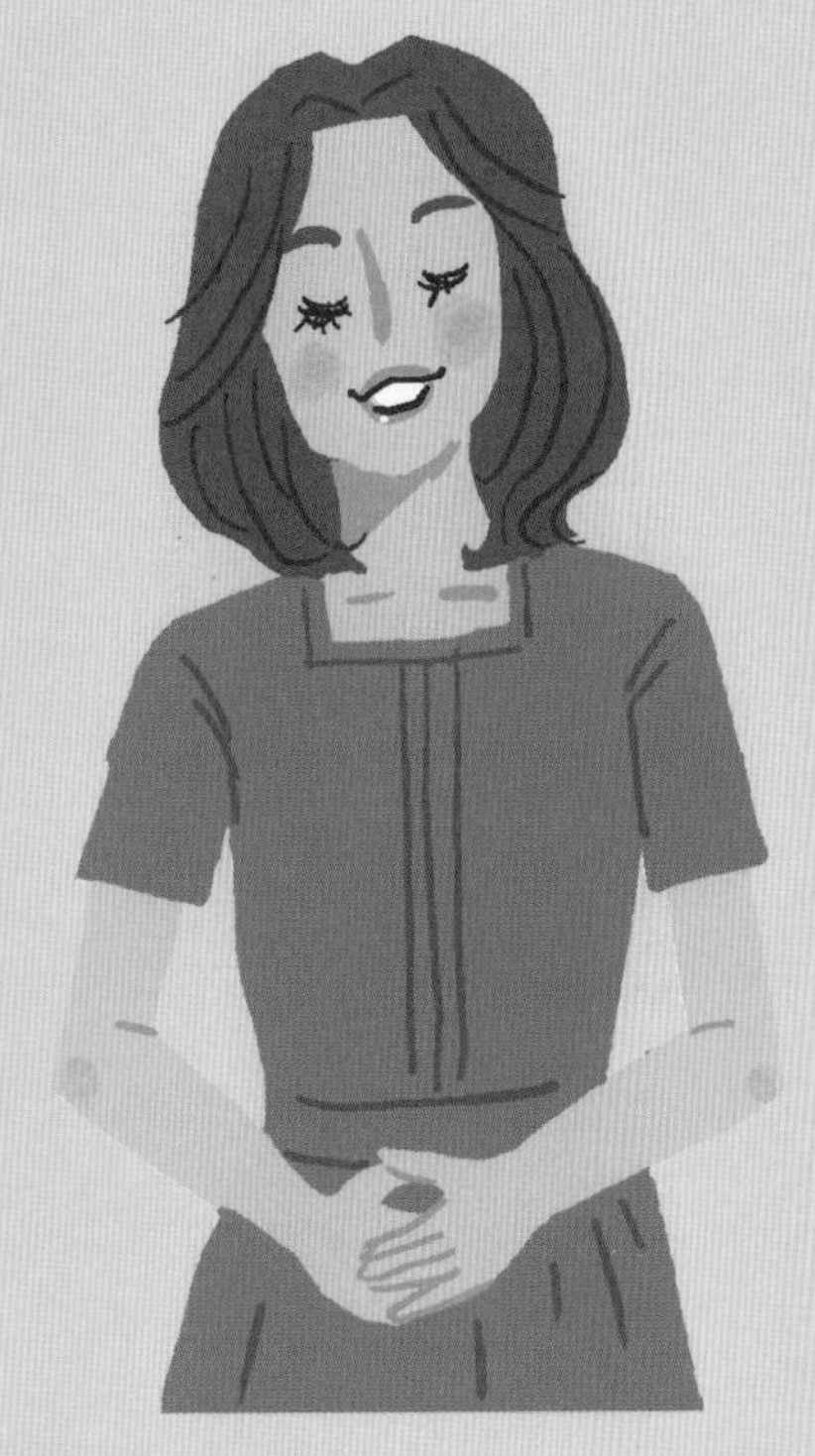

chapter 6-①

夫婦で支え合って治療に臨むために

赤ちゃんは夫婦の元にやってくる

赤ちゃんは夫婦の元にやってきます。夫婦のどちらかに不妊原因があれば、赤ちゃんを授かるのは難しくなります。夫婦は1つ、どちらの問題、どちらに原因があるなしではなく、夫婦に起こっている問題です。

妊娠して出産するのは女性で、不妊治療も女性中心になりますが、男性の役割も重要です。妻の努力に夫がサポートするのではなく、どちらも努力し、お互いが支え合っていくことが大切です。それには、妊娠に関する基礎的な知識、卵子と精子の違い、不妊治療の情報を共有することから始めましょう。

時間の都合のつくときには、夫婦で診察へ行き、治療周期の中でもタイミング療法なら排卵日を教えてもらう日、人工授精なら精子を注入してもらう日、体外受精なら採卵手術日や胚移植の日など、治療の節目となるときには夫婦で診察へ行くように心がけましょう。

また、夫婦で行くことが難しいときには、どのような話が医師からあったのか、どのような検査や処置をしたのかなどを、その日のうちに話をし、今後のことを確認し合いましょう。

お互いが治療に関して共通の情報を持つことは、妻が治療に臨むときの支えとなり、ストレスの軽減にもつながります。

夫婦が同じ方向を向くために

夫婦が同じ方向を見て不妊治療に臨むために、自分たちがどのようなライフプランを思い描いているのかを話し合いましょう。

話し合いの出発点として、例えば「何歳までに子どもを授かりたいか」からさかのぼって考えるのもいいでしょう。

①何歳までに子どもを授かりたいか。

そこから10カ月さかのぼった年齢で、妊娠が成立しているように目指します。

②いつ治療をスタートさせればいいか。

治療周期にかかる期間を見込んで、いつ治療周期をスタートさせ、何周期くらい治療をするかをプランしましょう。

③いつまで治療するか。どこまで治療するか。

治療をいつまで、何歳まで受けるかをあらかじめ決めておきましょう。また、どの段階まで治療をするかも決めておくといいでしょう。ただし、治療段階については妊娠や不妊治療のことを十分に理解することが先決です。

④いつ病院にいけばいいか。

これから不妊治療をしようと考えている夫婦は、病院選びを始めましょう。最近では多くの病院で妊娠や不妊治療に関する勉強会を行っていますので、夫婦で参加をして、どの病院がいいか、どの医師がいいかを選び、初診を受けましょう。

この4つのポイントを踏まえて、例えば①に38歳の間に1人産みたい、できれば4月から10月の間に産みたいとした場合、妊娠期間を10カ月として、37歳中の妊娠成立を目指して治療をすることになります。37歳中の妊娠成立を目指すためには、やはり37歳で受ける治療周期が大切になってきますし、4月を出産の目処にすると、36歳ですでに治療を始めているほうがいいでしょう。

こうして何歳までに子どもを授かりたいかからさかのぼってプランを組立てることに合わせ、自分の年齢から妊娠、出産を考えたときに、どれくらいの時間があるか、一般的にどれくらいの妊娠率なのかも合わせて考えていくことで、どのように治療をしたらよいかが具体的になってきます。

まずは、時間的なプランを立て、そのために何をしたらよいかを具体的なことをあげていくとわかりやすくなります。

例えば、治療にためらってしまうこともありますが、夫婦一緒に具体的なプランを考えることで、適応する治療にも取り組みやすくなってくるでしょう。

また、医療費に関することなども加えていくと家計のことや仕事のことなども全体的に考えて治療に取り掛かることもできるかと思います。

そして、このプランを医師とも共有することで、治療方針、治療計画を立てやすく、目的もしっかりとしてくるでしょう。

「いつまでに」というプランをつくることで治療に関する情報も夫婦で共有しやすくなり、治療にかかるストレスの軽減にもつながります。夫婦が同じ方向を向くために、夫婦で治療へ臨むために大切になっていくでしょう。

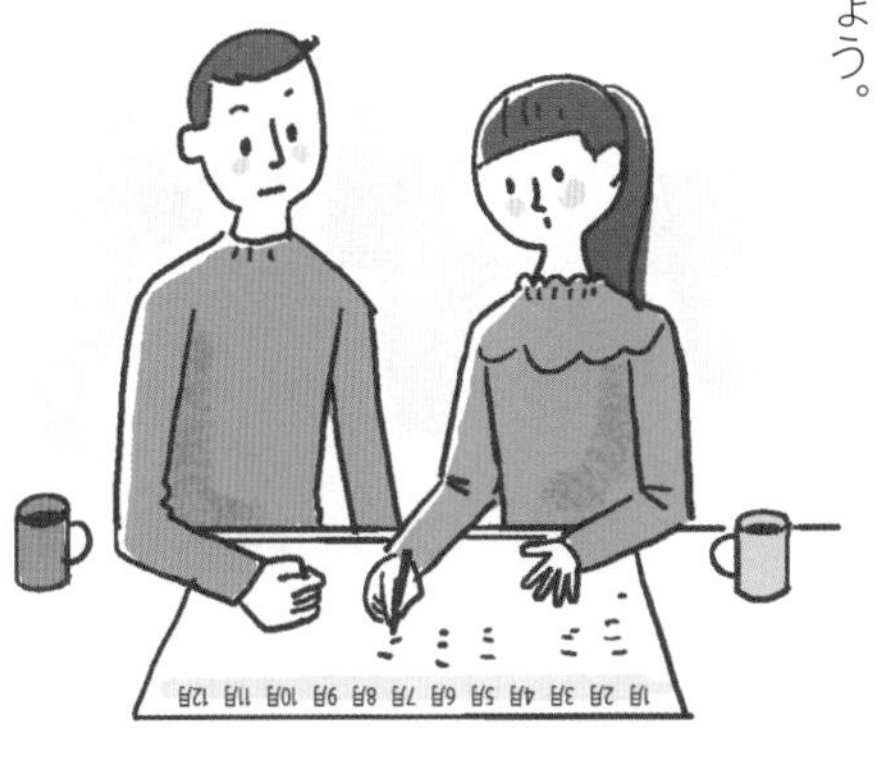

ただし、治療はプラン通りに進まないことも多々あります。そのため細かくプランを立てるのではなく、ゆとりを持って立てましょう。

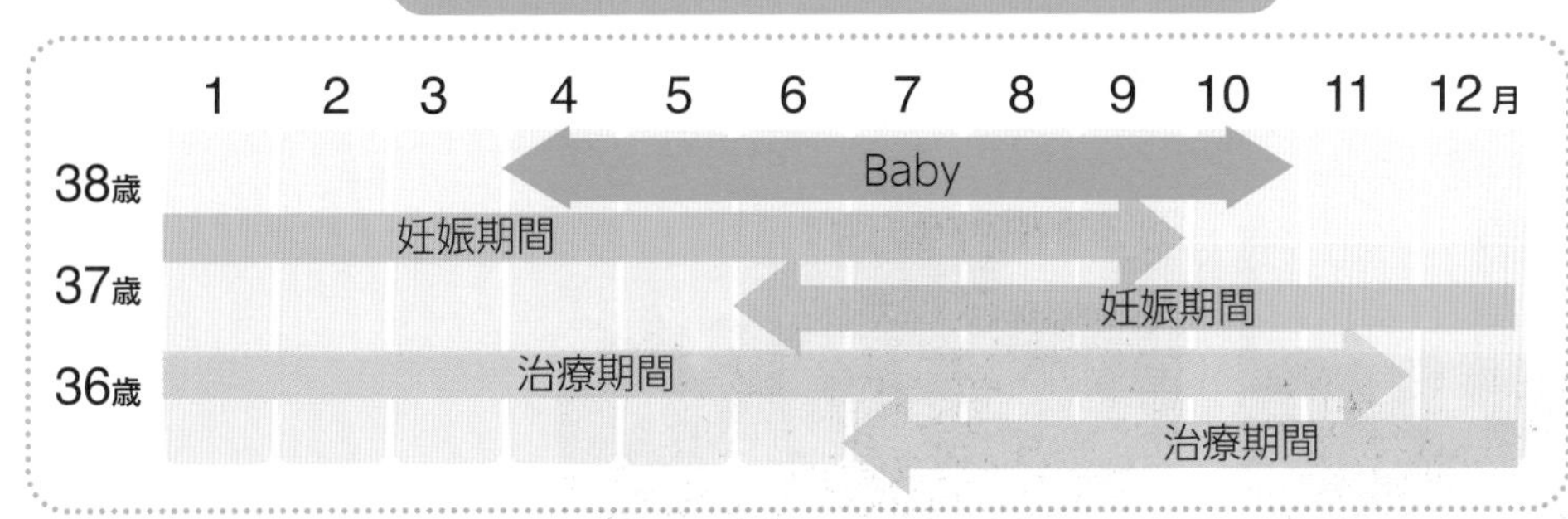

38歳の4～10月の間に赤ちゃんを産みたい場合、10月の出産であれば約9カ月前の38歳になる年の1月、または37歳の12月の妊娠成立を目指すことになります。4月の出産であれば約9カ月前の37歳の7月、または6月の妊娠成立を目指すことになります。これに照らして治療をいつからスタートすればいいかを考えましょう。

chapter
6-②

医師とコミュニケーションをとろう

医師の説明を理解するために

不妊治療は検査からはじまりますが、どの検査もこれまで受けてきたような検査と違って、痛みや恥ずかしさが伴うこともあります。

治療目的を理解することで、妊娠を妨げる要因や原因についても、よく理解ができるようになるでしょう。そのために、妊娠や不妊治療の基礎知識は正確で最新のものを医師から直接情報を得ることが一番の方法です。ただ、診察中に妊娠や不妊治療に関するすべての説明を聞くことは難しいので、勉強会や説明会、講演会などを利用して、夫婦で参加してみましょう。

通院する病院で勉強会がない時には、ほかの病院の勉強会も参考になります。

日頃の診察でわからないことがあったら、うやむやにせずにしっかりと聞き返すこと、また、診察終了後でも、看護師や受付に疑問や質問があることを伝え、対応してもらうようにしましょう。

家に帰ってから疑問や質問が出た場合には、メールや電話で問い合わせるか、次回の診察時に忘れずに聞けるようにメモをしておきましょう。

現在は、インターネットが普及し、さまざまな情報が手に入りますが、医療などの専門分野については、発信者が明確でないサイトの情報についてはとくに注意し、不妊治療の情報を専門に扱う、バックボーンのしっかりとしているサイトから情報を得るようにしましょう。また、個人のブログに書いてあることは、その方の治療方法や結果であって、年齢や状態、症状が似ていても、それが自分に当てはまるわけではありません。あくまで、その方個人のことと捉えましょう。

勉強会に参加して情報を得よう！

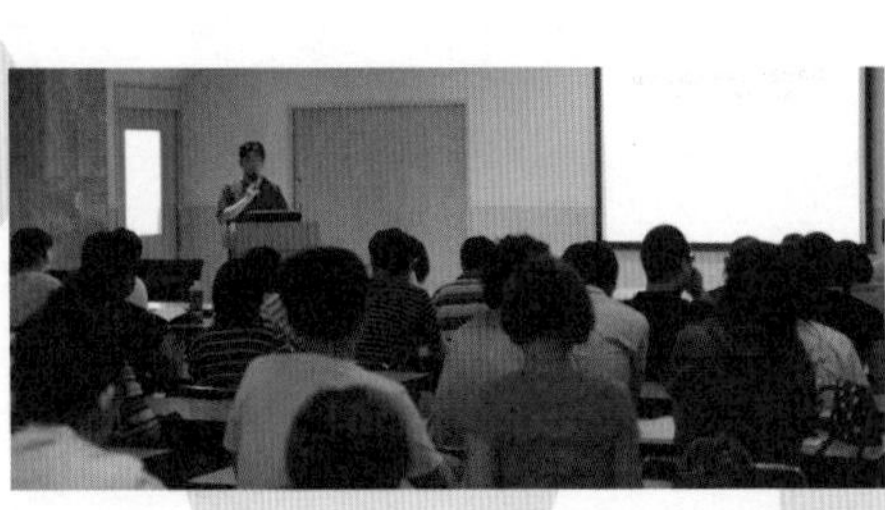

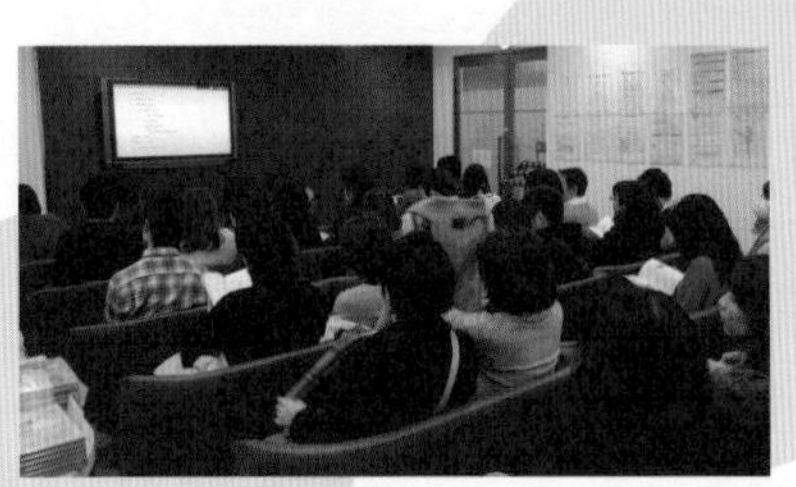

治療がうまくいかなかったら？次の治療方法をきちんと検討しよう

不妊治療は、タイミング療法、人工授精、体外受精とどの方法であっても、すべての夫婦に赤ちゃんが授かるわけではありません。また、女性の年齢とともに卵子の質が低下することから、妊娠率も低下してしまいます。そのため、年齢とともにだんだんと治療も難しくなっていきます。

治療の結果、残念ながら妊娠が成立しなかった場合、次の治療周期の方針や方法、計画を立てる前に、治療内容を振り返り、よく検討して、次の治療周期に備えましょう。

体外受精であれば、排卵誘発方法や採卵できた卵子の質や数、受精方法や受精できた卵の数、成長した胚の様子やグレード、成長が止まった胚のこと、胚移植の方法、移植後の黄体管理など、ポイントになるところをあげて、次の治療周期にどのように臨めばよいかを医師とともに考えましょう。

治療に関することを、きちんと考えて検討することが、ストレスの少ない治療にもつながります。

辛い思いを吐き出そう

治療周期の途中であっても、ちゃんと薬が効いているのか、卵子が育っているのか、心配に心配を重ねる日々を送ります。

また、妊娠判定日には、妊娠しなかったという結果が出ることもあります。場合によっては、微妙な判定が出ることもあり、期待する反面、ダメかもしれないという思いで、次の診察まで心が落ち着かないこともあるでしょう。

心配や不安、悲しい気持ちなどは、吐き出してしまうことも大切です。1人で我慢せずに話をしましょう。辛い結果や不安が大きいときには、病院からそのまま帰らずに、看護師やカウンセラーに話を聞いてもらいましょう。涙を流すことがあっても、なにも恥ずかしいことではありません。

そして、家ではパートナーと話をして、ゆっくりと時間を過ごしましょう。

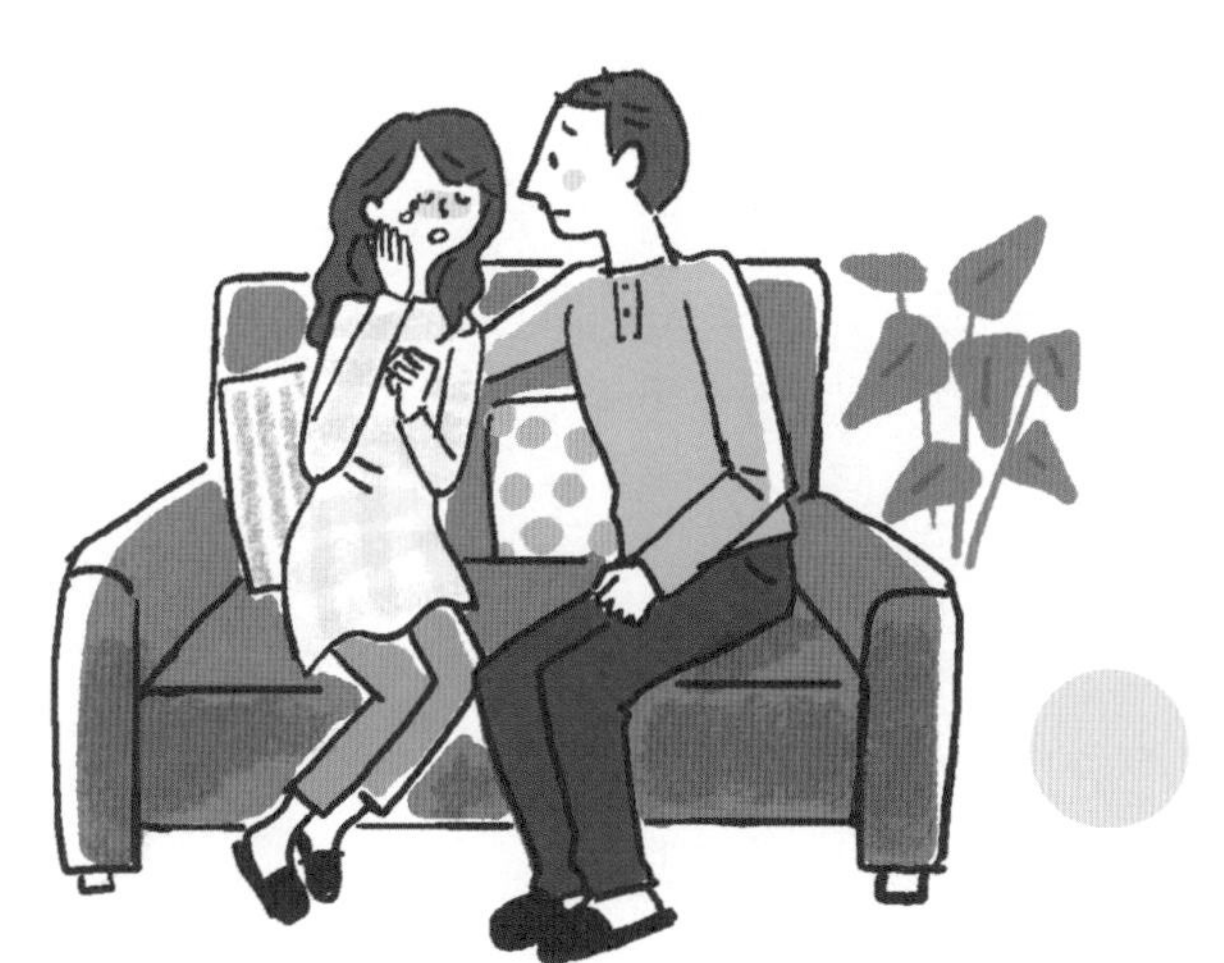

仕事と家事と不妊治療

職場に理解を求めたほうがいい？

仕事と治療の両立は、難しい面がたくさんあります。仕事のスケジュールがいっぱいでも、卵子の成長は仕事のスケジュールに合わせてはくれません。そのため仕事のスケジュールを変更して治療を進めなければならないこともあるでしょう。

上司になかなか話すことができないまま、通院するために早退をしたり、有給を使ったりしていても、それが何回か続けば「なぜ早退が多い」「遅刻が多い理由はなんだ」「また有給か?」ということにもなります。仕事に支障が出れば、それもストレスですし、不妊治療を続けることもストレスになってしまいます。

最近では、女性の働き方改革も進んでいます。女性活躍推進法のもと、妊娠、出産で離職する女性を少なくすること、再雇用することなどのほかに、勤務する女性が妊娠、出産、子育てしやすい環境にしようと、取り組む企業も増えてきました。

この女性活躍推進法の基本原則には、

❶男女の職業生活と家庭生活との円滑かつ継続的な両立を可能とすること

❷女性の職業生活と家庭生活との両立に関し、本人の意思が尊重されるべきであることに留意すること

があげられています。

この中には、不妊治療を必要とする夫婦、女性も含まれています。よりよい環境で働くことが、会社にとっても自分にとっても、また不妊治療を続ける上でも、ストレスの少ない環境になっていきます。勇気を持って上司に話をして職場に理解を求めてみましょう。

不妊治療と仕事の両立が難しく、ストレスなく治療を続けるために退職という選択をした方も少なくありません。

ですが、仕事があるから治療のストレスが軽減されることもあります。両立が難しいから退職を…と考えるよりも先に、まずは職場に理解を求め、どうすると仕事と治療を両立しやすくなるかの方法を模索してみましょう。

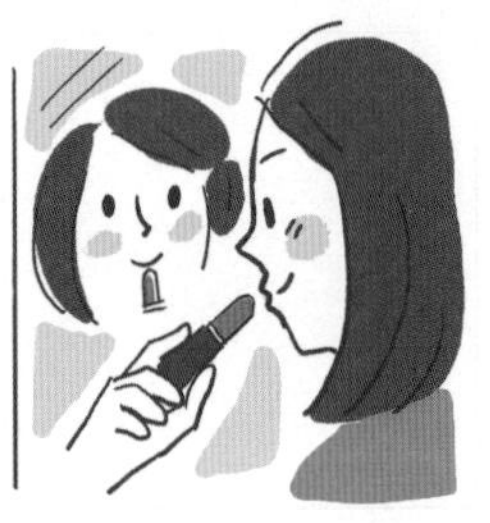

家事は上手に手抜きしよう！

仕事を持っている持っていないに関わらず、家事労働は毎日あります。

どれだけ疲れていても、洗濯、掃除、買物、食事の支度と、1日家にいても家事労働には終わりがありません。

さらに不妊治療が加わると、通院スケジュールに合わせて生活を送らなくてはならないこと、また仕事をしている方は土日などの休日に通院することもあり、なかなか思うように休みが取れず、疲れが抜けないということもあるかもしれません。

ですから、日頃の家事は夫婦で分担していきましょう。得意不得意もあるので、できることから分担し、ご主人には、自分のことはできるだけ自分でやってもらうようにしてみましょう。

食事の支度などは、作り置きができるものをストックしておいたり、冷凍食品やレトルト食品などを上手に活用したり、アレンジしながら食事に取り入れて工夫しましょう。

通院日などは疲れてしまって、食事の支度がなかなかできないこともあります。

検査や採卵手術のあった日、胚移植の日などはお惣菜を買ってきて食卓に並べるのも決して悪いことではありません。

ただ、その時にはお惣菜はパックから出し、温め直して、お皿に盛り付けましょう。

また、パートナーと時間を合わせて、待ち合わせデートのように、外食にしてもいいですね。

不妊治療中は高タンパク、低糖質などと食事に気を遣いがちですが、毎日の食事に気を抜けないでいることはストレスにもつながります。疲れてしまって仕方のない時には、無理をせずにできる範囲でやりましょう。

掃除は、今日はキッチン、明日はリビングと場所を決めて日々で行い、細かなところ、大掛かりなところは時間のある時に夫婦で協力しましょう。

洗濯も朝しなければいけないと考えず、1日のうちの時間のある時、仕事から帰ってきてからでもいいのです。

なんでもそうですが「○○しなければならない」と考えずに、イライラせずに楽しくやれるときにやろう！という気持ちで家事を乗り切りましょう。

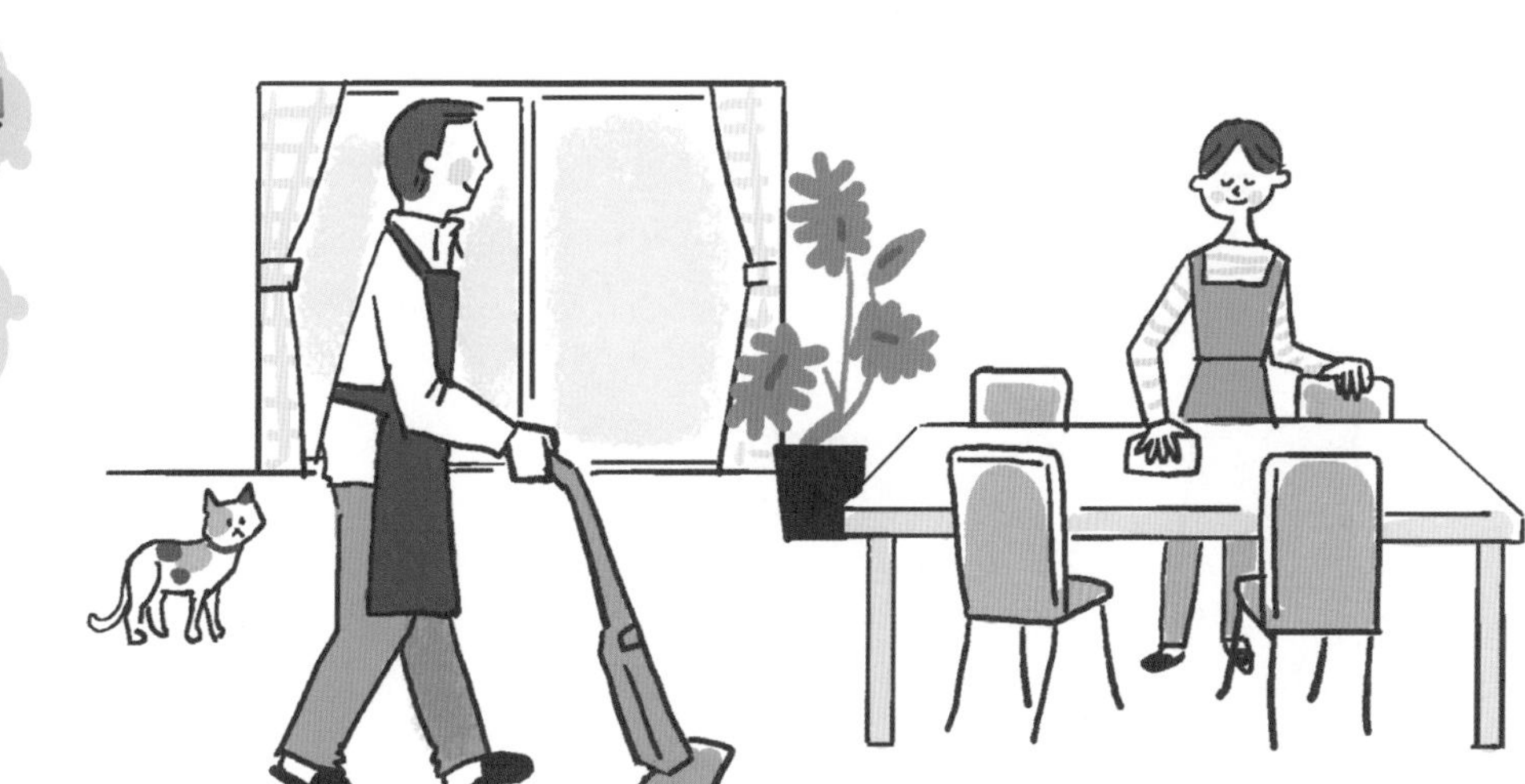

chapter 6-④

ありのままの思い、ありのままの自分

人は人、自分は自分

人は誰しも弱い部分があります。また、いろいろな体験から、弱い自分を抱える時期もあるでしょう。子どもを望む夫婦にとっては、「妊娠しない」ことで、弱い自分の時期になり、ストレスになることもあります。

「治療をしているのに、どうして?」という思いから、なかなか妊娠へたどり着かないことに怒りを感じ、それが、医師への不信感や、治療への不満となっていくこともあるでしょう。

また、妊娠しないことを何かのせいにしたり、どこかへ責任をなすりつけたりすることもあるかもしれません。

そして、兄弟や友人、知人が妊娠したり、出産したりすることに「おめでとう」と言えない自分を責めてしまうことも多くの人が経験します。

大きなストレスを抱えていれば、誰かに対して攻撃的になったり、感情的になったり、内にこもったり、悲観したりします。人によって抱える思いに違いはありますが、それは平常心ではありません。大きなストレスを抱えていれば、ふだんと同じような気持ちでいられないことは、少しもおかしなことではなく、嫌だと思うことから逃げるときがあってもいいのです。それを自分の弱さと思っているのなら、その弱さを否定することよりも、弱さを認めるようにしてみましょう。弱さを受け入れることが、強さへつながっていきます。

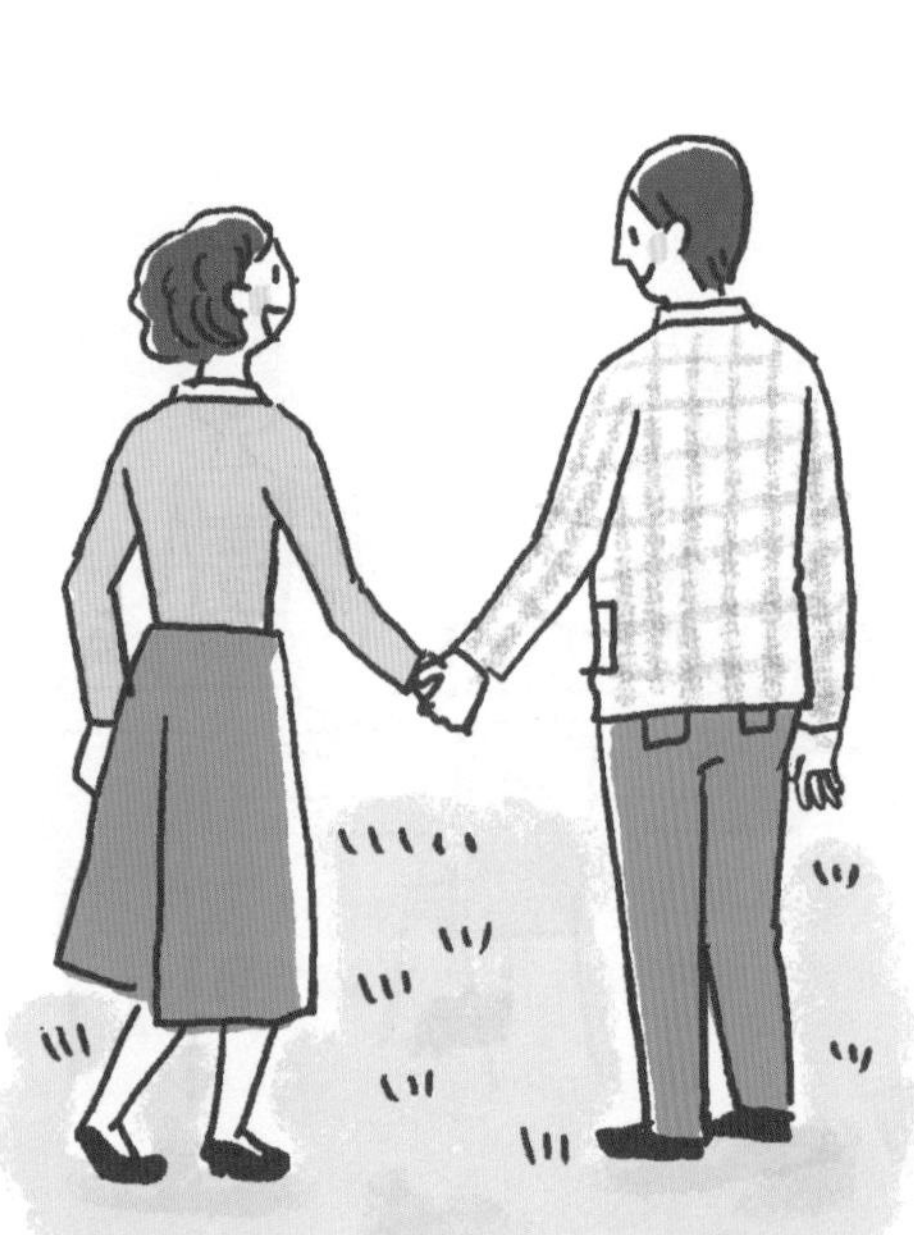

人は人、自分は自分です。みんな同じように、同じことができるわけではありません。弱い部分もあれば、強い部分もあります。他の人よりも上手にできることもあれば、不得意なこともあります。

それぞれ、みんな違う人です。ですから、人と比べることなく、自分のペースで生活しましょう。

夫婦で楽しく過ごせること

社会の中で一番小さい単位が夫婦です。夫婦のもとに子どもが授かり、家族ができます。その家族が、それぞれ学校に行き、仕事に行き、いろいろな仲間ができ、社会がつくられています。私たちも、その一員です。

この一番小さな単位である夫婦の仲が良く、楽しければ、きっと仲の良い楽しい家族が生まれるでしょう。

でも、夫婦が共に暮らす時間には、楽しいことばかり、仲良くしていられるときばかりではありません。行き違いや思い違いでケンカになることもあります。怒ったり、泣いたり、口もきかずに何日も過ごしたりするときもあるでしょう。

そんなときには思い出してください。

そして、パートナーの顔を見てください。

「夫婦は鏡」です。

自分が怒っていたら、相手も怒っています。

自分が泣いていたら、相手も泣いています。

あなたが笑っていたら、パートナーもきっと笑顔を返してくれるでしょう。

夫婦は、お互いを映し出す鏡。パートナーの言動、行動は、自分の言動や行動があってのことなのかもしれません。

不妊治療をする間には、いろいろとストレスは溜まりやすく、また解消しにくいこともあるということをお互いが心に留めておきましょう。

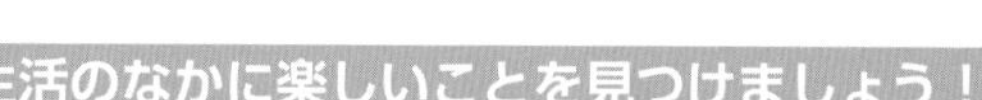

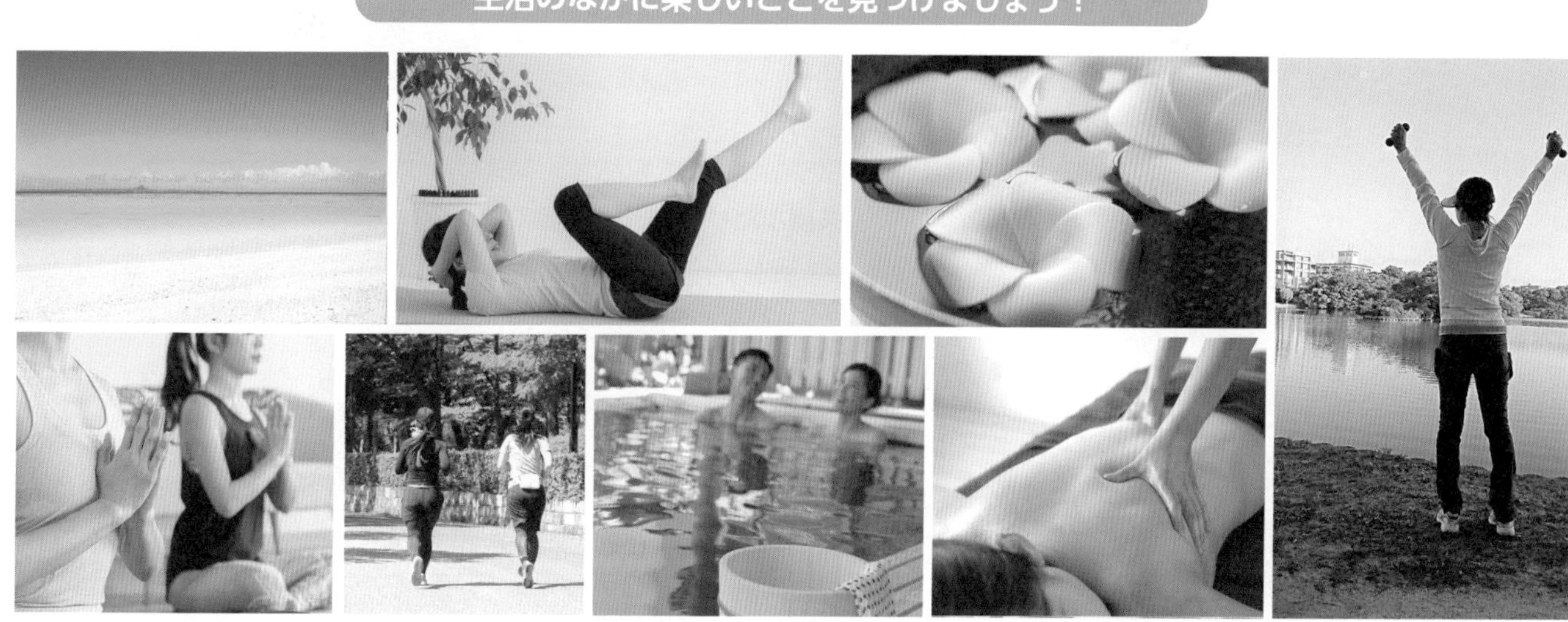

ストレスは誰にでもあるもの

不妊症は、自分の身に起きたときの戸惑いや、いざ治療にかかったときに起こる生活環境の変化、そして治療の結果によっては喪失感を味わうことがあります。また、周囲の理解不足から起こる言動や態度からストレスを抱えやすい状況がでてきます。ただ、ストレスは誰にでもあるもので、不妊に限らず、なかなか人には言いづらい悩みを抱えている人も少なくありません。どこかしら同じような状況にみんなあることも覚えておきましょう。

ストレスと上手く付き合おう

ストレスはどこから

治療するためのさまざまな努力が妊娠につながらなかったり、努力では解決できない、年齢のこと、卵子の質が低下する、卵子が少なくなるなどのことで妊娠できないことがストレスの元になってしまいます。

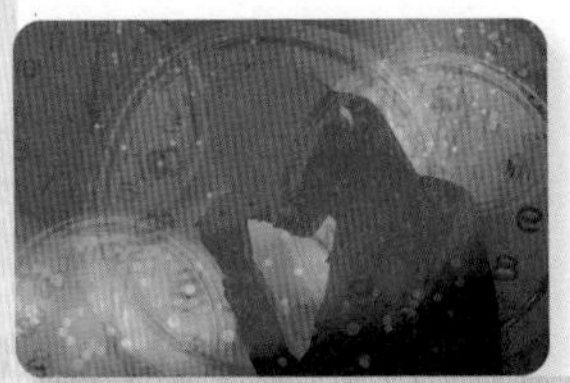

どんなことが起きている？

治療を始めることでライフスタイルや家計、夫婦の思いなどが変化し、悲観的になったり、神経質になったりと情緒不安定になることもあります。ただ、多かれ少なかれ誰しも抱えること。おおらかに考えましょう。

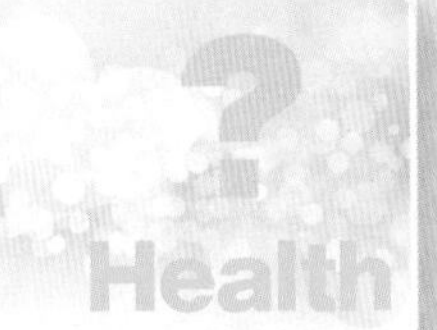

ストレスの解消 ❶

良く眠って、心と体を休ませましょう。

昼夜が逆転しない程度に昼寝をするのもいいでしょう。また、パートナー以外の相談に乗ってくれる人を見つけておくことも大切です。

たまには友人と楽しみましょう。

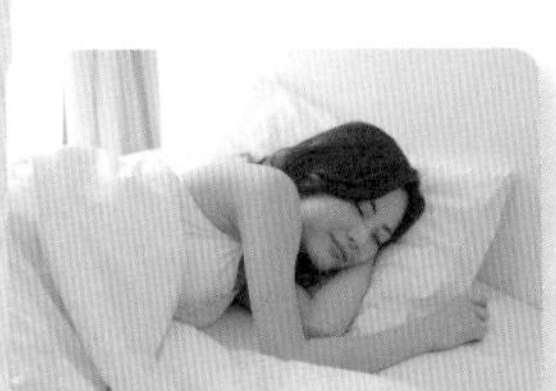

ストレスの解消 ❷

スポーツや散歩、ショッピング、好きな音楽を聴いたり、好きな景色を見たりと自分の好きなことをしましょう。また、好きな入浴剤でゆっくりお湯に浸かり、好きなアロマを焚くなどして心身を癒し、心とからだの調子を整えましょう。

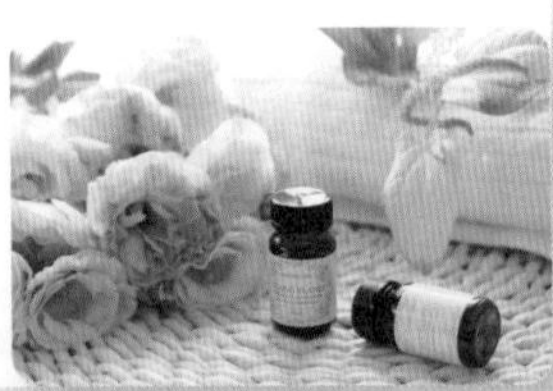

夫婦ふたりで

治療に関わることは、ふたりで決めていきましょう。どう積み上げていく？ どっちの方向へ行く？ など一つ一つの選択をふたりでしていきましょう。その第一歩として、自分たちのライフスタイルの中に、どのように不妊治療や妊娠、出産に関わることを盛り込んで計画していくかを考えてみましょう。

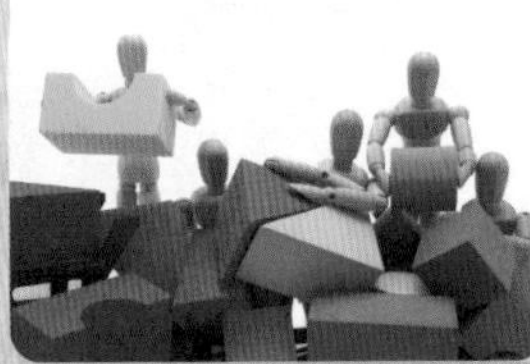

「いつまでに、何歳までに赤ちゃんを産みたい？」から遡って治療計画を立ててみましょう。そこに向かって治療方法を考えることで、より情報を共有しやすく、また協力し合うために自分が何をすればいいかもわかってくるでしょう。

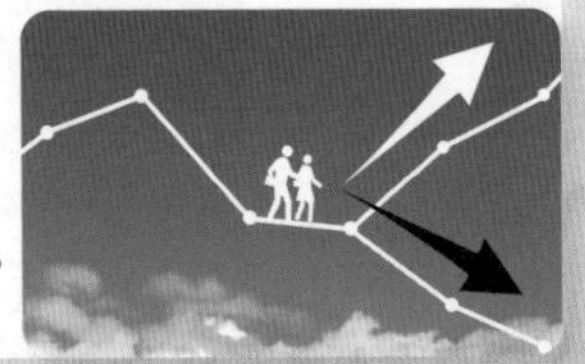

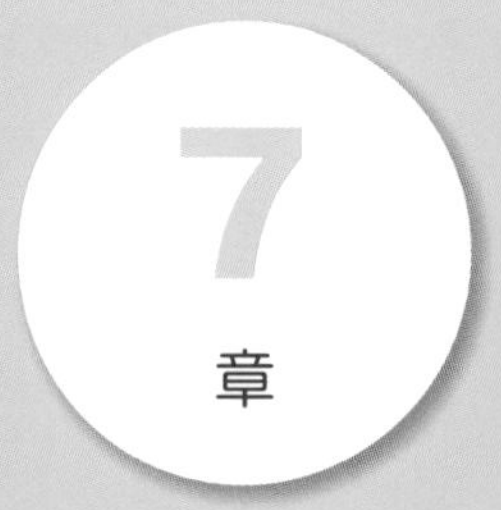

妊娠しやすいからだづくりをめざそう！

ママになりたい
Preserved version

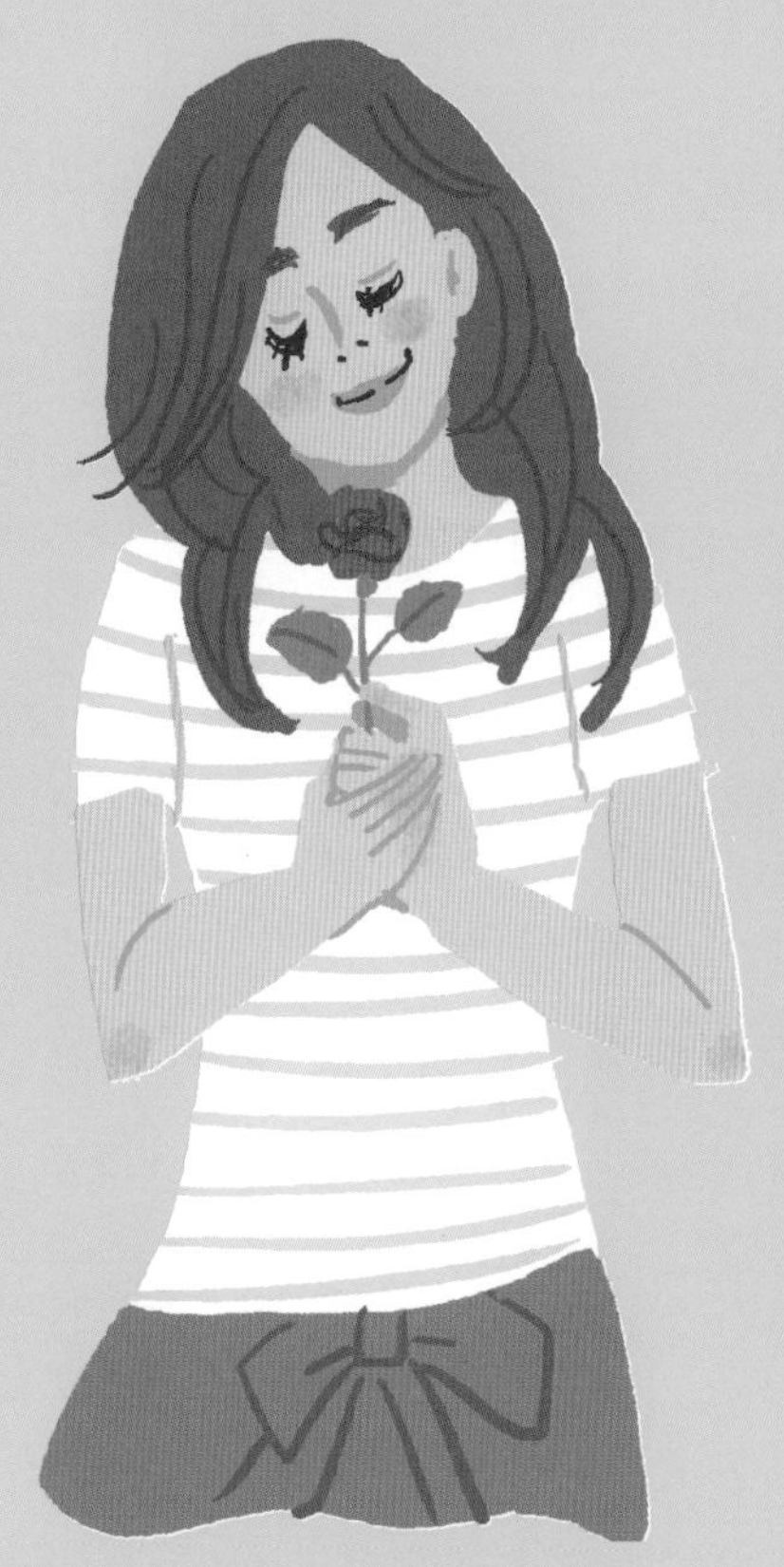

chapter 7-①

日常生活を見直そう！

はじめに、ふだんの生活を振り返ってみましょう

妊娠しやすいからだづくりを始める時、ふだんの生活を振り返ってみることで見えてくることがあります。

たとえば、ふだんの生活の中から、「いいこと」を見つけ、それをもっと取り入れていくこと、あるいは、自分でもできそうな「いいこと」を見つけ、それをやってみましょう。

逆に「よくないこと」も振り返り、それは止めることも大切です。

まずは禁煙！

よくないことの第一にあげられるのは、タバコです。あなたがもしも喫煙をしていたら、それは、大切な卵子、精子を守るために直ちに止めましょう。卵子や精子に良くない影響が出ることはもちろん、タバコは、吸っている本人だけに有害なのではなく、副流煙の問題もあります。将来的に生まれてくる赤ちゃんのためにも、その時の健康生活のためにも今から吸わない、吸わせない生活を送る決断をしましょう。

見直すためのポイント

生活を見直すためのポイントとして、

①睡眠　②食生活　③運動　の3つがあります。

よく眠ろう！

人には、体内時計が備わっていて、1日周期でリズムを刻んでいます。そのため意識をしなくても昼間であれば体は活動状態になり、夜間は休息状態になります。この体内時計は、松果体から分泌されるメラトニンというホルモンで調節されています。

朝、光を浴びることでメラトニンの分泌が止まり体は活動状態となり、14～16時間ぐらい経つと徐々にメラトニンの分泌が高まることで深部体温は低下し、休息状態へと導かれ眠気を感じるようになります。

朝は起きて光を浴び、夜は部屋を暗くして眠ることが松果体の働きをサポートすることになります。

メラトニンの分泌は、年齢を重ねるに従って低下する傾向があり、分泌異常は、不眠や抑うつ、ストレスだけでなく、生殖能力の低下、免疫異常やある種のがんの発生に関連しているという指摘もあります。

また、メラトニンは細胞の新陳代謝を促す効果があると考えられています。卵子も精子も細胞の1つです。ですから、早寝早起き朝ごはんという規則正しい生活が大切です。

よい眠りのために

定期的な運動をしよう！	定期的に運動しましょう。適度な有酸素運動をすれば寝つきやすくなり、睡眠が深くなるでしょう。
就寝中の音対策をしよう！	快適な就床環境のもとなら、夜中の目覚めは減るでしょう。音対策のためにじゅうたんを敷く、ドアをきっちり閉める、遮光カーテンを用いるなどの対策も手助けとなります。
快適な室温で寝よう！	暑すぎたり、寒すぎたりしないように室温を調整しましょう。
空腹のまま寝ないようにしよう！	規則正しい食生活をし、就寝前に空腹にならないようにしましょう。空腹が睡眠を妨げることもあります。就寝前に軽食(特に炭水水化物)をとると睡眠の助けになることがあります。ただし、脂っこいものや胃もたれする食べ物は避けましょう。
水分を摂り過ぎないようにしよう！	就寝前に水分を摂り過ぎないようにしましょう。夜中のトイレは睡眠の妨げになります。
お茶やコーヒーは、就寝４時間前で終わりにしよう！	就寝の4時間前からはカフェインの入ったものは摂らないようにしましょう。カフェインを摂ると、寝つきにくくなったり、夜中に目覚めやすくなったり、睡眠が浅くなったりします。
寝酒はやめましょう！	寝酒は逆効果です。アルコールを飲むと一時的に寝つきよくなりますが、 徐々に効果は弱まり、夜中に目覚めやすくなります。深い眠りも減ってしまいます。
タバコはやめましょう！	タバコは止める！ニコチンには精神刺激作用があり、心地よい眠りを妨げます。
眠る前にはリラックスしよう！	悩みごとを考えたり、計画をしたりするのは、翌日にしましょう。心配した状態では寝つきが悪くなり、寝ても浅い眠りになってしまいます。

睡眠薬の適正な使用と休薬のための診療ガイドライン　睡眠衛生のための指導内容を参考

コラム　いいことのやり過ぎは禁物!?

「いいこと」のやりすぎも禁物です。「いいこと」の足し算ばかりが、体にいいとは限りません。足しすぎてるなと感じたら、引いてみましょう。また「よくないこと」はきちんと引き算をしましょう。

そして、体内時計をきちんと動かすためにも、よい眠りを得ましょう。

よい眠りを得るためには、こだわり過ぎないことも大切で、何時間以上寝なくてはいけないとか、早く寝付かないといけないとか、○○しなくては……と考えすぎると、よい眠りは得られません。よく6時間〜8時間以上睡眠を取りましょうといわれますが、睡眠時間には人それぞれのリズムもあります。昼間に眠くなって困るということがなければ、少し睡眠時間が短くても大丈夫でしょう。

生活が多様化し、仕事などの関係から昼間寝なければならない方は、遮光カーテンなどで部屋を暗くして寝ましょう。

また、明るいまま寝ると、太りやすいという報告もありますから気をつけましょう。

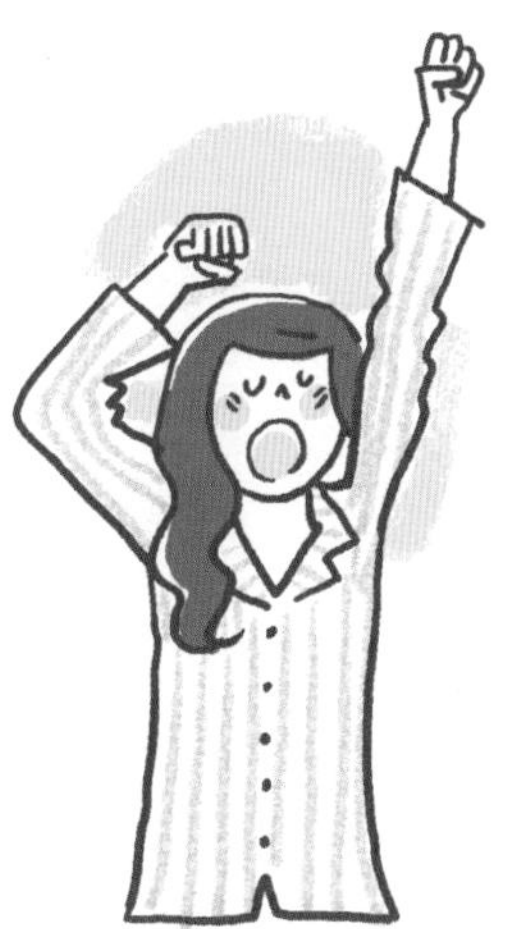

chapter 7-②

美味しく食べよう！賢く食べよう！

卵子と精子を元気にするために！

わたしたちの体は、細胞が集まってできています。卵子も精子も細胞の1つで、新しい命を生み出すための大事な細胞です。

これら細胞は、主にたんぱく質とリン脂質、そしてコレステロールからつくられています。ですから、卵子や精子を元気にするために、たんぱく質とリン脂質、コレステロールを十分に摂りましょう。

たんぱく質は毎食欠かさず！

たんぱく質は、体の根幹となる成分で、体の中で分解され、筋肉、骨、歯、内臓、爪、髪、皮膚、またはホルモンや抗体など、さまざまなものがつくられます。

たんぱく質の不足が細胞の栄養不足をもたらし、元気のない卵子や精子につながってしまうことが考えられます。また、たんぱく質は常に分解されて、あらゆる細胞をつくるために働き、体の中に貯めておくことができません。ですから、肉や魚、大豆などを1日に50～60グラムくらいを目安に、1日3食とも欠かさずに食べるよう心がけましょう。

そして、できるだけ良質のたんぱく質を選ぶようにしましょう。肉は、臓物系はなるべく避け、ハムやソーセージなどの加工肉は添加物の少ないものを選び、魚であればアジやさんま、鯖などの青魚や鮭などがよいでしょう。

また、豆腐や納豆、豆乳などの大豆製品は、畑のお肉ともいわれ、良質なたんぱく質を豊富に含んでいます。最近では、粉状のものや肉に似せた大豆製品もあるので、ハンバーグなどを作る時に混ぜたり、鶏の唐揚げの代わりにするのもオススメです。

その他では、卵や乳製品などにもたんぱく質は含まれています。

1日のたんぱく質摂取量（3食で摂る）

50～60g

食材から目安を見てみましょう

		たんぱく質の量
肉	100g →	20g
魚	100g →	20g
卵	1個 →	6g
豆腐	1／4丁 →	4g
納豆	1パック →	3g

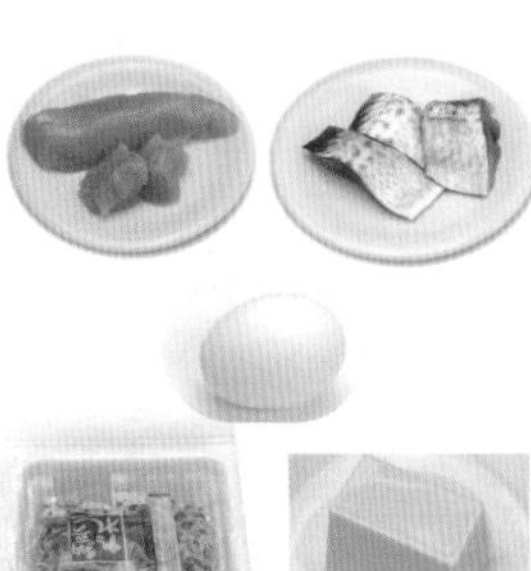

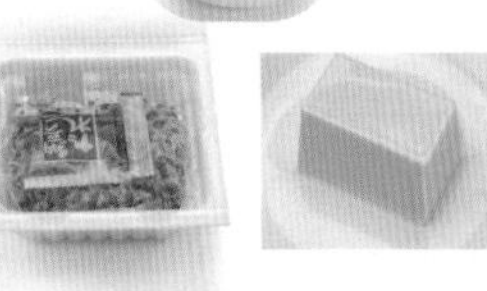

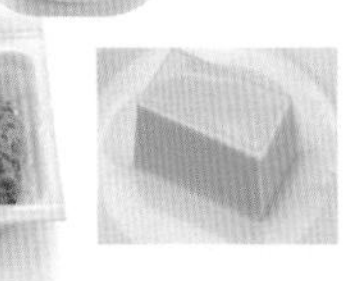

細胞膜をつくるリン脂質

次にリン脂質です。リン脂質は、細胞膜をつくる主成分です。細胞は、この細胞膜を通して必要な栄養や、情報伝達を行っています。そのため、細胞膜が十分な働きをしなければ、細胞に元気がなくなってしまい、これが病気につながったり、病気が長期化することにつながったりします。

リン脂質は、たんぱく質を含む食品にありますので、それらから摂りましょう。

コレステロールも大切!

3つめはコレステロールです。「コレステロールは、悪者!」といわれがちですが、細胞膜をつくる大切な成分の1つです。また、ホルモンの原料にもなり、卵巣でつくられるエストロゲンやプロゲステロン、精巣でつくられるアンドロゲンもコレステロールを原料としています。ですから、不足すればこれらのホルモンがつくられにくくなることにつながります。

コレステロールは、肉や魚などに含まれていますが、調理の際に良質のコレステロールを含むオリーブ油やキャノーラ油などを使うこともポイントになります。

糖質は控えめに!

糖質を摂り過ぎると老化が進むといわれています。

なぜなら、余分な糖質は体内でたんぱく質と結びついて、たんぱく質を変化させてしまうからです。これを「糖化」といいます。

糖化によって産出されるのが、AGE(糖化最終生成物)という老化物質です。

AGEは分解されにくく、蓄積すると、肌や骨、髪、血管など全身の老化を進行させるといわれています。肌でいえば弾力が失われてたるみやくすみ、シワが増えたり、血管であれば動脈硬化、骨なら骨粗しょう症というように、AGEが蓄積されることによって全身が老化に向かうことが指摘されています。

栄養もホルモンも血流によって臓器、細胞へと運ばれていきます。しなやかで弾力性のある血管とサラサラとして流れやすい血液であることが臓器の健康、細胞の健康につながります。

妊娠出産に大切な子宮、卵巣、卵子。精巣、精子の健康につながるのは言うまでもありません。

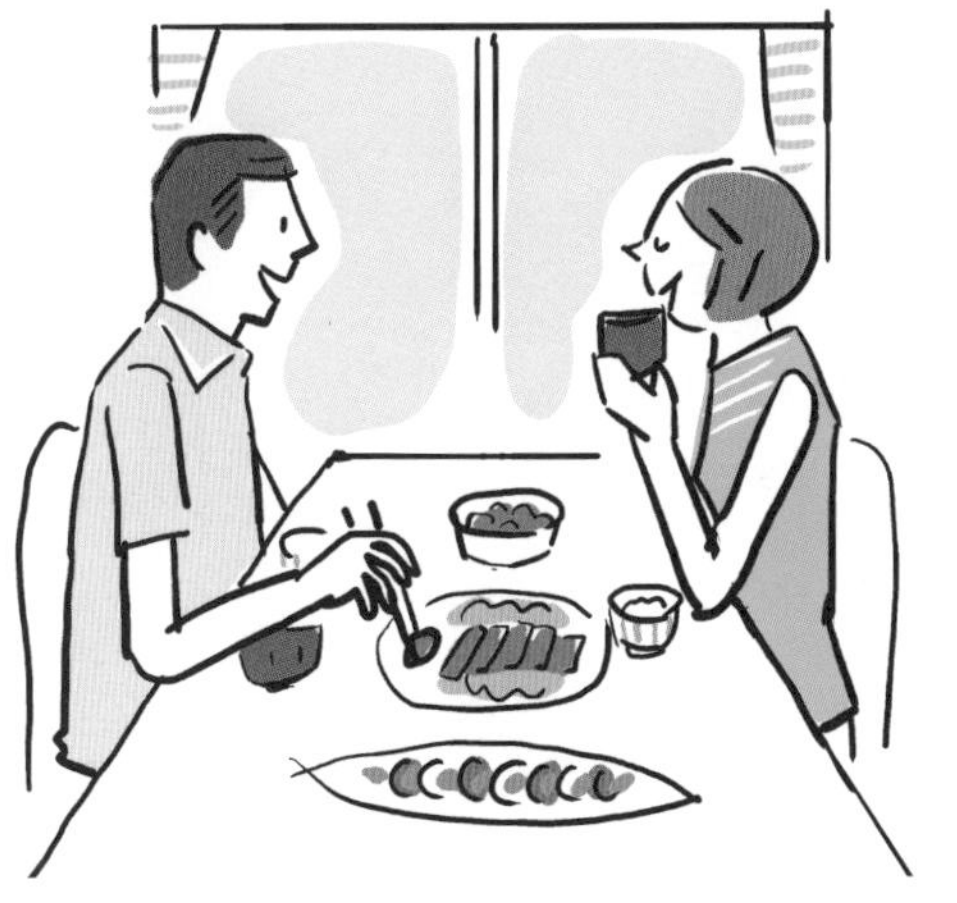

お腹が空いたらご飯を食べよう！

食べ方を工夫しよう！

グレリンというホルモンを知っていますか？

グレリンは、胃でつくられるペプチドホルモンで、視床下部に働き食欲を増進させ、下垂体に働いて成長ホルモン（GH）の分泌を促します。このグレリンは若返りのホルモン、老化ストップホルモンとも呼ばれる注目のホルモンです。

グレリンを多く分泌することで、外見だけでなく、心臓や腎臓などの臓器、血管などを若く保つことが期待できるといわれています。

妊娠、出産に関わりの深い卵巣や子宮、精巣も同じように若く保つことが期待できますし、卵子や精子にホルモンを届ける血管も弾力性としなやかさを保てることでしょう。

グレリンで、成長ホルモンの分泌を促すことが、卵を育てるためのFSH、LH、エストロゲンの分泌にもつながります。

グレリンを多く分泌するためには、お腹が空いて「グーッ」という音が鳴ったら、腹八分目に食べることが大切です。また、この音が鳴らなくても、お腹が空いたと思ったら食事しましょう。グレリンの分泌が良くなり食欲を増進させてしまっては太ると考えがちですが、お腹が空いている時に、腹八分目に食べるのであれば太り過ぎることはありません。むしろ規則正しい時間で食生活を送ることができるようになるでしょう。

そして、間食は控えましょう。なぜなら、お腹が空かないうちに次の食事の時間になってしまうことになるからです。小腹が空いてどうしようもない時には、塩味のついていないナッツなどを一掴み程度食べるようにしましょう。

また、グレリンは、睡眠時間が少なく4～5時間程度だと増えてしまう傾向があります。お腹が空いた時にグレリンの分泌が活発になるのはいいことですが、普段からグレリンが多いと肥満になりやすくなってしまいます。

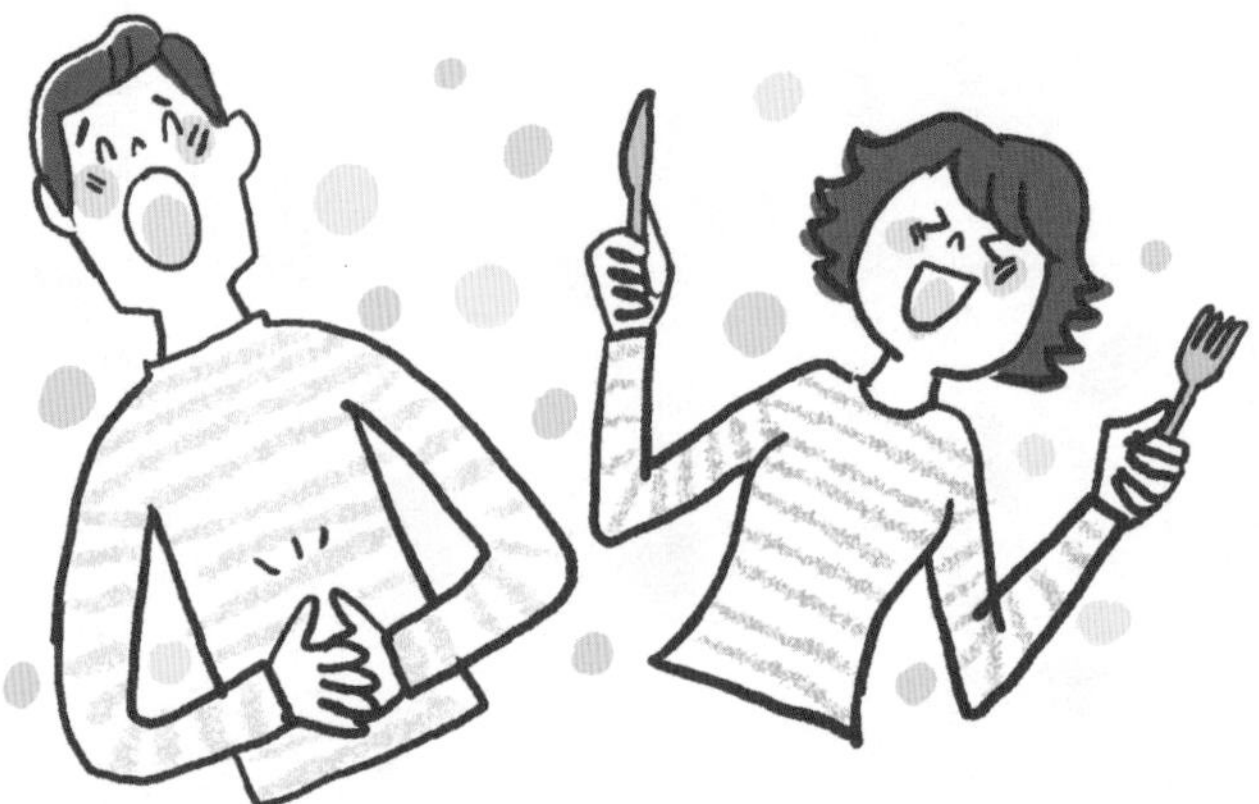

1日の食事＆料理を楽しもう！

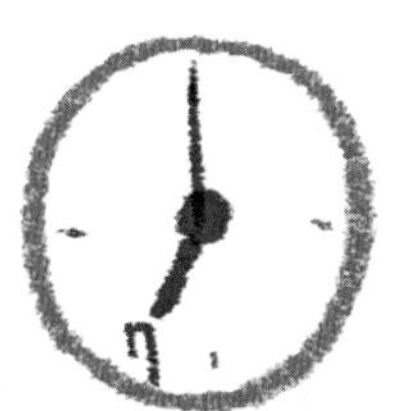

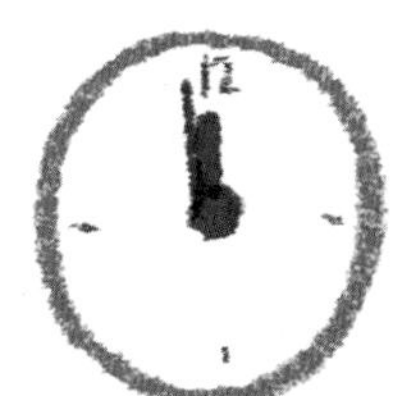

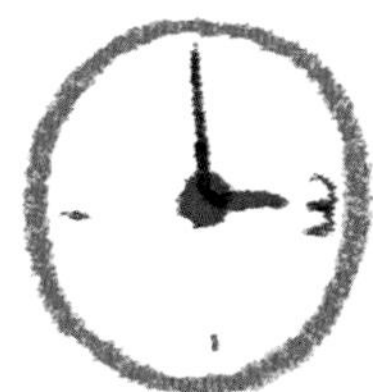

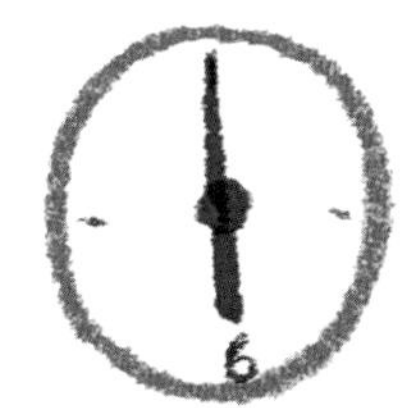

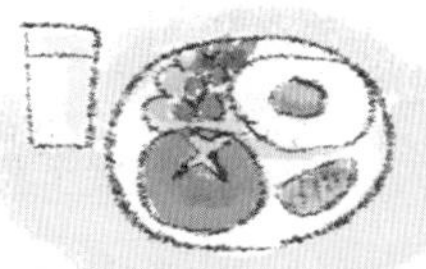

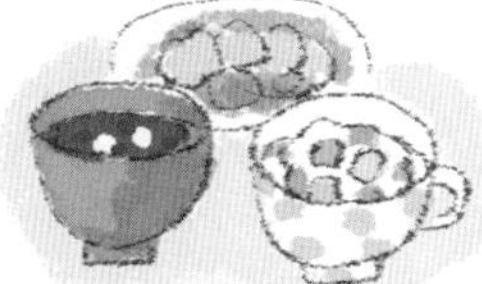

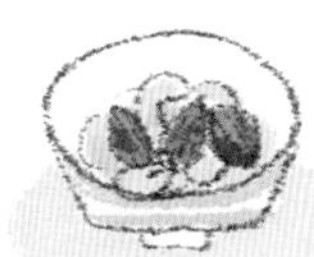

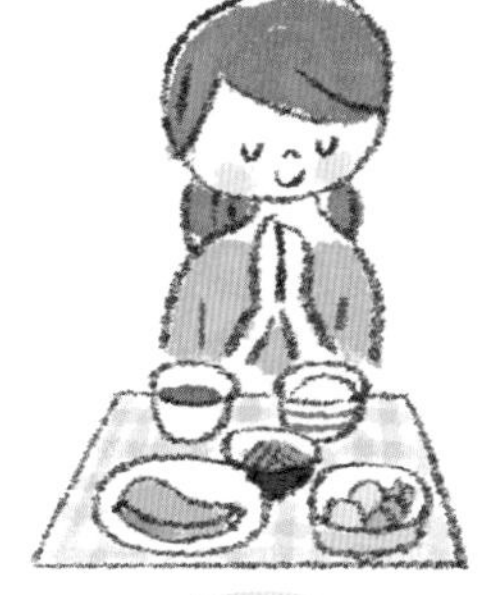

朝からモリモリ！

ブランパン
目玉焼き
たっぷり野菜サラダ
ソーセージ
牛乳

昼もしっかり！

MIXベジタブルご飯
味噌汁
蒸し鶏（鶏むね肉）
たっぷり野菜

小腹対策！

一握りのナッツ！
塩分控えめ、素焼き

夜もたっぷり！

ご飯
味噌汁
鮭の塩焼き
ほうれん草のおひたし
煮物

※ P140（次ページ）～『ママなり応援レシピ春夏秋冬』を紹介しています。また、不妊治療情報センターfunin.infoのサイトでも **ママなり応援レシピ** がありますので、ぜひ参考にしてください。

料理を楽しもう！

料理が苦手という方もいるかもしれません。でも、自分が好きなもの、食べたいものを手づくりし、その料理がおいしいと、とても嬉しいし、楽しいものです。最近は、レシピサイトやレシピ本などが充実していて、カンタンにできるメニューがたくさん紹介されていますので、ぜひ、参考にしてみてください。

料理が楽しくなると、自分なりのアイデアも生まれ、自然と栄養のこと、からだのことを考えるようになるでしょう。

また、よくないよ！といわれても、甘いものも食べたくなりますよね。そんなときには、フルーツのコンポートがおすすめです。好きなフルーツを小さめに切って水といっしょに煮込むだけ。煮込むうちに、フルーツから水分が出てくるので水は少なめで大丈夫です。旬のフルーツを使えば甘みも味も十分にあるので、砂糖なしでも、おいしくできあがります。冷ましてそのまま食べたり、ヨーグルトにトッピングしたり、ジャムがわりにも使えます。

ママなり 応援レシピ

recipe 01 鶏むね肉の甘辛照り焼き

鶏肉は高タンパクで低カロリーの代表的食材

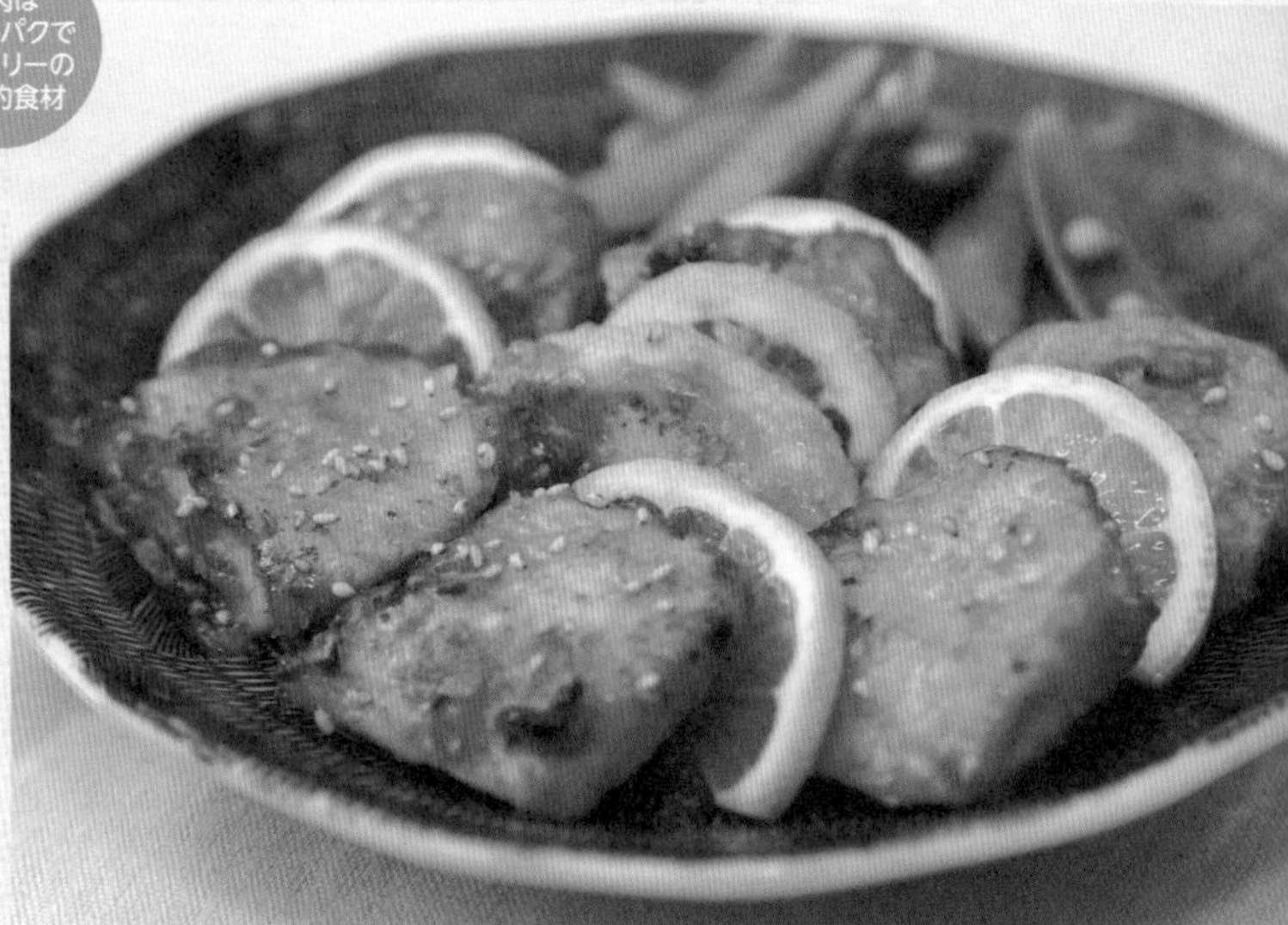

材料 [2人分]

鶏むね肉 …………………… 1枚
たれ
　はちみつ ………………… 大さじ2
　酒 ………………………… 大さじ2
　しょうゆ ……… 大さじ1と1/2
　みりん …………………… 大さじ1
　ゴマ油 …………………… 小さじ1
片栗粉 ………………………… 適量
白ごま ………………………… 適量
レモン ………………………… 1個

作り方

1. 鶏肉は一口大の削ぎ切りにし、ポリ袋に入れる。
2. たれの材料を全部合わせて1に加えて揉み、10分くらい漬けておく。
3. 2に片栗粉を薄くまぶす。(つけだれはとっておく)。フライパンに油を多めに熱して鶏肉を入れ、強火で両面にさっと焦げ目を付ける。
4. 焦げ目がついたら、中火にしてつけダレを戻し入れて絡ませ、照りが出てきたら火を止め、白ごまをふる。
5. 器にスライスレモンと鶏肉を交互に並べ、盛りつける。

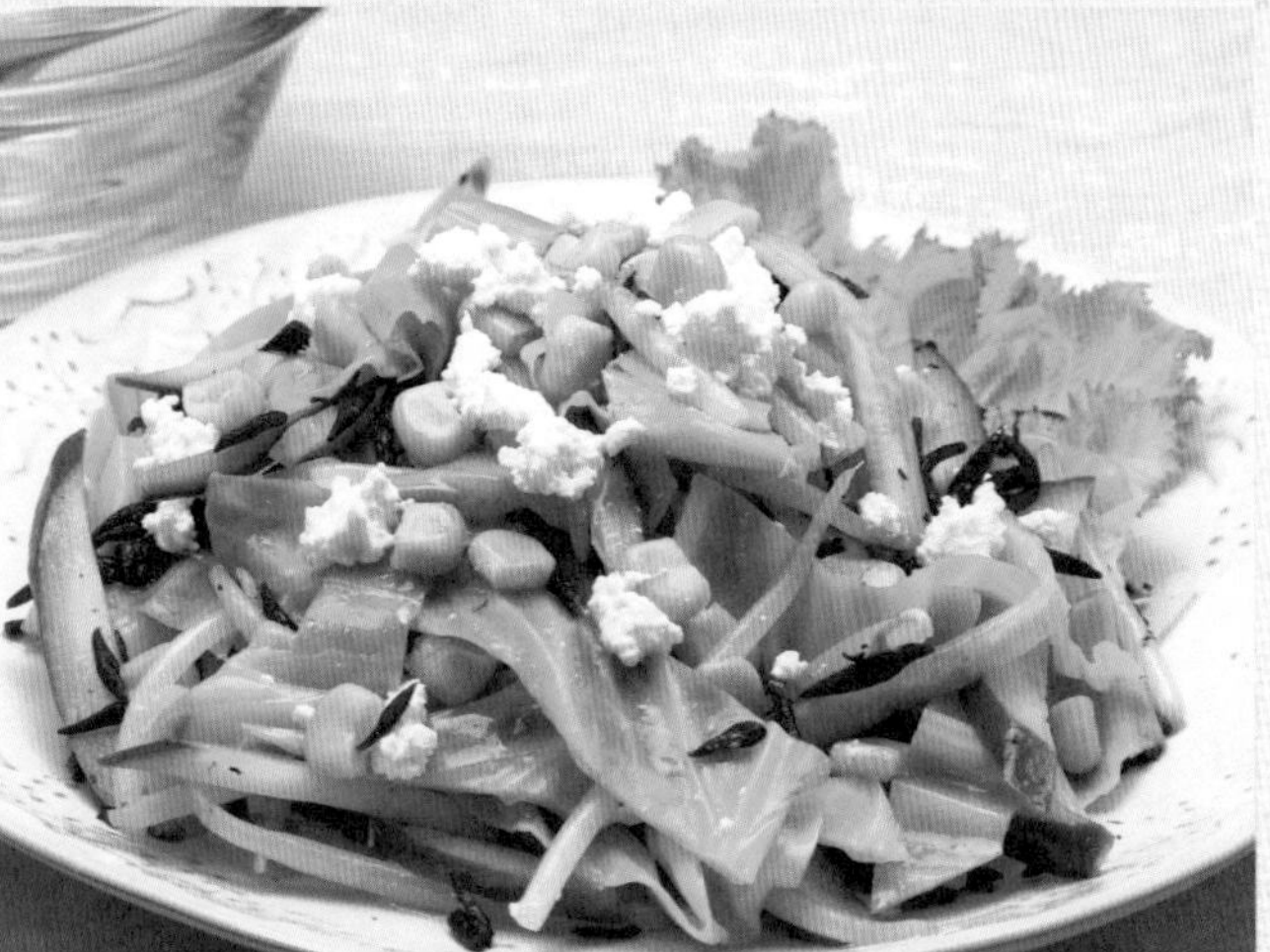

recipe 02 ひじきと春キャベツのサラダ

キャベツにはビタミンCが多く含まれています

材料 [2人分]

春キャベツ又はキャベツ … 2枚
もやし ……………………… 50g
芽ひじき(乾) ……………… 3g
きゅうり ………………… 1/2本
コーン ………………… 大さじ1
しょうゆ ……………… 小さじ1/2
砂糖 …………………… 小さじ1/2
レモン汁 ………………… 小さじ1
サラダ油 ……………… 小さじ1/2
カッテージチーズ（裏ごしていないもの） ………………… 大さじ1

作り方

1. 春キャベツときゅうりは太めのせん切りにする。ひじきは水で戻す。
2. 鍋に湯を沸かし、もやし・キャベツ・ひじきをさっと茹でる。
3. ボウルに調味料とチーズを入れて混ぜ、2ときゅうり・コーンを加えて全体に混ぜ合わせる。

recipe 03 新じゃがの豆乳チャウダー

新じゃがは熱に強くビタミンCが多い食材です

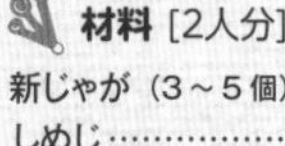

材料 [2人分]

新じゃが（3～5個） ……… 150g
しめじ …………………… 1/2株
玉ねぎ …………………… 1/2個
にんじん ………………… 1/4本
鶏むね肉 ………………… 60g
グリーンピース又はスナップエンドウ ………………………… 適量
おろししょうが …………… 少々
サラダ油 ……………… 小さじ1
水(スープ) ……………… 180cc
米粉 …………………… 大さじ1
豆乳 ……………………… 100cc
塩 ……………………… 小さじ1/2
こしょう …………………… 少々

※ 米粉がない時は水溶き片くり粉を、量を少し減らして使う。

作り方

1. 新じゃが、玉ねぎ、にんじんは、皮をむいて一口大に切る。しめじは石づきを切り、手でほぐす。
2. 鶏むね肉はそぎ切りにする。グリーンピースは茹でておく。
3. 鍋に油を入れ、鶏肉・にんじん・玉ねぎ・おろししょうがを炒める。
4. 最後に新じゃが、しめじを加えさっと炒めたらスープを加え、沸騰したら軽くあくを取る。
5. 野菜が柔らかくなったら米粉をだまにならないように振り入れ、豆乳を加え軽く煮る。
6. 塩・こしょうで味をととのえ、グリーンピースをちらして出来上がり。

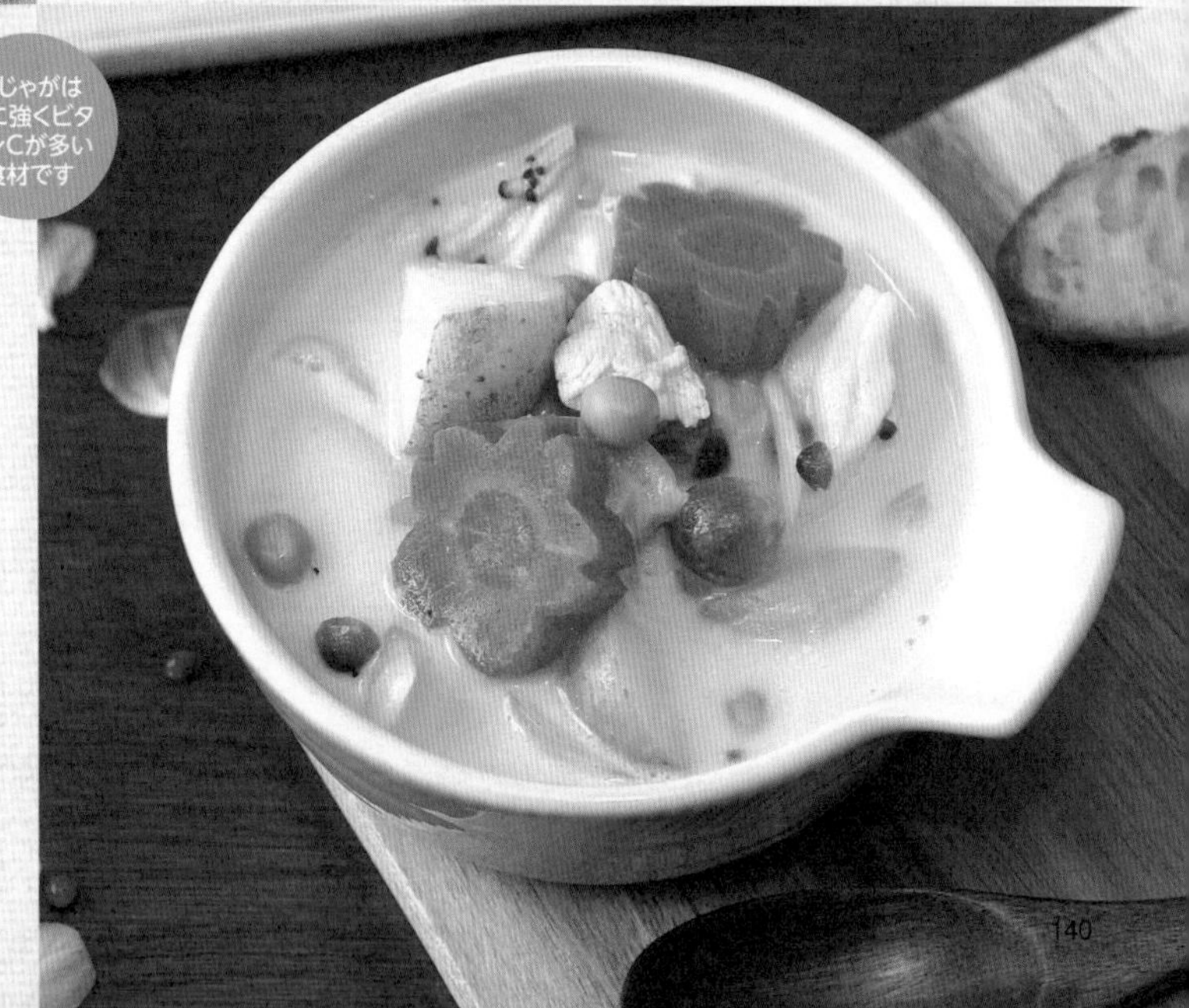

recipe 04 ジャージャー麺

夏バテ防止にたんぱく質や野菜を加えて具沢山に

材料 [2人分]

中華麺 ･･････････････････････ 2玉
きゅうり ･･････････････････ 1/2本
もやし ････････････････････ 1/2袋
サラダ油またはごま油 ･･･ 小さじ1
豚ひき肉 ･･････････････････ 150g
長ねぎ（みじん切り）･･････ 大さじ1
にんにく（みじん切り）･･･ 大さじ1/2
しょうが（みじん切り）･････ 小さじ1
黒すりごま ････････････ 大さじ1
合わせ調味料
豆板醤 ･･････････････ 小さじ1/2
甜面醤 ･･････････････････ 小さじ1
赤みそ ････････････････ 大さじ1
砂糖 ･･････････････････ 小さじ1
酒 ････････････････････ 大さじ2

作り方

1. きゅうりは斜めスライスにしてから、せん切りにする。 もやしをゆで、火を止める直前にきゅうりを加え、ざるに上げて湯を切る。粗熱をとっておく。
2. 鍋またはフライパンに油を熱し、みじん切りにしたしょうが・にんにく・長ねぎを炒める。香りが出たら豚ひき肉を加え、ほぐしながら炒める。
3. 調味料を合わせて、2に加え、強火にして味をからませる。黒すりごまを加えて全体に混ぜる。
4. 中華麺はゆでて湯を切り、ごま油少量（分量外）をまぶす。
5. 器に4の麺を盛り付け、1の野菜をのせ、3の肉みそを上からかける。
6. 白髪ネギ（分量外）をのせて出来上がり。

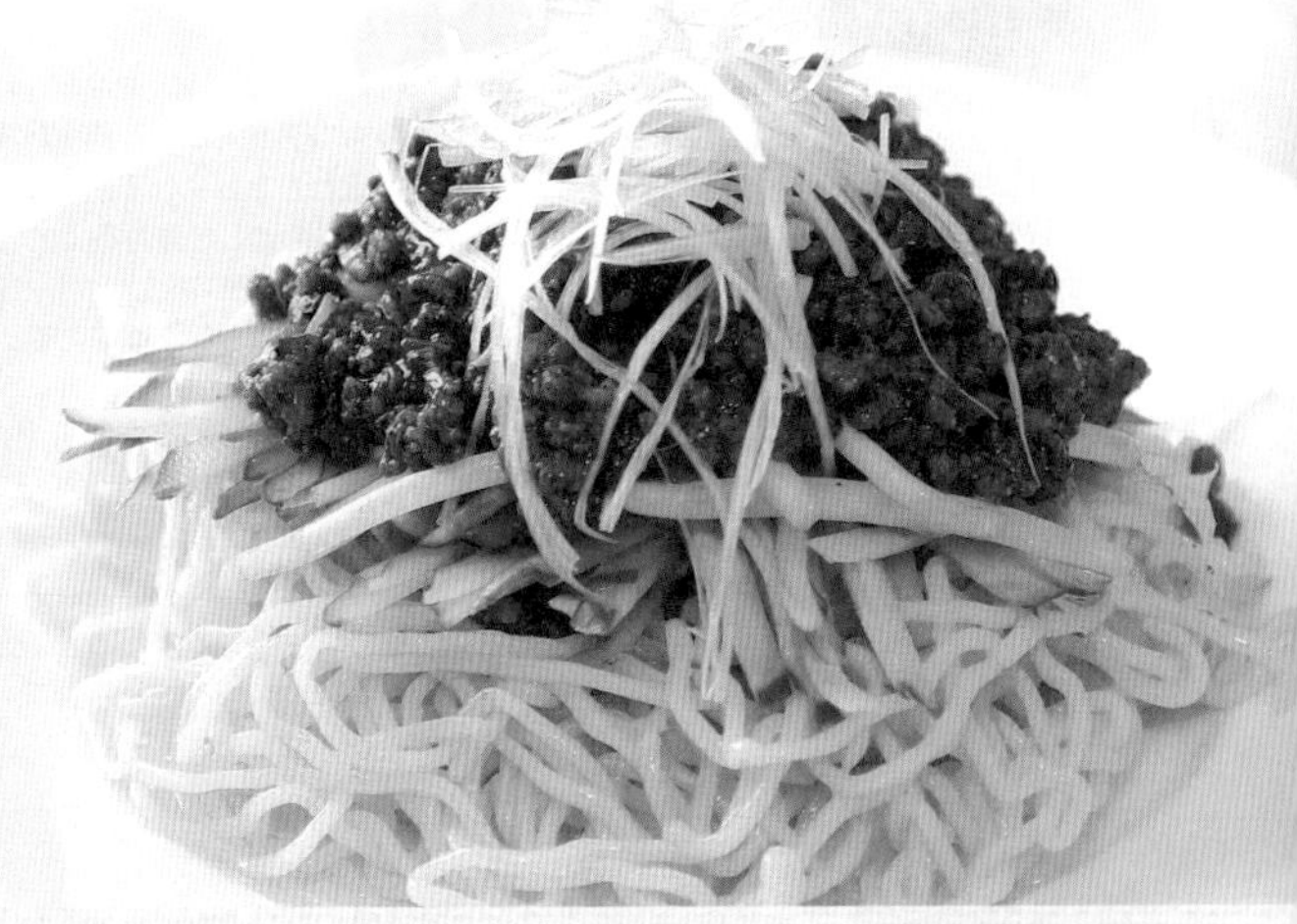

recipe 05 まぐろのオクラ和え

アクセントに新陳代謝を高める辛み成分を使って

材料 [2人分]

まぐろ（赤身）････････････････ 150g
オクラ ･････････････････････････ 1袋
しょうゆ ･･････････････････ 小さじ1
酒 ････････････････････････ 小さじ1
わさび ･･････････････････････････ 少々
白ごま ･･････････････････････････ 適量
焼のり ･･････････････････････････ 適量

作り方

1. まぐろは 1.5cm角に切る。
2. オクラは塩を振って軽く揉み、熱湯でさっと茹でて冷水に取り、ヘタをとって水を切ってから荒くみじん切りにする。
3. しょう油と酒、わさびを混ぜて 1と2を和え、器に盛って白ごまを振り、細切りののりを天盛りにする。

recipe 06 スナックゴーヤ

夏が旬のゴーヤはビタミンCや鉄分も豊富です

材料 [2人分]

ゴーヤ ･････････････････････ 1/4本
片栗粉 ･････････････････････ 小さじ1
砂糖 ･･･････････････････････ 小さじ1/2
しょうゆ ･･･････････････････ 小さじ1
みりん ･････････････････････ 小さじ1
白すりごま ･････････････････ 小さじ1
油 ･････････････････････････････ 適宜

作り方

1. ゴーヤは縦半分に切ってスプーンなどで種とわたを除き、3mm程度にスライスする。
2. 1に塩（分量外）を振って軽くもみ、数分置いてから水分を切る。 片栗粉をまぶし、油で揚げる。（多めの油で炒めても）
3. 調味料を合わせて火にかけ、2をからませる。

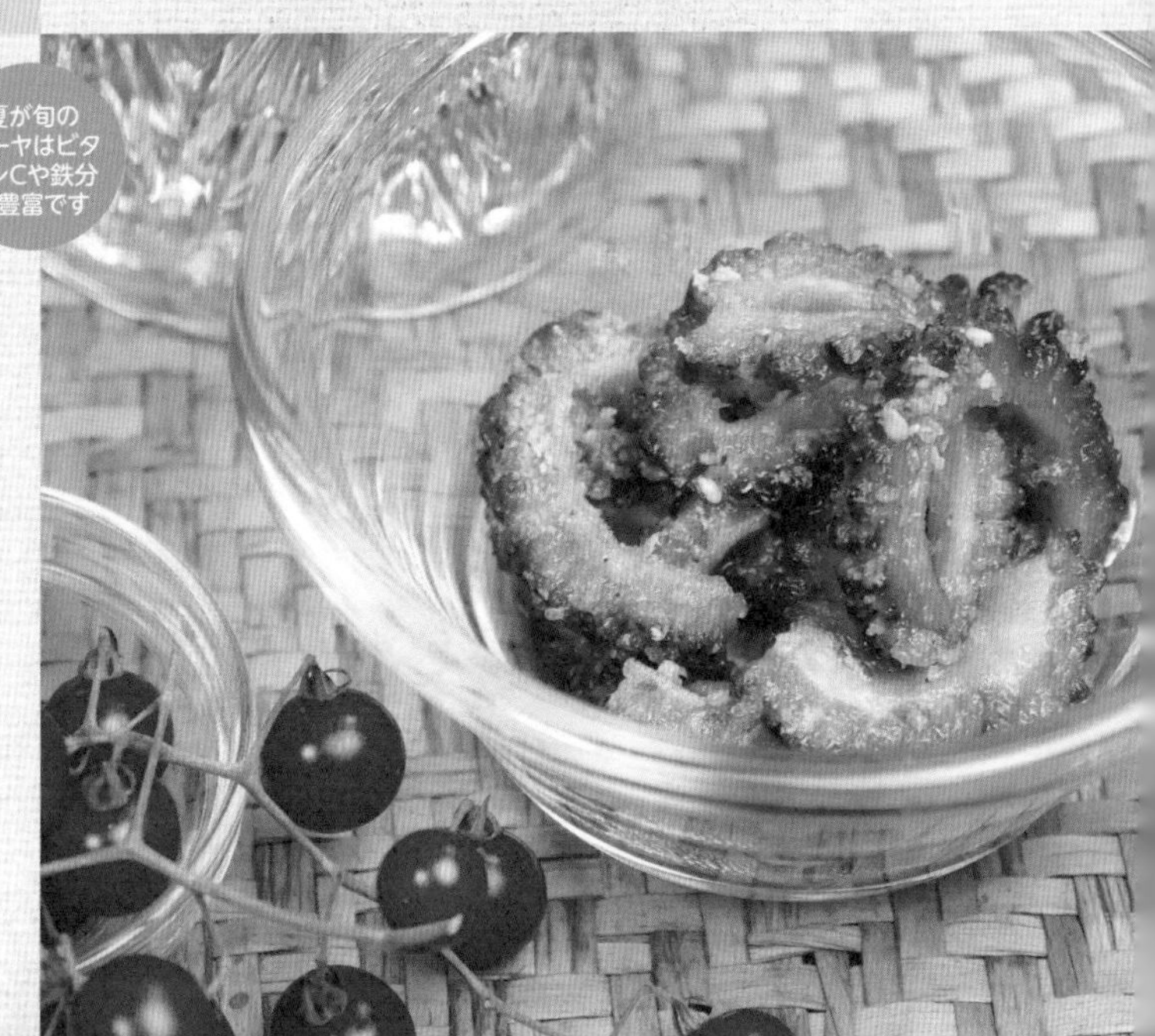

recipe 07 鯖のホイル焼き

青魚は血液をきれいにしてくれます

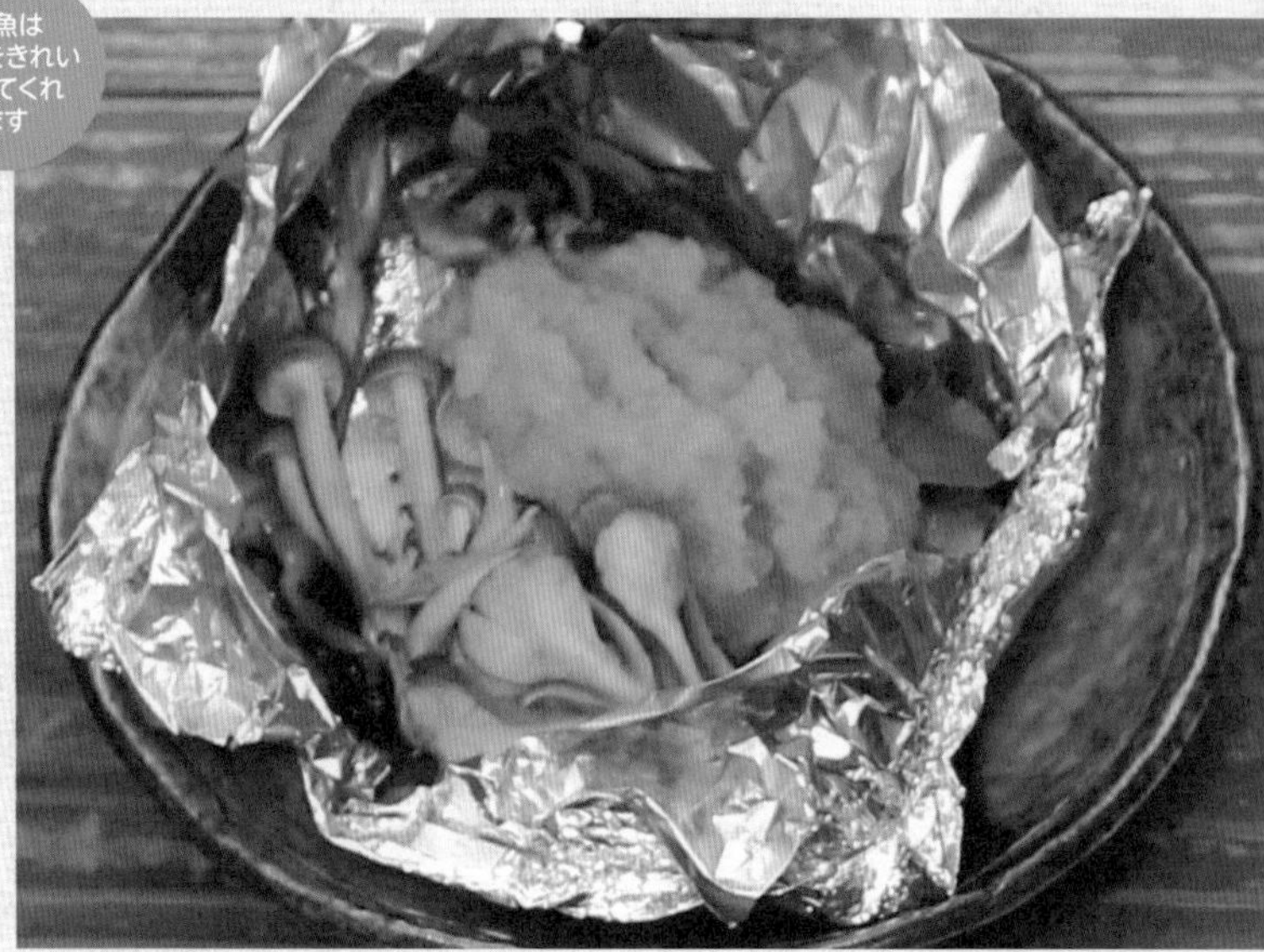

材料 [2人分]

鯖の切り身 … 2切れ（1切れ80g位）
舞茸 …… 1/2パック
しめじ …… 1/2パック
大根おろし …… 100～120ｇ
ポン酢 …… 30～40ｇ

作り方

1. 玉ねぎをスライスする。
2. 1人分ずつアルミホイルを広げて半分手前に玉ねぎを台にして玉ねぎ、切り身、舞茸、しめじと重ねる。
3. アルミホイルの四方をしっかりと折り込み、空気が抜けないようにする。
4. フライパンで焼く。
5. フライパンが熱くなったら弱火にして10～15分 ホイルがパンパンに膨れる。
6. ホイルの上面を十文字に切って広げ、おろしポン酢をかける。ホイルを切るとき、蒸気に注意すること。

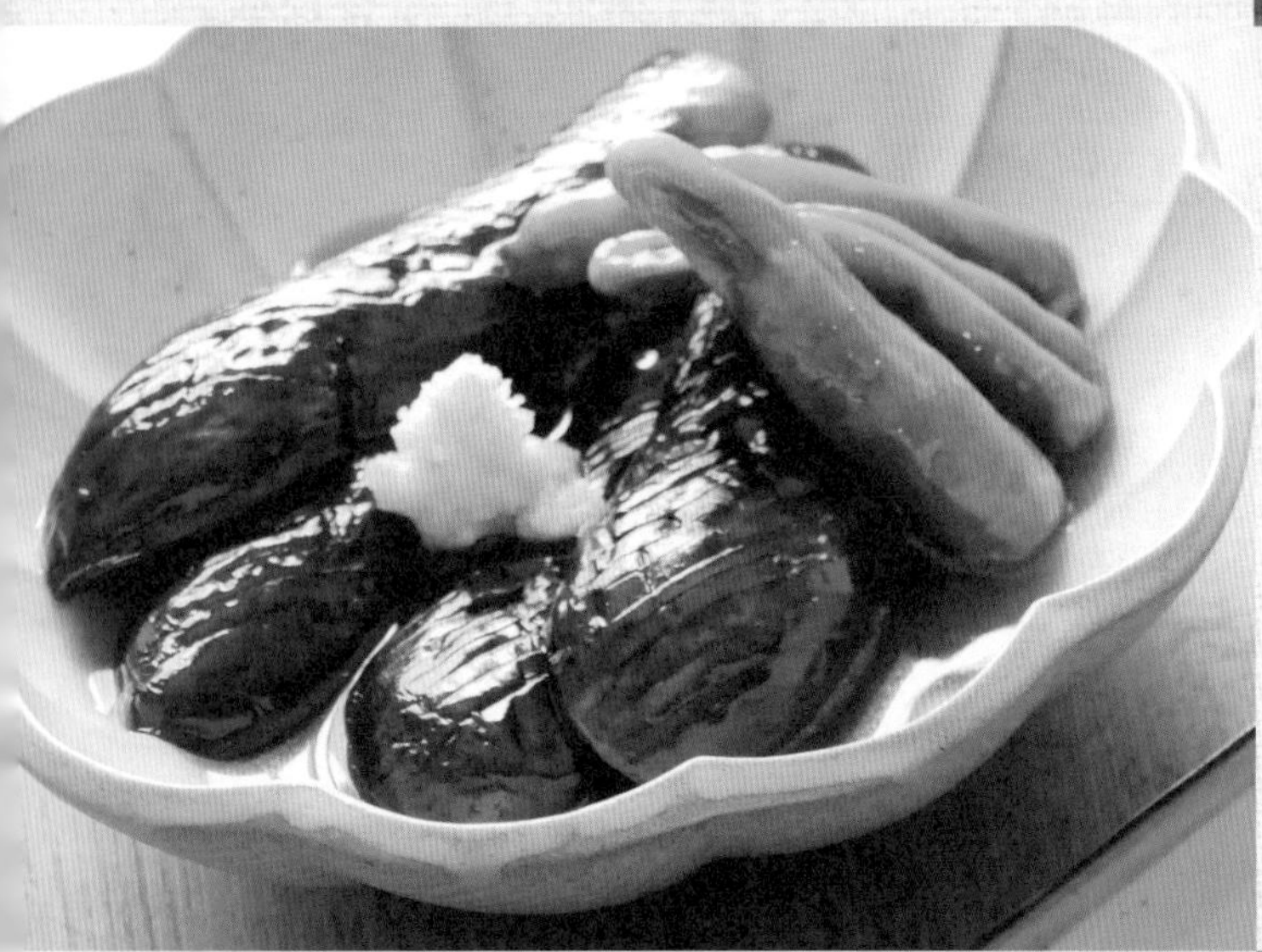

recipe 08 秋茄子の煮びたし

なすは強い抗酸化力のある栄養成分を含んでいます

材料 [2人分]

なす …… 2本
ししとう …… 4～6本
たれ
　水 …… 150cc
　しょうゆ …… 大さじ1
　みりん …… 大さじ1
　酒 …… 大さじ1
油 …… 適量
しょうが …… ひとかけ

作り方

1. なすはヘタを取り半分に切り、皮目に細かく切り込みを入れる。ししとうは軸をとっておく。
2. フライパンに油を少し多めに入れ、なすを皮目から焼く。ししとうも空いたところに入れ、焼き色をつける。
3. 鍋にたれの材料をいれ、ひと煮立ちさせたら 2 を入れ、10分くらい煮る。
4. 器に盛りつけ、すったしょうがをのせる。

recipe 09 さけと里芋のグラタン

里芋にはカリウムが多く含まれています

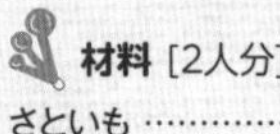
材料 [2人分]

さといも …… 60ｇ
鮭 …… 80ｇ
小麦粉 …… 9ｇ
バター …… 7ｇ
牛乳 …… 150cc
チーズ …… 10ｇ
エリンギ …… 30ｇ
ブロッコリー …… 40ｇ

作り方

1. 里芋・ブロッコリーはレンジで5分ほど加熱し器に盛り付ける。
2. 鮭とエリンギを分量外のバターで焼き、器に盛り付ける。
3. 2 のフライパンにバターを入れとかし、小麦粉を加える。
弱火で少しずつ牛乳を入れてクリームソースを作る。
4. 具材を盛り付けた器に 3 を入れてチーズをのせ、230℃で 10 分間焼く。

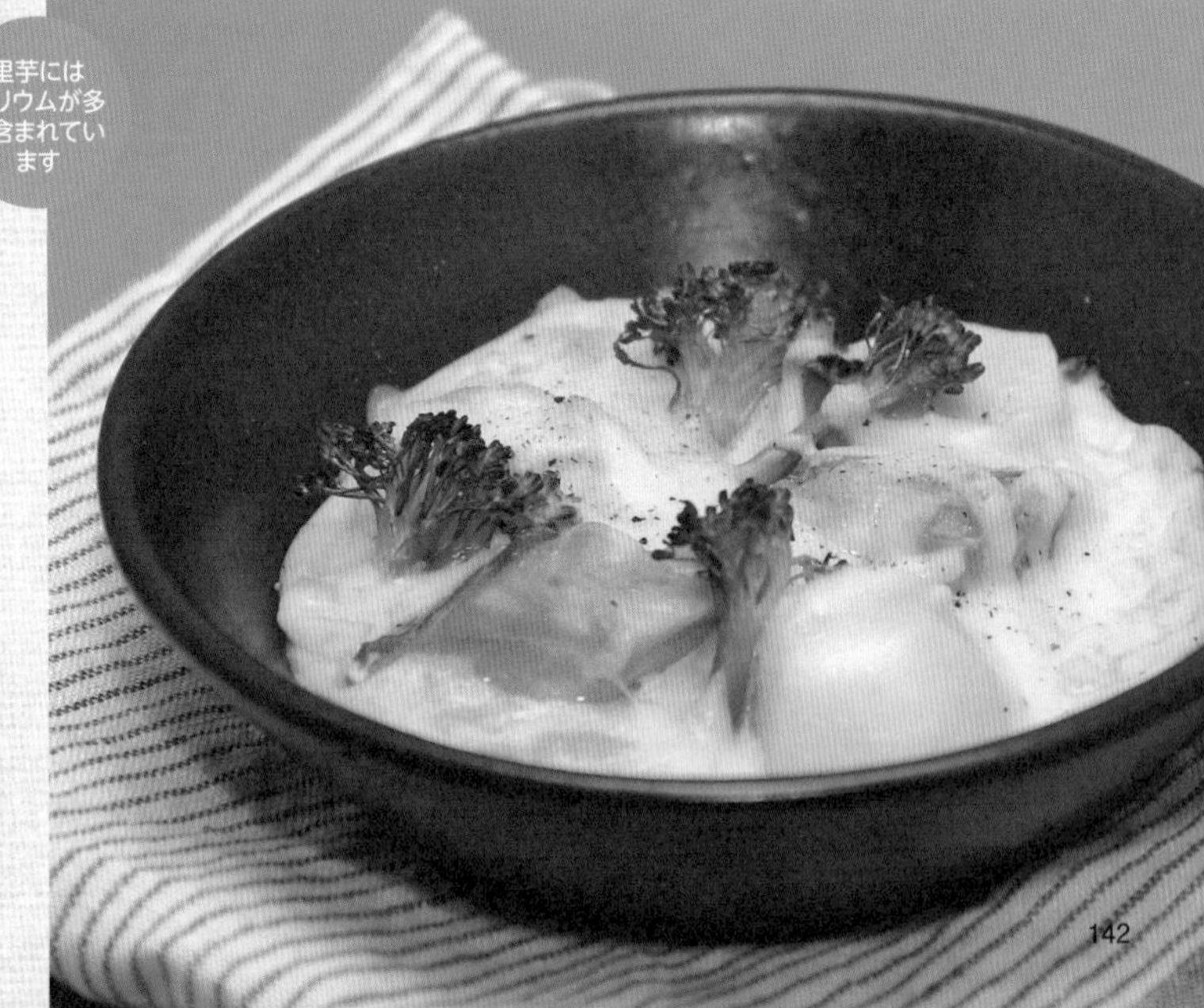

recipe 10 親子オランダ煮

もも肉はタンパク質、脂肪、鉄分も豊富な部位です

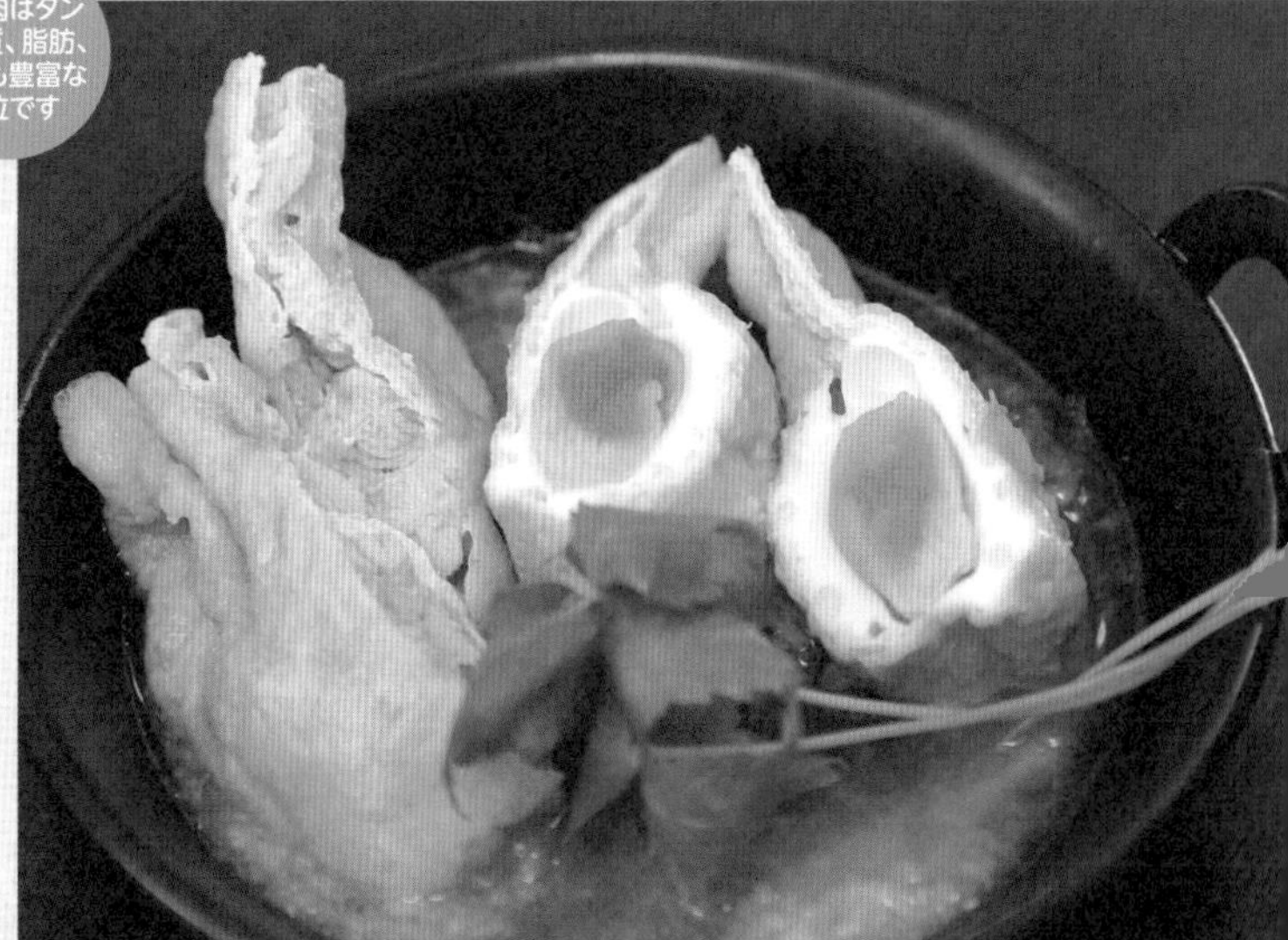

材料 [2人分]

若鶏もも肉 …………………… 50ｇ
卵 ……………………………… 2個
油揚げ ……………………… 2枚
つゆ
　だし …………………… 1カップ
　薄口しょうゆ ………… 大さじ1
　みりん ………………… 大さじ1
大根おろし …… 大さじ山盛り6
みつ葉 ……………………… 適量

作り方

1. 油揚げをふたつに切り、開いて袋にし、熱湯をかけて油切りをしておく。みつ葉は3cmくらいの長さに切る。鶏肉は小さくぶつ切りにする。大根は裏ごしの上におろし、自然に汁を切る。
2. 1つの油揚げの中には卵を割り入れ、口を楊枝で止める。もう一つには鶏肉を入れ同様に口を止める。
3. つゆの材料を全部合わせて煮立て、油揚げの袋を入れ10分くらい静かに煮る。
4. つぎにみつ葉と大根おろしを入れ、さっと煮て煮汁と一緒に器に盛る。

recipe 11 カキのチャウダー

牡蠣は亜鉛や鉄、ビタミンB、タウリンを多く含んでます

材料 [2人分]

牡蠣 …………… 1パック(100g位)
玉ねぎ ……………………… 1/2個
人参 ………………………… 1/2本
じゃがいも ………………… 1個
セロリ ……………………… 5cm
ベーコン …………………… 1枚
バター ……………………… 小さじ1
水 …………………………… 150cc
牛乳 ………………………… 75cc
生クリーム ………………… 50cc
コンソメ …………………… 1個
塩、こしょう ……………… 適量

作り方

1. 牡蠣は塩を入れた水でよく洗い、水気をとる。
2. じゃがいもは水にさらしてから、野菜とベーコンは8mm角くらいに切る。
3. 鍋にバターを入れ弱めの中火にかけ、ベーコンを炒める。
4. ベーコンの脂が出てきたら、玉ねぎを入れ、透き通るまで炒める。
5. 4に、にんじん→じゃがいも→セロリ→牡蠣の順に入れ少々炒め、水とコンソメの素を入れる。
6. にんじん、じゃがいもが柔らかくなるまで煮込み、途中でアクが出てきたらとる。
7. 野菜が柔らかくなったら、牛乳と生クリームを加え、味をみて塩・こしょうで調える。

recipe 12 鶏肉のアーモンド唐揚げ

アーモンドスライスはビタミンEを多く含んでいます

材料 [2人分]

鶏むね肉 …………………… 1枚
調味料
　にんにく(すりおろし) … ひとかけ
　しょうゆ ……………… 大さじ2
　酒 ……………………… 大さじ2
小麦粉 ……………………… 大さじ1
片栗粉 ……………………… 大さじ1
アーモンドスライス ……… 50g

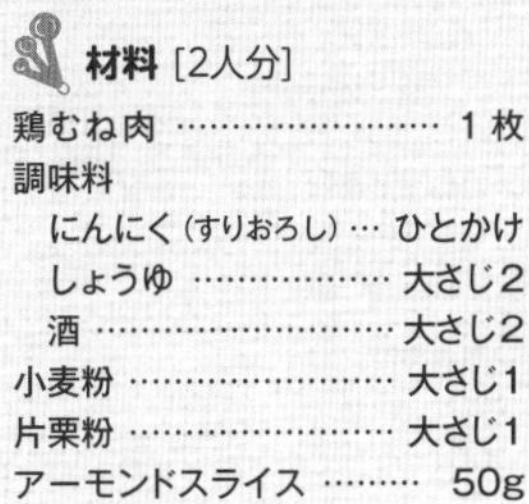

作り方

1. 鶏もも肉は一口大に切る。密封バッグに調味料と鶏もも肉を入れ、よく揉み込み、冷蔵庫で1時間なじませる。
2. 鶏肉を冷蔵庫から取り出し、合わせておいた小麦粉と片栗粉を入れてまた揉み込み、1個ずつアーモンドスライスを付け、取れないように軽く押さえる。
3. 160～170℃の油にアーモンドスライスが取れないように鶏肉をそっと入れ、じっくり揚げる。最後に高温でカラッと揚げて油をきる。
4. 器に盛り、レタス、ミニトマト、レモンなどを添える。

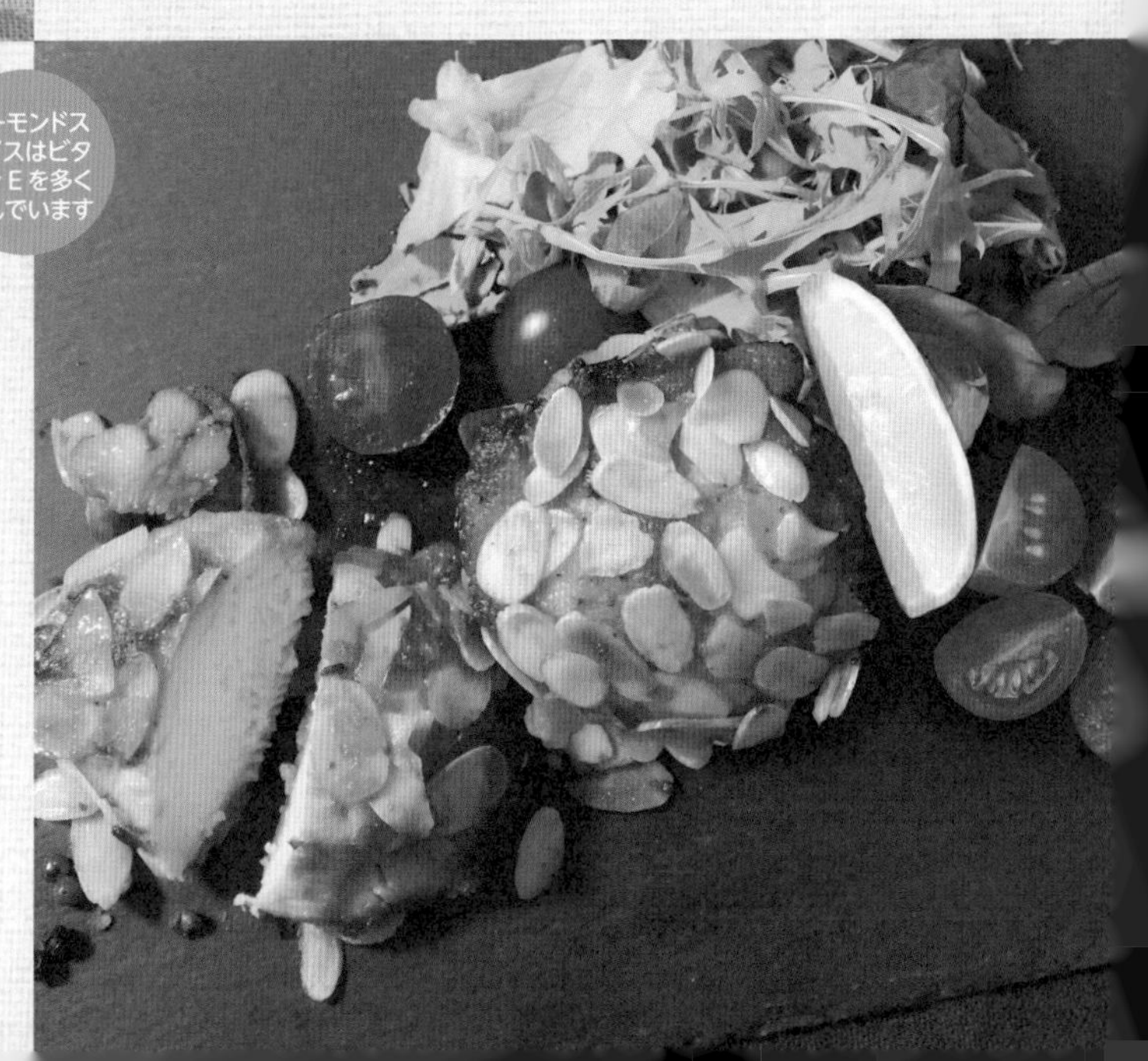

chapter 7-③

気持ちよく体を動かそう！適正体重に近づけよう！

運動しなさい！ではなく体を動かそう！

妊娠しやすいからだづくりのために、運動をしましょう。運動は基礎代謝を上げ、体温も上げ、ストレス発散になりますが、なかなか時間がとれなかったり運動嫌いだったりすると逆にストレスになってしまいます。そこで、日常生活の中で運動量を少しずつ増やす工夫をしましょう。

いつもエレベーターやエスカレーターを使っているのなら、階段にしてみましょう。自転車に乗っているのなら、自分の足で歩いてみましょう。また、ゆっくり歩いているのなら、早歩きにしてみましょう。

ちょっとだけ気を配ってからだを動かし、無理なく毎日できる範囲から始め、それが日常になってきたら、少し負荷をかけるようにアップグレードしていけばいいのです。

からだを動かすことが好きな方は、自分の好きなスポーツを楽しみましょう。家でくつろいでいる時間に夫婦でストレッチ、ヨガなど楽しむのもいいですね。

ヨガは、サンスクリット語の「つなぐ、結ぶ」が語源といわれています。心とからだは、1つです。つながっているもの、結ばれているものです。

夫婦で一緒にヨガをすることで、同じ時間に、同じことをして、同じように心地よい疲れを感じられたら、夫婦のつなぎも、結びも強くなるかもしれませんね。

夫婦で一緒にヨガを始めてみませんか？

※ヨガは、146ページで紹介しています。

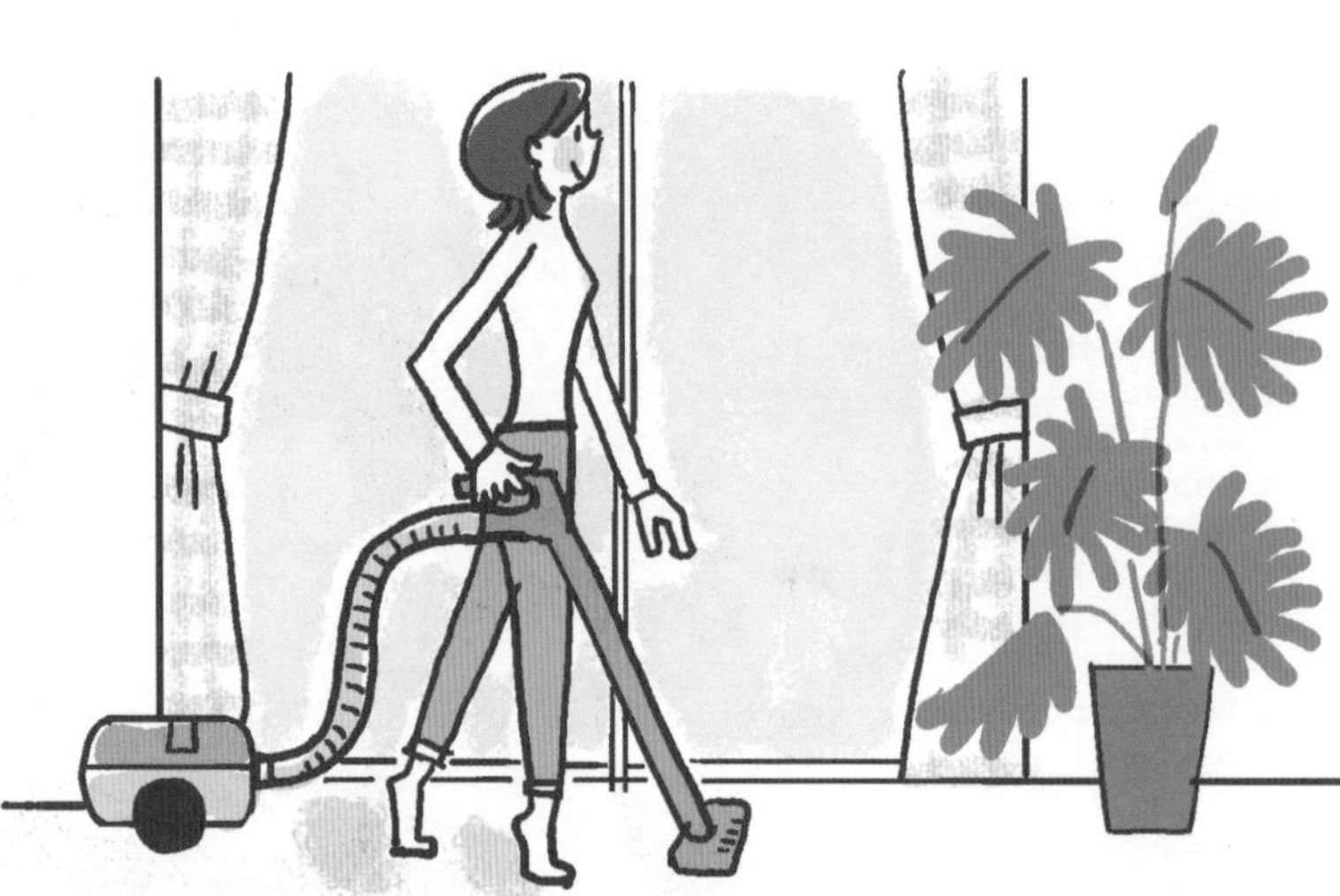

太っているとよくないの？

BMI値25以上が肥満とされ、値が上がるにつれて排卵障害を起こしやすくなります。

エストロゲンは卵巣でつくられますが、脂肪組織の中でもつくられています。そのため、少しふっくらした女性の方がホルモン環境がいいという見方もあります。しかし、太り過ぎるとホルモンのバランスが崩れ、排卵障害を起こすことがあります。太っている人に多く見られる多嚢胞性卵巣症候群ですが、体重を落とすことで排卵が起こるようになるケースもあります。

そして、太り過ぎにより血流が悪くなることで卵巣や子宮へ必要なホルモンが届きづらくなり、卵が十分に育たなかったり、子宮内膜が十分に厚くならなかったりする可能性も高くなります。さらに糖代謝に異常が起きると、胎児の奇形率が増え、流産の要因にもなります。また、太り過ぎは妊娠高血圧症候群や妊娠糖尿病、出産時には難産になりやすく、脳出血などのリスクも高まります。

肥満は、妊娠や出産へのリスクが大きいですが、かといって急激に体重を落とすと体にもよくありません、1カ月に体重の5％ずつ落とすことを目標に取り組んでみましょう。

やせているとよくないの？

BMI値18・5未満がやせとされています。BMI値が18以下の極度のやせの場合は、排卵が止まり、無月経になる人が多くいます。これは、視床下部の働きに抑制がかかり、卵を育てるFSH（卵胞刺激ホルモン）と卵を成熟させ、排卵のきっかけをつくるLH（黄体化ホルモン）の分泌量が減ることが要因です。

月経があるということは、自分の体で新しい命を育てることができるというサインで、月経が止まることは「自分の命を守ることで精一杯。とても新しい命を育てるほどの力はないよ」という体のサインでもあるのです。また、低体重児や早産の確率も上がり、生まれた子どもが、将来、糖尿病や高血圧などの生活習慣病を発症するリスクが高まるという発表もあります。

BMI値18・5未満の場合は、少しずつ体重を増やすようにしていきましょう。

卵子も細胞の1つです。栄養が不足している状態であれば、質のいい卵子を育てることは難しいでしょう。

男性も太っているとよくない！ 男性のBMI値と体外受精

IVFを受けている夫婦で夫のBMI値が高い場合、初期胚のグレードに有意差は見られなかったが、BMI値が高くなると胚盤胞のグレードに影響する可能性がある。病的な肥満男性の妻は、他のグループに比べてBMI値が高い傾向があり、これも関係している可能性がある。

調査期間　：2008年1～5月
調査対象　：豪州
初回体外受精305組
ドナーと凍結精子は除外

BMI	正常	太り過ぎ	肥満	病的な肥満
IVF受精率	67.2	58.5	60.2	ND
ICSI受精率	75.0	72.5	78.7	65.4
3日胚のG1とG2率	55.1 ± 4.6	61.5 ± 2.8	61.3 ± 4.6	42.1 ± 7.4
胚盤胞発生率	29.3 ± 4.3	27.8 ± 3.1	20.3 ± 3.9	18.7 ± 5.7
拡張胚盤胞	17.9 ± 3.3	15.2 ± 2.2	10.7 ± 2.9	8.5 ± 4.2

Fertil Steril. 2011 Apr;95(5):1700-1704

体を動かす心地よさを得よう！

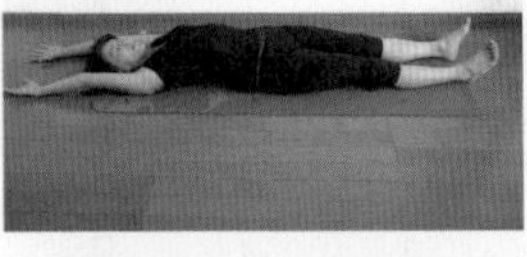

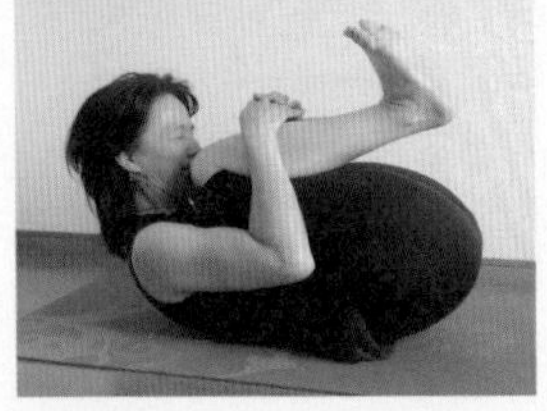

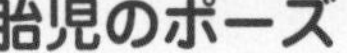

胎児のポーズ

のびのび～の姿勢から、きゅうっと足を抱えて胎児のポーズに。便秘解消に効果があります。

猫のポーズ

骨盤周りを動かして子宮を温める効果があります。

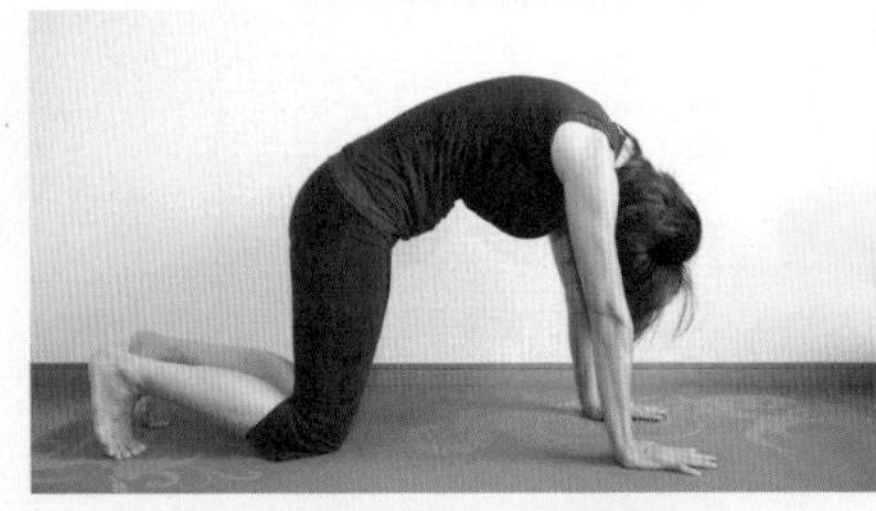

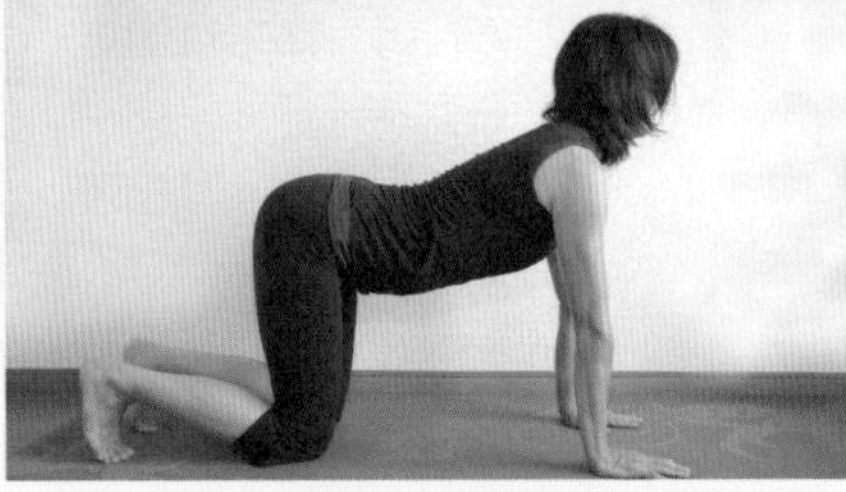

1. 両手と両膝をついて四つん這いになります。足は腰幅、手は肩幅くらいに置きます。
2. 息をゆっくり吐きながら、しっぽを足の内側へ入れるような気持ちで背中を丸くして天井に突き出します。
3. 息をゆっくりと吸いながら、しっぽを立たせるような気持ちで背中を反らせます。これを５回繰り返しましょう。

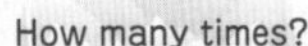

How many times?
２回

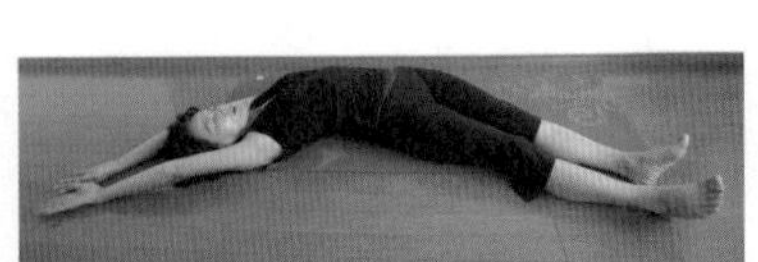

三日月のポーズ

体側を伸ばすことで気の流れがアップします。腰痛にも効果あり！交互に行いましょう。

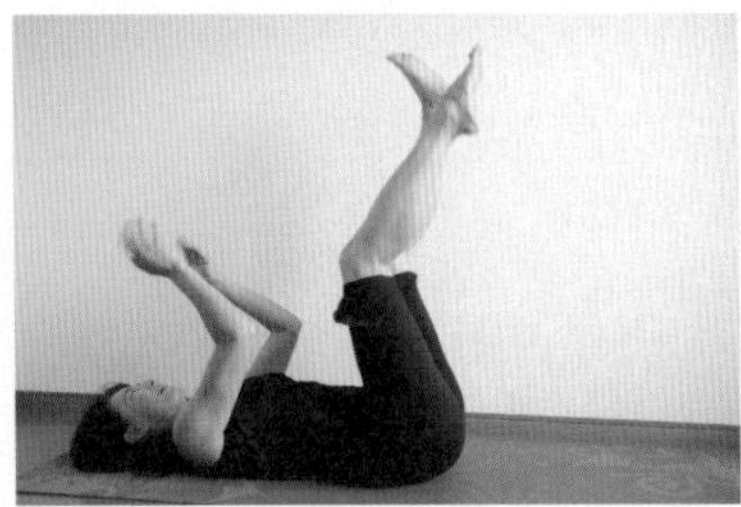

手足バタバタ

手足を上げてバタバタさせると血流アップの効果があります。手足の冷たい人には特に効果的。寝る前に 15～30 秒くらいやると心地よく眠れるように。

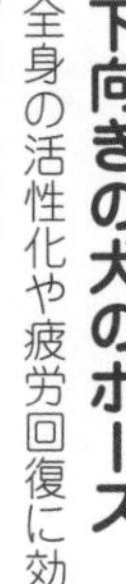

下向きの犬のポーズ

全身の活性化や疲労回復に効果があります。

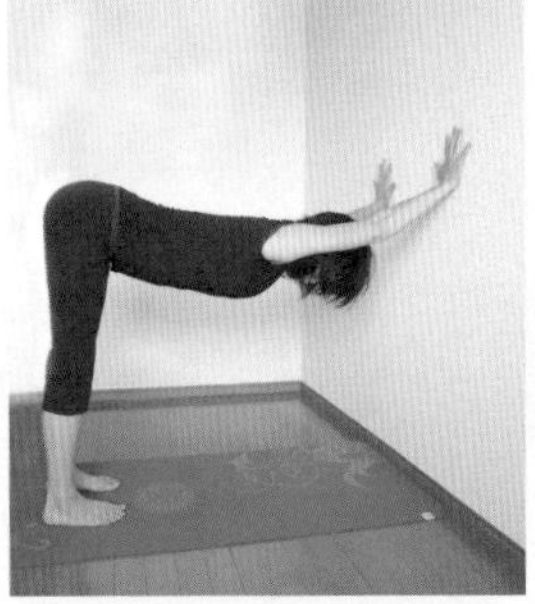

床で行うのが難しい場合は、壁を使ってみましょう。床と背中が平行になるまで、ゆっくり手をずらし５回呼吸をします。

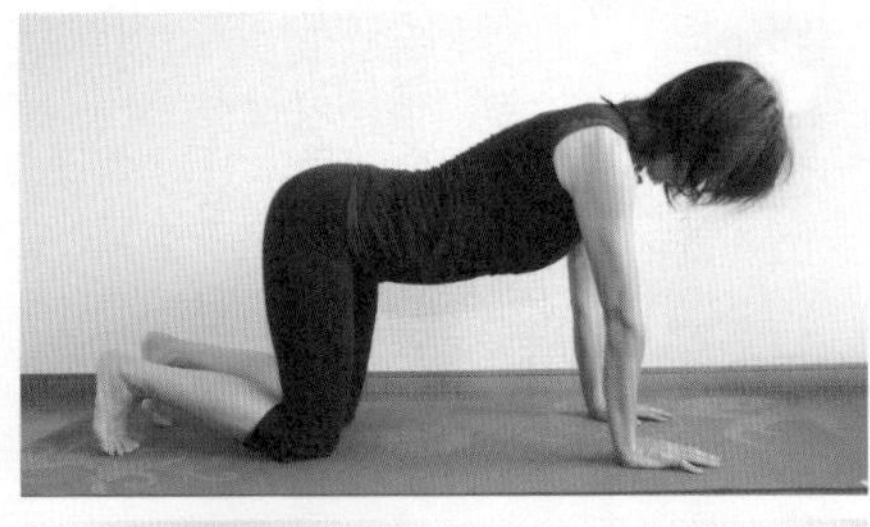

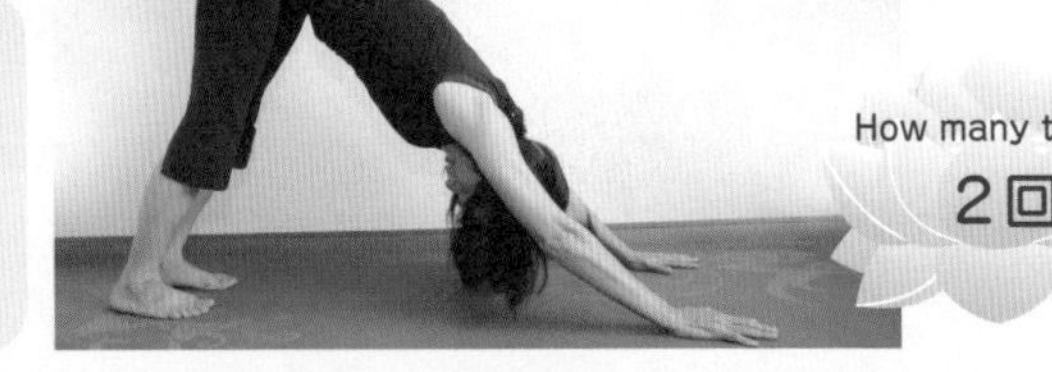

How many times?
２回

1. 両手と両膝をついて四つん這いになります。足は腰幅、手は肩の真下から少し前、指一本分外に向けて置きます。
2. しっかりと手をつき、息をゆっくり吸いながら両膝を床から持ち上げお尻を上げて、そのまま５回呼吸をします。
3. 息を吐きながら、お尻をゆっくりと下ろして膝を曲げ、床にひざまずくように上半身も下ろします。両手は手のひらを上向きにして体と平行にします(子どものポーズ)。

気持ちが良くてヨガのポーズのまま寝てしまう方もいるそうです。気持ちよくてもポーズのまま寝てしまわないように！

子どものポーズ

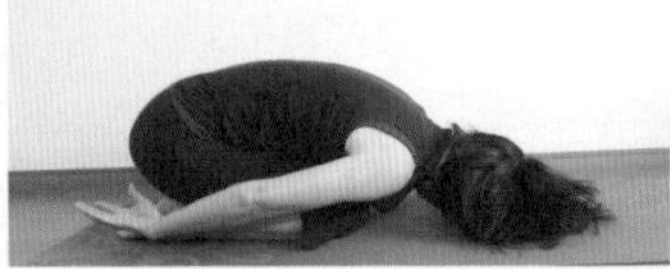

毎日の生活にヨガを取入れて

開脚前屈のポーズ

股関節や太もものコリを改善することで子宮や卵巣の血流をアップする効果があります。

両足広げては、ちょっとキツイ…という人は片足ずつでもOK！
その場合は、上半身を広げた足側に倒して体側を伸ばしましょう。
足が伸びない人は、無理に伸ばさなくてもOK！

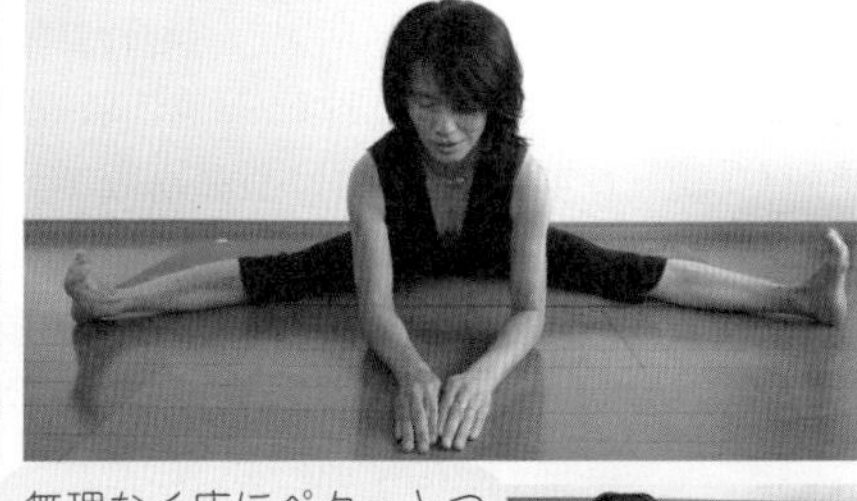

壁を使って足を広げる方法もあります。お尻を壁にぴったりつけて、ゆっくりと足を広げましょう。重力も手伝って楽に足を広げることができます。気持ちよすぎて寝てしまわないように！

無理なく床にペタっとつける人は、やってみましょう！でも痛いのはNG！

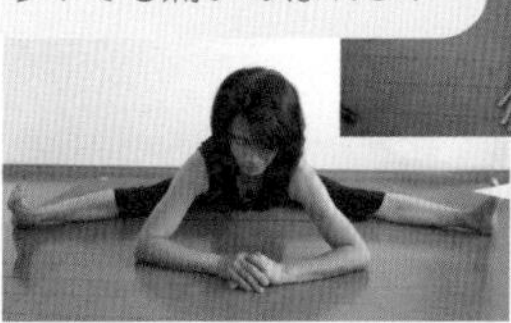

床に上半身をつけるなんて無理！という方は肘まででもOK！

1. 両脚をそろえて床の上に座ります。体が後ろへ行ってしまう場合は、折りたたんだタオルなどの上にお尻を乗せて股関節を開き、骨盤を立たせるようにします。
2. 足をゆっくり開いて膝が天井に向くように太ももを外側へ回転させます。
足の裏を伸ばしてかかとを床につけて足先を天井へ向けます。
3. そのまま息を吐きながらゆっくりと上半身を前に倒し15〜30秒姿勢を保ちます。
このとき、無理なく上半身を倒せるところをキープしましょう。無理をして痛いのはよくありません。
4. キープ後は、上体を起こし広げた足を戻します。このとき、内腿、外腿を軽く叩きながら戻しましょう。

橋のポーズ

子宮などを支える骨盤底筋を締める効果、生理痛や生理不順にも効果的。胸を開くので落ち込んだ気分から解放してくれます。

How many times?
2回

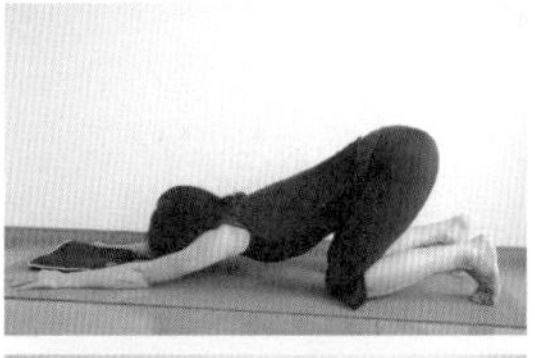

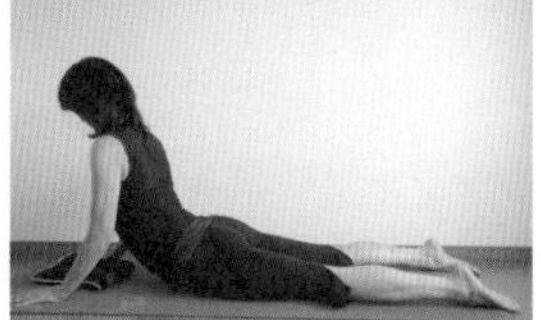

寝る前に布団の上で軽く。
お尻を突き出すようにしたら、次は腰を反らせてを数回繰り返しましょう。

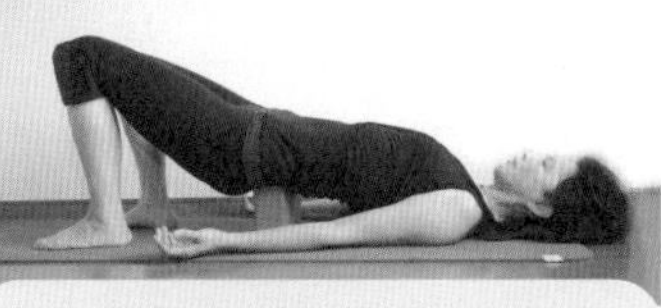

腰をあげるのが大変…という人は、ヨガブロックを使ってもOK！

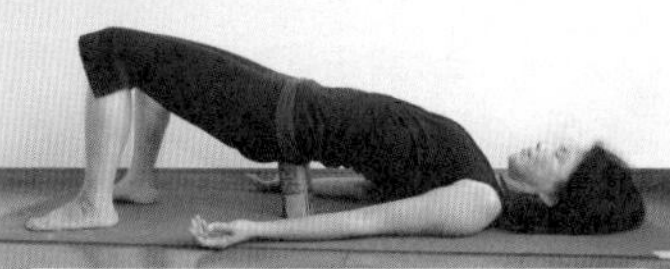

牛乳パックに新聞をぎゅうっと詰めてヨガブロックにしてもOK！

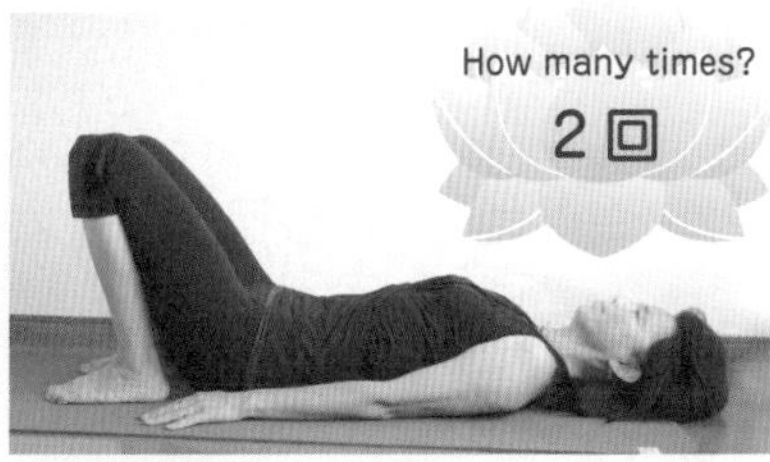

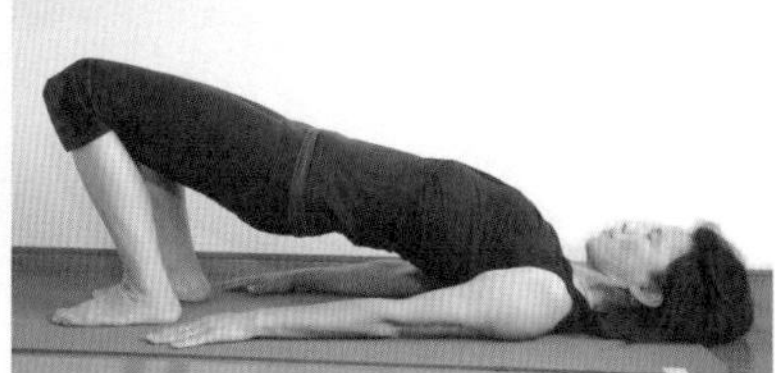

1. 足は腰幅に開いてかかとをできるだけお尻の近くに持ってきましょう。手は自然に下ろし手のひらを床につけます。
2. 息を吐きながらお尻を持ち上げます。両足と両手で床を押すようにして持ち上げましょう。
背中をまっすぐに伸ばし、足の裏を床につけたまま15〜30秒姿勢を保ちます。
3. 姿勢をキープするのが難しい場合、ヨガブロックなどで腰を支えてもOKです。ヨガブロックは仙骨付近（背骨の付け根）に置きましょう。最初は低い状態で、慣れてきたらヨガブロックを立てるなどして高さを調節しましょう。
4. キープ後は、首からゆっくりと床へ降ろすようにして元の姿勢に戻ります。

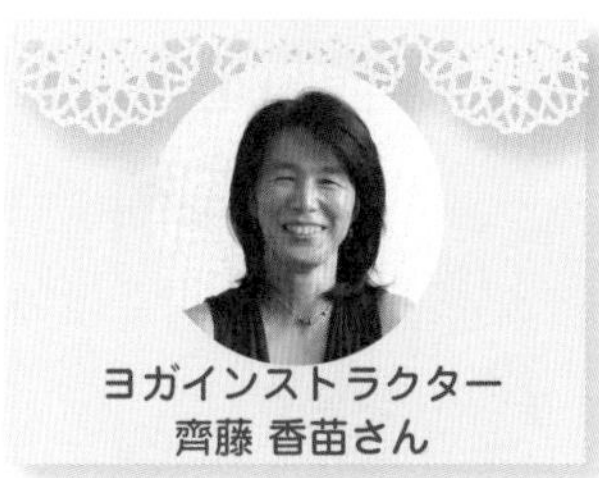

ヨガインストラクター
齊藤 香苗さん

妊娠しやすいからだづくりのために

腸内フローラを増やそう！ 快便第一！ 乳酸菌も大事！

女性が便秘になりやすい理由の１つに、月経が関係しています。月経周期のなかでも黄体期は、黄体ホルモンが分泌されますが、この黄体ホルモンには、子宮の収縮運動を抑える働きがあります。これが腸に影響すると、腸の働きが弱まり便秘が起こりやすくなるというわけです。普段から便秘がちの人は、排卵期以降はさらに便秘に悩むことになるかもしれません。そこで、腸内フローラです！

腸の働きを活発にするためには腸内フローラを増やし、腸内フローラのバランスをイイ状態に保つことが大切です。また、女性の健康や妊娠、出産には、腟内環境の良し悪しは大切で、そこには腸内環境が密接に関係しているといわれています。腸内の乳酸菌が少ないことが、腟内の乳酸菌にも影響し、腟炎などが起こりやすくなるともいわれています。

腸内フローラをよりよくするための５カ条

１、野菜を食べよう！

腸内の善玉菌、悪玉菌、日和見菌のバランスを保つために、善玉菌のエサとなる食物繊維を多く含む野菜、大豆食品、わかめなどの海藻類を食べましょう。ポイントは、赤（トマトなど）、青（ほうれん草など）、黄（かぼちゃなど）、黒（ひじきなど）です。また、抗酸化力の高い野菜を食べましょう。

２、白米よりも玄米！糖分は控えめに。

玄米の食物繊維は白米の6倍です。低糖質であることも腸内環境のためにもいいこと、でも糖質抜きもよくありません。白米、麦、砂糖などの糖質はできるだけ控え、野菜や果物などから摂りましょう。砂糖をオリゴ糖に変えるのもいいでしょう。

３、乳酸菌を摂りましょう。

納豆から納豆菌、醤油から麹菌、漬物から乳酸菌を摂ることができます。ただ、塩分には気を付けましょう。ヨーグルトなどからは、腸内環境によい乳酸菌、ビフィズス菌があります。商品をよく見て、多く含まれているものを食べましょう。

４、油に気を配りましょう。

「オメガ３」と呼ばれる多価不飽和脂肪酸を摂りましょう。これは青魚にも含まれています。ドレッシングや調味油は、亜麻仁油やえごま油などでつくるといいでしょう。逆にトランス脂肪酸を含む油に気をつけましょう。代表的な食品はマーガリンです。

５、水を飲みましょう。

人のからだは、約60％が水分でできています。季節に関係なく１日1.5～2リットルは必要ですから、適切な水分補給は欠かせません。不足しがちなカルシウムや、ミネラル分の多い硬水がいいでしょう。また、ミネラルウォーターにフルーツをいっぱい入れたデトックスウォーターもおすすめです。

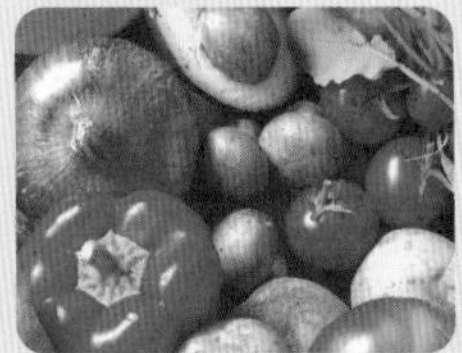
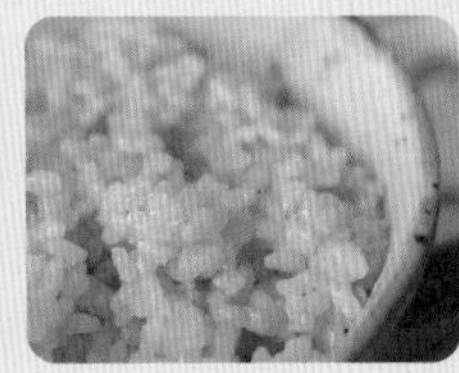
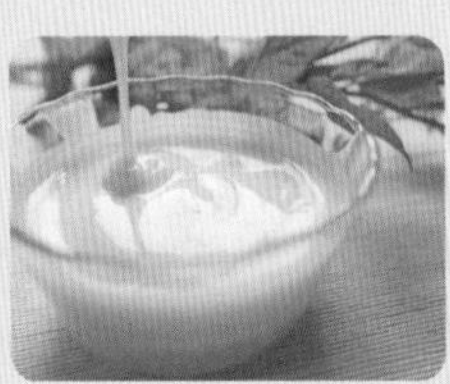
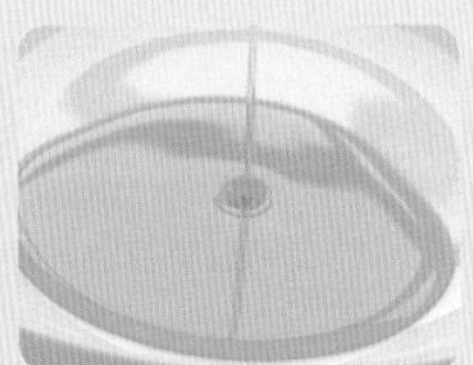
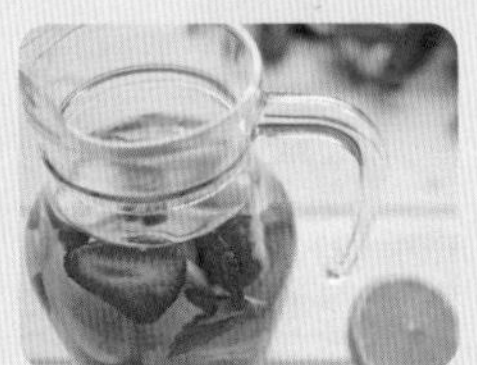

7色野菜でベジ妊活

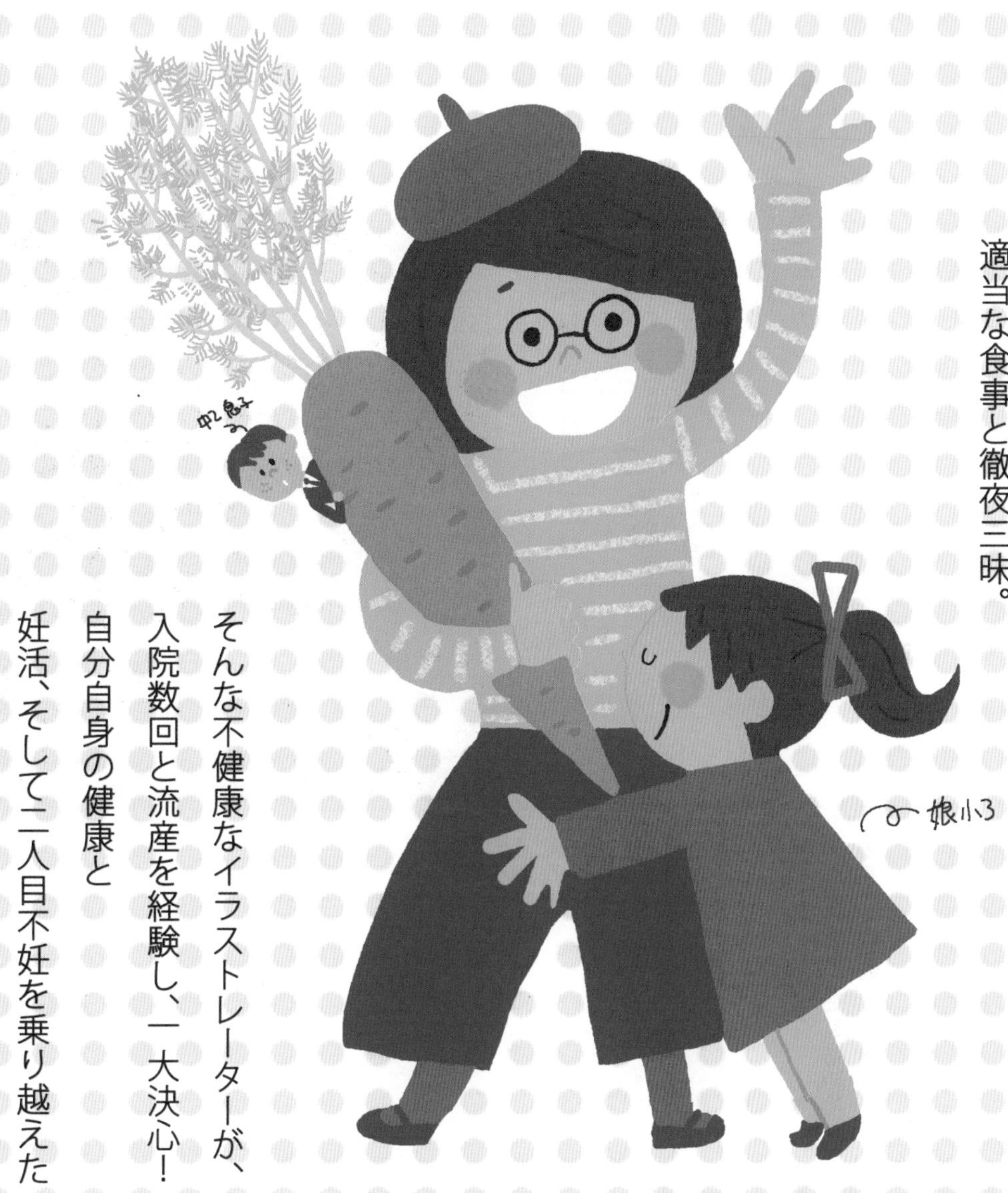

以前は、朝食抜き、昼は外食、夜はコンビニご飯。
毎日、終電で帰宅する生活でした。
仕事を辞めて、完全フリーランスになってからも
適当な食事と徹夜三昧。

そんな不健康なイラストレーターが、
入院数回と流産を経験し、一大決心!
自分自身の健康と
妊活、そして二人目不妊を乗り越えた
楽しくて美味しいベジ活生活のお話です。

野菜と妊活と

野菜オタクのイラストレーター植木美江(よしえ)です。

肉も魚も好きなただの食いしん坊です。昨年、野菜の本を出しました♪

「ママになりたい」では13年ぐらい挿絵を描かせてもらってます。野菜が好きすぎるため、「ママなり」でもエッセイを描かせていただくことになりました。


野菜オタクになるきっかけ。

イラストの仕事だけでは食べて行かれず、広告代理店でバイトをしていたのですが、Wワークと不摂生がたたり、原因不明の腹痛で何回か入院。

イラストの仕事は順調になってきたので、バイトをやめ、そして結婚。

33歳で流産。

35歳で一人目出産。

38歳で流産。その後体調を崩す。

二人目不妊に悩みながらも40歳の10日前に二人目を出産することができました。


あんなに不摂生していたのにも関わらず子供なんて簡単にできると思っていたので、流産した時は本当にショックでした。

親にとっては子供一人亡くすことなんですよね。

妬んだり泣いたり、怒ったり、暗黒の時代でした。

ドロ
ドロ
ドロ

赤ちゃんがほしくてほしくて漢方薬局に相談へ。

重い生理痛もなぞの腹痛も体がだるいのも冷えからきているとのこと。

それから、汗っかきなのは代謝が良いわけじゃなく脂汗だと判明。

仕事をしている時は戦闘態勢なので体が硬くこわばって、脂汗をかいていると。

私ってそんなにピリピリしてんの?


これは冷え過ぎ!

ビールばっかり飲んでいるでしょ!!

ドキッ

確かにお腹を触ると人間じゃないみたいに冷たくて石のように固い。

漢方薬を飲み続けるとみるみる体調が良くなり、そのおかげかは知らないけれど一人目に恵まれました。

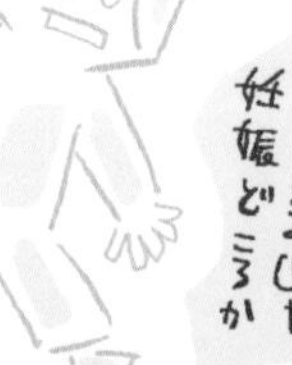

それでも、突然の腹痛は治らないし二人目不妊にも突入。
漢方の成分は食品が多く、これは食べることが薬になるのでは?と思い、食事内容を見直しました。
食いしん坊の私にはむいていたようで二人目を妊娠できました。

食生活を見直す中、父が退職後、畑を始めたり、農家さん、食育講師、江戸東京野菜コンシェルジュ、野菜ソムリエのみなさんと出会い、野菜についての知識を蓄えていきました。

美味しくて健康的な野菜のお話、はじまり、はじまり。

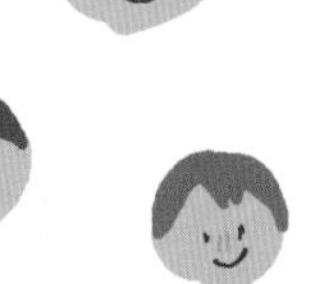

妊活といえば、これ！

葉酸

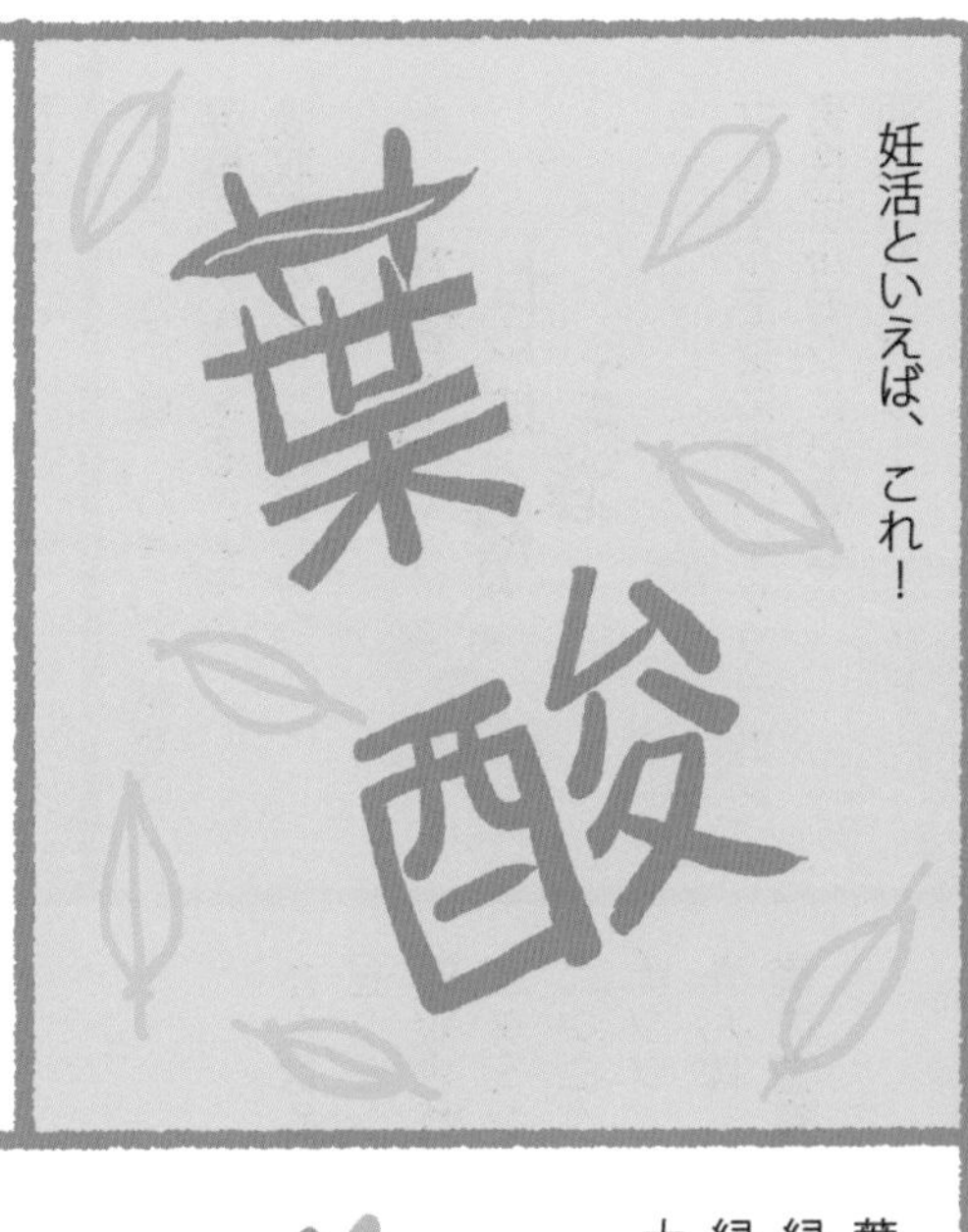

ベビーの健康のためにはもちろん、自分の貧血予防や免疫機能アップにと大活躍！

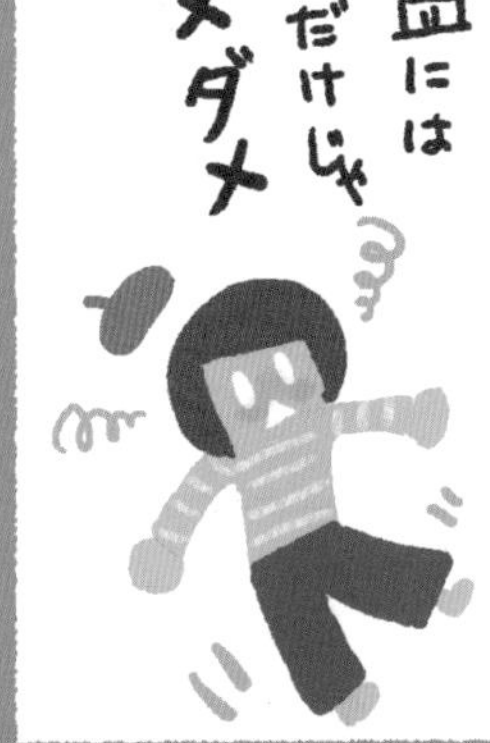

妊娠計画中の女性なら、1日400μg。健康目的なら240μgなので夫婦で640μg摂取するには、ほうれん草1束半。毎日こんなに食べるかー！

葉の中から見つかった栄養素なので、緑色の野菜に含まれることが多いようです。緑色ではないけれど、大豆やカボチャにも豊富に含まれています。

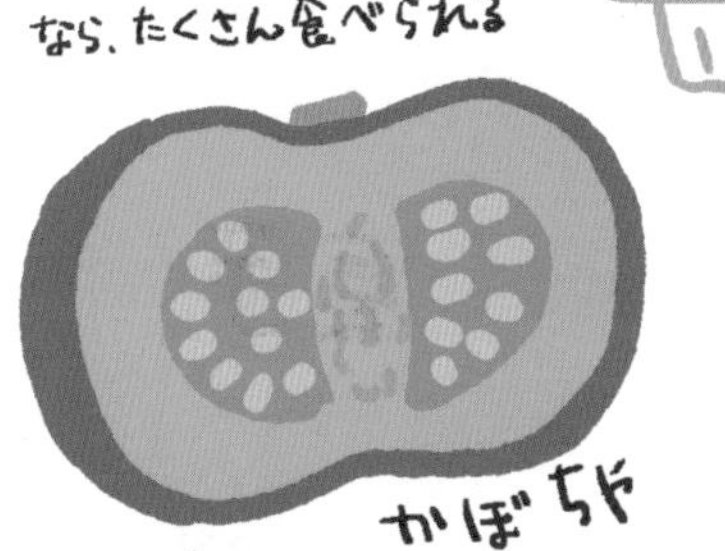

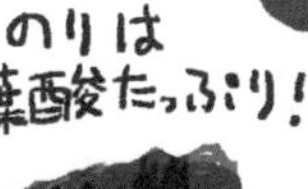

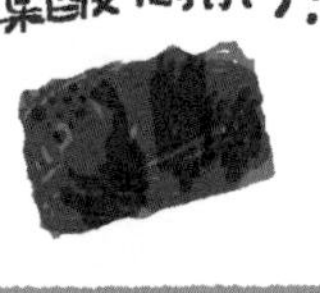

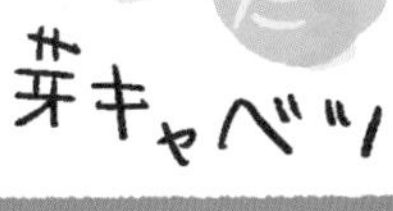

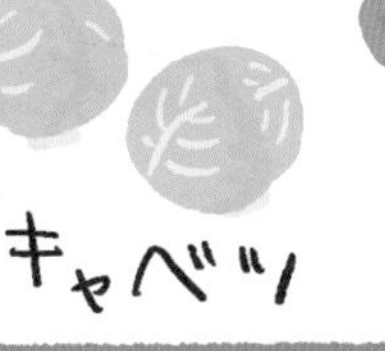

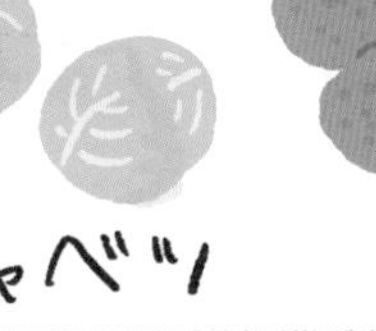

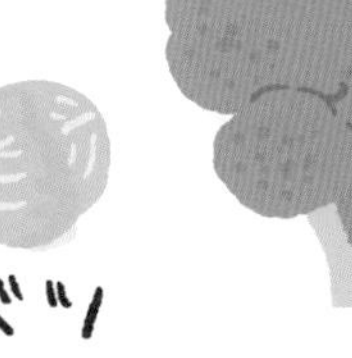

葉酸はデリケートな栄養素。光に弱く、水に溶けやすく、加熱すると壊れてしまいます。買ってきたら、サッと洗って、サッと加熱、もしくはレンジでチンしてください。ほうれん草1束半を生で食べないと、640μg摂取できないってこと。そんな無茶な！

ちょい足しアイデア

オススメの摂取方法は、青汁。そこにちょい足しで葉酸豊富な豆乳と酒粕をプラスすると飲みやすく、摂取量アップ。

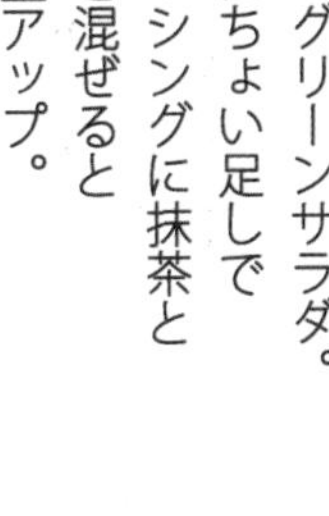

次に、グリーンサラダ。そこにちょい足しでドレッシングに抹茶とゴマを混ぜると摂取量アップ。

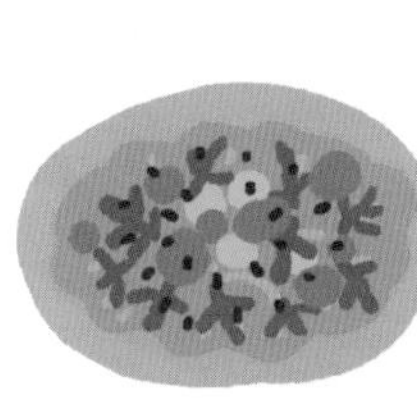

それと味噌汁。飲む直前にちょい足しでのりをちぎって入れると摂取量アップ。

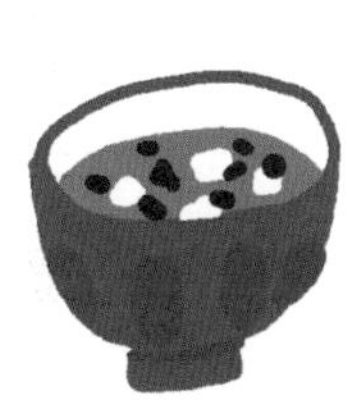

たんぱく質

筋肉作りだけじゃない、受精卵を作る大切な栄養素。

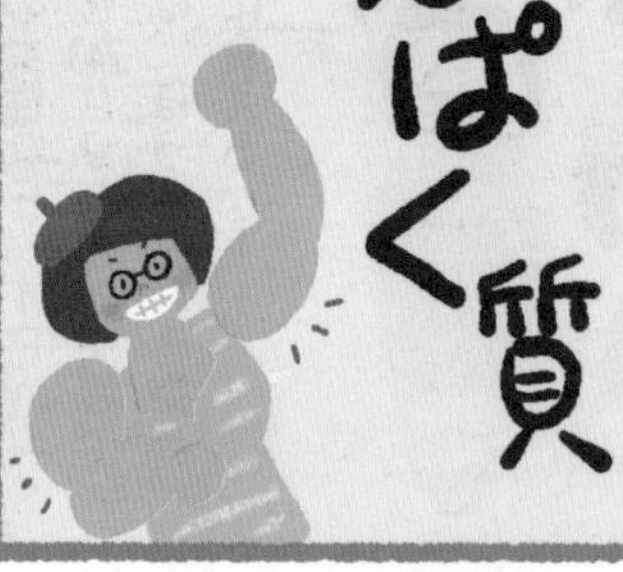

たんぱく質は肉・魚・卵から摂取するのが手っ取り早いのですがダイエッターには高カロリーなのでぜひ野菜で。

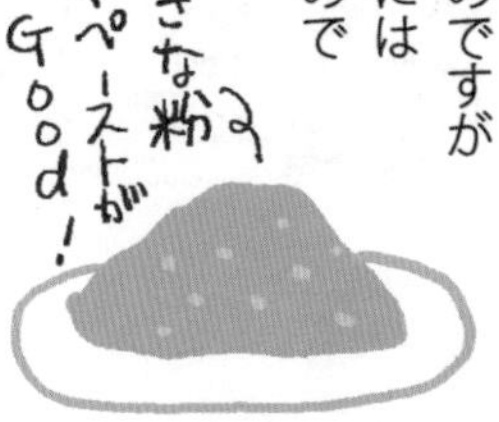

野菜は吸収率が良くないため、食べる時、ちょっと工夫をすると良いですよ。

きな粉
粉やペーストがGood!

オススメなのは、ひきわり納豆。発酵&刻んであることで吸収率がグーンとアップ。

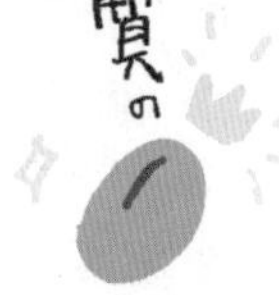

大豆は、たんぱく質の王様

女性ホルモンに近いイソフラボン、男性ホルモンに必要な亜鉛もタップリ!

植物性たんぱく質が多い食品は芋類、ナッツ類、海藻。

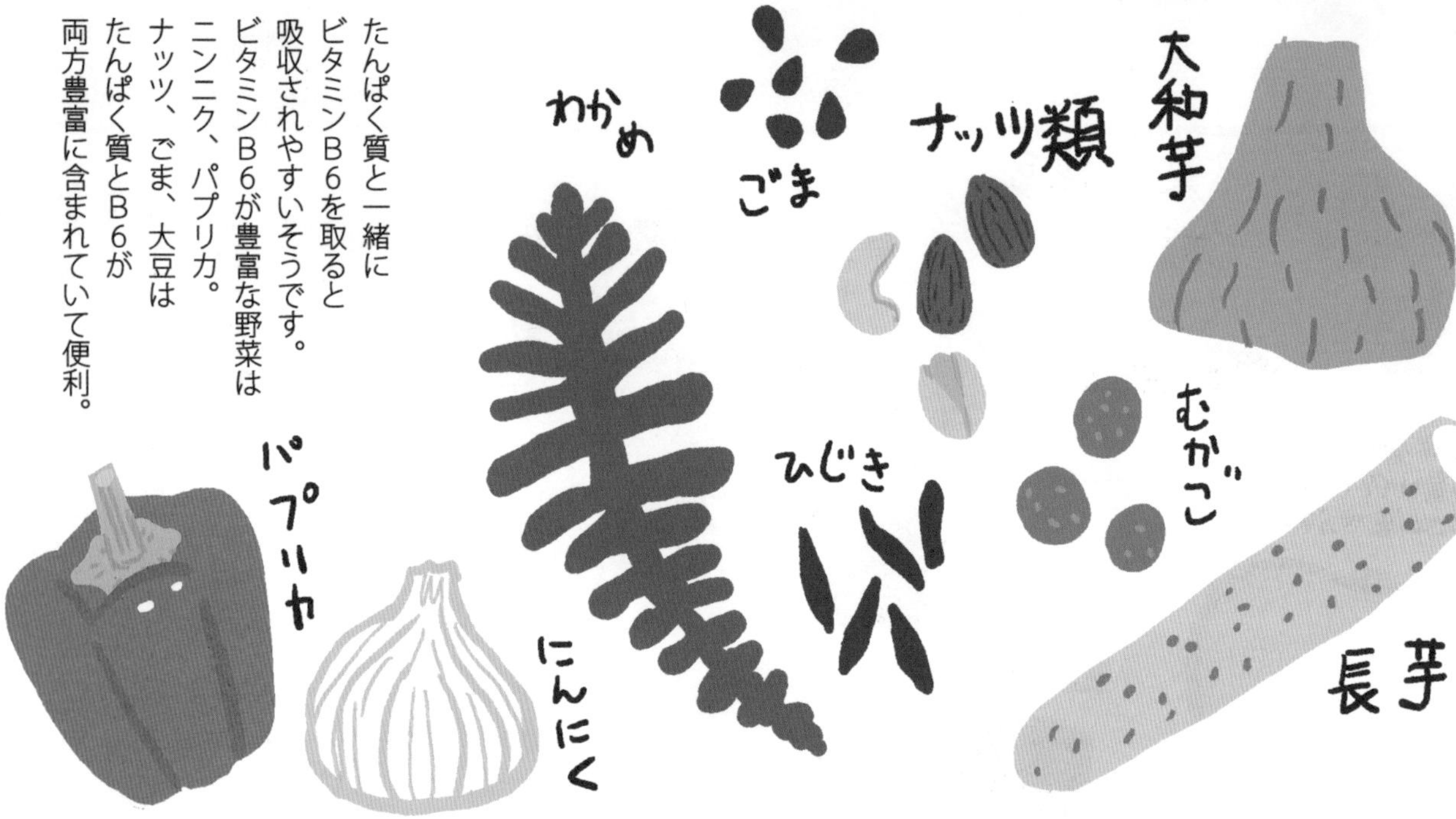

大和芋
ナッツ類
ごま
わかめ
むかご
ひじき
長芋
パプリカ
にんにく

たんぱく質と一緒にビタミンB6を取ると吸収されやすいそうです。ビタミンB6が豊富な野菜はニンニク、パプリカ。ナッツ、ごま、大豆はたんぱく質とB6が両方豊富に含まれていて便利。

ちょい足しアイデア

私のオススメは冷凍豆腐。凍らせた豆腐を解凍するとあら不思議、高野豆腐みたい。煮物にするとたくさん食べられます。これにちょい足し。たんぱく質豊富なもどした干ししたけ、皮をむいた落花生を追加すればプロテイン煮物の完成。

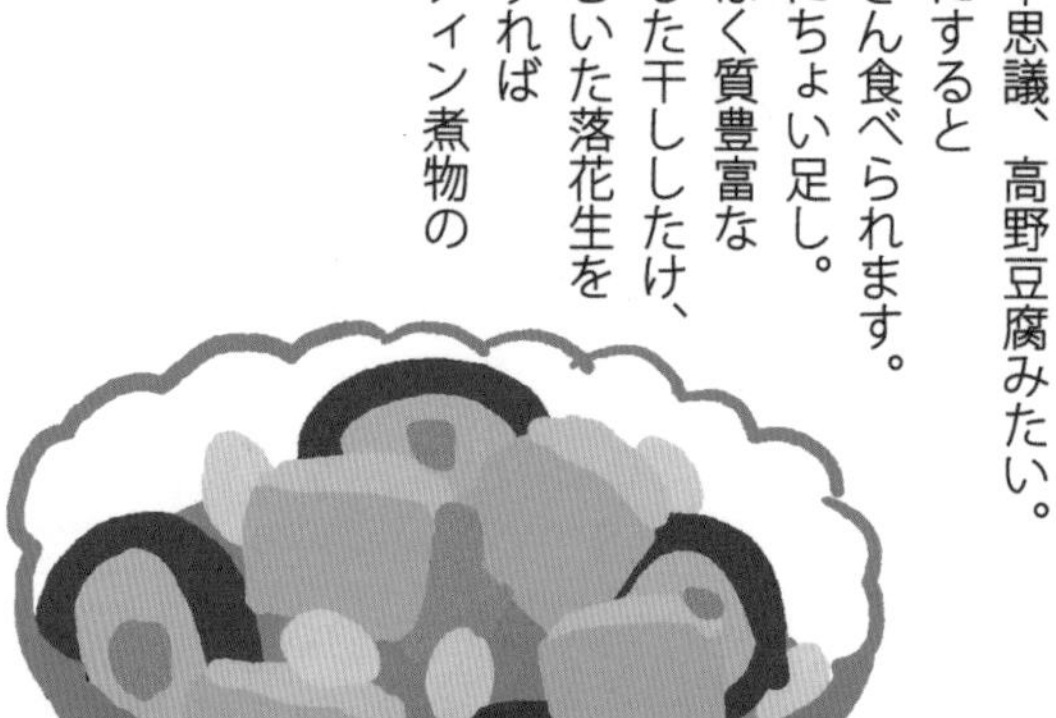

次は、ホワイトソースの代わりに長芋をかけたグラタン。具は鶏肉の代わりに豆腐にするとよりヘルシー。これにちょい足し。ビタミンB6のパプリカを入れるとカラフルグラタンに大変身!

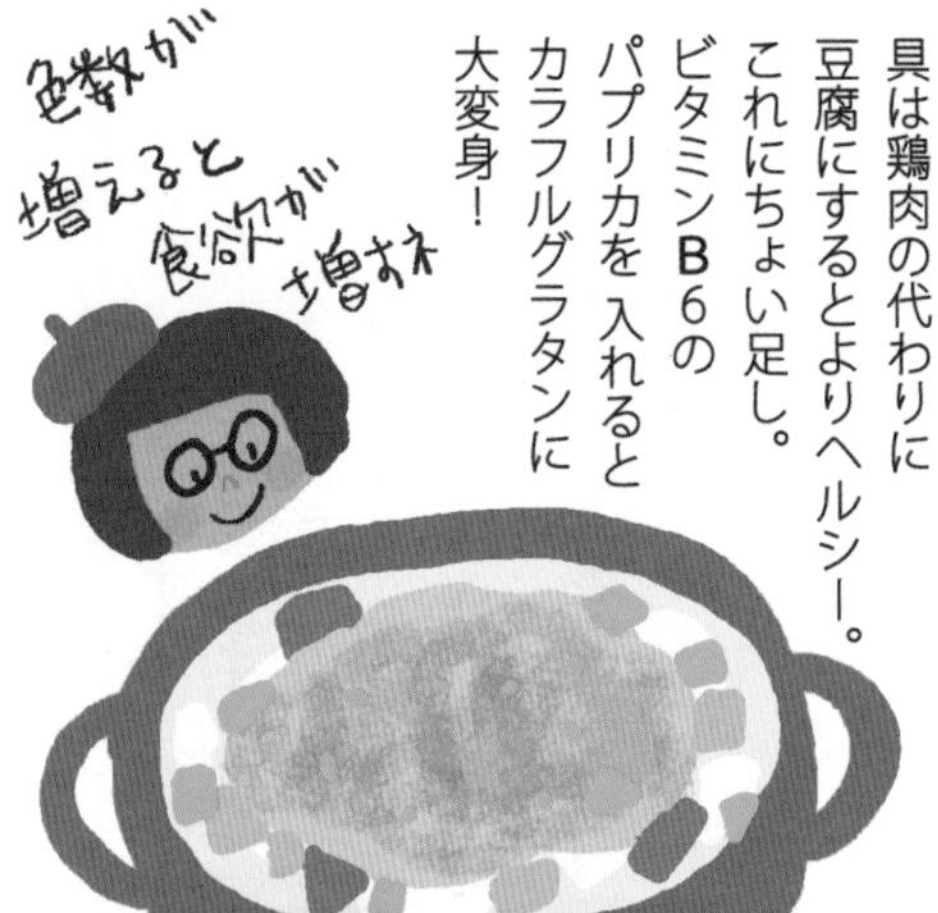

色数が増えると食欲が増すネ

活性酸素を抑える

抗酸化作用

アンチエイジング

私はアンチエイジングに気をつけているので実年齢より若く・・・・・は、見えませんが健康診断オールAです。エヘン！風邪は年に1回程度の健康体になりました。続けることに効果アリです。

まあアンチエイジングの鏡 美魔女は食べ物以外も相当な努力をされているので見習いたいものです。

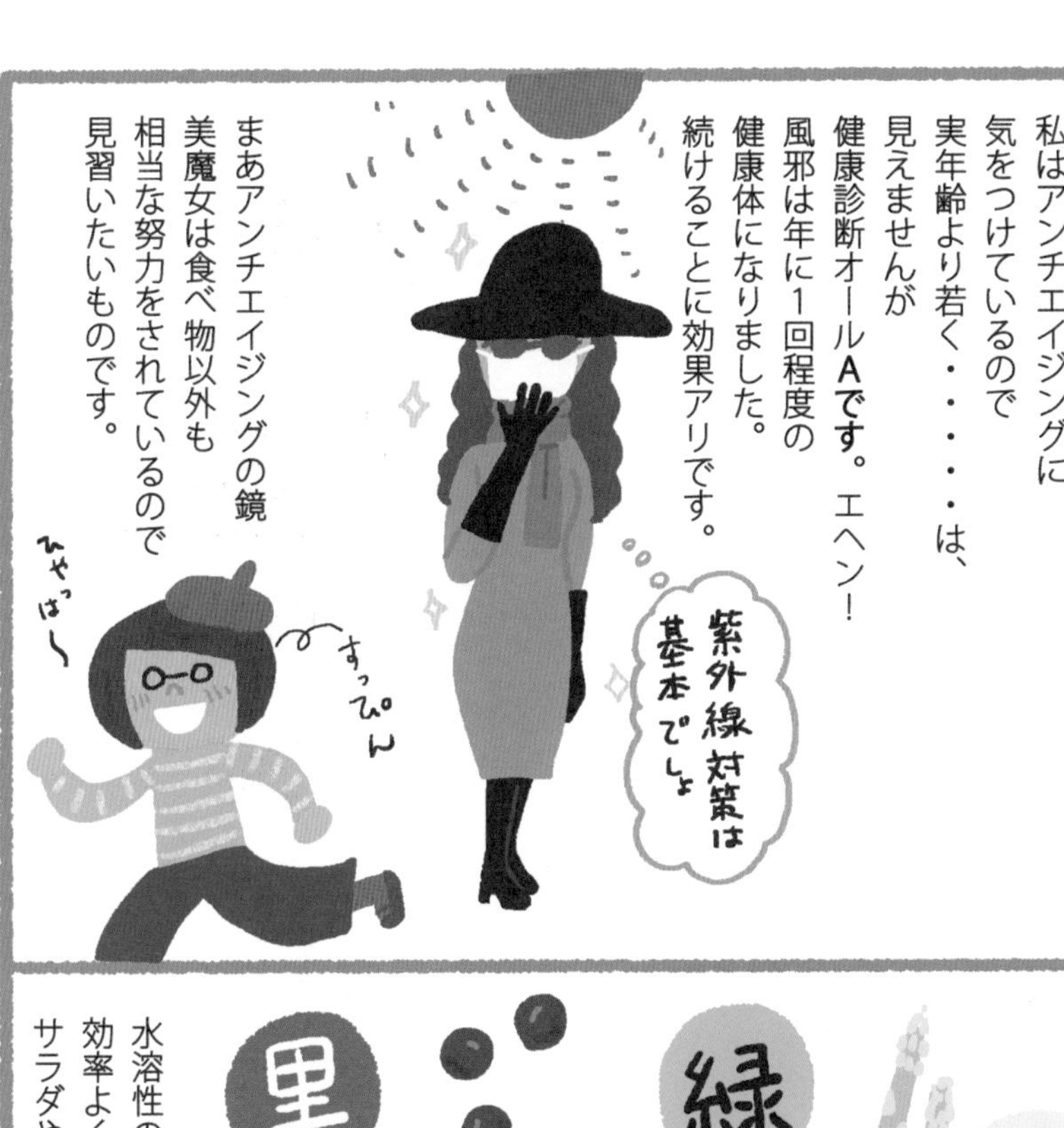

基本的にほとんどの野菜は、抗酸化作用があるのです。野菜で効能が違うためたくさんの種類を摂取すると効果がアップ！成分にはいろいろありますが簡単な見分け方は「色」です。

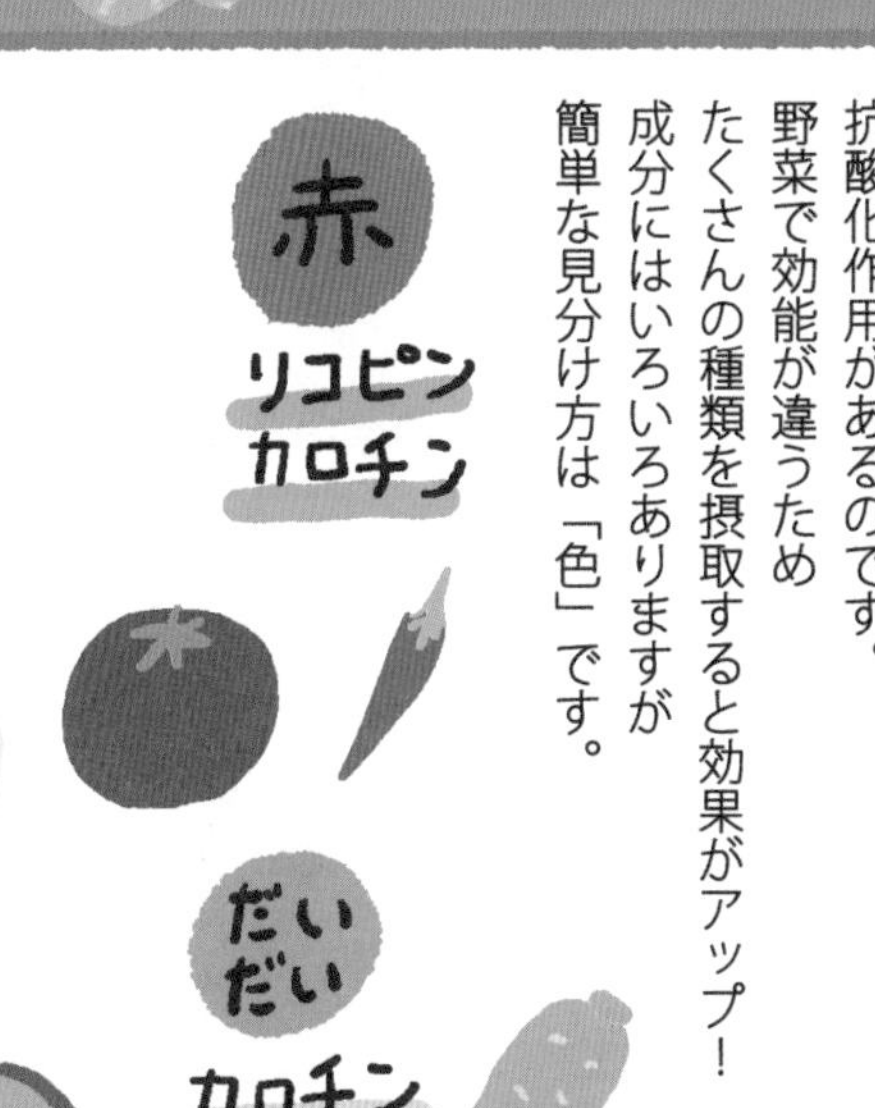

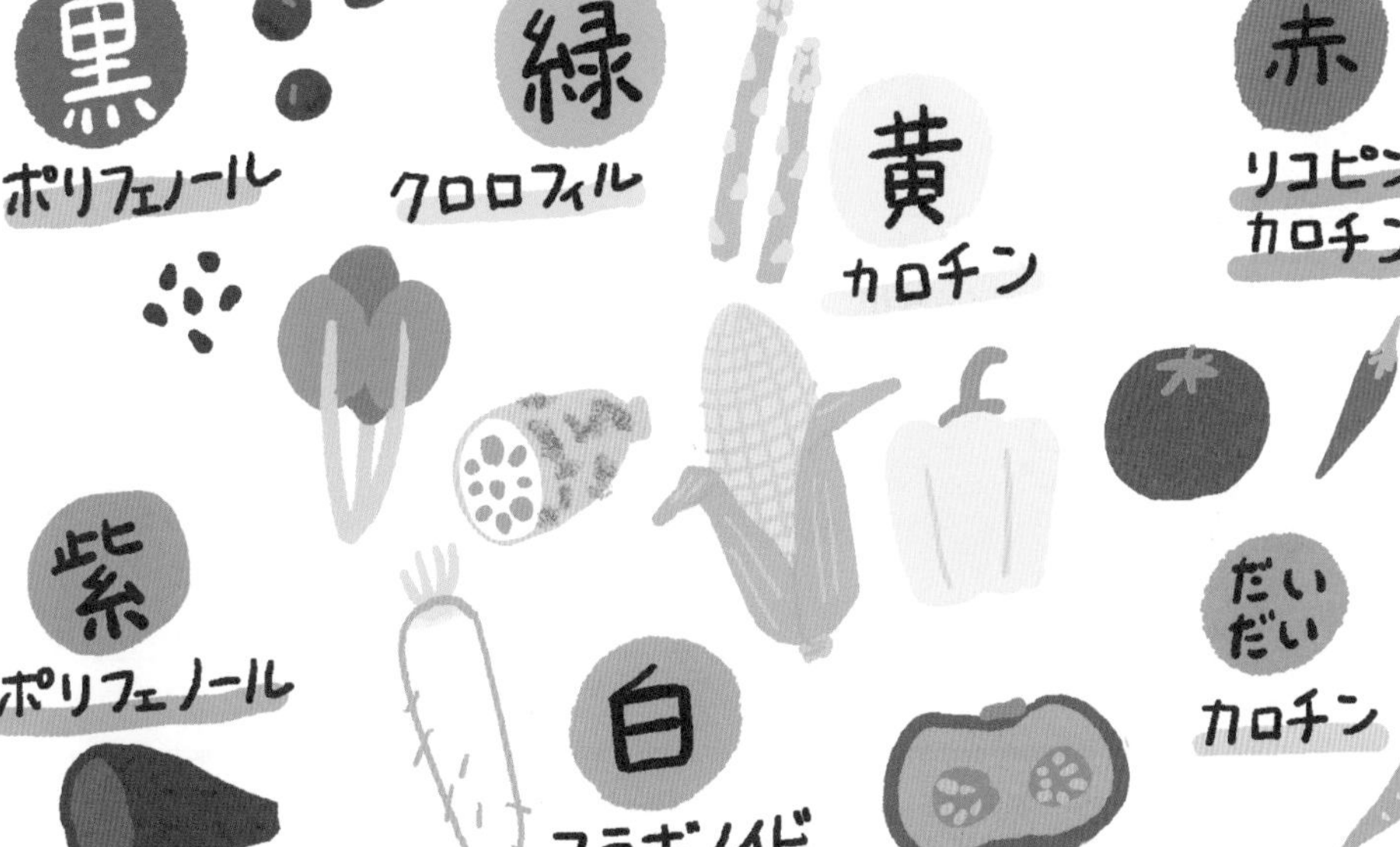

水溶性のものも多いので効率よく摂取するにはサラダや汁物がオススメ。

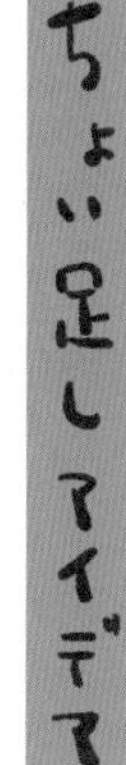

オススメは温サラダ。栄養が水に流れにくく身体を温める効果のある蒸し料理。野菜は皮に濃い栄養が詰まっているのでよく洗って、できれば皮ごと使ってください。最近の国産野菜は農薬の量や散布回数も厳しく管理されているそうです。

抗酸化作用が強いショウガやニンニクの辛味成分をタレでちょい足しするとパワーアップ。

おろししょうが＋お酢＋ごま油＋塩＋ごま

ヨーグルト＋粉チーズ＋にんにく＋レモン

内側からポカポカ

体を温める

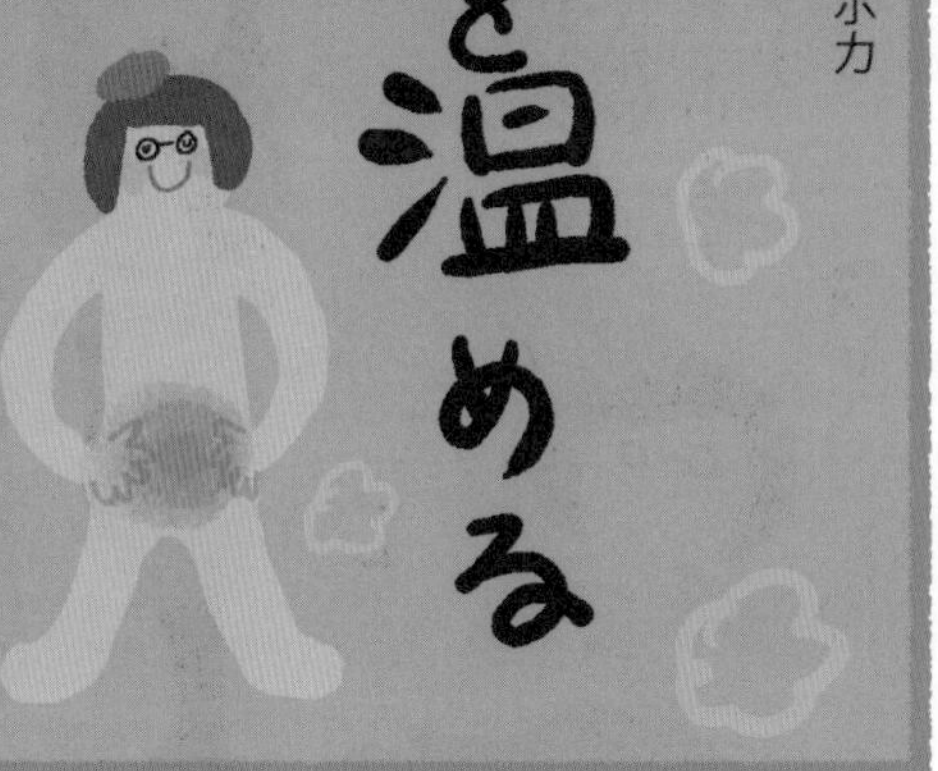

イラストレーターは、とにかく一日中座っています。
私なんて1日200歩しか歩かない。
なので、この業界・・・痔持ちが多いんです。
（みんなバラしてゴメン）
私も常に便秘でひどいあり様でした。

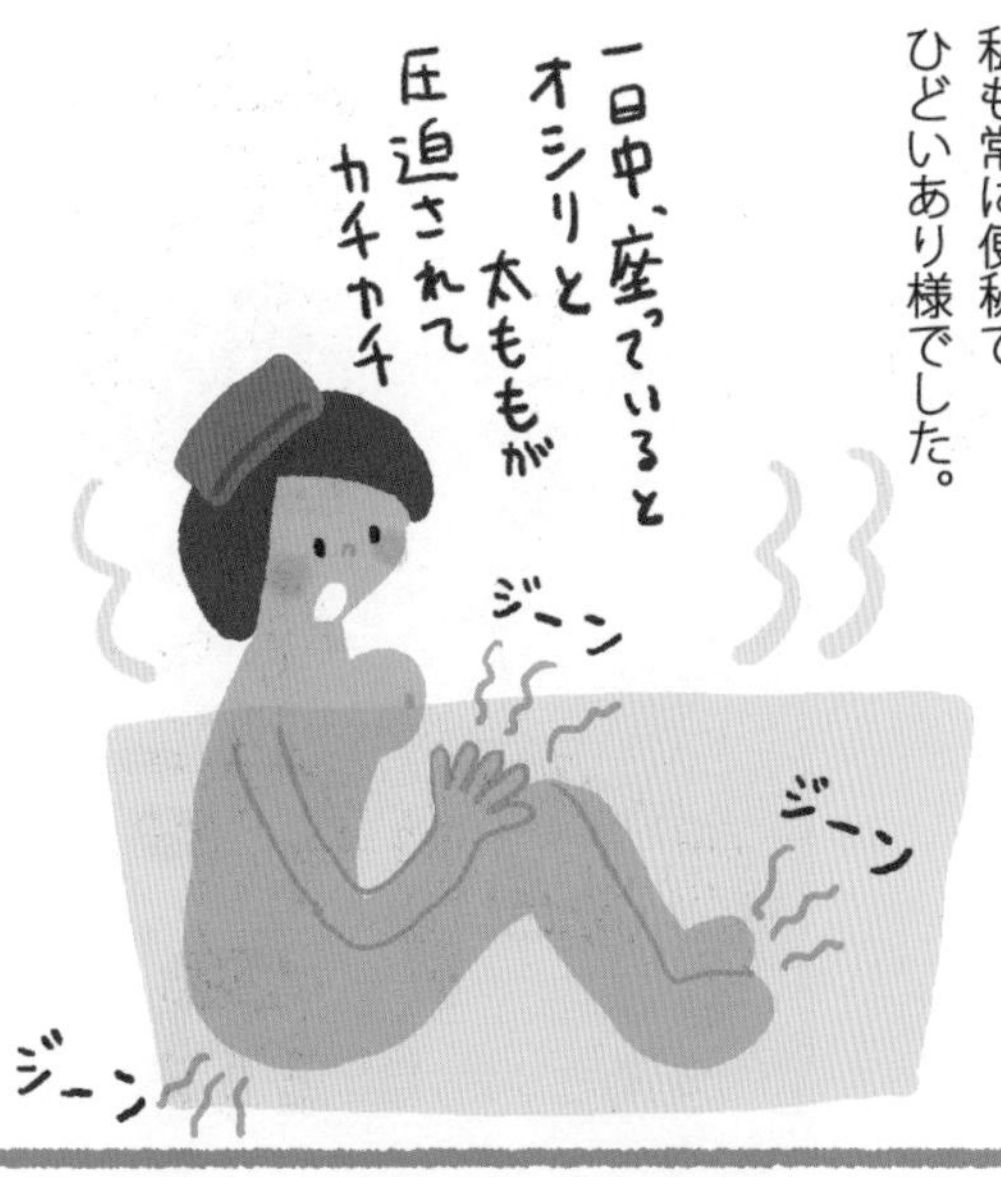

一日中、座っていると
オシリと太ももが
圧迫されて
カチカチ

ジーン
ジーン
ジーン

寒い冬、お風呂に入ると指先足先がジーンとしますよね。
私は冷えからオシリ周りもジ～ンとします。

くちびると肛門は、内臓と表皮の境目。
内臓の様子が見える場所なんだとか。
唇がシワシワカサカサ、
肛門ヒリヒリなんて時は、
内臓もシワシワヒリヒリ。
そりゃあ疲れるワケです。

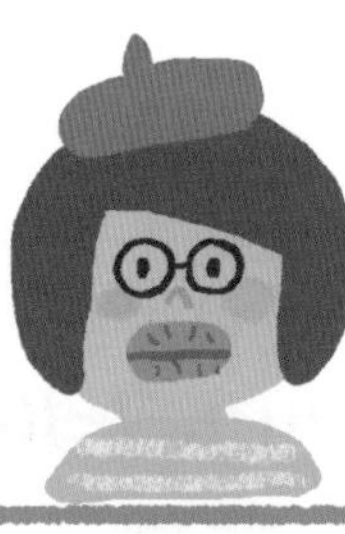

お腹を触って冷たいと感じたら、
まずは腹巻と靴下。
そして体を温める野菜を。

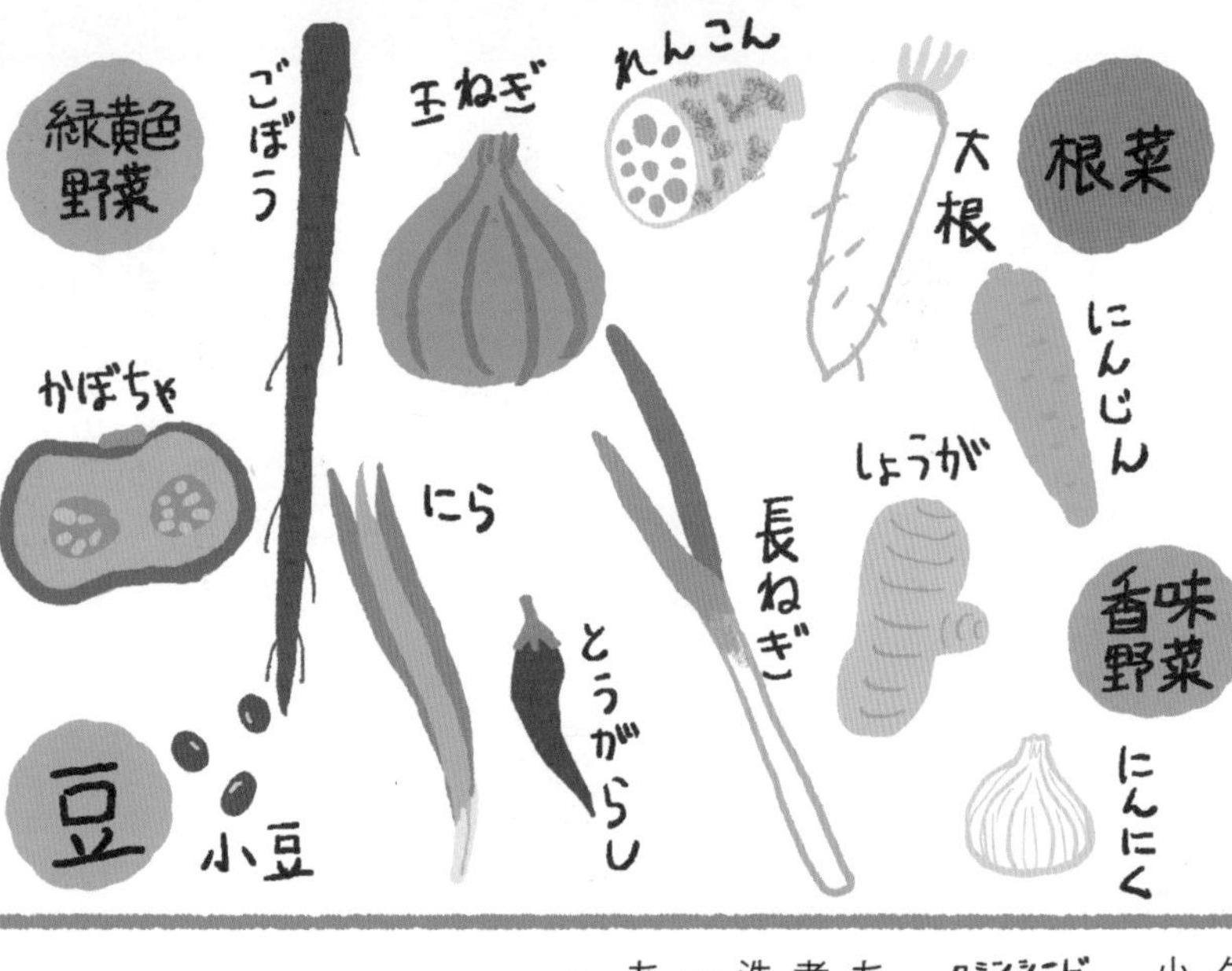

ちょい足しアイデア

誤ってスパイスをターメリック2キロ
他のスパイスは1キロずつ
ネット注文してしまったため、
スパイスカレーが大ブーム（笑）
ですが、今回はカレールーで
いつものカレーを作る工程に
ちょい足ししていきます。

ちょい足し①
炒める時に
身体を温める効果のある
コリアンダーパウダーと
クミンシードを
小さじ1ずつ。

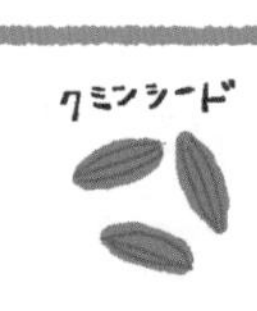

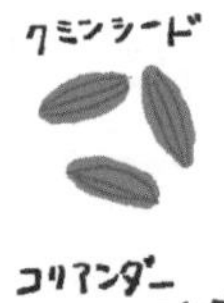

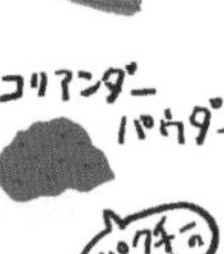

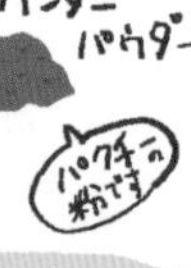

ちょい足し②
煮込む時に
洗った小豆を
一握り投入。
あとは普通に煮込む。

もはやちょい足しじゃないね

ちょい足し③
上段の身体を温める野菜のいくつかを
一口サイズに切って炒める
またはレンチンして
カレーの上にのせたら出来上がり。
カレー粉の懐の深さで
大体の野菜を包み込んで
まとめてくれます。

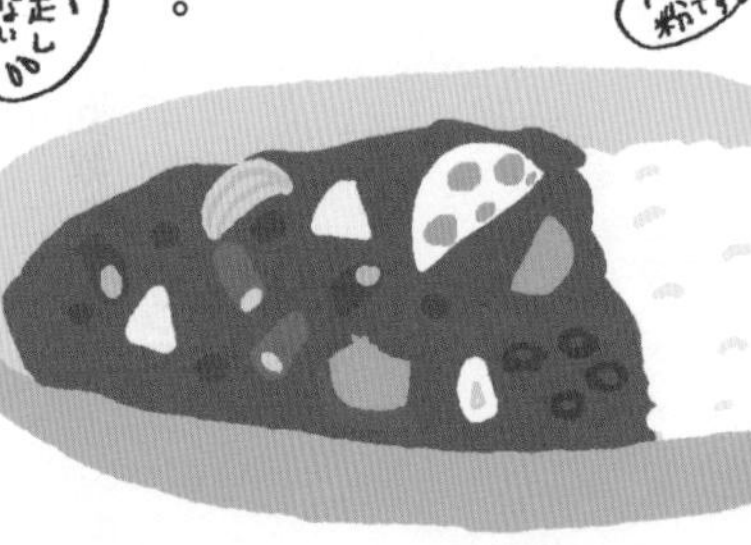

妊活に疲れた時に

ストレスをやわらげる

不妊は長く暗い道のりが続きますよね。
自分が一番苦しいのに、
追い討ちをかけるように、
周囲の心ない言葉はかなり堪えます。
傷口にグリグリと
塩を塗られてしまったそんな時。
野菜にはストレスが解消する
効果もあるんです!

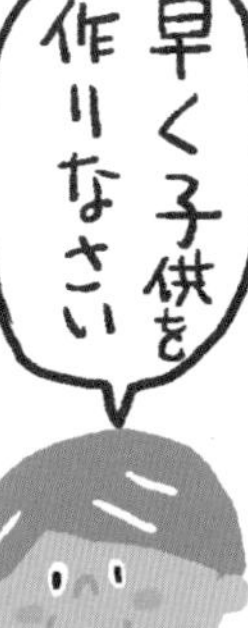

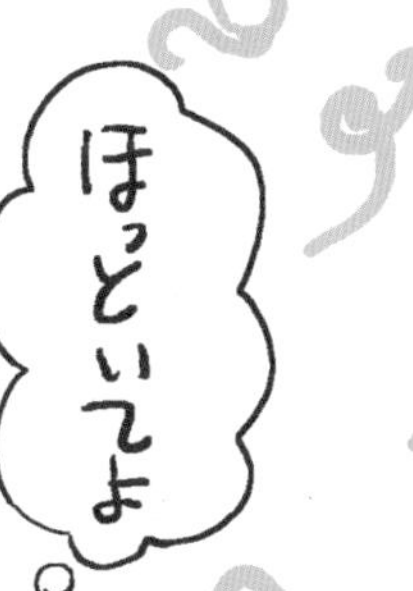

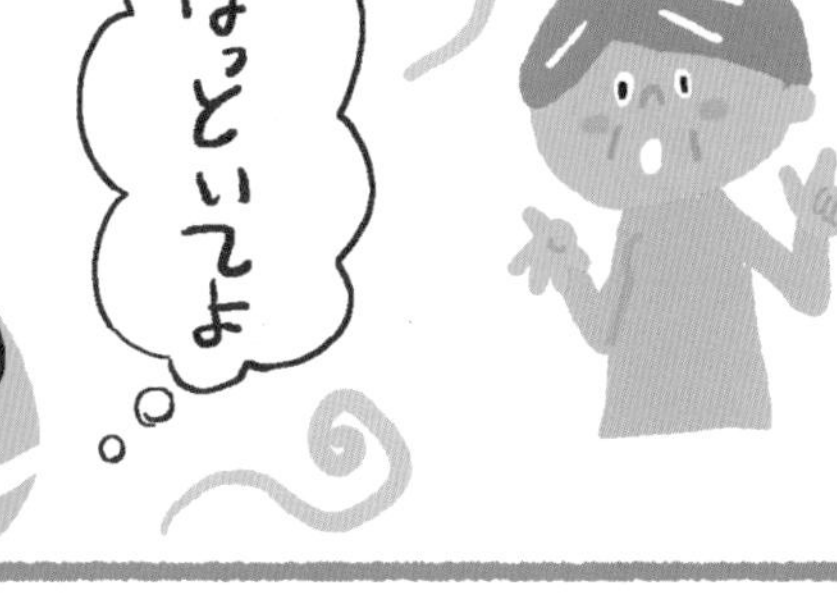

「ビタミンB1」と
「香り」が
ストレスに効きます。

「ビタミンB1」なら

ごま

玄米

「香り」なら

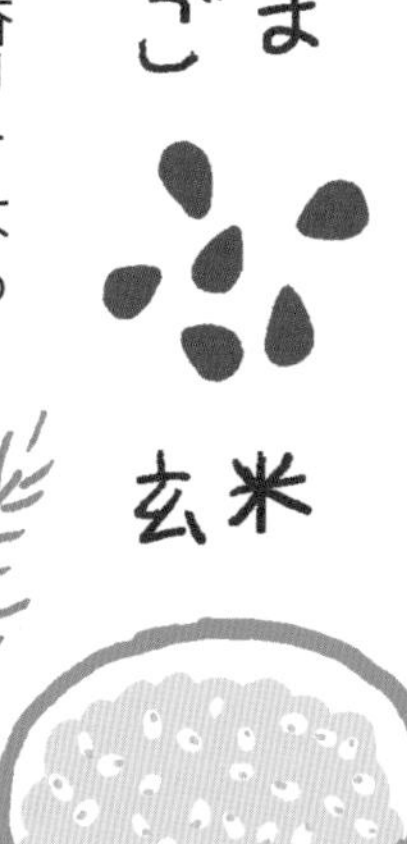

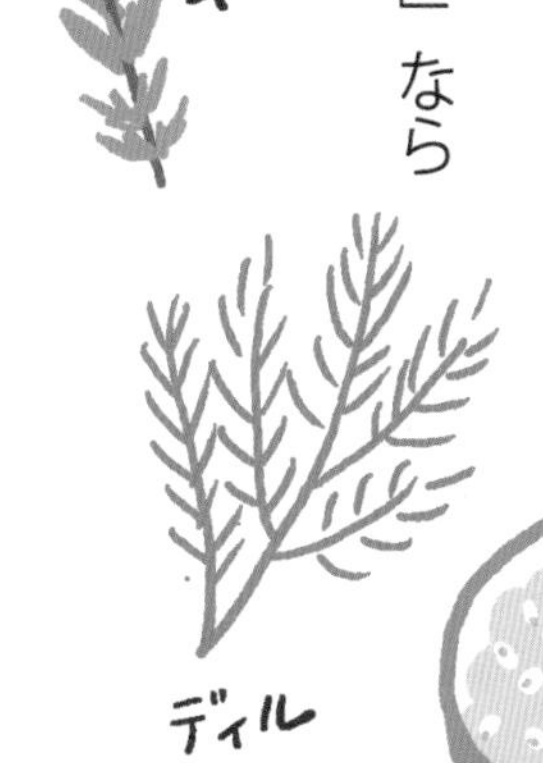

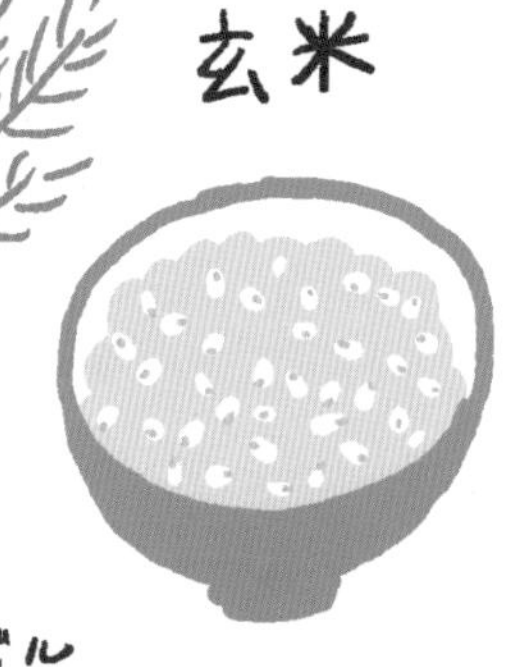

ちょい足しアイデア

いろんなお料理に使えますが
おにぎりに
ちょい足しをご紹介。

「レモンバームにぎり」

刻んだ
レモンバーム
+
ごま
+
刻んだチーズ
+
レモン汁
+
ナンプラー

「しょうがにぎり」

刻んだしょうが
+
ごま
+
ごま油
+
塩こんぶ

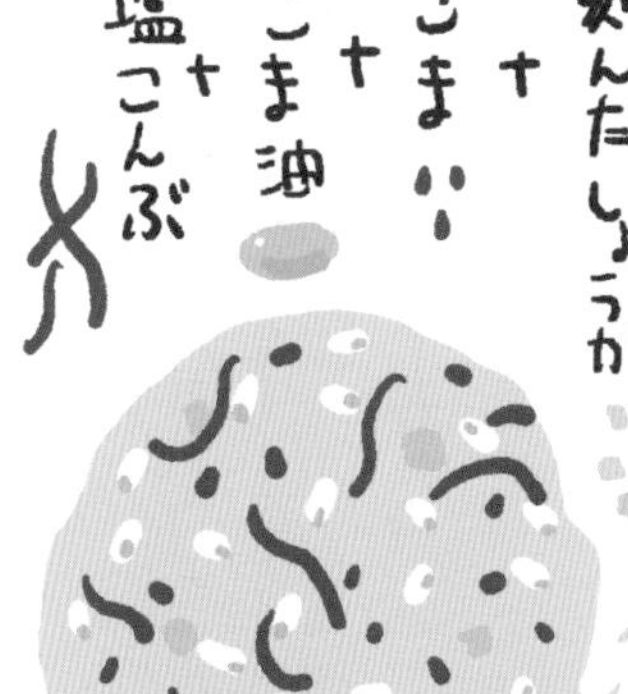

野菜の色イロイロ

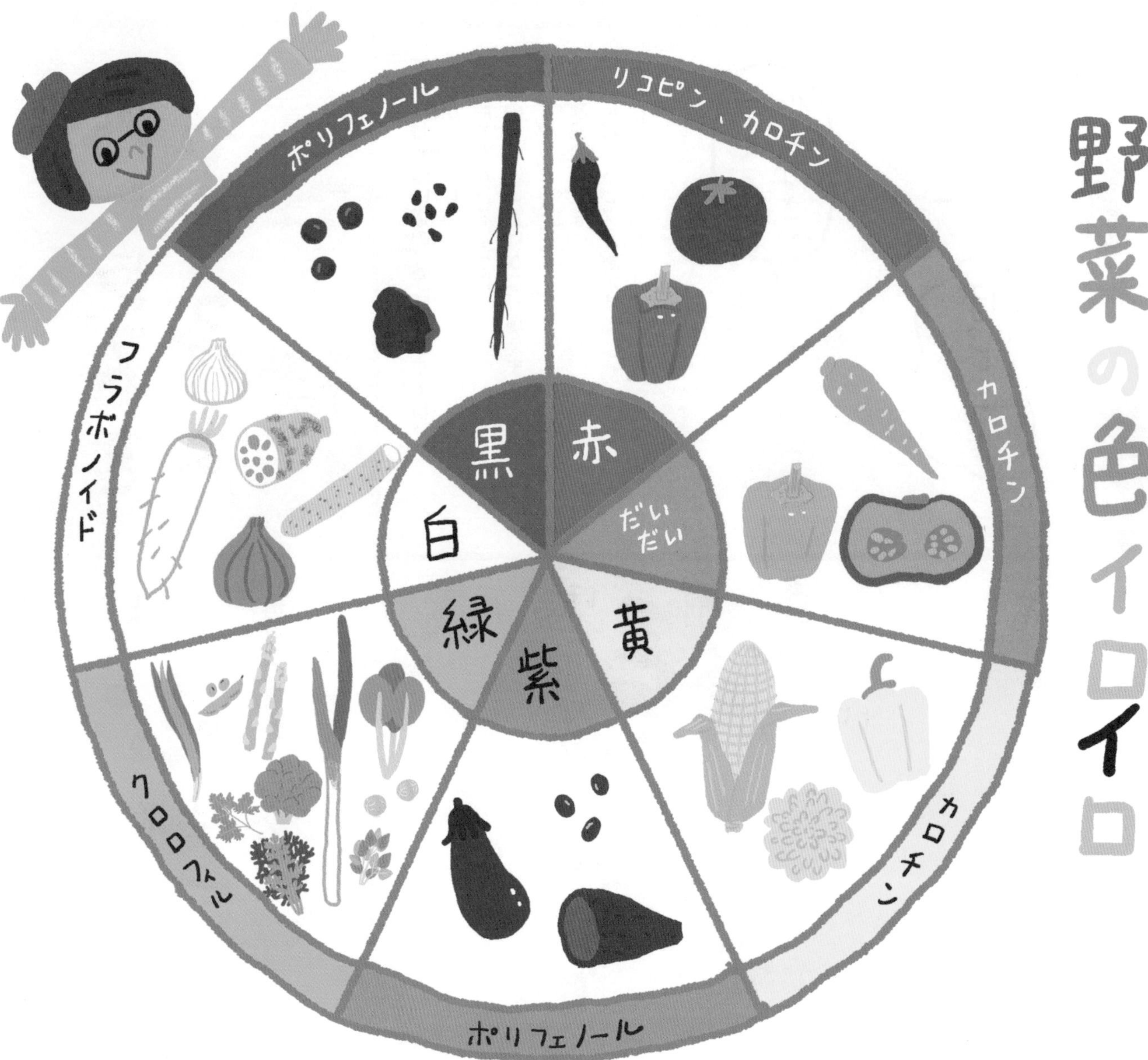

最後に

野菜の効能をあれこれお伝えしましたが、
「そんなの覚えられなーい！」
というアナタ。
上の表を参考にしてください。
覚えなくても
カラフルな食事になれば
間違いなく栄養満点。

野菜は下処理に手間がかかりますが、
皮をむかない、あまり火を通さない、で
手抜きができます。
一度軽く茹でて
冷凍庫にストックしておくと便利。

それから疲れた時は休む、家事の手を抜く、
頑張り過ぎないことです。
新しい家族を迎える時に
息抜き・手抜きがとっても
大切なスキルだからです。

そして一番体に良い食事は
パートナーと楽しく食べること。
レトルト食品だって
「こんな日もいいね、結構おいしいね。」と
笑いながら食べれば
心も体も温まります。

みなさんに素晴らしい誕生が訪れますように。

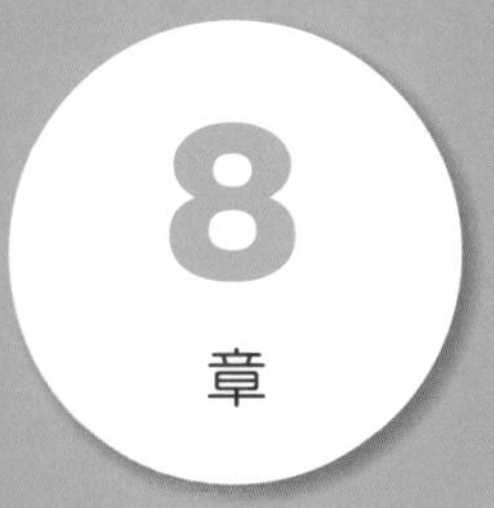

不妊治療にまつわる お金とマネープラン

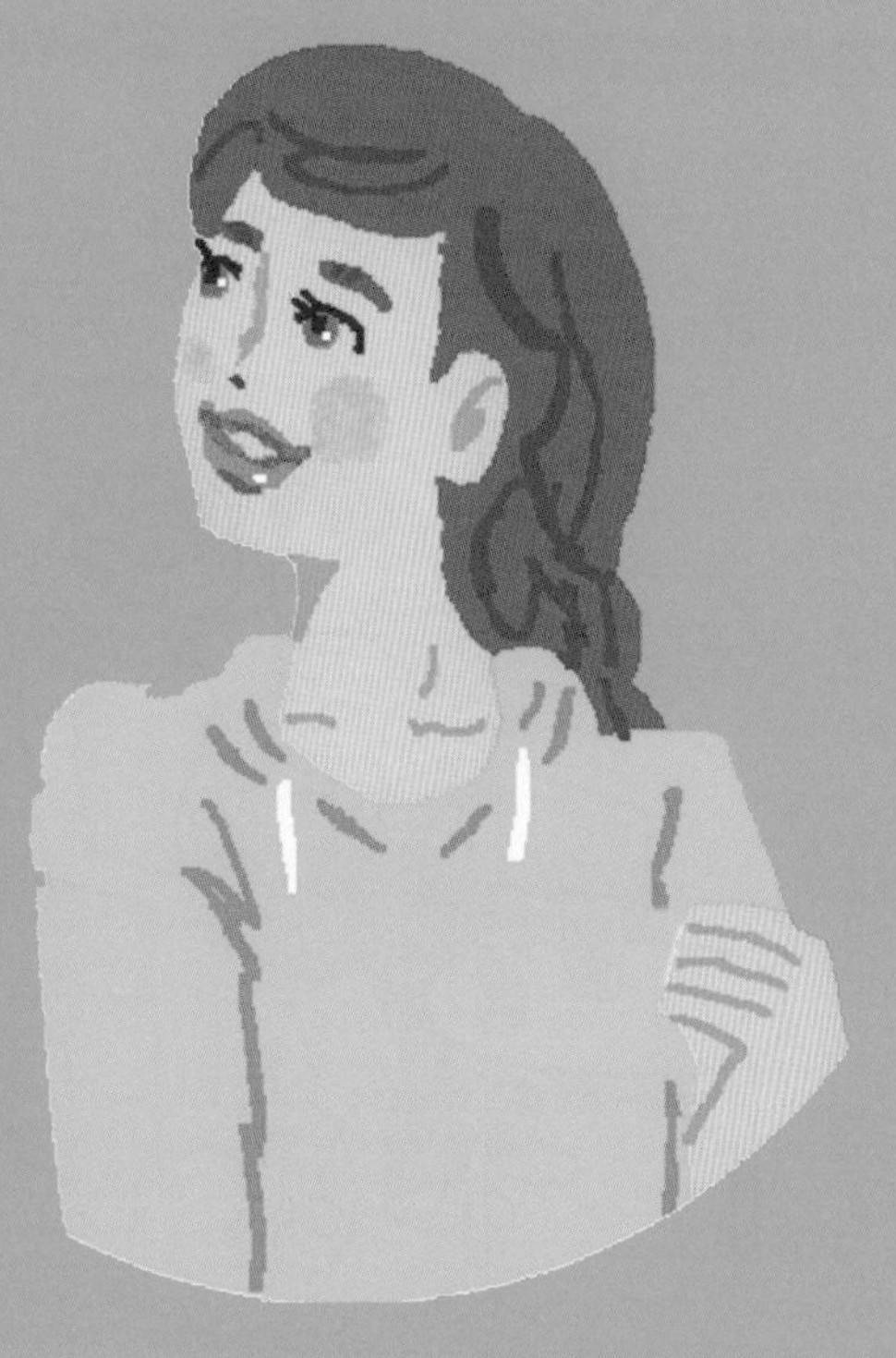

chapter 8-①

不妊治療にかかる費用

初診時に行う検査と費用

初診時に行う検査項目は、医療機関によって異なります。初診の予約をするタイミングで、どの程度の費用になるか確認しておくとよいでしょう。

不妊治療はなぜ高い？

病院にかかる時、保険が適応される診療と保険が適応されない自由診療があることは、みなさん、ご存知ですね。

保険診療であれば、個人が負担する支払い額は3割で済みます。不妊治療でも初診や初診時の検査、タイミング療法などには、基本的に保険が適用されます。

ところが、人工授精、体外受精などは自由診療となり、1回の治療周期が終了するまでの投薬や検査、採卵手術、培養、凍結保存にかかる全ての費用が患者負担となるために高額な医療費がかかります。

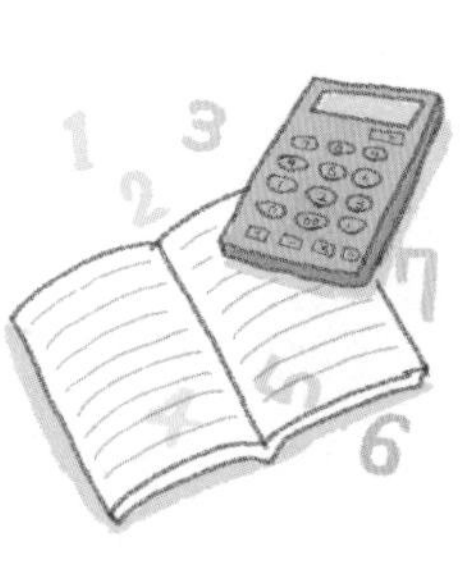

生殖補助医療の費用

体外受精、顕微授精では、個々の状態によって使用する薬剤、量が異なり、治療費にも違いがあります。また、治療施設の規模や設備などによって治療費に差が出ることもあります。

施設によっては、複数回に及ぶ体外受精、顕微授精などの治療費に、減額制度や成功報酬制度を設けていたりするところもあります。

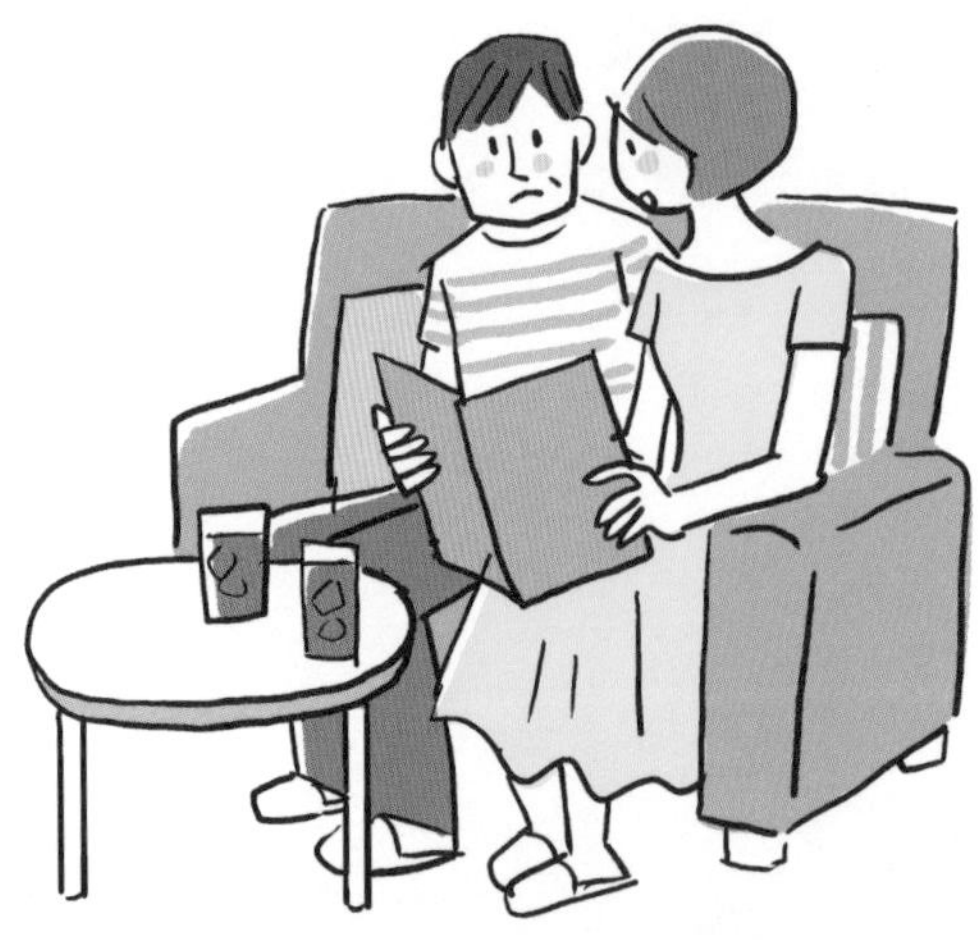

1
2
3
4
5
6
7
8

不妊治療にまつわるお金とマネープラン

不妊治療にかかる費用の目安

初診料

クリニック　¥846（3割負担）

大学病院　¥846（3割負担）

紹介状がない　プラス　¥5,000（特定療養費／自費）

初診にかかる医療費

女性

初診	¥ 6,000～30,000 以上（行う検査によって違います）
卵胞期に行う検査	¥10,000～
排卵期に行う検査	¥ 6,000～
黄体期に行う検査	¥ 3,000～
月経周期に関係なく行える検査	¥30,000～

男性

初診	¥ 6,000～（精液検査や感染症検査など）

治療別医療費

タイミング療法	¥ 6,000～
人工授精	¥ 10,000～
体外受精	
★通常媒精	¥200,000～(初期胚培養まで)
★顕微授精	¥300,000～(初期胚培養まで)
	※採卵個数などによって変動
＊胚盤胞培養	¥ 30,000～(上記★に追加)
＊胚凍結	¥ 50,000～(上記★に追加)
	※凍結胚数などによって変動
凍結保存の更新	¥ 10,000～
凍結融解胚移植	¥100,000～
精巣内精子回収術	
TESE	¥150,000～
MD-TESE	¥300,000～

※このほかに、治療周期中のホルモン検査や胚移植後の黄体管理、アシステッドハッチング、融解胚再凍結などに別途料金がかかるようです。

コラム

不妊治療と医療費控除

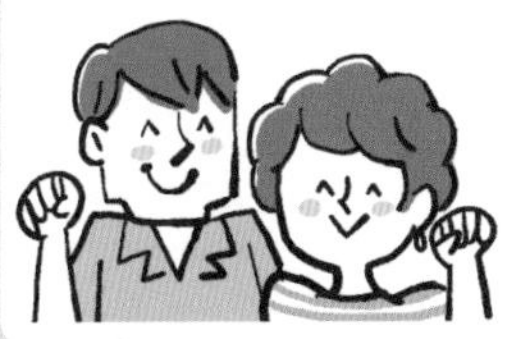

不妊治療でかかった費用は、確定申告の医療費控除に含めることができます。医療費控除で治療費を少しでも取り戻せるよう、ここで確定申告について知っておきましょう。

＊医療費控除

確定申告には、その年の１月１日～12月31日までにかかった医療費が、世帯で10万円を超えた場合に、一部の金額が戻ってくる医療費控除があります。控除の上限額は、年間２００万円です。

還付金額は、算出した医療費控除の額に申告する人の所得税率を掛けると大体の目安がわかります。共働き夫婦の場合は、どちらが申告をするのが効果的なのかも計算しておきましょう。

また、過去に支払った医療費に関しても、５年前までの分については、遡って申告をすることができます。

chapter

8-②

自治体の支援を活用する

特定治療支援事業

体外受精は、高額な医療費がかかりますが、行政の支援制度を利用することで、費用の一部を取り戻すことができます。この支援制度は「不妊に悩む方への特定治療支援事業」といい、都道府県、政令指定都市、中核市が事業実施主体となり行っています。

支援対象者は、

(1) 特定不妊治療以外の治療法では、妊娠の見込みがないか極めて少ない、と医師に診断された法律上の婚姻関係にある夫婦。

(2) 受診初日における妻の年齢が43歳未満である夫婦であることなどが条件です。

支援は、日本産科婦人科学会に登録のある施設での治療となりますので、一度確認しておきましょう。

※特定治療とは、不妊治療の中でも、体外受精と顕微授精に特定していることを意味します。

不妊に悩む方への特定治療支援事業

対象となる治療

体外受精および顕微授精（以下、「特定不妊治療」とする）

給付の内容

○ 特定不妊治療に要した費用に対して、初回の治療に限り30万円、以降の１回の治療につき15万円（排卵を伴わない凍結胚移植等については7.5万円）まで助成する。

○ 通算助成回数は、初めて助成を受けた際の治療期間の初日における妻の年齢が40歳未満であるときは6回（40歳以上43歳未満であるときは通算3回）まで。

○ 特定不妊治療のうち精子を精巣又は精巣上体から採取するまでの手術を行った場合は、1回の治療につき15万円まで助成。（排卵を伴わない凍結胚移植等は除く）

所得制限

730万円（夫婦合算の所得ベース）

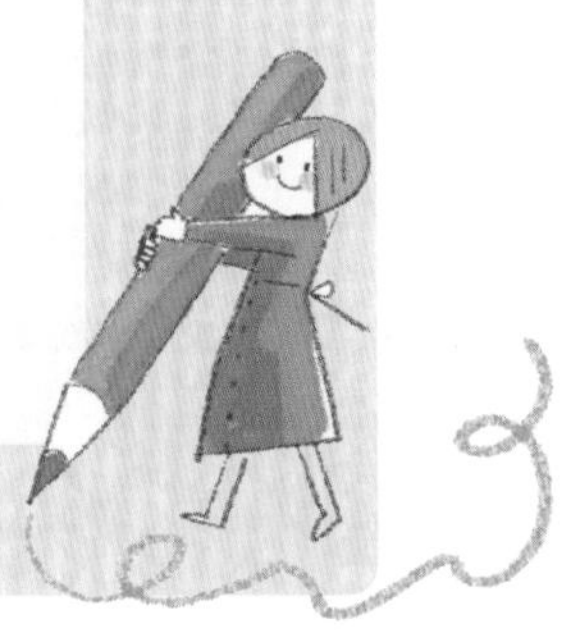

あなたの町の支援事業

都道府県などが主体となって実施する「特定治療支援事業」だけでなく、市区町村が独自に不妊治療の支援事業を行っているところもあります。

独自の支援事業を設けている市区町村に住民票がある支援対象者であれば「特定治療支援事業」だけでなく、自治体独自の支援も受けることができます。支援事業の有無や拡充内容は自治体によって異なるので、住民票のある自治体の広報誌や、ホームページなどで確認しましょう。

また、申請方法や提出期日は、市区町村によって異なりますので注意が必要です。

支援事業の申請後、審査期間を経てから入金されるので、治療費の支払いから支援金の入金までに期間があくことを覚えておきましょう。

支援事業 Q&A

Q 「特定治療支援事業」の助成制度の対象とならない場合、市区町村独自の助成は受けられませんか？

A 「特定一」の支援事業の対象であることを必須条件としている市区町村もありますが、市区町村の助成のみの申請を受け付けている自治体もあります。

Q 年収が730万円を超えています。助成対象からは外れますか？

A 会社員の場合、年収から給与所得控除を引いた後の金額が「所得額」です。年収が制限を超えていたとしても、所得は制限内に収まる可能性もあります。源泉徴収票などで確認してみましょう。

Q 治療の途中で妻の年齢が43歳になった場合、助成は受けられませんか？

A 治療を開始した時点での妻の年齢が43歳未満であれば、治療途中で43歳を過ぎても助成を受けることができます。

Q 自治体独自の支援事業には、どのようなものがあるのですか？

A
- ○ 助成限度額、助成回数の引き上げ
- ○ 支援対象の治療法を追加
- ○ 730万円の所得制限がない

などの支援拡充を行っている自治体などがあります。

全国の支援事業問い合わせ窓口をチェックしよう！

不妊に悩む方への特定治療費支援事業は、全国それぞれの自治体で行われています。この本では、272ページから紹介がありますので、参考にして下さい。また、掲載は、支援事業で同時に設置された不妊相談センターの窓口案内もありますので、合わせてご覧ください。

問い合わせ窓口

問い合わせ窓口の掲載は

272ページ〜

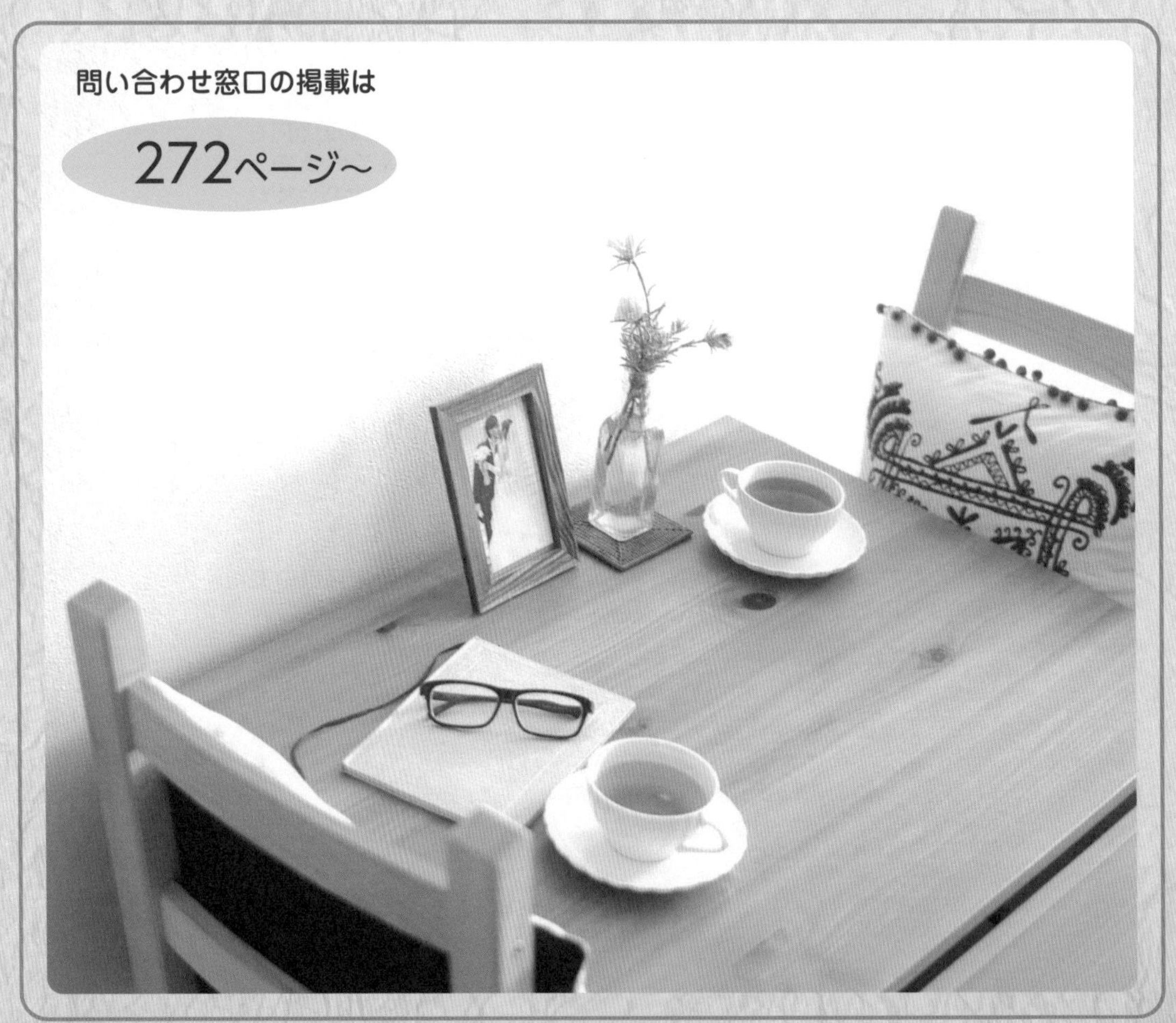

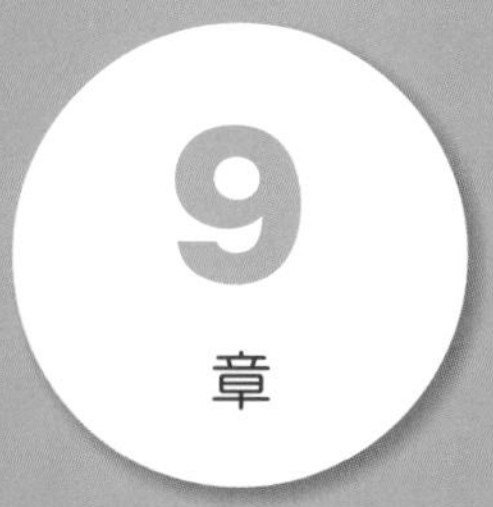

赤ちゃんを流産してしまう 不育症のこと

ママになりたい

Preserved version

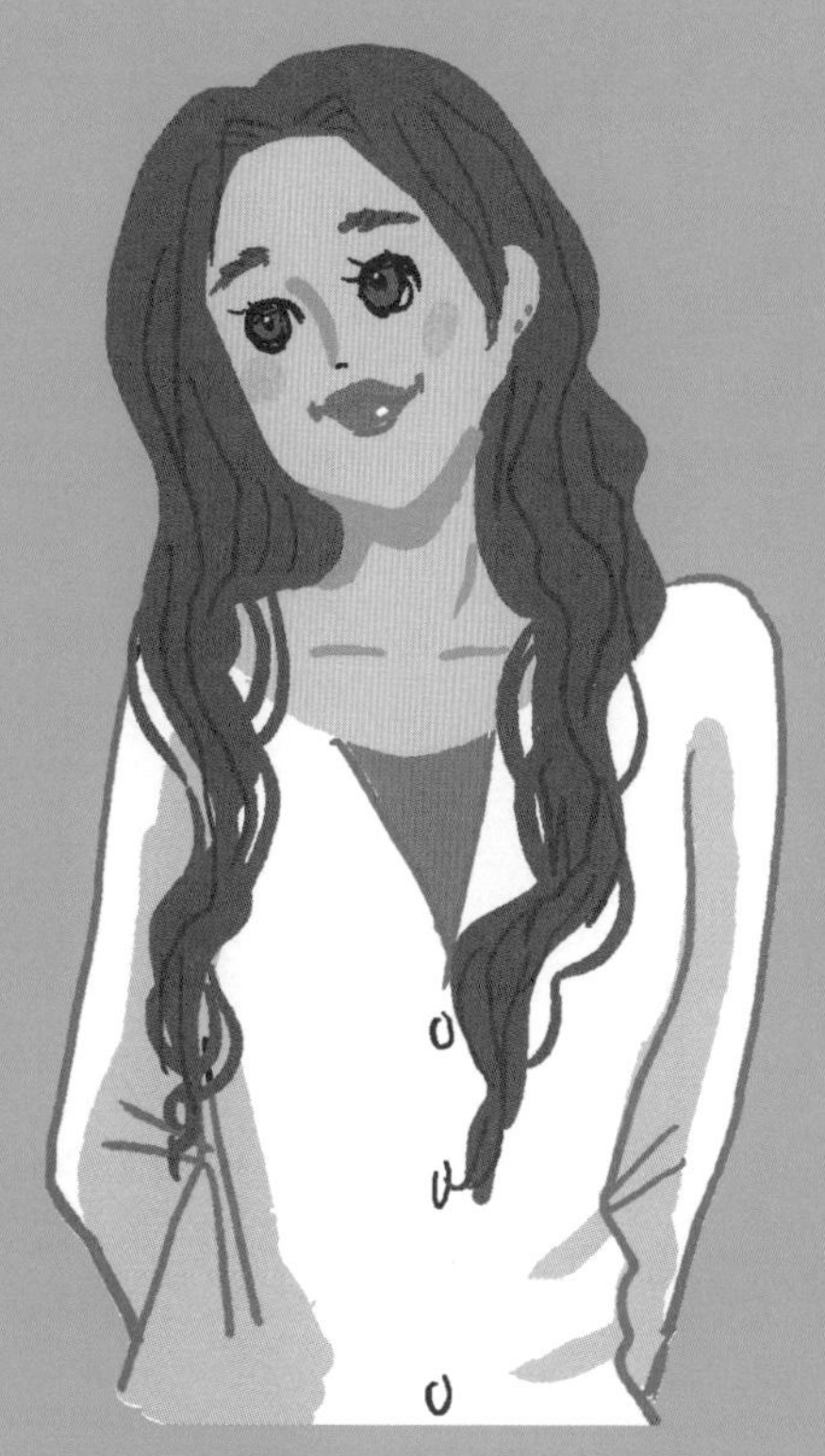

chapter
9-①
不育症と流産

不育症って何？

妊娠はするけれど、流産を繰り返したり死産になってしまったりすることを不育症といいます。また、2回流産を繰り返すことを反復流産、3回以上の流産を繰り返すことを習慣流産といい、これに加えて死産、早期新生児死亡（生後1週間以内に赤ちゃんが亡くなってしまうこと）がある場合を、不育症と定義しています。

これは一人目の赤ちゃんか、二人目の赤ちゃんかではなく、流産を繰り返すことから考えるものです。

流産と生化学的妊娠

流産とは、妊娠したにもかかわらず、妊娠の早い時期に何らかの理由で妊娠が終結してしまうことをいいます。

日本産科婦人科学会では、妊娠22週（赤ちゃんがお母さんのお腹の外では生きていけない週数）より前に妊娠が終わることをすべて「流産」と定義しています。

全妊娠の15％前後が流産に至るという統計から、多くの女性が経験する妊娠トラブルだといえます。

生化学的妊娠とは、妊娠反応が陽性となった後、子宮内に胎嚢(赤ちゃんの袋)が確認される前に月経となり妊娠が終わってしまうことをいいます。現在のところ、流産には含めないことになっています。以前は化学流産とも呼ばれていましたが、流産と区別するため生化学的妊娠と呼ばれるようになりました。

流産の主な原因は？

妊娠12週未満に起こる早期流産のほとんどは胎児の染色体異常によるもので、偶発的に起こります。

染色体異常は、卵子、精子及び受精卵で起こります。男性の体内で日々新しくつくられる精子とは違い、卵子は女性の出生時からすでに卵巣に蓄えられているため、年を重ね、〝いわゆる老化現象〟が起こります。

卵子は、年齢に関係なくもともと染色体異常が起こりやすい細胞で、その確率は約25％、4個に1個は染色体異常が起こるとされています。

また、受精の過程や胚の成長過程でも、染色体異常は起こります。そのため、妊娠の成立前（あるいは着床前）に染色体異常によって発育をやめてしまう胚も少なくありません。

胎児の染色体異常には、卵子の老化が影響し、そのため女性の年齢が高くなると流産率が上がってきます。

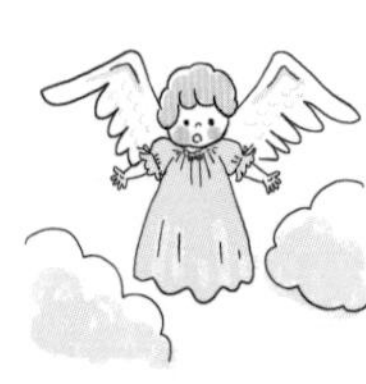

受精から着床以前までに起こる染色体異常率

Moore KL、1988、改変　不育症学級より

表1

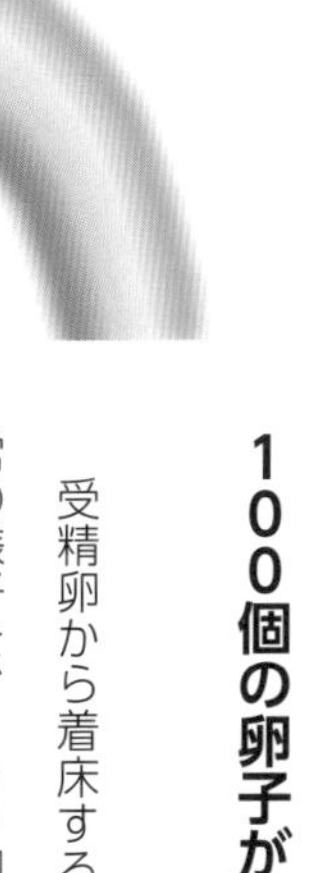

100個の卵子があったら？

受精卵から着床するまでに起こる染色体異常の様子を、100個の受精できる卵子を例に見てみましょう。

卵子の染色体異常率は25％ですから、100個のうち25個に染色体異常が起こり、残りの75個は正常卵子と考えられます。次に、受精卵の染色体異常率が40％とされていますから、75個のうち、30個に染色体異常が起こる可能性があり、残りの45個は染色体異常のおきていない受精卵と考えられます。この染色体異常がないと考えられる45個の受精卵も着床に向かい分割を繰り返しているうちに25％が染色体異常を発生すると考えられますので、11個の受精卵に染色体異常が起きることになります。

つまり、排卵された100個の卵子のうち34個には、着床するまでに染色体異常が起こらないだろうと推測できます。

計算上ではこのようにイメージできるのですが、実際には、この34個が染色体異常を持っていないと断言することはできませんし、染色体異常があるだろうとした66個のすべての受精卵の成長が止まり妊娠に至らないとは限りません。

なぜなら、妊娠してからも約15％に流産は起こり、そのうち80％が染色体異常によるものとされていて、実際に生まれてくる子にも0.6％の割合で染色体異常が起きているからです。この場合の染色体異常が、排卵から着床完了までのどの時点で起こって、出生に至ったものかはわかりません。

これらのことから、染色体異常は、卵子や受精卵に多く起こり、排卵から着床が完了するまでのどこの間にでも起こる可能性があることがわかります。

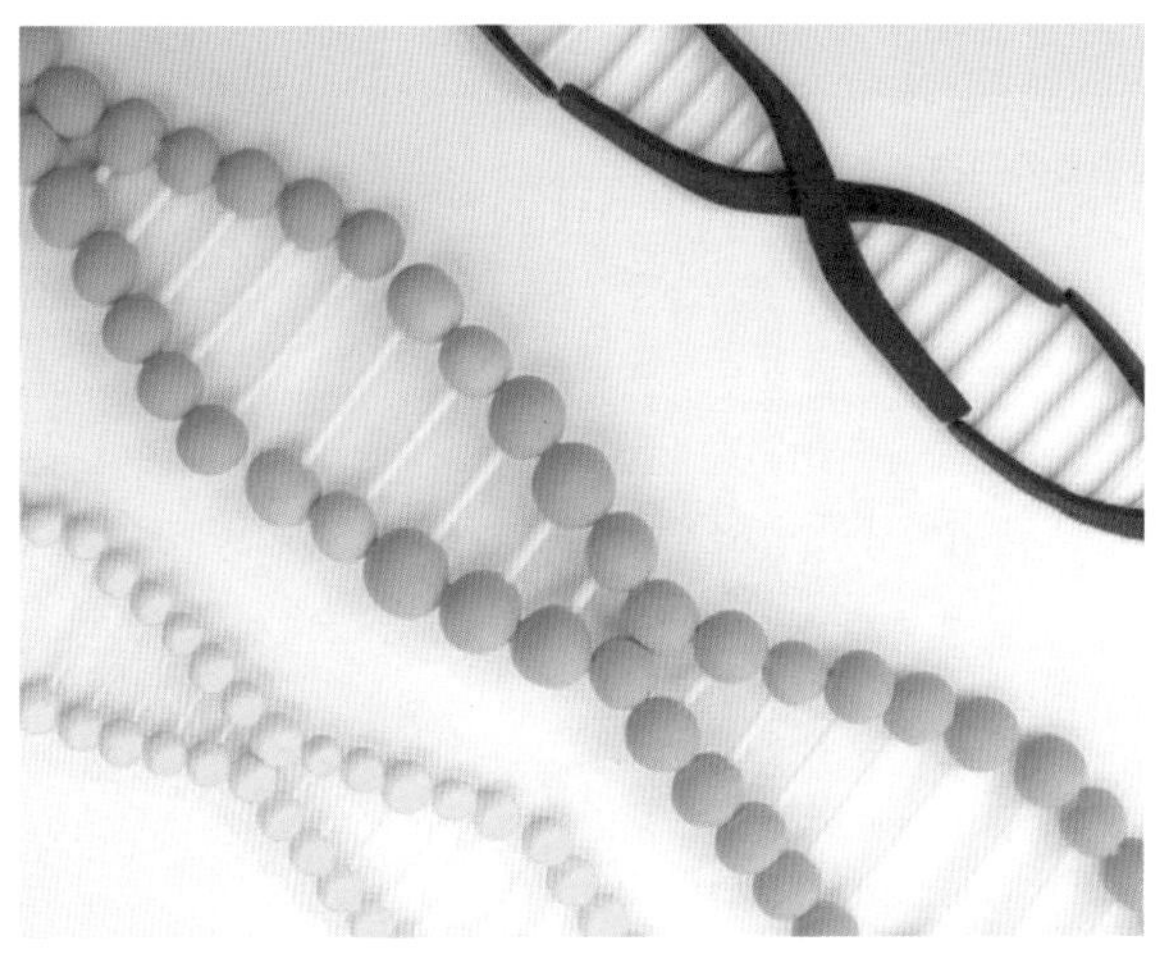

chapter
9-②

不育症とは、どういうこと？

流産を繰り返したら、不育症なの？

定義としては、2回以上の流産、死産、あるいは、早期新生児死亡（生後1週間以内の赤ちゃんの死亡）がある場合を不育症とし、流産を繰り返す方も不育症に含まれます。

ただ、流産を繰り返し経験した方も、その後の妊娠で80％以上の方が出産されています。不育症の方の中にも、偶発的な胎児染色体異常による流産を繰り返した方たちも、多くいることが推測されます。偶発的流産は、次の妊娠には影響を及ぼしません。そのような方たちは、特別な治療を行わなくても次の妊娠で十分に出産が期待できますので、安心して妊娠できる環境が何より大切となります。しかし、60％程度の夫婦に何らかのリスク因子が見つかるとの見解もありますので、2回以上の流産を経験された場合は不育症検査を受けてみましょう。

流産を起こした週数によっては不育症かも

1回の流産であっても、不育症を疑うことがあります。それは、胎児の心拍確認以降、特に胎盤ができてくる妊娠10週以降で、胎児に染色体異常のない流産や死産、また重症の妊娠高血圧症候群により胎児の発育が遅かった妊娠を経験した場合です。

この場合、胎児の染色体異常ではなく、他のリスク因子があることが考えられ、不育症の検査を検討したほうが良いといえるでしょう。

不育症は、基本的に胎児に染色体異常がない流産を起こしたケース、流産の要因となる何らかのリスク因子が見つかったケースとなります。

私は不育症なの？と悩んだら

流産や死産を経験した人の中には、自分は

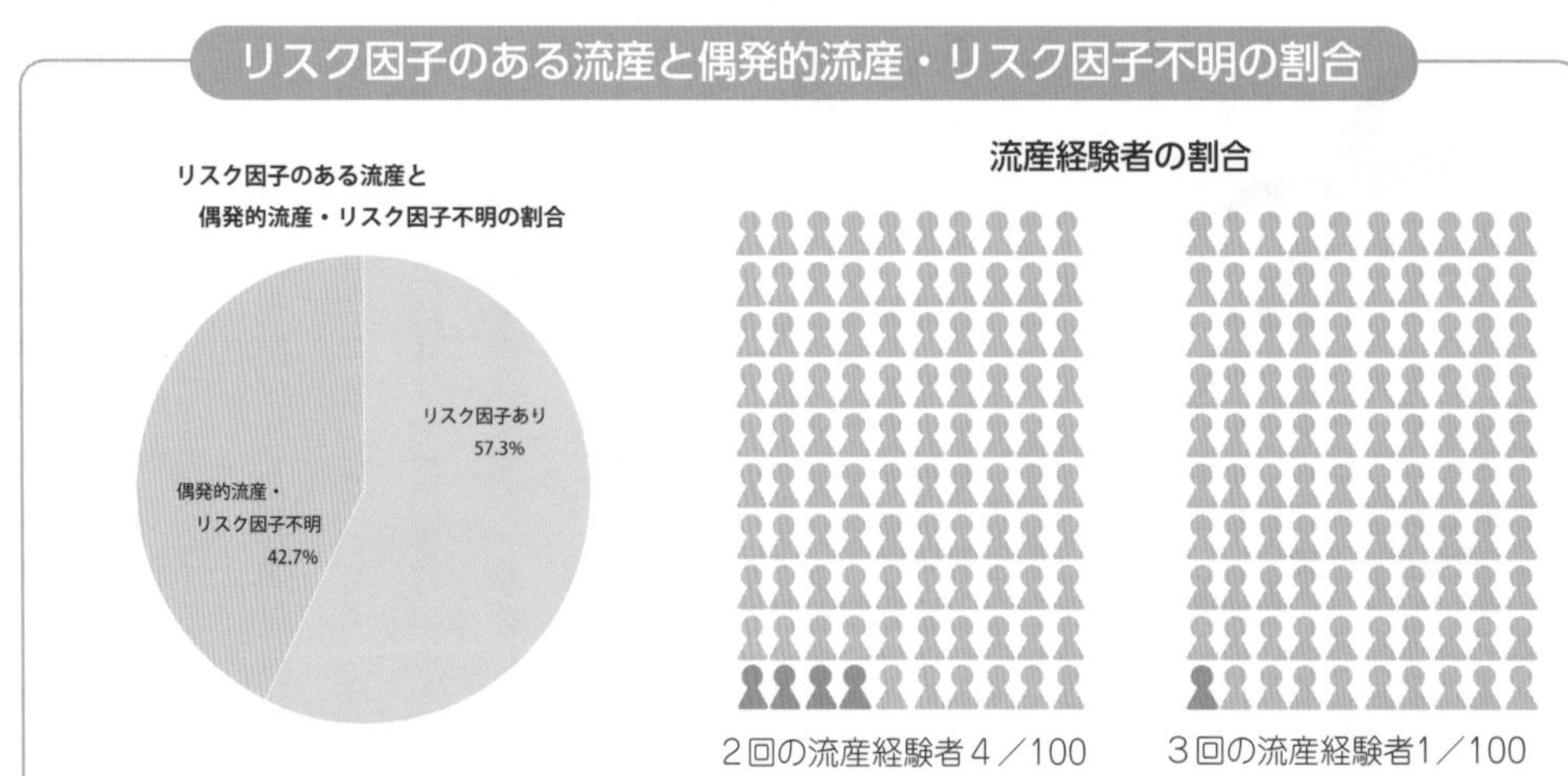

※リスク因子についてはｐ171参照

このまま子どもを授かれないのではないかと悩んだり、辛い経験をするくらいなら諦めようと考えたりする方もいるかもしれません。

しかし、不育症に悩む人の約85%は、その後無事に出産することができているという調査報告があります。

心の傷が癒えて、また赤ちゃんがほしいと思えるようになったら、次の妊娠に向けて一歩ずつ進んでみましょう。

不妊症と不育症

不妊症も不育症も、結果的に子どもを抱けていない、また子どもを授かりにくいという点では同じですが、大きな違いがあります。

不妊症は、妊娠しづらい状態をいうのに対し、不育症は、妊娠はするけれど、妊娠継続が困難な状態をいいます。

つまり、不妊症は、妊娠するまでに問題や障害があり、不育症は妊娠成立後に問題や障害があるものです。中には不妊症に悩み、また不育症にも悩むという方もいることでしょう。けれど、今ではさまざまな治療があります。あまり深く悩み込まず、医師と相談しながら夫婦のペースで臨みましょう。

不育症メモ ❶

＊２回以上の流産と、死産または早期新生児死亡を経験したことがある場合を不育症と定義する。

＊流産は、全妊娠の15%に起こり、女性の年齢とともに流産率が上がる。

＊２回の流産経験者は約４%。３回以上の流産経験者は約１%。また流産を１回経験した人は約40%いた（厚生労働省不育症研究班調査から）。

＊妊娠反応が陽性と出て、その後に月経がくる生化学妊娠（化学流産）は、30〜40%に起こる（Estimates of human fertility and pregnancy loss./Fertil Steril.1996 Mar;65(3):503-9.）

＊生化学的妊娠は、流産回数にカウントしない。

＊不育症検査を行っても、リスク因子がわからないことが40%ほどあるが、そのほとんどが胎児の染色体異常を偶然繰り返したケースの可能性が高い。

＊不育症に悩む約85%は出産することができている。

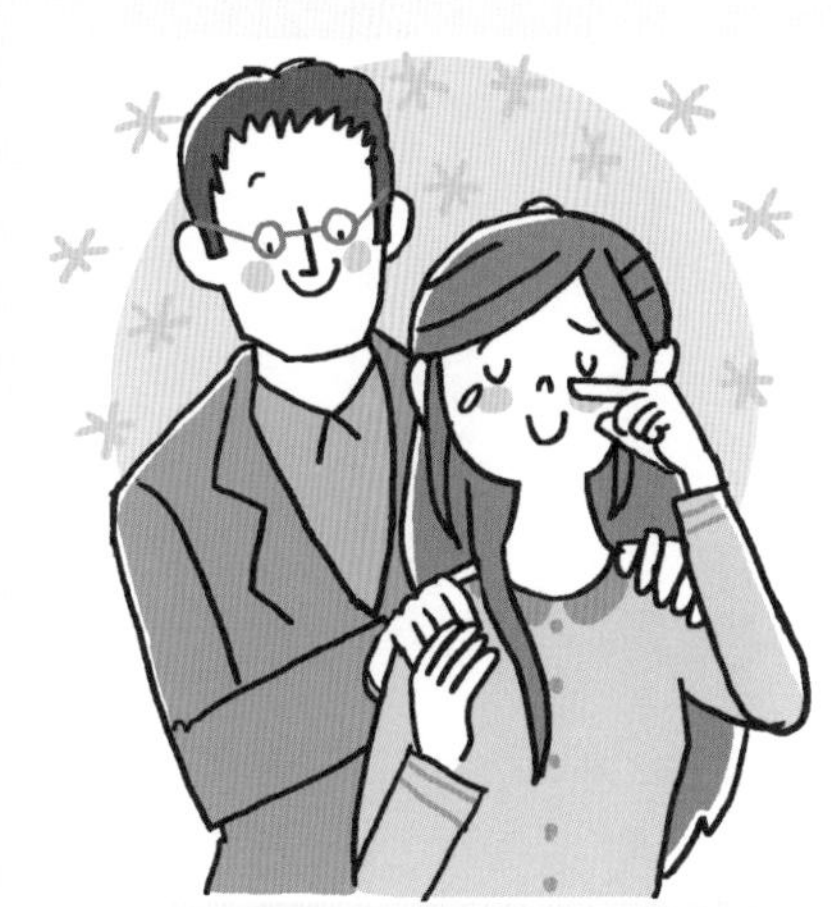

不育症の検査

不育症のリスク因子とは？

2回、3回と流産を繰り返す不育症と考えられるケースの中でも、偶発的流産・リスク因子不明が42・7％を占めています。偶発的流産とは、偶然起こった流産のことで、胎児の染色体異常による流産などが含まれ、多くのケースで母体に異常が見つかりません。

一方、不育症の57・3％に、何らかのリスク因子が見つかります。リスク因子というのは、不育症となる要素、要因があるという見方です。不育症の場合、流産を100％引き起こすような原因はなく、そのきっかけになる要素や病気を持っているという見方をします。そのため、不育症の原因ではなく、不育症の「リスク因子」といいます。

例えば、不育リスク因子となる自己抗体が見つかっても、必ずしもそれが原因で流産を引き起こすとは限りません。なかには、自己抗体を持ちながらも流産を起こさず、無事に出産にたどり着くケースもあります。

どんな検査があるの？

以前は、不育症自体があまり注目されておらず、流産をすることは仕方のないことと諦めていた時代もありました。そのため、かつては不育症の検査内容や治療方法も医療機関によって違いがありましたが、不育症研究班の提言により、現在では基本的には全国どこの婦人科でも同様の不育症検査を受けることができるようになりました。

リスク因子を知るための検査について、十分にエビデンスのある検査を「一次スクリーニング検査」とし、不育症との関連があると思われるものを「選択的検査」として、不育症研究班がまとめています。

○一次スクリーニング検査

一次スクリーニング検査には、子宮形態検査、甲状腺ホルモンや糖尿病の検査を行う内分泌検査、夫婦の染色体検査、血栓や流産のリスクとなる抗リン脂質抗体の有無を調べる検査があります。

○選択的検査

選択的検査では、抗PE抗体、第Ⅻ因子、プロテインS、プロテインCなどの血栓の要因となるものを調べます。

治療施設によっては、NK（ナチュラルキラー）細胞活性の値を検査しているところや、ストレス度テストを行っているところもあるようです。より専門的な診療を受けたいのであれば、不育症の専門外来を設けている施設、または不育症専門クリニックなどを受診するのが良いでしょう。

不育症の検査

（不育症研究班）

一次スクリーニング検査

1 子宮形態検査	子宮卵管造影検査(HSG)、または超音波検査
2 内分泌検査	(甲状腺ホルモンや糖尿病など) 甲状腺機能 fT4、TSH　糖尿病検査 血糖値
3 夫婦染色体検査	夫婦の血液検査
4 抗リン脂質抗体検査	(血栓や流産のリスクとなる抗リン脂質抗体の有無) 抗 CLβ2GPI 複合体抗体 、抗 CLIgG 抗体、抗 CLIgM 抗体 ループスアンチコアグラント

選択的検査

5 抗リン脂質抗体検査	（一次スクリーニング検査以外の抗リン脂質抗体の有無）　抗 PEIgG 抗体　抗 PEIgM 抗体
6 血栓性素因スクリーニング	(凝固因子検査) 第 XII 因子活性、プロテイン S 活性もしくは抗原 プロテイン C 活性もしくは抗原、APTT

不育症検査や治療にかかる費用は？支援はあるの？

不育症の検査や治療の内容は、人によって異なるため、一概にどのくらいの費用がかかるとはいえません。検査内容や治療内容によっては、保険適用外のものも多くあります。

また、不妊症に比べてあまり注目されていなかった不育症ですが、近年、不育症に対しても支援事業を設ける自治体が増えてきました。県が主体となって支援事業を行っているところもあれば、市区町村が主体となって行っているところもあります。

自治体ごとに支援対象者やその要件を定めているので、自分の住んでいる自治体に支援事業があるかどうか、また、自分が支援対象に該当するかどうか、調べておくとよいでしょう。

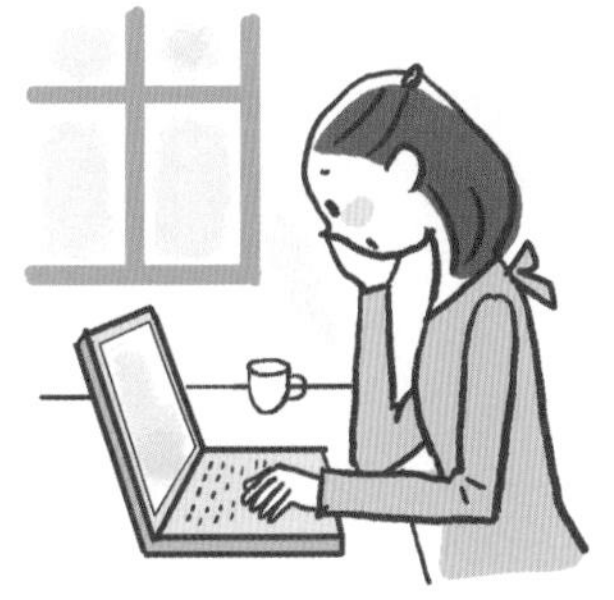

chapter 9-④

不育症のリスク因子と治療方法

不育症のリスク因子とは

不育症のリスク因子は、

①内分泌異常によるもの
②血液凝固異常・抗リン脂質抗体によるもの
③子宮形態異常によるもの
④夫婦のどちらかに染色体の構造異常があるもの
⑤偶発的流産・リスク因子不明（多くは胎児の染色体異常）

の5つに大別することができます。

①内分泌異常

内分泌異常には、甲状腺異常や糖尿病があります。

甲状腺ホルモンが出過ぎるのが甲状腺機能亢進症で、少ないのが甲状腺機能低下症といい、どちらの状態も流産のリスク因子となる内分泌異常です。

治療方法

まずは、内科での甲状腺疾患の治療が先決です。ただし、内科の治療で甲状腺機能が安定してきたといっても、流産が起こらないというわけではありません。甲状腺疾患は、いくつもの自己抗体を併せ持つことが多くありますので、不育症のリスク因子となるような自己抗体を持っていないか検査をする必要があります。

また、ケースとしてはあまり多くありませんが、糖尿病も不育症リスク因子としてあげられます。

糖尿病の場合、胎児が正常に発達・発育できず奇形が生じることが流産につながるのではないかと考えられています。

母体が糖尿病の場合、妊娠前に十分に血糖コントロールをすることで流産を防ぐことができるので、内科で血糖コントロールを徹底し、それから妊娠に臨むようにしましょう。

内分泌異常を認めた場合は、妊娠前から妊娠経過中、産後にわたり、内科的な管理・治療が必要となります。

②血液凝固異常・抗リン脂質抗体

血液凝固異常とは、血小板の異常や血液を固まらせるタンパク質の異常などによって起こり、止血が難しい出血傾向と、血液が固まりやすい血栓生成傾向があります。

抗体は、有害な異物や細菌、ウイルスに対して作られ、体を防御する免疫機能の1つです。自己抗体とは自分自身の細胞や組織に対して作られる抗体です。しかし自己抗体がつくられると、自分の体に向かって攻撃をすることがあり、自己免疫疾患の原因となります。

抗リン脂質抗体も自己抗体の1つであり不育症、早産、胎児発育不全、妊娠高血圧症候群に関係することが知られています。

この2つのリスク因子が不育症全体の約3分の1ほどを占めています。血液凝固異常には第Ⅻ因子欠乏、プロテインS欠乏、プロテインC欠乏などがあり、抗リン脂質抗体には抗カルジオリピン抗体やループスアンチコアグラント抗PE(フォスファチジルエタノールアミン)抗体などがあります。抗PE抗体の病原性については、専門家によって意見の分かれるところですので、不育症リスク因子としては厚生労働省不育症研究班の報告では分けて集計されています。

また、抗リン脂質抗体には数週間開けて再検査すると陰性化している事もあります。陽性から陰性化した場合、偶発的抗リン脂質抗体陽性例と診断され治療方針が変わる場合がありますので、必要に応じて数週間後に再検査を行うことがあります。

妊娠10週目頃に胎盤ができ、妊娠の血液は普段よりも水分量が増えることで、胎児へ酸素や栄養を送りやすくなります。

しかし、胎盤の中の血流はゆっくりとしているため、血栓ができやすい場所で、これに母体が血液凝固異常・自己抗体のリスク因子を持つことで、さらにそのトラブルを引き起こしやすくしてしまいます。胎盤に起こった血栓が要因となって、胎児への血流が滞り、十分な酸素と栄養が供給されず、子宮内で胎児が死亡し、流産となってしまうのです。また、最近の研究では抗リン脂質抗体は血栓を引き起こすだけではなく、胎嚢のまわりに炎症を引き起こし、その結果、流産を引き起こすことも知られてきました。

治療方法

血液凝固異常や自己抗体は、先にあげたように1つではないため、その状態、症状に合わせて、アスピリンやヘパリンなどを使って血液を固まらせない、血栓のできにくい状態を保つ治療を適切に受けることによって、80~90%の人が妊娠を継続し、出産に成功しています。

ただし、一度出血してしまうと血が止まりにくくなるので、治療を受ける場合はふだん以上に、怪我や事故に遭わないよう十分注意することが大切です。

③ 子宮形態異常

子宮形態異常、いわゆる子宮奇形で、特に問題になるのは、中隔子宮です。中隔子宮は、

不育症のリスク因子

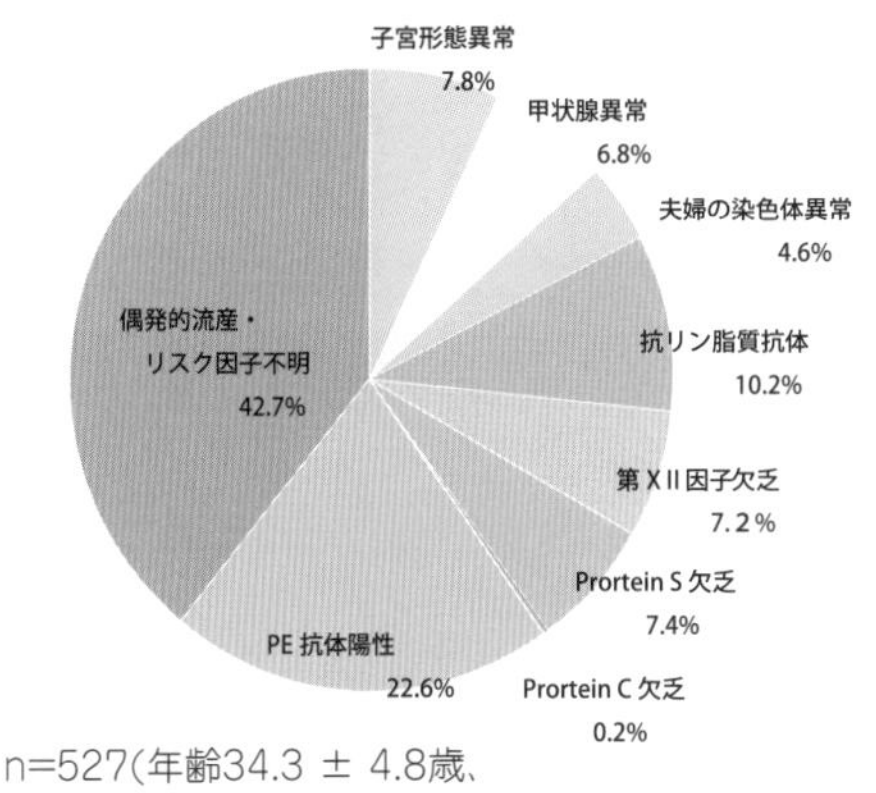

子宮形態異常 7.8%
甲状腺異常 6.8%
夫婦の染色体異常 4.6%
抗リン脂質抗体 10.2%
第XII因子欠乏 7.2%
Prortein S 欠乏 7.4%
Prortein C 欠乏 0.2%
PE 抗体陽性 22.6%
偶発的流産・リスク因子不明 42.7%

n=527(年齢34.3 ± 4.8歳、
既往流産回数2.8回 ± 1.4回、重複有43件)
厚生労働省不育症研究班

抗凝固療法治療回数別治療成績

治療法	治療成績(妊娠成功率)	染色体異常を除いた妊娠成功率
アスピリン療法	69%	79.0%
アスピリン+ ヘパリン療法	84.4%	87.8%
血液凝固異常・抗リン脂質抗体陽性の無治療群	24.0%	28.5%

厚労省報告表4 改変

子宮の外観は正常ですが、子宮内腔に仕切りのようなものがあり、内腔が左右に分かれている形態異常です。中隔子宮以外では、双角子宮でも子宮形成術が行われることが多くありましたが、不育症研究班による平成22年の子宮奇形を持つ反復流産患者の妊娠帰結調査では、双角子宮は形成術による有効性は明らかになっていないと報告しています。

治療方法

流産後の検査から中隔子宮と診断された最初の妊娠で、手術をせずに臨んだ60%、最終的には78%の人が出産できているという統計があります(不育症研究班の提言書より)。

また、手術によって、中隔である仕切りを深く削ってしまうと子宮破裂を起こす原因になることもあり、あえて手術をせず、次回の妊娠に臨むという選択肢もあるでしょう。また、最近では内視鏡によって中隔を切除するより低侵襲な方法が選択されるようになってきています。

いずれにしても結果として、中隔子宮の手術をした人の約81%、手術をしなかった人でも約54%が診断後の初回で妊娠、出産しています。

④ 夫婦の染色体構造異常

夫婦のどちらかが染色体に構造異常をもつために、流産を繰り返してしまうことがあります。

不育症の夫婦の染色体を調べると、およそ5%の夫婦に染色体の変化が認められます。多くは、均衡型転座、ロバートソン転座といわれる、染色体の位置に変化を認める転座保因者です。染色体に過不足がないので、生活や健康などには全く支障はありませんが、精子や卵子の中に染色体の過不足を認めるものがあります。このような精子や卵子は受精しても育たないことが多く、ほとんどが流産となります。

不育症リスク因子となる中隔子宮と正常な子宮

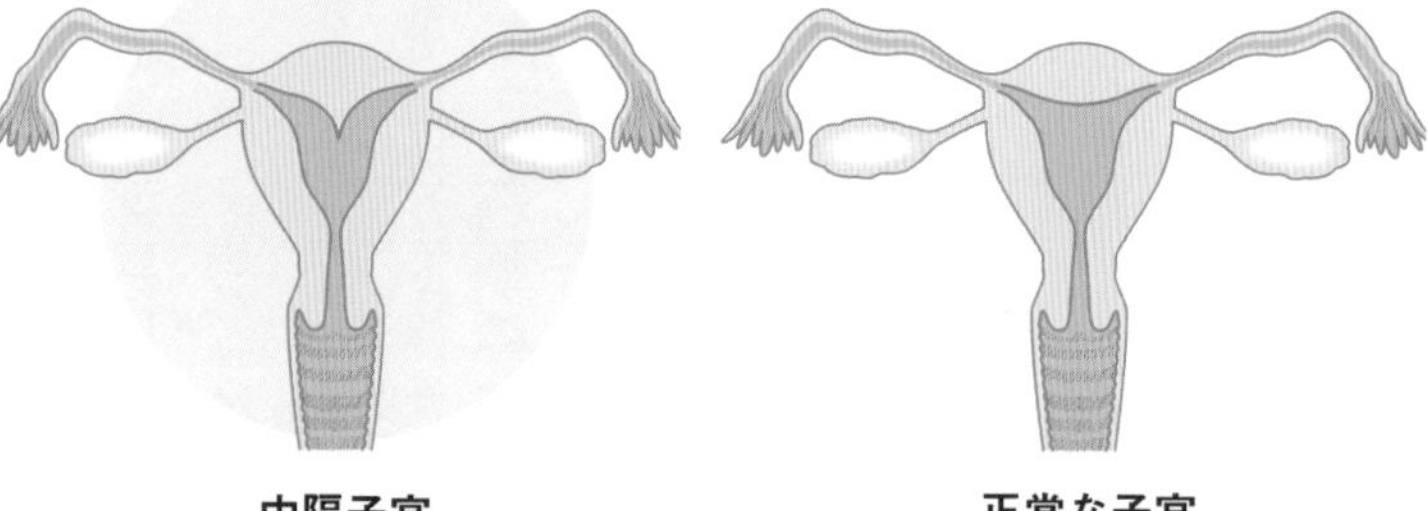

中隔子宮

子宮の外観は正常。内腔に仕切りがある。不育症リスク因子。

正常な子宮

生殖期間中の子宮の大きさは鶏卵ほど。閉経すると、だんだん縮んでいきます。

中隔子宮の子宮形成術とその後の妊娠

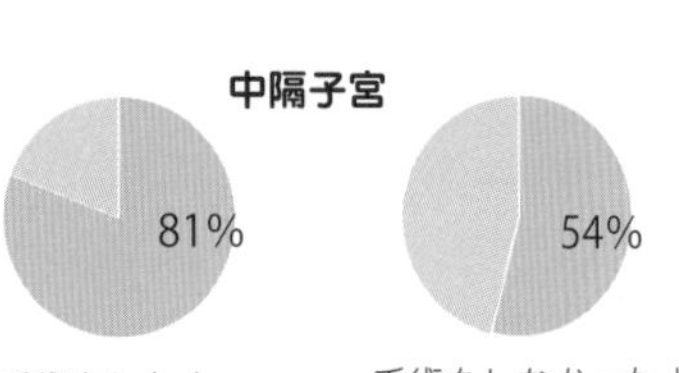

治療方法

均衡型転座やロバートソン転座などの構造の異常そのものを変えることはできません。胎児の染色体に構造異常がない、または均衡型転座である場合には生まれてくることができるため、妊娠に繰り返しチャレンジすることになります。

また次回の妊娠に臨むにあたっては、遺伝カウンセリングを受けることも大切です。

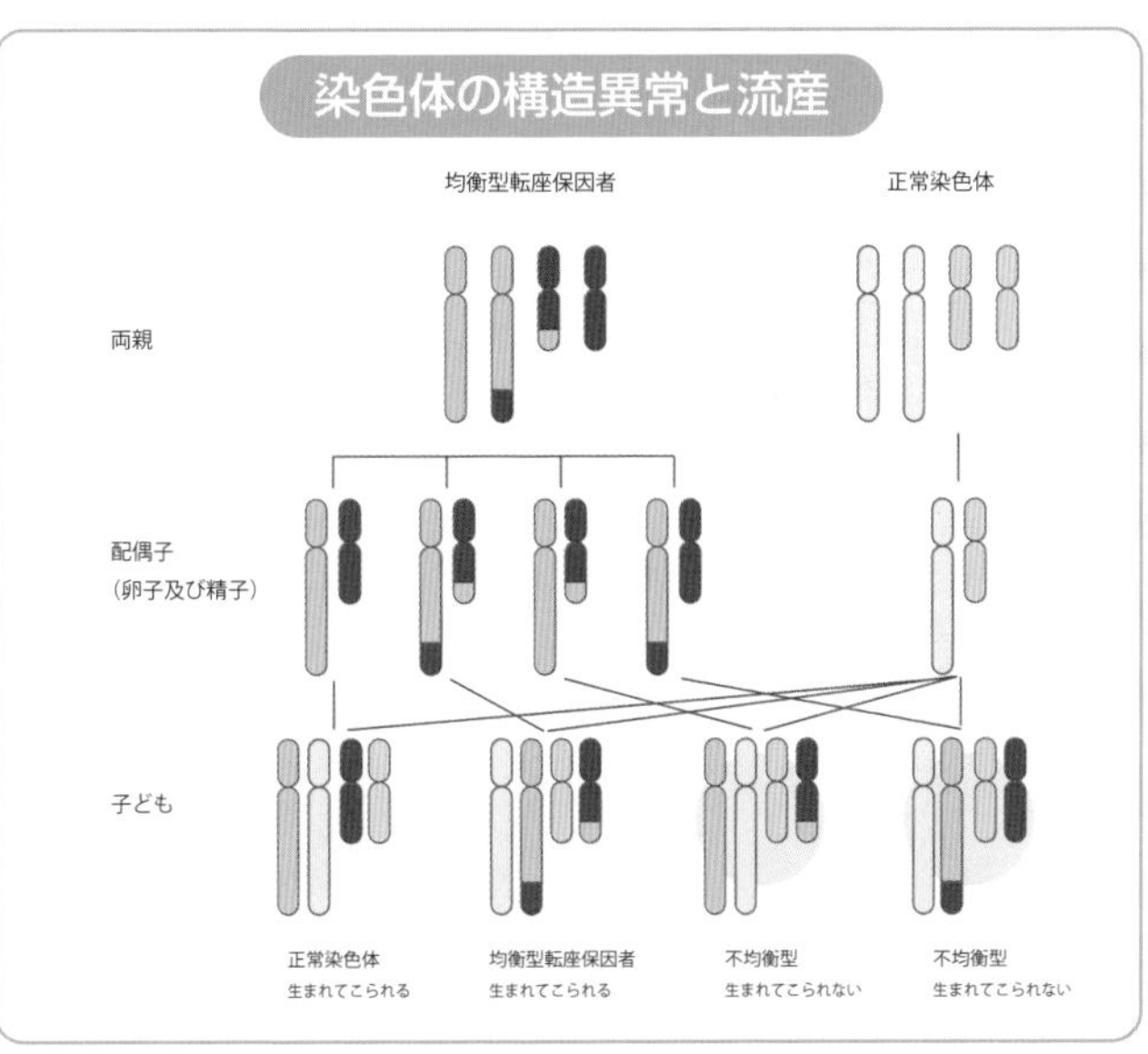

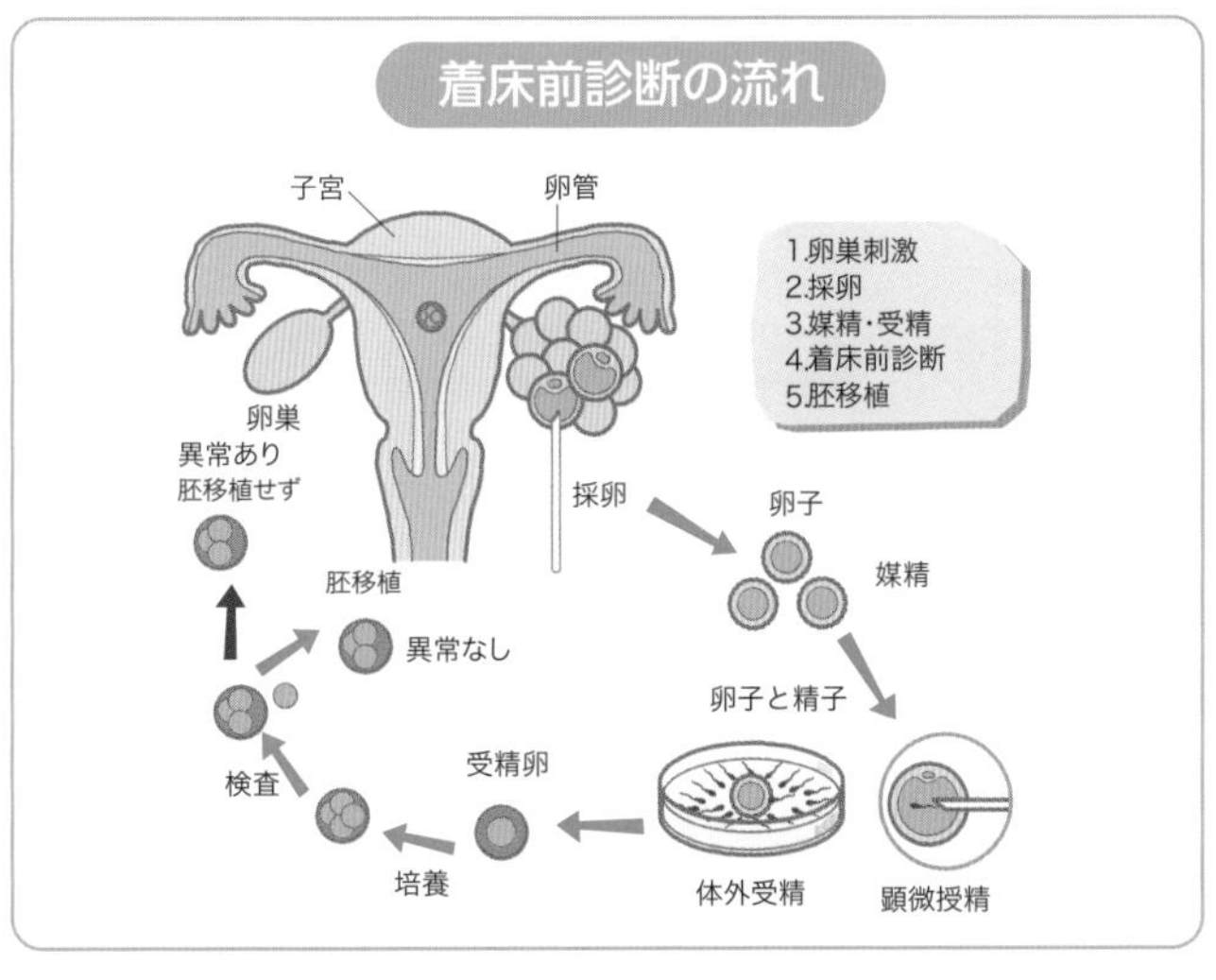

そのほかには、体外受精を前提とした着床前診断があります。着床前診断は、体外受精によって得た胚の染色体を調べ、異常のない胚を移植し、妊娠を目指す方法です。何度も流産を繰り返し、夫婦に染色体異常が見つかった場合に受けることができます（ただし着床前診断を受けるにあたっては、日本産科婦人科学会への申請が必要で、事例ごとに審査があります）。

着床前診断は、できる限り流産の回数を減らすことができるというメリットがあります。しかし、染色体に構造異常のない胚がすべて着床できるとは限りませんし、流産が起こらないというわけではありません。

また、着床前診断を行った夫婦と行わなかった夫婦を比べても、子どもを授かった割合に有意差はなかったという調査報告（名古屋市立大学とセントマザー産婦人科医院）もあります。

夫婦に染色体の構造異常がみつかった場合、着床前診断を受けるかどうかは、夫婦でよく話し合いましょう。

⑤偶発的流産・リスク因子不明

流産になる要因として一番多いのが偶発的流産で、胎児の染色体異常による自然淘汰がほとんどです。この場合、一通りの検査を行っても、何ら問題や異常が見つからずリスク因子不明となりますが、「異常なし」と診断され、ほとんどが無治療で次回の妊娠に臨むことになります。

不育症リスク因子がみつからない場合は？

母体に不育症リスク因子がなかったとして

も、繰り返し流産が起こることもあります。

流産した胎児の染色体を調べると約80％に染色体異常が見つかるといわれ、これをもとに計算してみると、２回流産した人のうち２回とも染色体異常だった人は64％、３回流産した人のうち３回とも染色体異常だった人は51％、４回流産した人のうち４回とも染色体異常だった人は41％いることになります。このことから、染色体異常による流産がたまたま繰り返されてしまう確率は、意外と低くないことがわかります。

ですから、不育症検査で「異常なし」と診断されたら、十分なカウンセリングを受けて、次回の妊娠に対しての不安が薄らいで心が十分に回復してから臨むとよいでしょう。

また、胎児の染色体異常よる流産は、女性の年齢と卵子の質に深い関係があります。

体外受精で胚移植を何度行っても着床しない、妊娠が成立しない、また流産を繰り返す方の場合の多くは、卵子の質に問題があることが考えられ、これは年齢が上がることで顕著になっていきます。

女性の年齢と流産率

64%

２回流産した人のうち、
２回とも染色体異常だった人

51%

３回流産した人のうち、
３回とも染色体異常だった人

女性の年齢と流産率

年齢	流産率
平均	15 ％
35歳	20 ％
40歳	40 ％
42歳	50 ％
42歳以上	80 ～90 ％

不育症メモ ❷

＊流産胎児の約80％に染色体異常がみつかる

＊計算上で２回流産して、２回とも染色体異常だった確率は64％、３回は51％

＊不育症検査でリスク因子なし、「異常なし」と診断されたら、次回妊娠前に十分なカウンセリングを受けることが大切

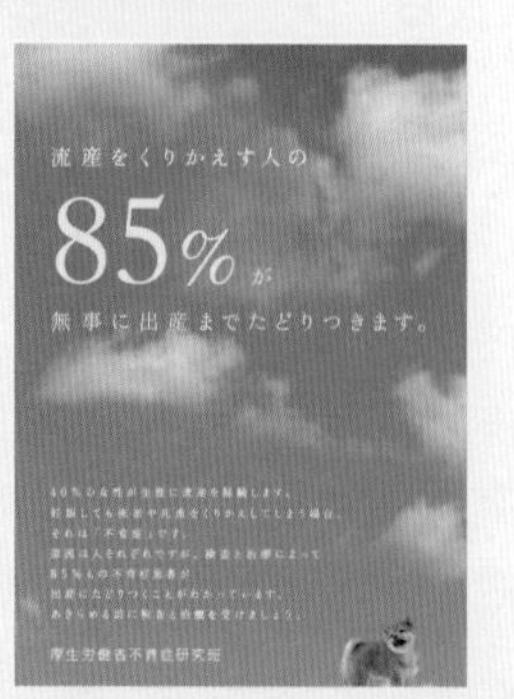

厚生労働省不育症研究班 ポスター

不育症のアレコレ 話題や疑問！

1 毎日の食生活 何かいいものある？

ポイントは、血液サラサラ効果のあるものです。例えば「納豆」と「タマネギ」はいかがでしょう。

タマネギは生で、水に晒さず、辛いまま

がいいかもしれません。

納豆と生のタマネギを合わせて食べてもいいですよね。そのほかには、青魚や、海藻、ヨーグルト、しょうがなども血液サラサラ効果があるようです。

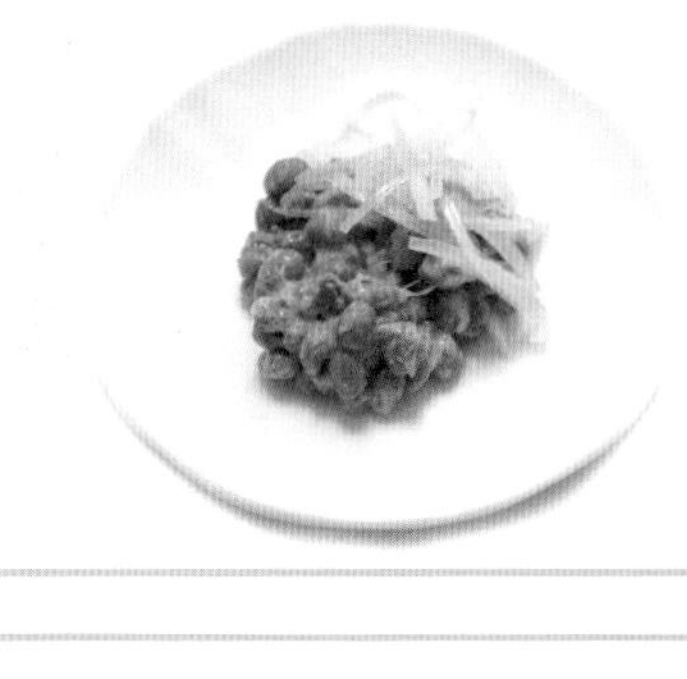

2 いいサプリメントは あるかな？

サプリメントは、薬ではなく栄養補助食品なので、あくまで日頃の食生活の中で不足しがちなものを補う目的で摂取するものです。

そのため、「不育症に良い」「流産防止になる」というエビデンスのあるサプリメントはありません。ただ、大切な栄養分を含んでいますから、たとえば、抗酸化作用のあるビタミンC（緑黄色野菜など）、ビタミンE（魚卵など）や、β-カロテン（緑黄色野菜など）などは食事から摂ることを心がけ、足りない分はサプリメントで補う。また、葉酸（緑黄色野菜など）は胎児の成長には欠かせず、これが不足すると胎児の神経管閉鎖障害などのリスクが上がることから、ほうれん草など、天然型の緑黄色野菜の摂取を心がけるとともに、不足分を合成型の葉酸サプリメントで積極的に摂りましょう。

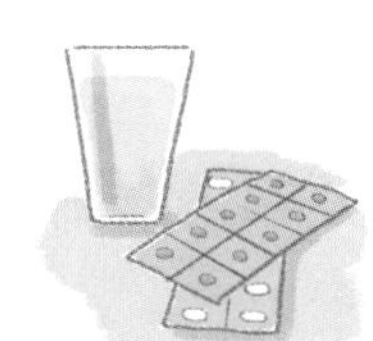

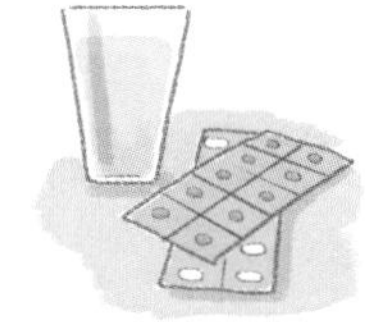

3 2人目なのに不育症？

「2人目の赤ちゃんを望んで妊娠。でも、流産になってしまう。不育症なの？」1人目の時は、ちゃんと妊娠して出産しているんだから…と疑問に思う方もいるでしょう。

流産を100％引き起こす強力な原因はなく、またリスク因子があっても、すべての妊娠で流産を起こすことはありません。つまり、1人目の妊娠、出産は、そのリスク因子をうまくすり抜けたということも考えられます。

もしくは、最初の妊娠がきっかけで抗リン脂質抗体などができてしまった可能性もあります。誰でも妊娠中は、出産の出血に備え、血液が凝固しやすい体に変化します。前の妊娠経過中に妊娠高血圧症候群などになった方は、特に注意する必要があるでしょう。

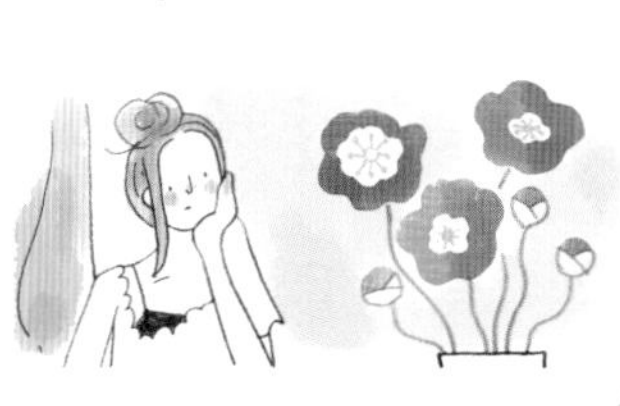

不育症と着床障害

着床障害とは

体外受精において、良好胚を何度も移植しているのに、妊娠しない。または生化学的妊娠（化学流産）になってしまう場合、卵子の質や胚の問題ではなく、受け入れる母体環境に何か問題があると考えるのが着床障害です。

ただし、妊娠成立の要は卵子の質にあることに変わりありません。この卵子の質は年齢に関係しますから、年齢の高い方が何度も良好胚を移植しているにも関わらず陽性反応がでない、また流産を繰り返し起こしたというのは、加齢による影響であり、多くのケースで着床障害にはあたりません。そのため、明らかな着床障害というケースはごく少ないのではないかという医師もいます。

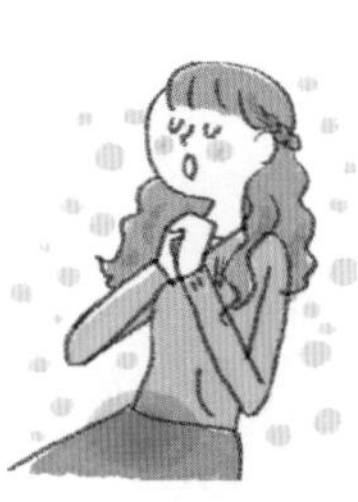

着床障害は不育症なの？

着床に関しては、一般的には不妊治療の領域と考えられます。

体外受精では「何度良好胚を移植しても妊娠しない」「何度も生化学的妊娠になる」ということも経験する方もいます。原因は前にも述べた通り胚の質によると考えられます。しかし、不育症リスク因子がごく早期に影響を及ぼした場合も「何度良好胚を移植しても妊娠しない」「何度も生化学的妊娠になる」という結果になるのではないかという考えもあります。

また、不妊治療中に流産を繰り返し不育症の治療が必要となる方や、不育症の方が妊娠しづらくなり体外受精などの不妊治療を行うこともあります。

このように、「不妊」と「不育」の境界は曖昧であるのが現状です。そのため対応にも違いがあるかもしれません。

不育症検査を不妊治療患者に実施した場合

不妊治療患者に対する不育症検査の実施に関する報告が2つあります。

1つ目は、3回以上の胚移植をしても妊娠が成立しなかった方で着床障害が疑われるケースに不育症検査を実施した報告です。

3回以上の胚移植をしても妊娠が成立しなかった44人中29人になんらかの抗リン脂質抗体に関するいくつかの自己抗体が見つかりました。

また、何度も良好胚を移植しても、まったく妊娠反応がでないという方に対して、不育症検査を実施したところ約64％に血液凝固異常が見つかったと報告しています。さらに、生化学的妊娠を繰り返す着床障害の方へ不育症検査を行ったところ、不育症患者とよく似た結果となり自己抗体や血液凝固異常が見つかったとも報告し、これらから、着床障害は

不育症の一部であると考えざるを得ないとしています。（※1）

2つ目は、不育リスク因子陽性が体外受精における着床障害を予測できるかを報告したものです。この研究発表は、40歳未満の胚盤胞移植を行った90症例に不育症検査を実施しています。臨床的妊娠をした症例に1つでも不育リスク因子が見つかったを陽性群とし、見つからなかったを陰性群として、その有意差を比較したところ、体外受精に至るまでの検査結果（FSH値や胞状卵胞数など）に有意差はなく、臨床的妊娠に至った陽性群15症例と陰性群30症例にも有意差はなかったと報告しています。また、初回胚移植で臨床的妊娠に至った28症例と、2回以上の胚移植を行っても妊娠に至らない32症例についても不育リスク因子陽性率に有意差はなかったとしています。このことから不育検査の結果は、着床障害を予測できないだろうと結んでいます。（※2）

2つの研究発表には、研究対象に違いもあり、一概に比べて判断することは難しいでしょう。ただ、何度も良好胚を移植しているのに陽性反応がでない方、生化学的妊娠を繰り返す方は、不育症治療を専門とする医師の診察を受けてみるのも1つの方法です。

※1 着床障害、反復生化学的妊娠症例に対する不育症的検索の必要性
産婦人科の実際　第62巻　第7号　杉俊隆

※2 不育リスク因子は高度生殖補助医療の成績に影響を与えるか？
日本産科婦人科学会誌　第65巻　第2号　竹下俊行、吉田淳、峯克也ら

不育症治療と着床障害

では、不育症の方にするような治療をすれば、着床障害の方は妊娠するのかを考えた場合はどうでしょう。これに関しては、2003年に報告があります。何度も胚移植をしている抗リン脂質抗体または自己抗体を持つ方に不育症治療は適応するのか？という研究方法として二重盲検査にて、アスピリン＋ヘパリン注射を用いた1グループと偽薬を用いた2グループにわけた結果、アスピリン＋ヘパリン注射を使っても効果は上がらないことから、不育症治療に準じた方法ではなく、着床障害の治療には独自なものを検討する必要があるだろうと結んでいます。（※3）

胚移植の日から不育症治療をしたら？

二重盲検査（実施している薬や治療法などの性質を、医師にも患者にも不明にして行う方法）にて実施

1グループ（治療グループ）	2グループ（プラセボ：偽薬グループ）
胚移植日から ヘパリン自己注射＋アスピリン	胚移植日から 生食自己注射＋サッカロース（砂糖）
妊娠反応陽性率 … 14.6%	妊娠反応陽性率 … 17.6%
臨床的妊娠率 ………6.8%	臨床的妊娠率 ………8.5%

治療薬を使った1グループ、偽薬を使った2グループに有意差はなく、胚移植日からヘパリン＋アスピリンを用いることは着床率を上げることにつながらないだろう。

※3：A randomized, double-blind, placebo-controlled trial of heparin and aspirin for women with in vitro fertilization implantation failure and antiphospholipid or antinuclear antibodies. Fertil Steril. 2003 Aug;80(2):376-83.

chapter **9-⑥**

私にあった着床時期を知る

胚移植のタイミングの決め方

体外受精において胚移植のタイミングは、受精からの経過日数と胚の成長、ホルモン環境、子宮内膜の厚さと黄体ホルモン値などから判断されます。またそれは、子宮内膜に着床の窓が開かれる着床時期であることが重要で、この時期に合わせて移植日を決定します。

しかし、このタイミングがズレていれば、着床障害となる可能性があります。

着床時期を知るERA検査

子宮内膜には、胚を受け入れやすい時期があり、これを着床の窓と呼んでいます。着床の窓が開かれているのは、排卵から5～7日目で、この時期に胚盤胞は子宮内腔に到着し、着床を始めます。不妊治療をするしないに関係なく、誰でもおおよそこの時期に着床の窓が開き、胚を受け入れることができます。

しかし、厳密にはこの着床に適した時期は個人差があり、排卵からの経過日数などからそれが判断できないことがあり、これが着床しない要因になっていると考え、一人ひとりの着床に適した時期の指標とされるのがERA検査です。

ERA検査の対象と方法は？

ERA検査は、良好胚を2回以上移植しても着床しなかった方を対象に実施します。

検査方法は、着床の窓が開いていると考えられる時期に、子宮内膜をピペールという専用器具で採取します。自然周期で胚移植を行っている方は排卵から5日目、ホルモンを補充して子宮内膜を整えている方は黄体ホルモンを投与してから5日後（P+5）に内膜を採取します。

採取した子宮内膜にある、236個の着床に関わる遺伝子について調べ、その時の子宮内膜が着床に適した時期であったかを解析します。着床に適した時期であれば「Receptive（受容期）」、着床時期から外れていれば「Non-Receptive（非受容期）」という結果が出ます。

例えば、ホルモン補充を行って胚移植していた方のP+5の子宮内膜が「Non-Receptive（非受容期）」という結果の場合、遺伝子の発現具合からみて、もう1日前がReceptiveだろう（P+4）、またはもう2日くらい後がReceptive（P+7）だろうなどの結果も併記されてきます。この結果を踏まえて胚移植をすることで約3割妊娠率が向上したとESHRE（ヨーロッパ生殖医学会）などで発表があり、国内でも導入するクリニックが増えています。

今月15日の胚移植に向け、3人の女性がERA検査をした結果からわかったスケジュール

例えば、胚盤胞を今月15日に移植する治療計画の3人の場合

	ERA検査 初回 検査日（P＋5）	2回目検査 1回目で指定された再検日	着床に適した日	黄体ホルモン剤 投与の開始日（凍結融解胚移植）
Aさん	▶ Receptive	→	▶ P＋5	移植の5日前 今月10日から 黄体ホルモン開始
Bさん	▶ Non-Receptive ▶再検日 P＋4	▶ Receptive	▶ P＋4	移植の4日前 今月11日から 黄体ホルモン開始
Cさん	▶ Non-Receptive ▶再検日 P＋7	▶ Receptive	▶ P＋7	移植の7日前 今月8日から 黄体ホルモン開始

※D3の初期胚を移植する場合、AさんであればP＋3が移植日になり、P＋5には初期胚は胚盤胞となり透明帯から脱出し、着床する日と考えます。黄体ホルモン剤を投与する開始日は同じです。

● 黄体ホルモン剤開始日

Sun	Mon	Tue	Wed	Thu	Fri	Sat
					1	2
3	4	5	6	7	8 Cさん	9
10 Aさん	11 Bさん	12	13	14	15 胚移植	16
17	18	19	20	21	22	23
24	25	26	27	28	29	30

※15日の移植に向け、ERA検査を元に、Aさん、Bさん、Cさんの黄体ホルモン剤の投与開始日が決まりました。

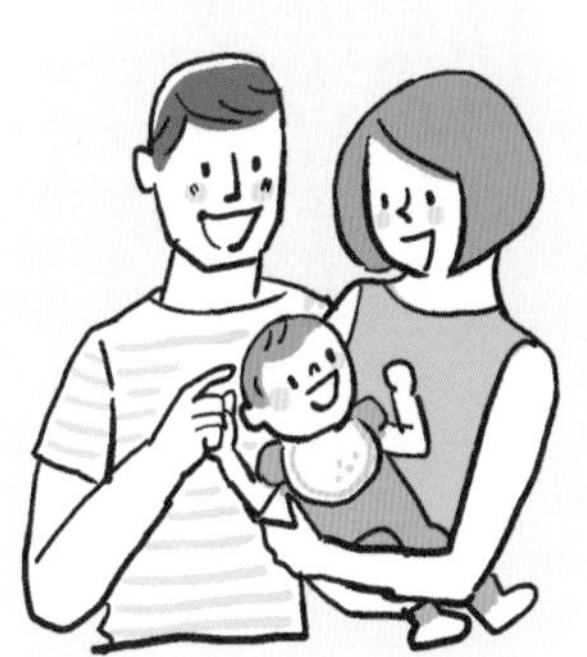

コラム 不育症と年齢

不育症と年齢については、密接な関係があります。年齢を重ねれば、卵子の老化は進みますし、子宮筋腫や子宮内膜症などの好発年齢は妊娠適齢期に重なります。

また、年齢を重ねると免疫系のバランスが崩れやすく、自己抗体を作りやすくなる傾向になるため、それらを総合して考えても、年齢を重ねるほど妊娠しにくく、流産しやすいといえるでしょう。

40歳以上になると、妊娠も、妊娠継続も難しくなってきます。そのため年齢を重ねるごとに流産率も高くなっていき、35歳くらいからは平均を超える20％となり、40歳では40％、42歳では妊娠しても半数が流産になるといわれています。

着床に関する検査や治療

1 子宮内フローラ検査

子宮内には多くの細菌があり、なかでも乳酸菌（ラクトバチルス菌）が多く最適な状態であるほうが、体外受精での妊娠率がよいといわれています。

そのため子宮内のフローラが最適な状態かを検査し、結果によってサプリメントなどで子宮内フローラを整えてから胚移植を行います。EMMA検査や子宮内フローラ検査があります。

2 慢性子宮内膜炎検査

細菌感染によって起こる慢性子宮内膜炎は、不妊症や不育症の原因、要因になるとされ、不妊症患者の2.8～39%が罹患しているといわれています。そのため、組織生検、子宮鏡による観察、細菌培養、細菌の検出などを行って、慢性子宮内膜炎に罹患しているかを調べ、その結果によって抗生物質などで治療をしてから、胚移植を行います。

組織学的検査、子宮鏡検査、細菌培養検査、ALICE検査などがあります。

3 免疫検査

胚移植を何度行っても着床しない人の中には、受精卵や胎児に対する拒絶反応が強いことが、要因となっていることがあります。そこで、細菌やウイルスなどの異物に反応するTh1と、アレルゲンに反応するTh2などを調べ、異常があった場合は、拒絶反応を抑えるために免疫細胞（T細胞）の機能を抑制する薬を使います。これによって母体の胎児拒絶が抑えられ、着床や妊娠維持が可能になると考えられています。

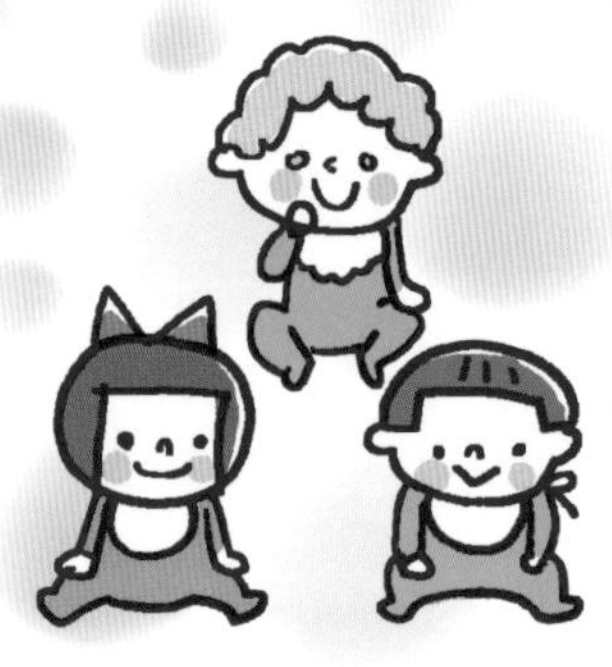

4 PGT-A（着床前胚染色体異数性検査）

移植前に胚の染色体数を検査し、染色体の数が正常な胚を選択して移植することで、流産を予防することができます。

この検査は2020年現在、臨床研究として、日本産科婦人科学会が認可した施設でのみ受けることができます。

3 PRP（多血小板血漿）療法

子宮内膜がなかなか厚くならない場合、患者さん自身の血液から抽出した高濃度の血小板を子宮内に注入することで、子宮内膜が厚くなることが期待できます。血小板には細胞の成長を促す物質や免疫に関わる物質が含まれているため、PRP療法により子宮内膜が活性化されて子宮内膜が厚くなり、胚が着床しやすくなる可能性が高くなると考えられています。2020年現在、厚生労働省「再生医療等委員会」の認定を受けた施設で治療を受けることができます。

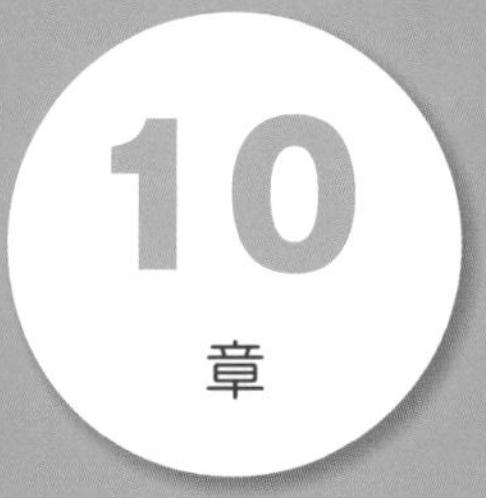

妊娠後のライフプラン

ママになりたい

Preserved version

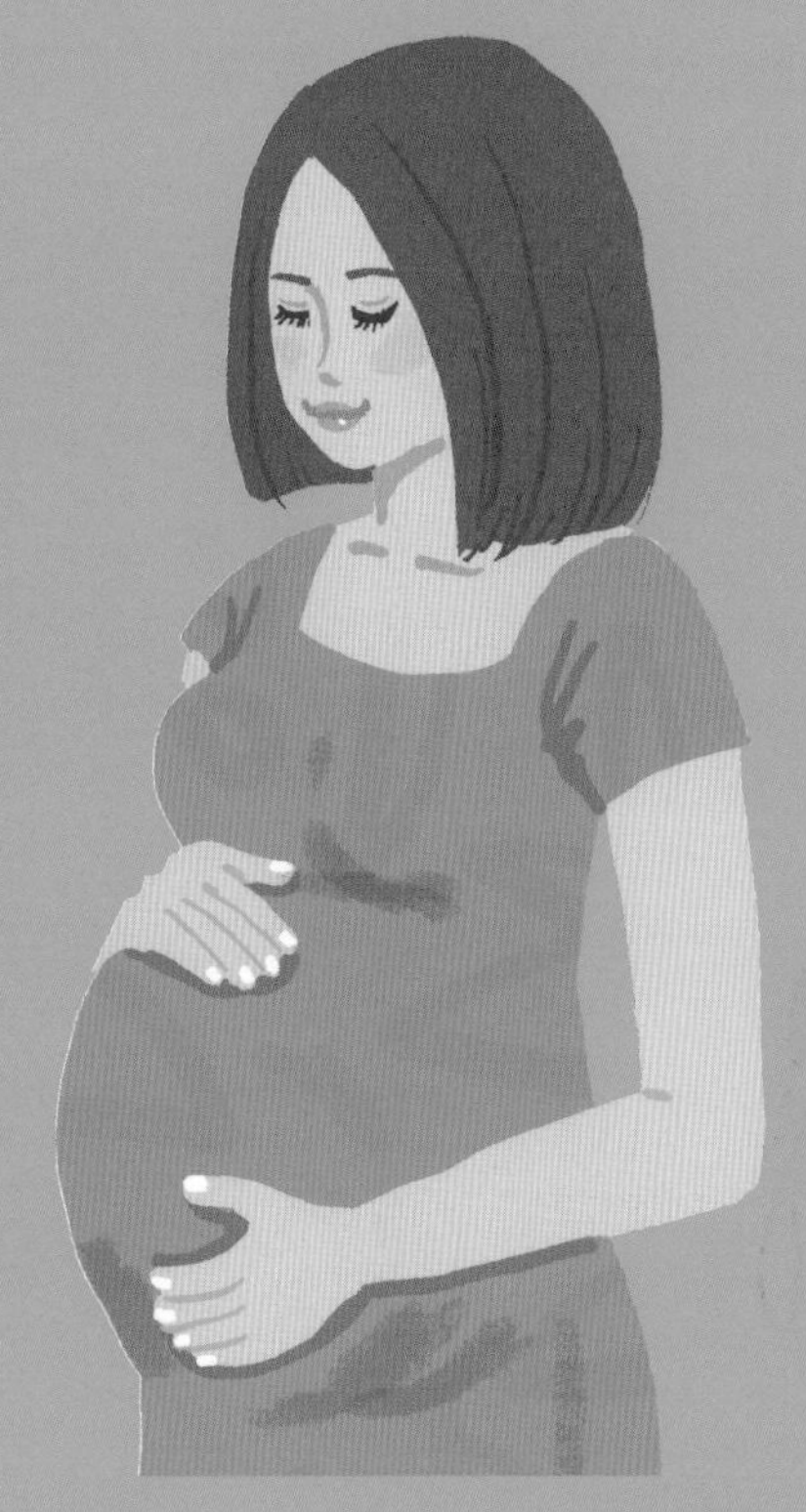

chapter 10-①

不妊治療からの妊娠

不妊治療、とくに体外受精からの妊娠は心配ないの？

辛かった不妊治療から妊娠反応が陽性になり、胎嚢、心拍を確認できるようになれば一安心です。不妊治療でお世話になった医師からも「そろそろ産科へ転院ですよ。どこに行きますか？紹介状を書きましょう」と言われ、どこで出産するか、また病院探しが始まります。ここで、これまで不妊治療をしてきた方、とくに不妊治療期間の長かった方は、不妊治療から妊娠、出産へとシフトするのに不安などもあり、気持ちがついて行かないことに苦労する方もいるでしょう。

どのような方法で妊娠までたどり着いても、その先の妊娠の経過や胎児の発育に違いはありません。

もしも何かトラブルがあったとしたら、それは不妊治療で妊娠したからとか、体外受精で妊娠したからとか、自然妊娠ではなかったからなどではなく、母体や胎児の問題、また出産時のトラブルから起こっていることが大半で、それは誰にでも起こる可能性があるということも知っておきましょう。

体外受精や顕微授精によって生まれたきた子どもが発達障害や、内臓疾患、内臓奇形になる確率が自然妊娠で生まれた子どもよりも高いといわれることもありますが、これには今後も長い年月をかけた調査が必要で、まだまだ決着はついておらず、わからないことはたくさんあります。

ただ、これまで体外受精によって生まれた子どもの多くは、順調に発育し、成長をしています。例えば、世界初の体外受精児の女の子は、今では母親となっています。その妹もまた体外受精児ですが、2人とも自然妊娠から出産し、子どもを授かっています。

妊娠から出産まで起こることは、誰でも同じように楽しみもあり、また注意も必要です。

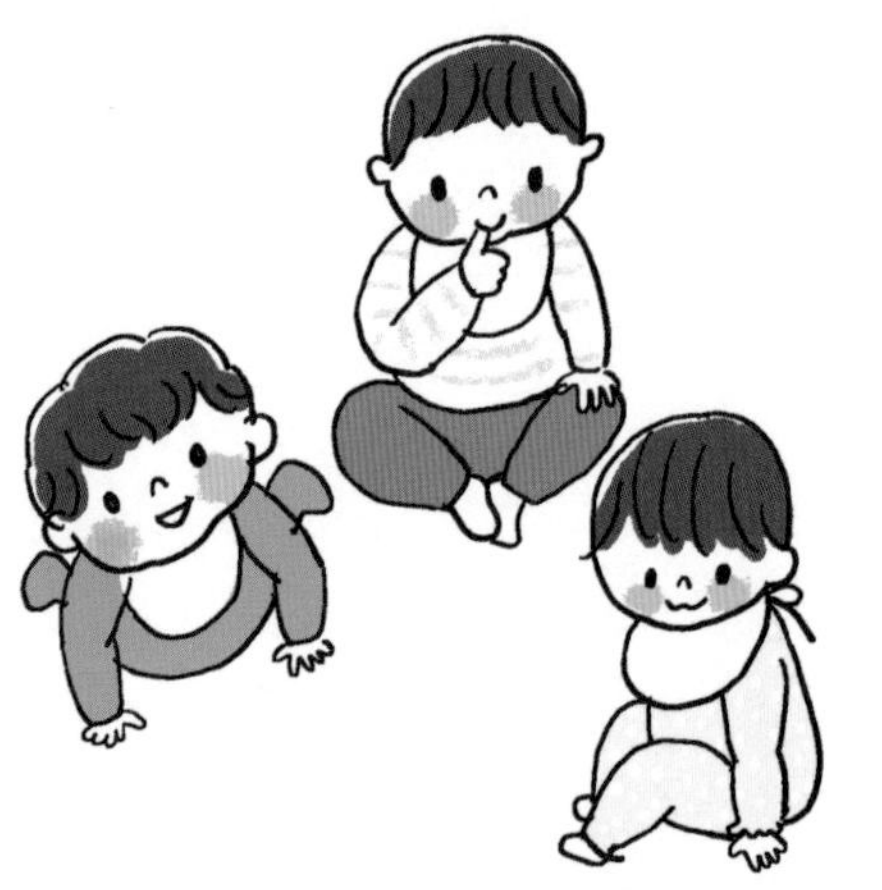

不妊治療のゴールはどこに？

不妊治療は、妊娠がゴールではありません。その先にある、出産、育児、そして、生まれた子どもが一人前になって巣立つまで、そして、生まれた子が幸せであるようにとずっと続く子育てをするための通過点です。

出産まで健康に過ごせるよう気をつけて、今からしっかり体力をつけましょう。

妊娠中に、「不妊治療をしたことが……」と、不安になることがないように2つのポイントをおさえておきましょう。

まずは、不妊治療をしなければ、子どもが授からなかったということの理解と納得です。

2つめは、妊娠、出産のトラブルや病気は、高年齢母体に起こりやすいこと、また肥満や痩せなどはリスクが高いこと。そして、出産経過中に起こるトラブルが意外に多くあることを覚えておきましょう。ですから、妊娠中、出産中のトラブルを回避する、予防するためにも、高年齢に起こりやすいトラブルについて知識を持つこと。肥満や痩せについては、できる限り早めに改善すること。そして、偏りのない食生活を送ることを心がけましょう。

妊娠が成立したら、次の通過目標は出産です。今は、不妊治療で頭がいっぱいで、そんな先のこと…と思うかもしれません。ですから、この10章に書いてあることは心の片隅に置いておくだけで十分です。

そして、ときどき開いて読んでみてください。あなたの赤ちゃんのために。

妊娠がわかったら欲しくなるもの

インナー

妊娠初期のお腹が目立たない時は、今までのインナーでも十分ですが、だんだんとおっぱいも大きくなり、お腹も大きくなっていきます。

乳首も敏感になるので、締め付けない、肌にもやさしいソフトな素材がいいでしょう。

インナーは、出産後も使える授乳期用のキャミソールやブラジャーがおすすめです。

授乳期用のインナーは、タテにもヨコにもぐんと伸びる素材で作られていて、赤ちゃんにおっぱいをあげる時にも、ブラジャーを取らなくても無理なく下げることができます。

また、キャミソールはお尻がすっぽり隠れるほど着丈が長く、冷えから守り、汗も吸ってくれるので重宝します。

ショーツもお腹がすっぽり入り、履きこみ丈が深くなっています。

レギンスやタイツ

レギンスやタイツも、お腹が大きくなれば、今、使っているものが履けなくなります。また妊娠後は下半身がむくみやすくなるので着圧タイプのものもおすすめです。

ただし、締め付け感が強いものはNG。

季節に合わせて用意をしましょう。

マタニティーウェア

妊娠中もおしゃれは楽しみたいものです。

授乳する時のための授乳口のついたトップスやワンピースもおすすめです。授乳口がどこにあるかわからないようにデザインされているものも多くあるので、お腹が少し大きくなってきてから、季節とTPOに合わせて選んでみましょう。

抱き枕

お腹が大きくなってくると仰向けでなんて眠れません。また横向きで寝るのも意外と苦しく感じるので、抱き枕があると楽な姿勢で眠ることができます。出産後には、授乳クッションとして、また赤ちゃんのお座りを支えるアイテムとしても大活躍します。

母子手帳ケース

妊婦健診のたびに母子健康手帳と診察券、お薬手帳が必要になります。これに加えて、妊婦健診用の補助券なども一緒にしまっておく専用のケースがあると便利です。

母子手帳は、赤ちゃんが生まれた後には赤ちゃんの成長と健康を守るためにも必要になります。

出産後には、ママの診察券に加えて、赤ちゃんの診察券なども一緒に保管しましょう。

妊娠と周囲への報告

母子健康手帳をもらいましょう!

妊娠が成立し、妊娠8週くらいになると母子健康手帳の交付を受けるように医師から妊娠届出書が発行されます。これらとマイナンバーカードや身元を確認できるもの（免許証など）、また外国籍の方は在留カードなどを持って居住する自治体の保健センターなどへ行きましょう。双子の場合には、2冊が発行されます。このとき、妊婦健康診査の受診券や補助券を一緒に交付される自治体もあります。妊婦健診を受ける際に必要になるので大切に保管しましょう。

妊婦健診を受けるときには、毎回、この母子健康手帳が必要になり、妊娠期から乳幼児期までのママと赤ちゃんの健康に関する重要な情報を1つの手帳で管理します。

母子健康手帳には、なにが記録されるの？

＊ママが記入すること

表紙には、保護者（ママ）の名前、赤ちゃんの名前と生年月日を記入する欄があります。赤ちゃんの名前などは、出産後に記入します。

職業欄や職場の環境などについても書く欄があります。職業によっては、医師や助産師からアドバイスを受けた方がいい場合もありますので、しっかり書きましょう。

最終月経開始日、初診を受けた日、胎動を感じた日などの記入があります。

最終月経開始日は、予定日を決める上でも大切になります。体外受精でもホルモン周期で凍結融解胚移植をした場合には、胚移植日が大切になってきます。産科に転院する際、紹介状を持っていけば安心です。

＊病院で記入すること

妊娠週数や妊婦健診を受けた日、子宮の大きさや腹囲、血圧、浮腫、尿タンパクなどをお医者さんが記入します。健診前には、必ず尿検査、体重測定があります。尿検査では尿糖を調べ、妊娠糖尿病を早期に発見するために行います。その際に+(プラス)が出たら要注意です。そのほかに行った検査なども記入されます。

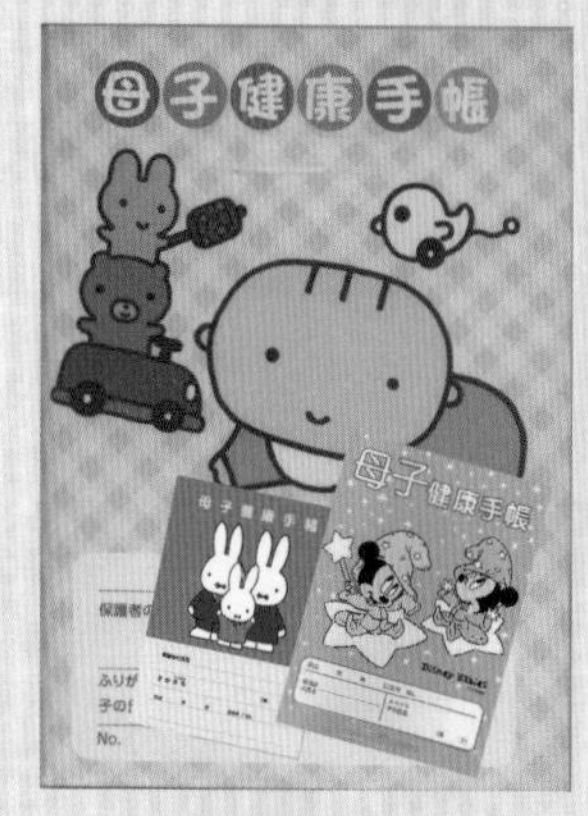

妊娠したこと、いつ話す？

○両親にはいつ？

両親や義両親には、赤ちゃんの心拍が確認でき、一安心できた頃がいいでしょう。同居している場合には、早めに伝えておく方が安心です。

兄弟や親族には、安定期に入ってからでもいいでしょう。

つわりが始まり、家事や生活が思うようにいかないこともありますし、妊婦健診で通院する場合には、助けてもらうこともあるかもしれません。妊娠後は、ママと赤ちゃんの健康のために家族に協力してもらいましょう。

○友人にはいつ？

友人へは、安定期に入ってから伝えましょう。不妊治療をしていたことを知っている親しい友人であれば、早めに伝えてもいいですが、思わぬところで話題に出ることもあるので、注意も必要です。

先輩ママなら、いろいろアドバイスも聞けるので、妊娠生活中には心強い存在になるでしょう。

○会社にはいつ？

遅くとも母子健康手帳をもらった以降のなるべく早くに会社に報告しましょう。

妊娠初期は、まだお腹も目立たず周囲の人には妊娠をしているかがよくわかりません。胎盤ができあがる妊娠13～14週くらいまでは、つわりがひどい方もいますし、中には仕事内容を変更してもらわなければならない方もいるでしょう。業務に支障をきたさないためにも、つわりが始まる頃には、報告をしておきましょう。

妊婦健診は、妊娠23週までは通常4週に1回、妊娠35週までは2週に1回、それ以降は出産まで毎週必要になります。妊婦健診を受けるためには勤務の調整も必要になります。これについては男女雇用機会均等法第12条にもあり、会社の就業規則への記載がなくても、申請すると通院休暇を利用することができます。ただ、無給か有給かは会社の就業規則によります。会社側から時間給や有給をとるように指示することは認められていません。また、出産を機に退職を考えている場合には、仕事の引き継ぎも必要ですし、産前産後休業と育児休業をとる場合には、会社との関係を良好に保つためにも早めに報告しましょう。

コラム

つわりって、なに？

妊娠判定の時に、HCG値に一喜一憂した方もいるでしょう。胚が着床していく時にHCGが盛んに分泌されますが、このHCGが脳の嘔吐中枢を刺激することから吐き気や嘔吐が引き起こされるのではないかといわれています。

妊娠初期の胎盤が出来上がる妊娠13～14週までは盛んに分泌されますので、この辺りがつわりのピークになり、多くの方はだんだんと症状も軽くなっていきます。

つわりの間は、思うように食べられず体重が減る方もいて、「赤ちゃんが心配」と思うかもしれません。しかしこの時期は、ママの体に蓄えられた栄養で赤ちゃんは十分に育ちますから、あまり気にしないで食べられる時に食べられるものを食べましょう。お腹が空くと余計に気持ち悪くなるという方もいるので、小さなおにぎりを用意しておいたり、外出をする時はクッキーなどを持っているといいでしょう。ただ、水も飲めないほどひどいつわりは「妊娠悪阻」といって治療が必要になります。ガマンをしないで、すぐに受診をしましょう。

つわりは、個人差があり、食べると吐くという方もいれば、何でも食べられるけど匂いが敏感になって吐き気がする、いつも眠いという方、また全くつわりの症状がないという方もいます。

chapter

10-③

妊婦健診と妊娠経過、胎児の発育

マタニティーカレンダー

快適なマタニティーライフのために知っておきたいママの変化と赤ちゃんの成長をまとめました。また、妊婦健診の回数と行うことも紹介しています。

赤ちゃんに出会うために必要な健診です。必ず受けましょう。

	①	②	③	④
	妊娠初期			
妊娠週数	3 2 1 0	7 6 5 4	11 10 9 8	15 14 13 12
産	流産			
健診回数	4週に1回			
妊婦健診の内容の例	毎回行う検査 ・問診 ・内診 ・体重測定 ・血圧測定 ・尿検査 （初診では妊娠反応も） ・超音波検査　など 妊娠初期に1回行う検査 ・血液検査 梅毒血清反応、 HBs抗原検査 HCV抗体検査 HIV検査 風疹抗体 貧血検査 血液型検査 ALT検査 血糖値検査 など			
母体の変化と赤ちゃんの大きさ	子宮：鶏卵大 ・妊娠の兆候も自覚もまだない。 ・からだの中では卵子と精子が出会い、新しい命が芽生え始めている。 ・人によっては、妊娠3週頃に倦怠感やほてりを感じることがある。	妊娠7週の赤ちゃん 身長　約2～3cm 体重　約4g ・月経が止まり、空腹時にムカムカすることがある。 ・基礎体温の高温相が続く。 ・乳首がかゆくなったり、敏感になることがある。	妊娠11週の赤ちゃん 身長　約8～9cm 体重　約30g ・吐き気、嗜好の変化などつわり症状が本格化してくる。 ・白いおりものが増える。 ・乳房の張りが多くなり、乳首も敏感になる。 ・頻尿や、便秘になる人もいる。	妊娠15週の赤ちゃん 身長　約15cm 体重　約120g ・大半の人のつわりが落ち着いてくる。 ・乳首のまわりが黒ずみ、乳房がグンと大きくなる。 ・足の付け根が痛んだり、つったように感じることもある。
胎児の成長	・卵子と精子が出会い受精卵（胚）となる。 ・胚は、細胞分裂を繰り返しながら、1週間ほどで子宮内膜に着床する。 ・最終月経の開始が妊娠0週0日。	・まだ胎芽と呼ばれ、人間の胎児の形になっていないが、だんだんと頭部と胴体に分かれ、尾が短くなり、手足が伸びてくる。 ・目、鼻、口などがわかるようになる。	・頭、胴、四肢がはっきりして、人間の胎児らしい格好になる。 ・消化器も形成され、心臓、肝臓が活動をし始め、性差もでてくる。 ・10～11週になると、子宮内で飛び上がるなど、動きが活発になる。	・胎児の発育がもっとも活発になる時期。 ・各器官がほぼ形づくられ、その働きも活発になる。 ・子宮内で跳ねたり、いろいろな格好をしている。

	5	6	7	8	9	10	
時期	妊娠中期			妊娠後期			
週	16 17 18 19	20 21 22 23	24 25 26 27	28 29 30 31	32 33 34 35	36 37 38 39	40 41 42
				早産		正期産・満期産	過期産
健診	4週に1回		2週に1回			毎週	
検査	毎回行う検査 ・問診 ・内診 ・体重測定 ・血圧測定 ・尿検査 ・超音波検査 ・浮腫検査 ・腹囲と子宮底長測定 など 中期に行う検査 ・乳房の観察			・問診・内診 ・体重測定・血圧測定 ・尿検査・超音波検査 ・浮腫検査 ・腹囲と子宮底長測定 ・貧血検査 など	・問診・内診 ・体重測定・血圧測定 ・尿検査・超音波検査 ・浮腫検査 ・腹囲と子宮底長測定 ・ノンストレステスト など	毎回行う検査 ・問診・内診 ・体重測定・血圧測定 ・尿検査・超音波検査 ・浮腫検査 ・腹囲と子宮底長測定 ・ノンストレステスト など 1回行う検査 ・骨盤X線検査	
赤ちゃん	妊娠19週の赤ちゃん 身長　約25cm 体重　約300g	妊娠23週の赤ちゃん 身長　約30cm 体重　約650g	妊娠27週の赤ちゃん 身長　約35cm 体重　約1000g	妊娠31週の赤ちゃん 身長　約40cm 体重　約1500g	妊娠35週の赤ちゃん 身長　約43cm 体重　約2300g	妊娠39週の赤ちゃん 身長　約50cm 体重　約3000g	
母体	・胎盤が完成し、安定期に入る。 ・乳房がグングン大きくなる。 ・下腹部のふくらみがやや目立つようになる。 ・早い人では、胎動を感じることもある。	・お腹がグンと大きくなる。 ・大きくなったお腹に膀胱が押されて頻尿になる。 ・多くの人が胎動を感じる。 ・乳腺が発達し、おっぱいが出る人もいる。	・おへその上までふくらむ。 ・足や外陰部のむくみや腰痛や足がつることもある。 ・貧血になりやすく、便秘や痔になることもある。 ・胎動を頻繁に感じる。	・下腹部や外陰部、乳首のまわりの色がさらに濃くなる。 ・お腹が大きくなるにつれて、背痛や腰痛が強くなり、妊娠線が出ることもある。 ・お腹が張る回数が増えてくる。	・子宮で胃が押され、食事が進まないこともある。 ・心臓が圧迫されるので、動悸や息切れが起こりやすくなる。 ・お腹が張り固くなり、おりものがやや増えてくる。	・胎児が下降することにより、お腹のふくらみが、前下方に下がり気味になる。 ・胃や胸の圧迫感がなくなるが、膀胱が圧迫され、頻尿になる。	・胎盤機能の衰えの確認をし、必要があれば医療的処置により出産を促す。
胎児	・心臓や肺の動きが活発になり、聴診器で心音が聞こえるようになり、耳、鼻、口が形づくられ、髪の毛やつめが生えてくる。 ・子宮内での動きが活発になる。 ・羊水を飲んで、排尿する。	・全身に産毛が生え、眉毛やまつ毛もでき、まぶたを開くことができるようになる。 ・骨格がしっかりし、皮膚はピンク色をしている。羊水の量が増え、活発になる。	・心音が大きくなり、よく聞こえるようになる。 ・外の光を感じるようになる。 ・頭を下にして、うずくまる姿勢になり、子宮内での位置が定まってくる。	・聴覚の機能がほぼ完成し、外の音に反応を示すようになる。 ・皮膚に赤みがかかるが、皮下脂肪は、まだ少ない状態。 ・羊水が増えなくなり、子宮内での位置と姿勢が決まってくる。	・皮下脂肪が増えシワが少なくなり、皮膚に張りが出て、からだが丸みをおびてくる。 ・つめや髪の毛が伸び、産毛が消える。	・髪の毛が2～3cm位に伸び、皮下脂肪が十分について、外形上発育が完了する。 ・手足の筋肉、内臓機能、神経系統も十分に発達し、子宮外の生活に対応する準備が整う。	・胎児の様子をNST（分娩監視装置）などでよく観察し確認をする。

妊娠中の心配
～流産は比較的多いトラブル～

正しい流産の知識を知っておこう

妊娠初期、とくに不妊治療を経て妊娠した場合は「もしも流産してしまったら…」と不安になる人も多いはず。でも、正しい知識を身につければ、むやみに不安に陥ることはありません。

流産は、妊娠22週より前に妊娠が終了してしまうことをいいます。最近、市販されている妊娠検査薬の精度が良く、月経予定日に妊娠検査薬を使っても、陽性反応が出ることがあります。そのため「妊娠した！」と喜んだのもつかの間、数日後に月経がきて「流産した…」と落胆するということも少なくありません。これは生化学妊娠（化学流産）で、妊娠が成立する前のことなので流産ではありません。

体外受精の流産率は25～30％といわれていますが、年齢が上がるにつれて流産率も上がります。その要因は、女性の年齢にあるといわれています。いずれにせよ、不妊治療をするしないにかかわらず、「流産は決して珍しいことではない」ということを知っておきましょう。

流産には2種類ある

流産には大きく分けて2種類、妊娠12週未満の「早期流産」と妊娠12週以降の「後期流産」があります。

早期流産は、赤ちゃん自身の染色体異常が主な原因で、予測も予防もできません。生化学妊娠も早期流産も「私のせいで…」「あの時、無理をしたから…」など、ママが自分を責める必要はまったくありません。

後期流産は、主に母体に原因から起きます。具体的には、子宮内感染や子宮口が開いてしまう子宮頸管無力症などがあげられますが、早期発見し適切な治療を行えば、流産を防ぐこともできます。

後期流産を予防するために心がけましょう！

- 長時間のドライブは避ける
- からだを冷やさないようにする
- 疲れないように。ストレスをためないように工夫する
- 激しい運動は避ける
- 重い荷物を運ばない。大きい荷物を持たない
- セックスはほどほどに。コンドームをつけること

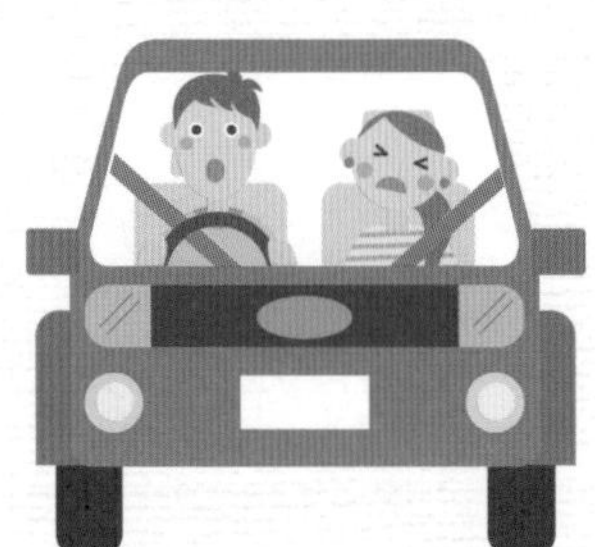

妊娠特有の不調に注意

もともと心疾患や腎疾患などの病気がある人が妊娠したり、妊娠中に新たな病気を発症すること（妊娠高血圧症候群や妊娠糖尿病など）を「妊娠合併症」といいます。それまで健康だった人でも患うことがありますから、妊婦健診をきちんと受けて予防と早期発見を心がけましょう。

心疾患や腎疾患、糖尿病など持病のある人は、妊娠がわかった時点で持病と産婦人科、双方の主治医に相談するようにしてください。また、妊娠中は、合併症以外にも体調が悪くなることがあります。どんな病気があるか、予防法などを知って、出産の日まで健やかに過ごしましょう。

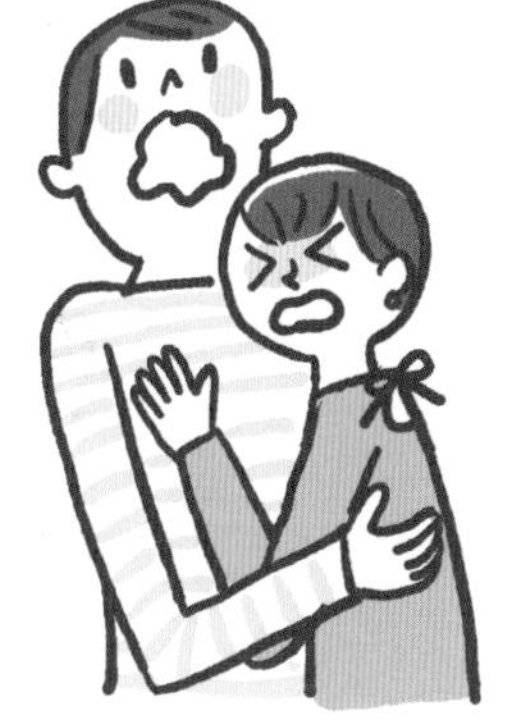

妊娠中のトラブル

さまざまなトラブルを知っておこう

流産以外にも、妊娠中はさまざまなトラブルがあります。
代表的なものは次の通り。正しい知識があれば、いざというとき安心です。

子宮外妊娠

子宮以外の場所に胚が着床してしまうことを子宮外妊娠といいます。妊娠反応が陽性になったけれど、超音波で子宮内に胎嚢などが見えないことでわかります。

特に多いのは、卵管へ着床してしまうものですが、そのほかには腹腔や卵巣、子宮頚管などにもあります。何度も繰り返すことがあるので注意が必要です。

卵管に着床した場合には、妊娠５～６週頃に少量の出血があり、下腹部が痛むこともあります。卵管が破裂すると激しい痛みが起こり、大量に出血して大変危険なので、少量でも出血をしたらすぐに病院へ連絡しましょう。

体外受精では子宮外妊娠になる確率が高いといわれますが、単一胚移植をすること、また胚盤胞移植をすることで、自然妊娠と変わらないといわれています。

胞状奇胎

妊娠初期に胎盤の一部である絨毛が変化した袋が異常増殖し、ぶどうのような状態になり、子宮を満たしてしまいます。原因は受精時の異常から起こり、特に40歳以上になると胞状奇胎の確率が高くなるといわれています。症状は重いつわり、不正出血や腹痛などです。

胞状奇胎はエコー検査でわかることが多く、治療法は、子宮から胞状奇胎を取り除くために掻爬手術をします。ただし、胞状奇胎は絨毛ガンになる可能性もあり(40歳以上は高リスク)、もう子どもは望まないという人は子宮摘出をすることもあります。術後6カ月～1年間は予防のため避妊が必要で、ガンへの推移がないか経過を見守る場合もあります。

切迫早産

切迫早産は、早産になりそうな状態をいいます。お腹の張りが続いたり、なかなか治らない、また出血に気がついたら、すぐに病院に連絡をしましょう。

病院では、子宮口の開きやお腹の張り、赤ちゃんの心拍の状態を観察して、子宮の収縮を止める薬を点滴するか、または服用します。中には入院を必要とすることもありますが、自宅で安静にするようにいわれることもあります。その場合には、家事などもせず、１日でも長く赤ちゃんがお腹の中にいられるように安静に過ごすことが大切です。高年齢や肉体的、精神的疲労が要因になることもあります。

切迫流産

流産の一歩手前だが、妊娠を継続できる可能性がある状態のことをいいます。妊娠12週未満で診断された場合、超音波検査で胎児の心拍を確認できれば、妊娠をほぼ継続できる可能性が高いです。12週以降の場合は流産のリスクが高く、子宮収縮抑制剤を使用するなど原因に応じた治療が必要です。

切迫流産を知らせるサインは、出血や下腹部の痛みなどがあるので、注意しましょう。

妊娠高血圧症候群

体への負担が大きくなってくる妊娠20週以降に発症することが多く、高血圧とたんぱく尿とむくみが３大症状です。原因は、はっきりわかっておらず、妊娠による体の変化に、その機能が追いついていかない、適応できないためではないかと考えられています。

体の変化に適応しづらい初産婦は経産婦よりもなりやすく、また35歳以上の場合はリスクが高くなるため、高年齢の初産婦は特に注意が必要です。そのほかでは、肥満やもともと血圧が高い場合にも注意が必要です。

重症になると胎盤の機能が衰え、赤ちゃんへ酸素や栄養素がスムーズにいかなくなるため早産のリスクが高まり、ケースによっては死産することもあります。また母体もけいれんを起こして昏睡状態になるなど、ママにも赤ちゃんにも命の危険が及ぶことがあります。このためママと赤ちゃんの状態によっては早産であっても帝王切開で出産させた方がよいと判断されることもあります。

何より大切なのは妊婦健診を受けることです。病気が見つかっても、高タンパク、低カロリー、減塩の食生活を送り、安静にし、降圧剤を服用することになるでしょう。

予防には、妊娠前から規則正しい生活と適度な運動、適切な体重管理を行うこと。また、ストレスをためないことも大切です。

気をつけてほしいママのタイプ

- はじめて妊娠した人
- 35歳以上の人
- 双子や三つ子などの多胎妊娠をした人
- 太り過ぎている人
- ハードな仕事をしている人
- 高血圧などの持病を持っている人

妊娠糖尿病

これまで糖尿病にかかったことがないのに、妊娠中に、血糖値が上がる病気です。妊娠すると胎盤では血糖を上げやすいホルモンが分泌されます。そのため母体は、すい蔵から分泌されるインスリンが多くつくられますが、それが追いつかずに血糖値が上がってしまうことから起こります。妊婦健診の基本検査である尿検査で尿糖の値が高かったり、２～３回続けてプラスになった場合にはさらに検査をします。

妊娠糖尿病になると赤ちゃんが大きくなりすぎ、出産時に4000gを超えたり、新生児低血糖になったりします。また、出産後、ママが本当の糖尿病になることもあります。

35歳以上の初産、家族に糖尿病の人がいるとリスクが高いといわれています。また肥満気味の方も気をつけましょう。

治療は、カロリー制限など食事療法が主なもの。重症の場合は、インスリン投与となります。そうならないためにも、１日３食適量を規則正しく食べる、食事はゆっくりと、甘いものや脂っこいものはなるべく避け、ウォーキングなど軽い運動を習慣づけるなど、ふだんの生活にも気を配るようにしましょう。

気をつけてほしいママのタイプ

- 35歳以上ではじめて妊娠した人
- 太り過ぎている人
- 家族に糖尿病の人がいる
- 以前に4000g以上の赤ちゃんを出産した人

早産

妊娠22週～妊娠37週で出産することを早産といい、妊娠高血圧症候群や多胎妊娠の人がなりやすいといわれています。また子宮頸管無力症（子宮口が開いてはいけない時期に子宮口が開くこと）とそのために子宮口を開かないよう手術した人や前置胎盤（出産時、赤ちゃんの出口となる子宮口を胎盤がふさいでしまう状態）も注意が必要です。そのほかではクラミジア感染症や心身の疲労も原因のひとつ。ストレスが大きい場合には、無理をしないように過ごしましょう。

出血がある場合には、少量でもすぐに病院に連絡をしましょう。また前期破水をすると赤ちゃんが細菌に感染する危険性が高まり、早産になることが多くなります。

１日でも長くママのお腹にいられるよう早産を防ぐことが大切です。お腹の張りが続く、なかなか治らない場合には要注意です。

気をつけてほしいママのタイプ

- 双子や三つ子などの多胎妊娠をした人
- 子宮頸管無力症の人
- 子宮筋腫がある人
- 前置胎盤の人
- 妊娠高血圧症候群や妊娠糖尿病の人
- ストレスの大きい人

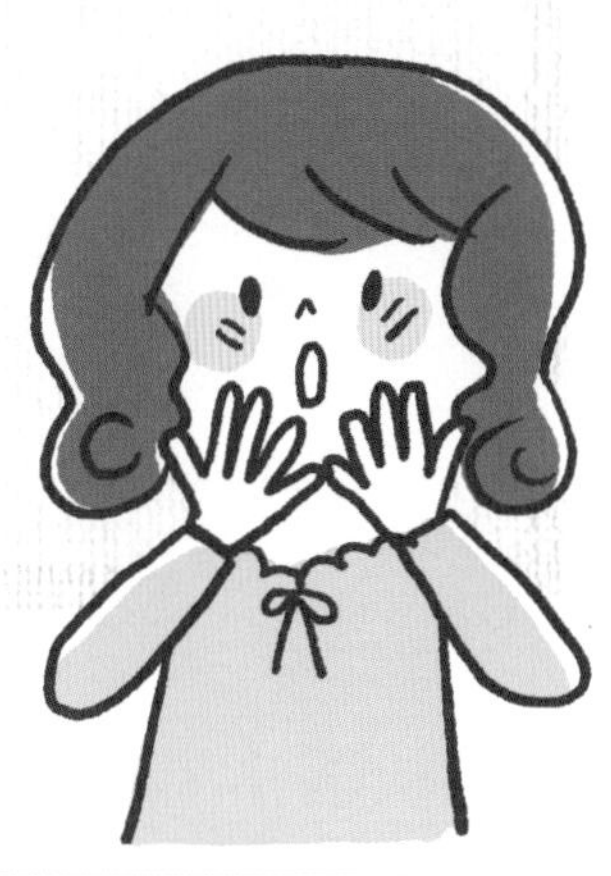

chapter 10-⑥

どこで産もう？病院選び
～どこで出産する？ 出産したい？～

妊娠がわかったら、早めに選んでおきたいのが実際に赤ちゃんを生む出産施設です。ひと口に出産施設といっても、総合病院から個人病院、助産院などその種類はさまざまで、立会い出産ができるところ、完全個室の病院などタイプもいろいろあります。

また、どのような方法で出産したいかによっても病院選びは変わってきます。ラマーズ法（呼吸法を基本）、ソフロロジー法（陣痛はお産に必要なエネルギーという考え方）、無痛分娩（麻酔で陣痛を軽くして産む方法）、LDR分娩（陣痛、分娩、回復まで1つの部屋で過ごすこと）などさまざまあります。

いいなと思う方法、またそれを行っている施設などから、いくつかリストアップをして、その中から、自分の条件に近いところを選ぶとよいでしょう。

病院の種類と特徴

あなたは、どこで産みたい？

総合病院・大学病院

ベッド数１００床以上の大規模施設。産婦人科以外にもさまざまな診療科目があり、ＮＩＣＵ（新生児集中治療室）を備えた病院も。多胎妊娠や切迫早産などリスクのある人や、糖尿病などの持病のある人にとっては安心の施設。

産科専門病院

出産専門のベッド数20床以上の施設。産婦人科の医師も常駐。ＮＩＣＵがあったり、栄養指導や育児サークルをはじめマタニティヨガなど産前産後のフォローが充実した施設も。また、最初から最後まで同じ医師に診てもらえる確立が高いのも魅力。

個人病院・クリニック

ベッド数19床以下で、産婦人科医が個人で開業している施設。地域密着型で、最初から最後まで同じ医師に診てもらえることが多く、コミュニケーションが取りやすいのが利点。ただし、緊急時は院内で対処ができないこともあるため、提携先の高度な医療設備を備えた病院へ搬送されるケースが多い。

助産院

助産師が介助し、出産を行う施設。医師の立会いがなく、助産師は医療行為を行うことができないため、妊娠経過が順調で母子ともに健康、かつ正常分娩の可能性が高い人のみを受け入れることが多い。アットホームできめ細かな対応が魅力。緊急時は、提携先の病院へ搬送される。

1
2
3
4
5
6
7
8
9
10
妊娠後のライフプラン

里帰り出産

パパが仕事で忙しく１人で出産・育児をするのは大変、初産だからいろいろ不安といった理由で、里帰り出産を考えている人も多いでしょう。

里帰り出産をするなら早めに家族と相談し、実家近くの出産施設をリサーチして分娩予約することをおすすめします。そして、現在通院している出産施設にその旨を伝え、紹介状を書いてもらいましょう。この紹介状を持って、出産前に一度、里帰り先の出産施設で診察をしてもらってください。施設によっては、妊娠中期までに初診を受けないと転院できないといった場合もありますので注意を。

帰省は妊娠中期、遅くとも34週目までにすると安心です。妊娠経過をみながら、また転院先の出産施設とも相談しながら決めるとよいでしょう。

ちなみに、妊婦健診の費用を助成する公費補助券は、里帰り先では使えない可能性が大。

ただし、あとで申請すれば一部助成してくれる自治体もあるので、お住まいの市区町村に問い合わせをしましょう。

NICUとMFICU

NICU（新生児特定集中治療室）とは、早産や低体重児、生まれつきの病気を持った赤ちゃんを24時間態勢で見守り、治療などを行う施設です。主に大学病院や総合病院、小児専門病院などにあります。

NICUでは、赤ちゃんとの面会も両親のみ可能（マスク、ガウン等着用）。沐浴やおむつ交換、授乳などの練習ができる施設を備えているところもあります。

MFICU（母体胎児集中治療室）は、ママと赤ちゃん双方を24時間態勢でケアし、必要に応じた治療や処置が行われる場所。重症妊娠高血圧症候群や前置胎盤ほか、病気など重いトラブルを抱えた赤ちゃんに対応する設備とスタッフを揃えています。総合周産期母子医療センターなどにあります。

医学の進歩で出産も安全にできるようになりましたが、何が起こるかわからないというのも事実です。こうした施設があることも覚えておくのはもちろん、病院選びの条件のひとつにするのもよいでしょう。

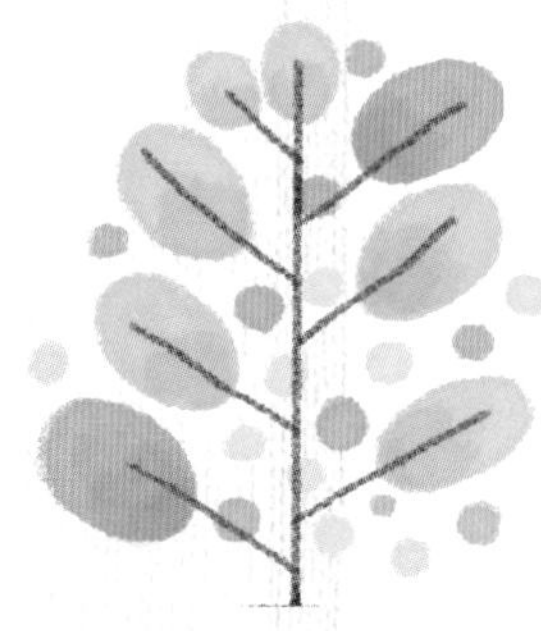

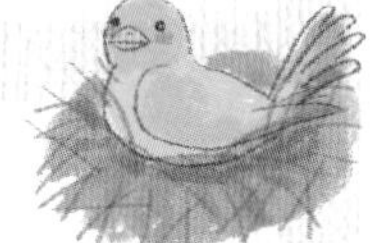

パパ＆ママ学級

出産施設や各自治体が開催する「パパ＆ママ学級」には、ぜひ参加しましょう。

妊娠中の過ごし方や出産の流れをはじめ、産まれた赤ちゃんのお世話の仕方までを医師や助産師、保健師、栄養士といった専門家がレクチャーしてくれます。赤ちゃんの人形を使った沐浴やおむつ替えの練習などもあるので、安心です。

パパ＆ママ学級はママにとってはもちろんですが、パパにとっても妊娠・出産について勉強をするいい機会。妊婦ジャケットを着て妊婦のお腹の大きさや重さを体験したり、お産の進み方などを学ぶことで、改めて出産の大変さや素晴らしさがわかるでしょう。

また、パパ＆ママ学級には、同じ時期に出産する人たちが集まるので親しみやすく、友だちや仲間を作りやすいというのもメリット。

情報交換したり、不安なことを相談し合ったりできるでしょう。

開催時期については、各出産施設や自治体によって異なりますので、事前に確認してください。

chapter 10-⑦

出生前診断

出生前診断とは

出生前診断とは、お産の前に赤ちゃんに病気や異常などの先天的異常がないかどうかを調べることをいいます。例えば、心臓に穴があいている、ダウン症などの染色体異常あるといったことです。

対象となるのは、検査によって違いがあります。

不妊治療から、やっと妊娠して授かった命ですが、元気に生まれてくるのか、問題はないのかと心配もあるでしょう。特に高年齢になると染色体異常の確率も上がります。

受ける？ 受けない？

出生前診断には、賛否両論あります。

当事者でなければ「不妊治療をして、やっと授かったのに、出生前診断してどうするつもりなの？」と批判的に考える人もいれば、「やっと授かったからこそ、問題がないのか知っておきたいと思うよね」と肯定的に考える人もいるでしょう。出生前診断を受けない夫婦にも、また受ける夫婦にも、さまざまな思いがあり、決断もあります。

障害を持って生まれてくる子を産んでも育てていける自信がないと思う夫婦がいるかもしれません。また、障害を持って生まれてくるなら、その心構えも環境も整えたいと思う夫婦もいるでしょう。

何が正解で、何がいけないということはありません。受けるか、受けないか、またどう決断するか、自分たち夫婦の最善をみつけてほしいと思います。

○超音波検査

対象になる人

妊婦健診を受けるすべてのママ

超音波で赤ちゃんの心臓に逆流や奇形がないかを調べ、また、無脳症などもわかります。とくにNTといい、赤ちゃんの首の後ろのむくみが一定以上だと染色体異常や奇形の確立が高いといわれます。超音波検査は、妊婦健診を受けるすべて妊婦に実施しています。

○母体血清マーカー検査

対象になる人

妊娠15週から17週頃までの希望者

検査は、妊娠15週から17週頃までの希望者が受けられます。ママの血液から、赤ちゃんが染色体異常を持っている確率を推定します。

確率を推定しているだけなので確率が低くても染色体異常がある可能性があり、逆に高くても染色体異常ではない可能性もあります。

確定診断をするためには羊水検査や絨毛検査などを受ける必要があります。医師によっては、検査を申し出ても勧めないこともあります。

○羊水検査

対象になる人

妊娠15週から17週頃までの希望者

（特に染色体異常の保因者、染色体異常児を出産したことがある、出産時、ママが35歳以上、超音波検査でNTのむくみが心配される、母体血清マーカー検査の確定診断など）

妊娠15週から17週頃にお腹から子宮内に針を刺し、羊水を採取して染色体異常や遺伝疾患などを調べます。羊水中に浮いている胎児由来の細胞を調べるので、診断制度は高く確定診断になります。ただし、流産等のリスクもあります。

○絨毛検査

対象になる人

妊娠9週～11週頃までの希望者

（特に染色体異常の保因者、染色体異常児を出産したことがある、出産時、ママが35歳以上、超音波検査でNTのむくみが心配される、母体血清マーカー検査の確定診断など）

妊娠9週～11週に胎盤の一部である絨毛を採取して検査。染色体異常や遺伝疾患などがわかるが、羊水検査より流産の確率も高いといわれます。

○新型出生前診断（NIPT）

対象になる人

①出産予定日の年齢が35歳以上
②染色体異常児を出産したことがある
③パパかママが染色体転座保因者である
④超音波検査でNTのむくみが心配される
⑤母体血清マーカー検査の確定診断

新型出生前診断（NIPT）とは、ママの血液に含まれている赤ちゃんのDNAを検出することで、染色体の数が正常かどうかを調べる検査です。この検査では、21トリソミー、18トリソミー、13トリソミーという3つの染色体異常を調べます。

受けられる期間は、妊娠10週目～18週目です。

新型出生前診断は、陰性結果の正確性がとても高いのが特徴です。この検査で陰性が出ればほかの染色体検査を受ける必要はなく、ママの採血だけで検査できるのもメリットです。逆に陽性の場合、異常がある可能性は非常に高いのですが、確定ができません。はっきりさせたいのであれば、さらに羊水検査などを受けなければならず、これが最大の難点です。

また、NIPTの前に検査の意義の説明と遺伝カウンセリングを実施すること、受診者は、それらを受ける必要があります。

検査の内容や方法のほか、検査結果による選択肢とそれに関する情報提供をしたり、結果を受けたその後の生活に対することなどが話されます。

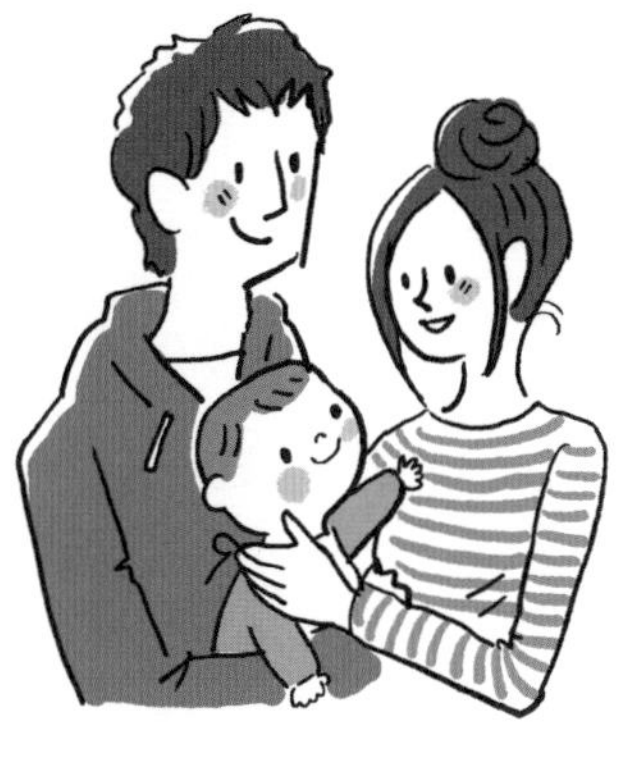

chapter 10-⑧

赤ちゃんが生まれる！ ～正期産と早産～

正期産とは？

一般的に、出産予定日は最終月経日を妊娠0週0日とした280日後となる妊娠40週0日となります。ですが、実際は多少前後して赤ちゃんは産まれてきます。

妊娠36週を過ぎた赤ちゃんは、すべての臓器の機能が完成し、睡眠と覚醒のリズムも新生児と同じようになっています。もういつでも外の世界へ出て行ける準備ができている状態です。妊娠期37週0日～41週6日までの5週間を満期とし、この期間での分娩を正期産（または満期産）としています。また、39週0日から40週6日までの期間に生まれた赤ちゃんの健康状態が最も良好であるとされています。

正期産は、ママと赤ちゃん双方にとって、もっともリスクが少なく、安全かつスムーズに出産できる時期です。ですから、予定日より多少早い出産でも遅い出産でも、心配し過ぎないで大丈夫です。

ただし、妊娠42週を過ぎると過産期と呼ばれ、胎盤の機能が低下する、赤ちゃんがお腹の中で育ちすぎて過熟児、巨大児になるなど、母子ともにリスクが高まることもあります。その場合は、陣痛促進剤などで出産を促すなど、ママや赤ちゃんの様子を見ながら出産に臨みます。

体外受精で妊娠すると早産になりやすい？

妊娠22週から37週に出産してしまうことを早産といいます。体外受精で妊娠した場合、自然妊娠に比べて早産のリスクが若干高くなるといわれています。早産で生まれた赤ちゃんは、体がしっかりと発育していないため、呼吸障害や後遺症などの問題が起こりやすくなります。

では、なぜ体外受精で早産のリスクが上がるのかといえば、実は、その要因や原因はよくわかっていません。ただ、不妊治療をしなかった方でも妊娠するまでの期間が長いと早産や妊娠高血圧症候群などの妊娠合併症などのリスクが増えるという報告もあります。(Hum Reprod. 28, January 2013, 125-137)

体外受精をする夫婦は、妊娠しづらいわけですから、妊娠するまでの期間も長くなりがちです。母体年齢も高い傾向になりますから、不妊治療の受け方にも通じてくるでしょう。

妊娠する方法が何であれ、元気で健康な赤ちゃんが生まれるように正期産までしっかりママのお腹の中で成長してもらうことが大切です。妊娠後は、長時間の立ち仕事を避ける、疲れ、ストレスをためない、睡眠を十分にとるなど、ふだんから体も心も健やかに過ごせるよう心がけましょう。それでも、下腹部の痛みや出血がある場合には、早めに医師の診察を受けましょう。

1
2
3
4
5
6
7
8
9
10
妊娠後のライフプラン

安産を迎えるための日常生活

[旅行は？]

旅行は妊娠中期以降の安定期に、医師と相談して許可をもらいましょう。ですが、安定期がノーリスクだということではありません。

旅行先でもしものことがあったら、どこに産婦人科があるか、緊急の妊婦を受け入れてくれるのかなどを確認しておくことが重要です。

スケジュールはゆったりと、国内旅行にしましょう。

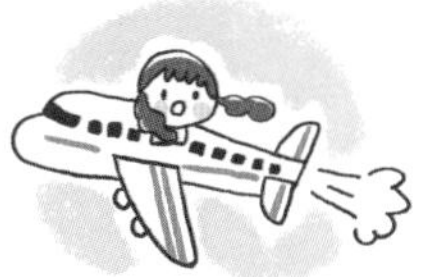

[映画は？]

大勢が密集し、また狭い空間に長時間いると、風邪や感染症などの危険にさらされます。

行ってはいけないわけではありませんが、マスクをする、手をよく洗う、うがいをするなどして予防をしましょう。

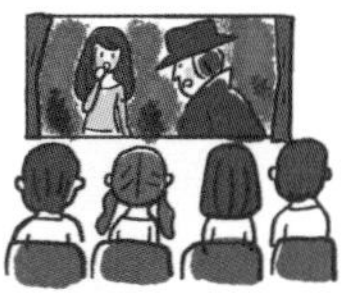

[自動車は？]

自動車に乗るときには、なるべく短い時間で、長距離になる場合には十分な休憩を入れましょう。

運転については、なるべくご主人に任せること、また妊娠中は、腹痛や出血がひどい、陣痛が始まったなど緊急な場合はシートベルトの着用義務が免除されていますが、お腹の赤ちゃんを守る一番の方法は、お母さんがシートベルトをすることです。

妊婦用のシートベルトもありますので、シートベルトを着用しましょう。

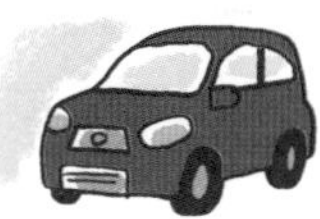

[引っ越しは？]

妊娠中、または産後の引っ越しは避けるのが基本ですが、やむを得ない場合には、引っ越し業者にすべて任せる、または引っ越しの日は実家で過ごすなどしましょう。

引っ越しによって、産科を転院しなければならない場合には、早めに転院先を見つけ、紹介状を持って転院するようにしましょう。

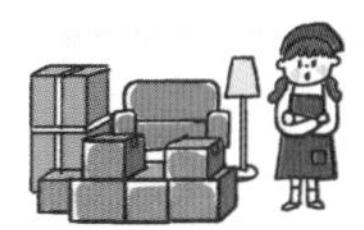

[自転車は？]

妊娠中期以降の自転車はおススメできません。バランスを崩して転んだら大変ですから、自転車には乗らないほうが安心です。

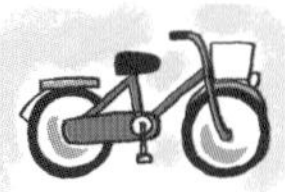

[バスや電車は？]

通勤にバスや電車を使う人は、なるべく時間をずらして混雑を避けられるように会社と相談をしましょう。

また、普段も混雑時は避けるようにしましょう。

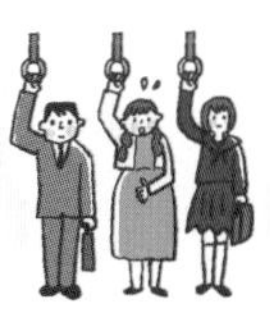

[葉酸は？]

葉酸は妊娠を希望する女性が積極的に摂るべき栄養素の1つです。妊娠初期に葉酸を十分に摂ることで赤ちゃんの神経管閉鎖障害のリスクを減らすことができるため、妊娠を希望する女性はいつ妊娠しても大丈夫なように、1日400μgをサプリメントなどから摂るように厚生労働省も推奨しています。

今日から葉酸を始めましょう！

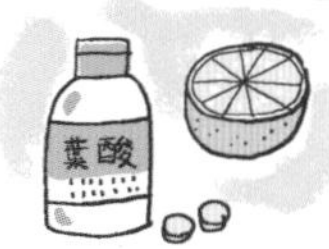

[ショッピングは？]

歩きっぱなし、立ちっぱなし。また人が大勢集まるバーゲンなどは避けましょう。なるべく空いた時間にゆっくりと歩いて、十分に休憩をしながら買い物をしましょう。これは普段のスーパーへのお買い物もです。

重い荷物は、ご主人に任せましょう。

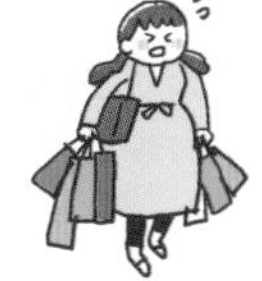

[家事は？]

家事をするにも無理は禁物です。

お腹が大きくなるに従って、動くのが大変になってきますので、休みながらこなしましょう。洗濯物は、目の高さ程度の高さに干すのが安全です。また日頃の買い物は、宅配サービスなどを利用するといいでしょう。

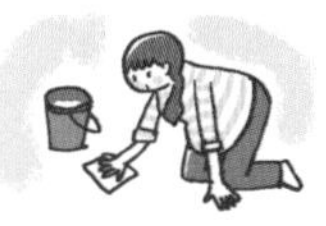

[性生活は？]

妊娠中の性生活は、いつでもストップできること、また挿入を目的としないことを念頭にしましょう。

精液には子宮を収縮させる物質が含まれていますので、腟内での射精も我慢しましょう。これは安定期に入っても同じように注意が必要です。

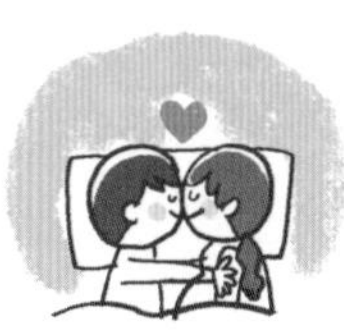

[歯医者さんは？]

妊娠初期は、つわりで治療が難しい人もいるでしょう。

また、妊娠後期になると、治療中に仰向けの姿勢で長時間いるのは苦痛になります。歯は、妊娠前に治療をすべて終えているように日頃から気をつけましょう。

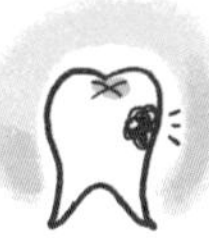

chapter 10-⑨

赤ちゃんが生まれる！～正常分娩～

正常分娩とは？

妊娠36週を過ぎると、赤ちゃんは背中を丸め手足をお腹にぐっと引きつけて産道を通る姿勢になります。赤ちゃんの頭が骨盤に入ると、みぞおちまで膨らんでいたお腹は、下がったようになります。

この頃、ママの体には不規則なお腹の張りや痛み（前駆陣痛）が感じられるようになってきます。やがて張りや痛みは規則的になり、それが10分間隔になると、いよいよ出産のはじまりです。

病院に連絡して、入院準備をして病院へと急ぎましょう。

一般的には、正期産と呼ばれる37～41週（→P・194）に自発的に起こった陣痛により、産道（膣）を通って赤ちゃんを出産することを正常分娩（経腟分娩）といいます。

分娩の経過

出産の流れは、次のように3段階に分けられます。

規則的な陣痛がきてから子宮口が全開になるまでが分娩Ⅰ期で、出産においてもっとも時間がかかる時期です。分娩Ⅱ期は子宮口が全開して赤ちゃんが産まれるまで、分娩Ⅲ期は赤ちゃん出産後、再度弱い陣痛が起こり胎盤が出るまでです。進み方には個人差がありますが、初産の人ですべてが終了するまでに約10時間以上かかるといわれています。

では、次に各段階の赤ちゃんやママの様子を詳しく説明します。

コラム

もうすぐ出産！のサイン

出産が近づくとそれを知らせるサインがママの体に現れます

前期破水

赤ちゃんを包む卵膜が破れ、中の羊水が出てしまうこと。通常は陣痛がきてから起こるが、陣痛前に破水することも。すぐに病院へ。

前駆陣痛

不規則なお腹の張りや痛み。本格的な陣痛の前に現れ、痛みはそれほど強くもなく間隔もまばら。次第に遠のいていき、いつの間にか治まる。

おしるし

子宮の収縮によって赤ちゃんを包む卵膜と子宮壁がずれることで、粘り気のあるおりものに少量の血が混ざったようなものが出る。量や色には個人差あり。

分娩Ⅰ期

10分間隔の規則的な陣痛が起きてから、子宮口が全開になるまで［初産で6～10時間］

赤ちゃん

腕を胸の前で合わせるようにして体を縮めながら、ママの骨盤内に入りやすいよう体勢を整えつつ子宮口の方へと降りてきます。

その後、少しずつ回転しながら、骨盤の出口へ。

ママ

準備期と呼ばれる分娩Ⅰ期の初期に、前駆陣痛やおしるしがあることもあります。この段階で入院準備を整えておき、陣痛が10分間隔になったら出産施設へ向かいましょう。出産施設へ着いたら、しばらくは病室などで過ごします。陣痛が強くなると、いきみたくなりますが、まだ開き切っていない子宮口に負担をかけるのはNG。痛みをやわらげる姿勢などを見つけたり、呼吸法で落ち着かせるなどして、なるべくリラックスを。出産においてこの分娩Ⅰ期が一番の長丁場、もうすぐ会える赤ちゃんのためにもがんばりましょう！

出産施設の処置など

内診でママの子宮口の開きや赤ちゃんの下がり具合をチェックしたり、分娩監視装置で子宮の収縮や赤ちゃんの心拍を確認します。また、陣痛の痛みをやわらげるマッサージやいきみを逃すためのアドバイスなども。

分娩Ⅱ期

陣痛が2～3分おきで子宮口が全開し赤ちゃんが生まれるまで［初産で1～3時間］

赤ちゃん

会陰から頭を覗かせ、体を横向きにしながら肩から体と徐々に外に出てきます。子宮収縮による押し出す力を利用しながら、頭をねじ込むようにして産道を通ります。そのため、他の骨は発達し硬くなっていますが、頭蓋骨だけは柔らかく産道に合わせて縮みます。

ママ

分娩室へと移動し、いよいよ出産となります。

陣痛間隔は縮まって痛みも強くなり、子宮口は全開。破水が起こり、羊水が流れ出します。

やがて陣痛とともに赤ちゃんの頭が見え始め、痛みが治まると引っ込みます。これを繰り返すうちに徐々に頭から体が出てくれば無事出産です。助産師の合図、陣痛のタイミングに合わせていきむようにするとスムーズです。

出産施設の処置など

助産師などがいきむタイミングなどを指示。

必要な場合は、出産をスムーズにする会陰切開や吸引分娩、鉗子分娩などを行います。

分娩Ⅲ期

赤ちゃん出産後～胎盤が出るまで［初産で15～30分］

赤ちゃん

へその緒を切ったり、体についた血液や体液などをとってきれいにします。その後、保温用ベッドに寝かせ、呼吸、皮膚色、心拍などの確認をします。

ママ

出産後、しばらくするとまた軽い陣痛がやってきて、子宮から剥がれた胎盤が排出されます。

この胎盤が出たら、お産は終了。ママは分娩台に乗ったまま2時間ほど横になります。これは体を休めるためはもちろん、出血や血圧の変化など、様子が急変したときにすぐに処置を行うためでもあります。

出産施設の処置など

赤ちゃんのへその緒を切り、健康チェックをします。胎盤を取り出し、会陰切開した場合はその縫合をするなど、ママへの医療処置も行います。

［参考］https://health.goo.ne.jp/medical/10370800

chapter 10-⑩

赤ちゃんが生まれる！ ～帝王切開術～

帝王切開術とは

何らかの理由で正常分娩（経腟分娩）ができない場合に、開腹手術をして赤ちゃんを取り出すことを帝王切開といいます。

体外受精では、帝王切開になる確率が若干高いといわれていますが、体外受精だから帝王切開になるというよりも、子宮や卵巣の病気やトラブルがあること、高年齢であることなどが要因となっているようです。つまり不妊原因が関係しているということになります。

帝王切開というと、ネガティブに捉えられがちですが、ママと赤ちゃんの命を守るための立派な出産方法です。

予定帝王切開

予定帝王切開とは、予め出産方法が帝王切開と決まっているケースのことをいいます。理由は逆子や双子などの多胎妊娠、前置胎盤、高齢出産などさまざまです。

前回、帝王切開で出産している人などは、妊娠初期の段階で帝王切開を決めてしまう場合もありますが、一般的には妊婦健診で経過を観察し、妊娠後期になってから判断します。手術日は、赤ちゃんの発育状況なども考慮した上で決定しますが、妊娠38週頃に行うことが多いようです。

予定帝王切開の場合は、手術前日に入院することがほとんどです。医師や助産師から手術についての説明を受け、さまざまな検査を行います。不安なことは、事前に聞いておきましょう。

手術自体は、1時間程度で終了します。

予定帝王切開になる主な原因

［ 逆子 ］

お腹の中で頭が上になっている逆子の場合は、赤ちゃんの安全を考え、ほとんどが帝王切開になります。お尻から産道を進む（単臀位や複臀位）は、経腟分娩になる場合も。

［ 前置胎盤 ］

胎盤が子宮口をふさいでいる場合。ただし、胎盤の位置によっては、帝王切開への切り替えの準備をしつつ、経腟分娩を試みることもあり。

［ その他 ］

高齢出産（40歳以上）、前回も帝王切開で出産した場合など。

［ 多胎妊娠 ］

双子以上の多胎妊娠は、赤ちゃん同士が邪魔し合い児頭回転（頭の向きを変えながら産道を通ること）がうまくできない、早産になりやすく未熟な赤ちゃんが多いなどが理由。

［ 合併症など ］

糖尿病や心疾患などの持病、重度の妊娠高血圧症候群など、母体にかかる負担が大きいと判断された場合。

緊急帝王切開

出産の途中、何らかのトラブルによって急遽、帝王切開に切り替える、また出産予定前に母体、または赤ちゃんのトラブルから急いで帝王切開を行うことを緊急帝王切開といいます。

例えば、胎盤が子宮から剥がれる常位胎盤早期剥離や、赤ちゃんより先にへその緒が出てきてしまう臍帯脱出や赤ちゃんや母体に危険が及ぶ場合などです。

緊急帝王切開となった場合は、主治医より手術を行う説明があります。その後、同意書に本人、または家族がサインします。

緊急帝王切開は一刻の猶予も許されない状況が多いため、医師や助産師とじっくり話し合うといった余裕はないかもしれませんが、限られた時間でも気になることは質問、相談しておきましょう。

手術後の経過

帝王切開の場合、手術当日から医師の許可が出るまでは絶飲食になります。手術後は、点滴で栄養と水分補給をします。また、しばらくは安静にしていなければならず、トイレは、カテーテルを通して排尿します（導尿）。

手術の翌日には、尿のカテーテルも抜かれ、痛みはあるものの少しずつ体を動かせるようになり、だいたい術後6日ほどで退院できます（個人差あり）。翌日には、赤ちゃんにも会えるでしょう。

帝王切開はお腹を切る手術です。術後は、傷口が痛みますし、合わせて子宮が収縮する後陣痛の痛みもあります。つらくて絶えられない場合は、我慢せず鎮痛剤を処方してもらいましょう。もちろん、母乳に影響のない薬を処方してくれますので、安心してください。

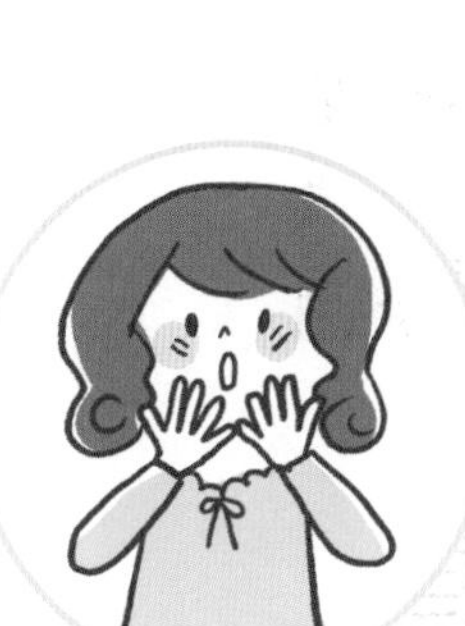

緊急帝王切開になる主な原因

[臍帯脱出]

赤ちゃんより、へその緒が先に出てきてしまう状態。
へその緒が圧迫され、赤ちゃんに酸素が届かないなどの危険が。お尻から生まれる逆子に多い。

[常位胎盤早期剥離]

胎盤が子宮から剥がれることで、赤ちゃんに酸素が供給されなくなったり、ママも大出血を起こす危険な状態。
早急に、帝王切開に切り替えられる。

[その他]

微弱陣痛などで陣痛促進剤の投与などをしても、お産が進まないなどの難産、赤ちゃんの心拍数が減少するなど、一刻も早く赤ちゃんをお腹から取り出す必要がある時。

赤ちゃんが生まれるまでに

妊娠する方法は、夫婦それぞれにいろいろな方法があります。でも、赤ちゃんが生まれるまでは、どのような方法で妊娠をしても変わりはありません。大事に育むために、母体が健康であることのために妊婦健診は大切です。パパや家族は、ママをバックアップして生まれてくる赤ちゃんを楽しみに待ちましょう。

赤ちゃんに会う日までママとパパがすること

どこで産むか？ 早く決めましょう

赤ちゃんをどこで産むかは、不妊治療中から目星をつけておくといいでしょう。あまり神経質になる必要はありません。また、里帰り出産を希望する場合には、実家近くの出産施設にも早い段階で診察を受けましょう。

パパは、自分のことは自分で！

赤ちゃんが生まれるまで、そして生まれてからも、ママの体は赤ちゃんと共にあります。家事の分担も大切ですが、自分のことは、なるべく自分でするようにしていきましょう。それも大切なバックアップです。

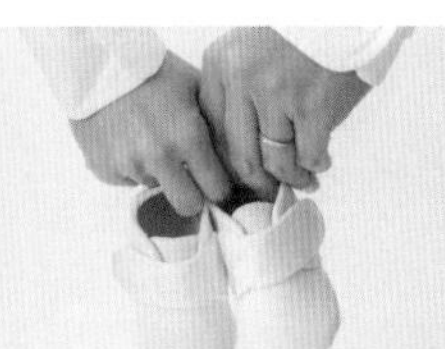

ママはきちんと妊婦健診を受けましょう

ママは、定期的に妊婦健診を受けましょう。ママの健康は、赤ちゃんの健康につながります。赤ちゃんに会う日まで、気をつけることは、誰でも同じです。心配しすぎず、大事に毎日を過ごしましょう。

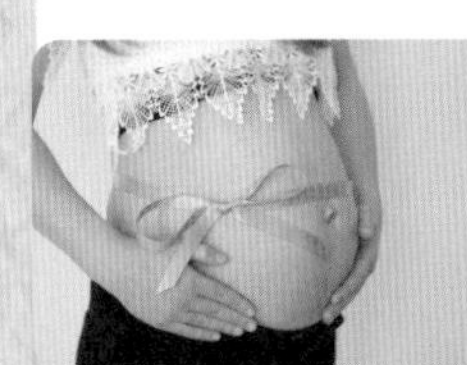

パパも一緒に妊婦健診へ！

ママのお腹は、だんだんと大きくなります。赤ちゃんの様子や成長は、エコー検査を通じてわかることもたくさんあります。ぜひ、一緒に妊婦健診へ行って赤ちゃんの様子を見てみましょう。

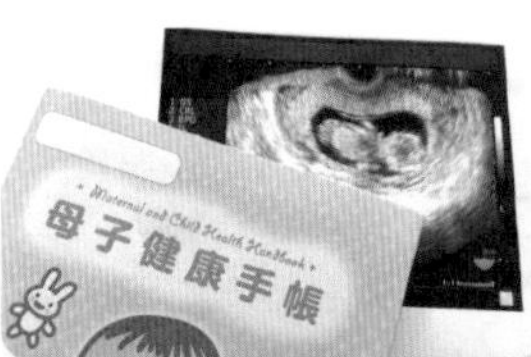

赤ちゃんを迎えるまでに

不妊治療から解放されて、「やれやれ」なんて思っているヒマもなく、今度は赤ちゃんを迎えるために、いろいろなことが起こります。今までの生活と大きく違うのは、新しい命が宿って、生まれてこようとしていることです。赤ちゃんは、赤ちゃんのペースで大きくなります。そして、赤ちゃんが生まれてくる時を決めます。パパやママの生活は、その命を守るために一変するでしょう。赤ちゃんが生まれてくるまでの間は、パパとママになる準備の期間でもあります。これからの暮らし、どう子育てをしていくかなど話しておきましょう。

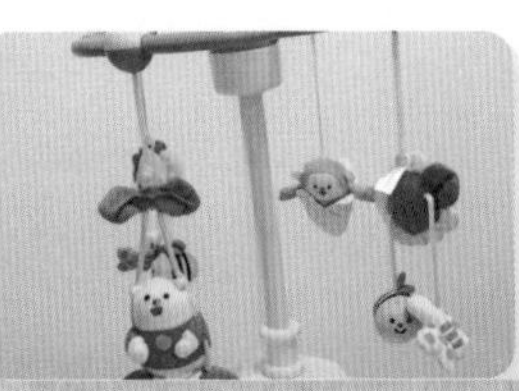

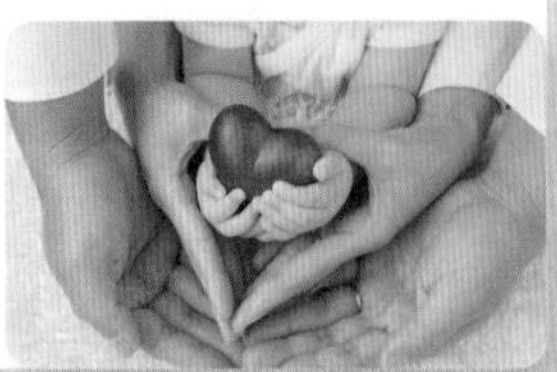

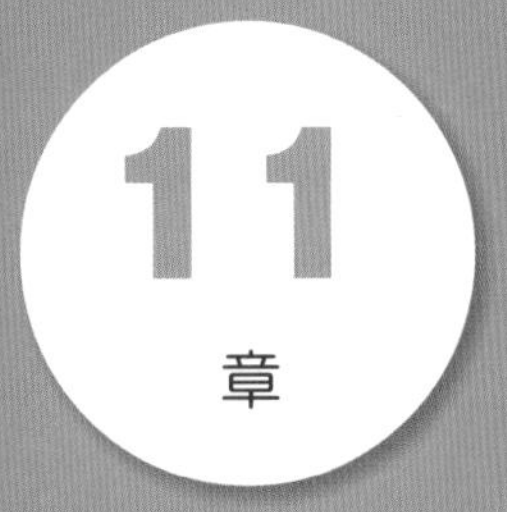

出産後のプラン

ママになりたい

Preserved version

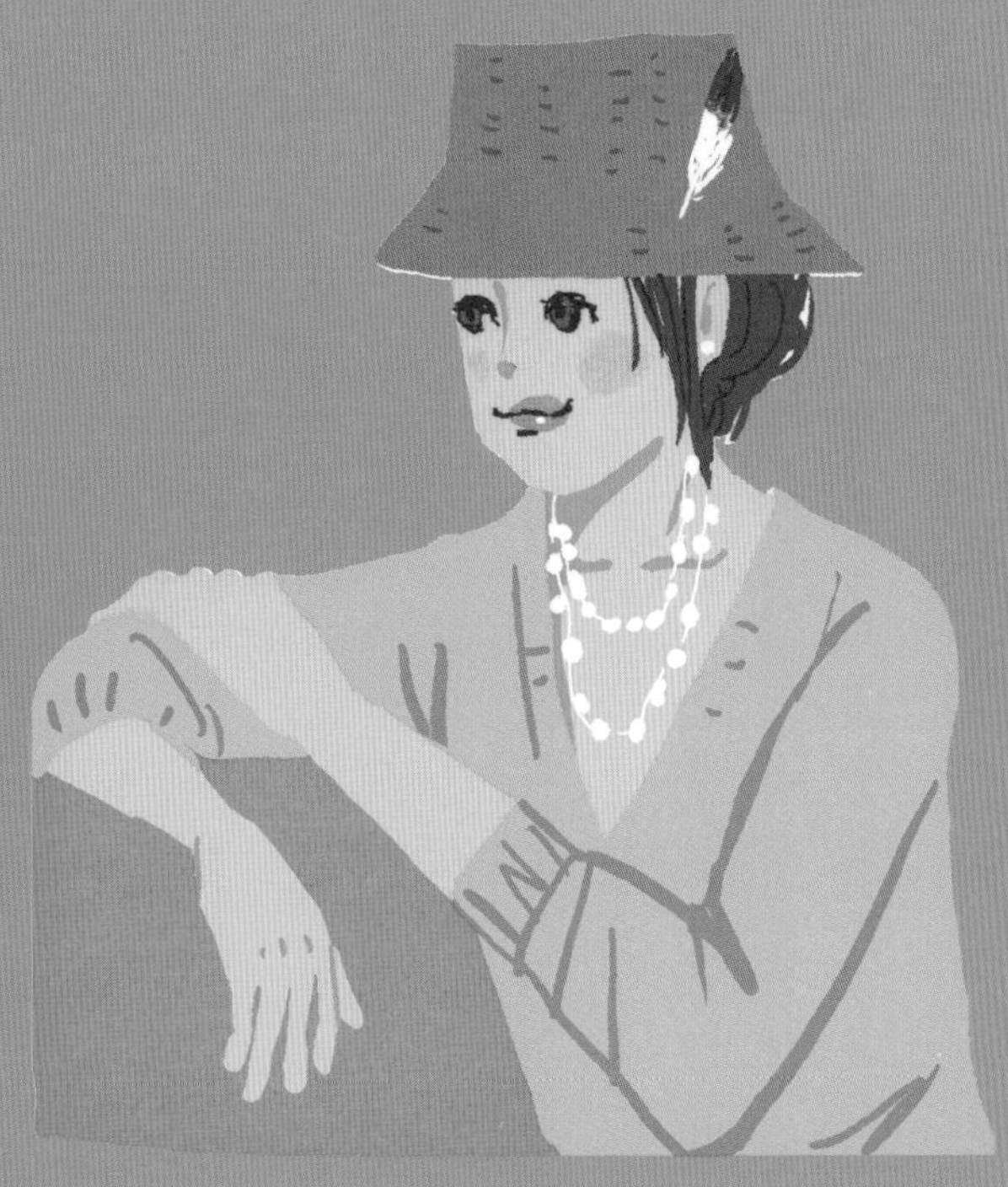

chapter
11-①
入院中から始まる育児

出産後のママのからだ

出産後、ママのからだの中では大きくなった子宮が、妊娠前の状態に戻ろうとしたり、ホルモンのバランスが変わり、乳腺の働きが活発になったりと、急激な変化が起こります。入院中は無理をせず、疲れをとることを優先させましょう。

○後陣痛

出産後に、子宮が元の大きさに戻ろうとするときに生じる痛みのことで、分娩当日から翌日にかけての痛みがピークであることが多く、その後、徐々に収まっていきます。

○悪露

お産を終えた子宮から排出される血液などの分泌物のことで、出産直後が最も量が多く、1～2カ月程度で収まっていきます。

○産褥熱

産後1～10日以内に、38度以上の高熱が出ることがあります。産道や会陰切開（分娩時、産道の裂傷を避けるために切開する処置）の傷に細菌が入ることなどから起こります。

赤ちゃんとの入院生活

入院中は、授乳の方法や沐浴指導などがあり、退院後の赤ちゃんとの生活に必要なことを助産師が教えてくれます。

また、入院中は母子同室であったり、別室であったりと病院によってさまざまです。

母子同室は、基本的にママと赤ちゃんは一緒の部屋で過ごしますが、完全母子同室は、退院まで一日中同じ部屋で過ごします。また、朝から夜間は母子同室が基本で、深夜は預かってくれるところもあります。

母子別室の場合には、授乳の時間に新生児室へいくところと、授乳時のみママの部屋へ連れてくるというところなどがあります。

母乳育児をするためには、授乳時間に決まりのない母子同室の方がいいでしょう。産後の疲れから体力を回復したいなら別室がいいでしょう。自分が何を優先するかによって、同室がいいか、別室がいいかが変わってきます。自分の日頃の体力なども考えながら、病院選びの時に、そのあたりもチェックしておきましょう。

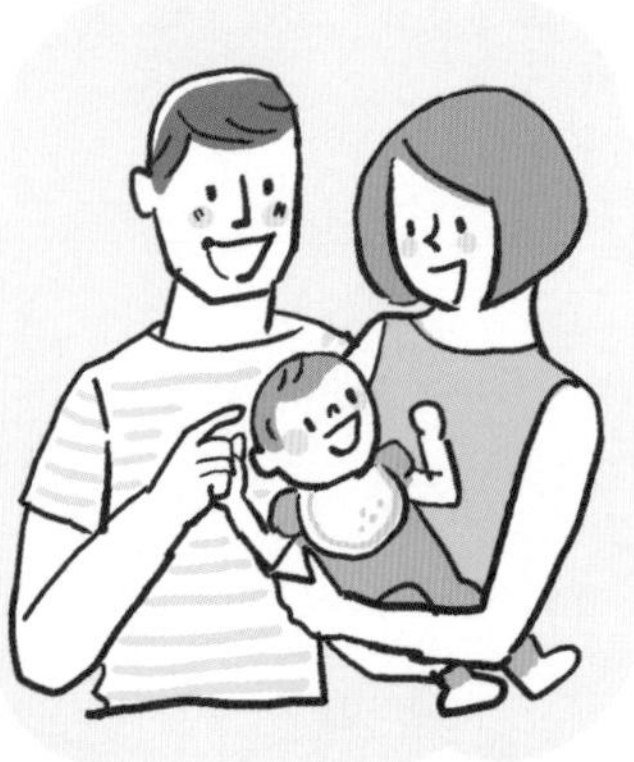

新生児のからだ

視覚

生まれてすぐの視力は0.02〜0.03程度。まだはっきりとものを目でとらえることができませんが、動くものや人をとらえる力があります。

聴覚

ちゃんと聞こえています。おなかの中にいるときからママやパパの声がわかり、様々な音を聞き分けることができます。

嗅覚

かすかですが，においを感じられます。

触覚

手に触れたものを握ろうとします（把握反射）。また、口元に乳首や指などが触れるとちゅぱちゅぱ吸いつこうとします。（吸啜(きゅうてつ)反射）

味覚

おっぱいやミルクの味を感じることができます。

● K２シロップ

ビタミンKが不足することによって起こる、「乳児ビタミンK欠乏出血症」を予防するために飲ませます。入院中に２回、生後１カ月のときに１回、計３回飲みます。

● 黄疸

生後２～３日目の新生児に現れる症状で、血中の「ビリルビン」という物質が作用し、肌や目の色が黄色く見えるようになります。１～２週間かけて徐々に収まっていきます。

授乳指導

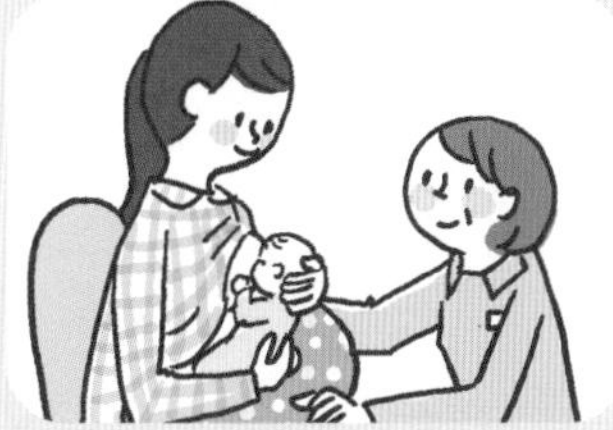

抱っこの仕方や、おっぱいやミルクの飲ませ方、時間のタイミングや間隔、げっぷのさせ方などを助産師が指導してくれます。

沐浴指導

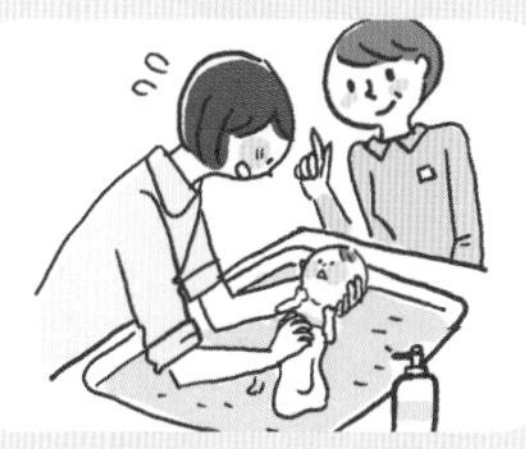

実際に赤ちゃんを沐浴させながら、洗い方を学びます。

chapter 11-②

赤ちゃんとママの一日

赤ちゃんとママの一日のスケジュール例

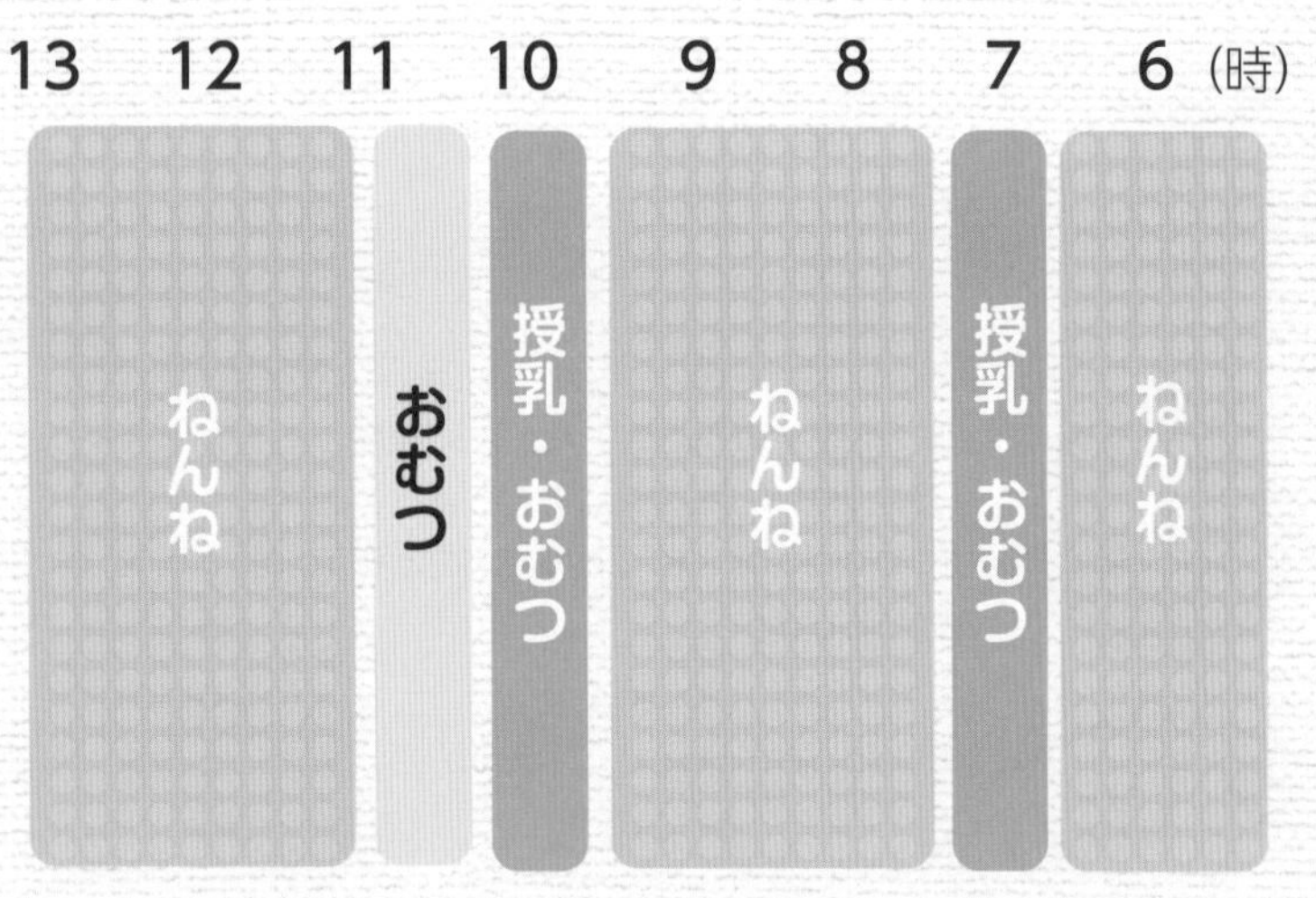

おむつ　授乳のタイミングで替えるのがおすすめ

新生児は新陳代謝が活発。おしっこやうんちを1日に10回くらいします。おしりの汚れはおむつかぶれの原因になりやすいので、気づいたらこまめに替えてあげましょう。

授乳　1日2〜3時間おき

新生児はおっぱいを一度にたくさん飲むことができません。飲むようすを確かめながら、ちょっとずつ、回数を分けて与える必要があります。粉ミルクの場合は面倒でも作り置きをせず、毎回調乳しましょう。

赤ちゃんとの生活がスタート

生後2カ月くらいまでは、3時間おきに授乳が必要です。生後3カ月を過ぎると、昼夜の区別がつき、ママもまとまった睡眠をとれるようになるでしょう。

思うように寝てくれない、おっぱいを飲んでくれないといったことがあると、不妊治療を経験したママのなかには、自分の治療が原因で、赤ちゃんに問題が起こっているのではないか？と悩んでしまう方もいるようです。不妊治療で生まれたからといって、ほかの赤ちゃんと何も変わりません。

赤ちゃんもひとりの人間。意思があり、感情があり、ママに訴えたいことがあります。自分の思い通りにならなくて当たり前です。この時期にしか体験できない赤ちゃんとの生活を目いっぱい楽しみましょう。

14	15	16	17	18	19	20	21	22	23	24	0

授乳・おむつ / ねんね / 授乳・おむつ / ねんね / 沐浴・お手入れ / 授乳 / ねんね / 授乳・おむつ / おむつ / ねんね / 授乳・おむつ / ねんね

夜泣き　抱っこであやして時間があいたら授乳を

新生児は昼夜の区別がつきません。新生児の授乳は、夜も2～3時間おきです。日中、赤ちゃんが寝ているときなど、ママは休めるときにしっかり睡眠を取り、体を休めましょう。

お手入れ　沐浴後のケア

沐浴だけでは落としきれない細かな汚れを取ってあげます。特に、目、耳、鼻、口元などはしっかりケアしましょう。肌も乾燥に弱いので、ベビーローションなどで保湿してあげると安心です。

沐浴　授乳直後は避け機嫌のよいときに

生後1カ月までは、大人と同じお風呂には入れないので、ベビーバスなどの専用の浴槽で沐浴させます。湯冷めしないよう、着替えなどをきちんと準備してから入れましょう。

産後に起こりがちなトラブル

腰痛

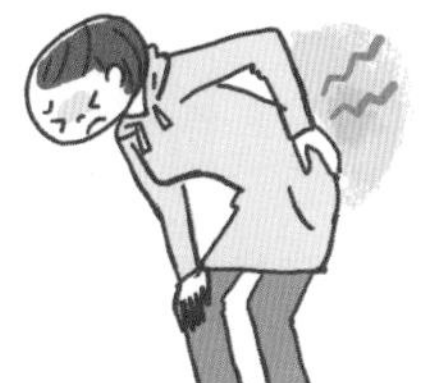

お産で骨盤には大きな負担がかかっています。ゆがみが出たり、うまく元に戻らなかったりすることもあるので、医療機関を受診するようにしましょう。

産後うつ

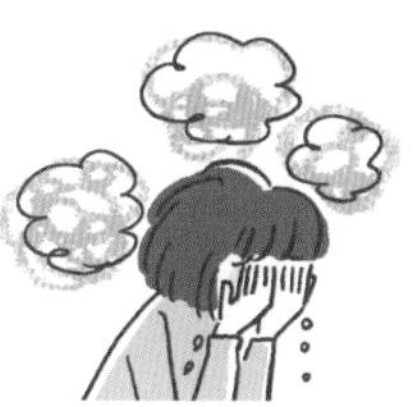

妊娠中と出産後では、ホルモンバランスが大きく変わり、精神的にも不安定になりやすくなります。思い悩んだときは、周囲の助けを借りましょう。

悪露が続く

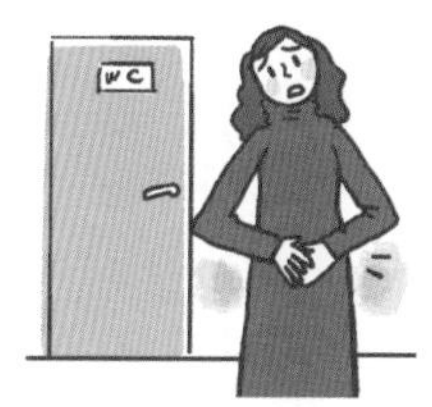

少なくなってきたと思った悪露が増えたり、終わったと思った悪露が再開したりしたときは、子宮の回復が遅れているサインです。鮮血が続く場合は、受診を。

赤ちゃんとの生活に必要なこと

名前を考えよう

名前は、わが子への最初のプレゼントです。また、一度つけた名前は、よほどのことがない限り、変更は認められません。後悔のないよう、ふたりでよく話し合って、しっかり考えて名前を決めましょう。

出生届

生まれた日から数えて14日以内に役所へ届けます。届けは、出す前にコピーしておくとよい記念になります。

生活環境を整えよう

退院後、赤ちゃんが快適に暮らせるように、生活環境を整える必要があります。赤ちゃん用品は、最低限必要なものは揃えておき、足りないものを後で買い足していけば大丈夫です。家の模様替えはパパに協力してもらい、ママの入院までに済ませておきましょう。

また、赤ちゃんの成長とともに、過ごしやすい生活環境かどうかを見直すことも大切です。

ねんね期

新生児期の赤ちゃんは、1日のほとんどを布団の上で過ごします。ベビー布団の天日干しやシーツの洗い替えをこまめにすることが大切です。

特に気を付けたいのが、転落事故です。寝返りを打てない新生児でも、バタバタと手足を動かしているうちに位置がずれ、ベビーベッドから落っこちてしまう可能性もあります。柵を外したままにしないなど、対策をきちんとしましょう。

ハイハイ期

ハイハイができるようになると、赤ちゃんの行動範囲は一気に広がります。家具の角に頭をぶつけたり、落ちているものを口に入れたり、ホコリを吸い込んだりしてしまわないよう、赤ちゃんが安全に動き回ることができる環境を整えましょう。お風呂やトイレで遊ばないよう、水回りの安全対策も大切です。

忘れずに健診を受けよう

生後1カ月頃、赤ちゃんにとって初めての健康診断（1カ月健診）があります。このとき、ママも産後のからだの状態を一緒に診てもらいます。健診には、母子健康手帳も忘れずに。赤ちゃんはその後も、3カ月健診や6カ月健診などの定期健診のほか、必要な時期に予防接種があります。育児に追われて忘れてしまわないように気を付けましょう。

1
2
3
4
5
6
7
8
9
10
11

出産後のプラン

赤ちゃん用品リスト

肌着

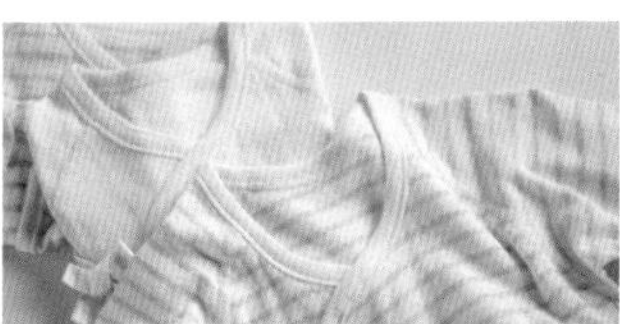

季節に合った袖の長さや生地を選びましょう。ついつい何着も買ってしまいがちですが、赤ちゃんはすぐに大きくなります。月齢に合わせ、必要に応じた枚数を買えば大丈夫です。

授乳用品

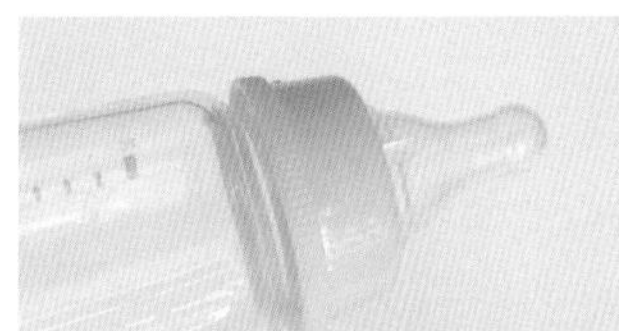

母乳で育てたい人も、哺乳瓶と乳首は最低1セット用意しておきましょう。母乳パッドは、母乳育児のママの必須アイテムです。こまめに交換し、おっぱいを清潔に保ちましょう。

おむつ

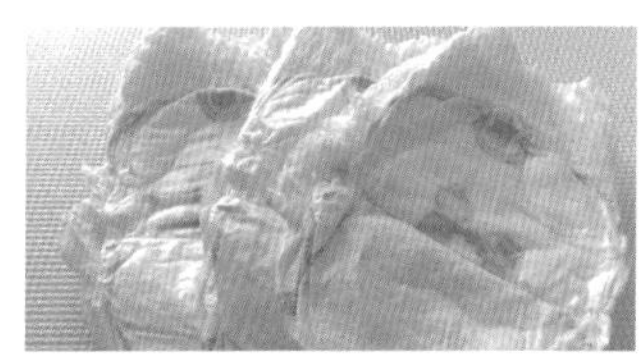

ねんね期はテープタイプ、ハイハイ期はパンツタイプがおすすめです。布おむつを使いたいママは、手づくりもできます。挑戦してみるのもいいですね。

バス・お手入れグッズ

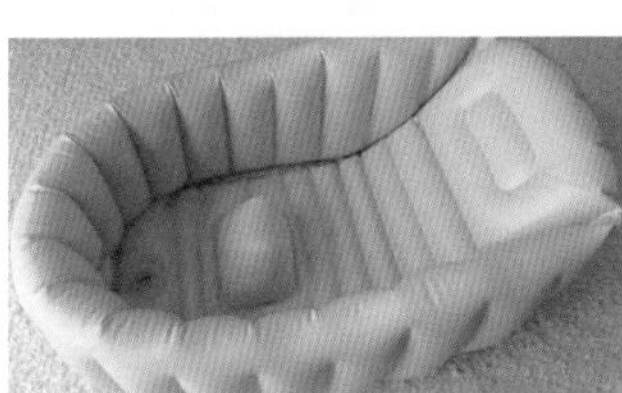

ベビーバスはバルーンで膨らませるタイプのものもあります。赤ちゃんのケア用品はこまごましたものが多いので、整理整頓を心がけましょう。

寝具

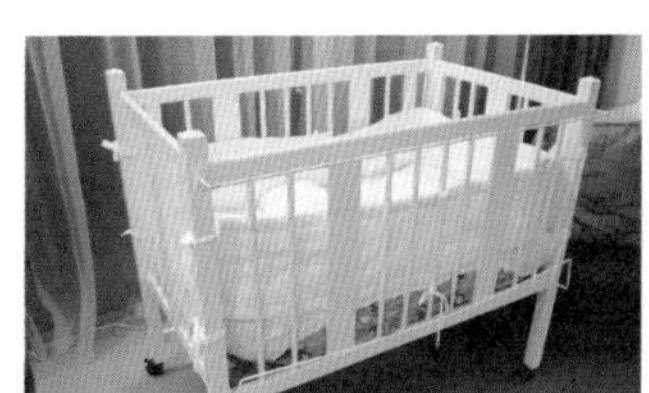

生活様式に合った寝具を用意しましょう。ベビーベッドなどの大型用品は、レンタルなどのサービスを使うのもいいでしょう。

ベビーシート（チャイルドシート）

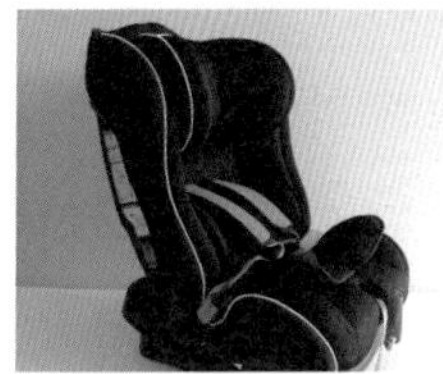

生まれたばかりの赤ちゃんでも、自家用車に乗るときは必要です。退院時にマイカーで帰る場合にも必要です。

出産後のライフスタイルを検討しよう

女性の社会進出とともに、出産後も働くママが多くなりましたが、社会の育児に関する整備や理解はまだまだ発展途上です。仕事においても、子育てにおいても、周囲にサポートをしてもらえるよう、ママ自身がどうありたいかをしっかりと考え、伝えておくことが大切です。

仕事を続ける人は、産休前に、復帰のタイミングの目途を伝えている場合が多いですが、実際に育児をしていくうちに考えが変わったり、保育園の状況で復帰の時期が前後したりすることもあります。時短勤務のシステムなどを活用し、会社にとっても自分にとっても働き始めるベストなタイミングを検討しましょう。

いざ働きたいと思っても、保育園に入ることが困難な地域（待機児童問題）もあるのが実情です。事前に自分の居住する地域の入園実態や、入園する際の選考方法を調べておきましょう。また、自治体の一時保育施設や、病児保育のサポートなども活用できるよう、調べておくと安心です。

家族とともに

赤ちゃんが生まれたその日から、育児が始まります。入院中には、おっぱいのあげ方、オムツの替え方、お風呂の入れ方などの指導を受け、退院したその日から自分たち夫婦の手で赤ちゃんのお世話をします。

小さな赤ちゃんですが、いろいろなことを目にし、耳にし、感じ、スポンジのようにさまざまなことを吸収しながら、日々成長し、日々出来ることが増えていきます。赤ちゃんの成長を楽しみましょう。

赤ちゃんと一緒にパパとママがすること

産後は十分に体を休めながら

出産は、とても体力が必要です。十分に体を休めたいと思っても、赤ちゃんは2カ月を過ぎる頃までは昼夜を問わず、おっぱいやオムツ替えなどのお世話が必要です。赤ちゃんが寝ている時は、ママも体を休めましょう。

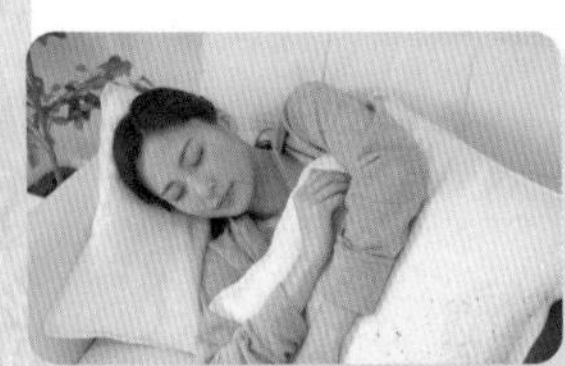

ママを十分にいたわって

生まれたばかりの赤ちゃんに、多くの人がお祝いをします。でも、パパは、まずママに、赤ちゃんを産んでくれた感謝をしましょう。これから、育児が始まります。パパは、ママと赤ちゃんを守ってくださいね。

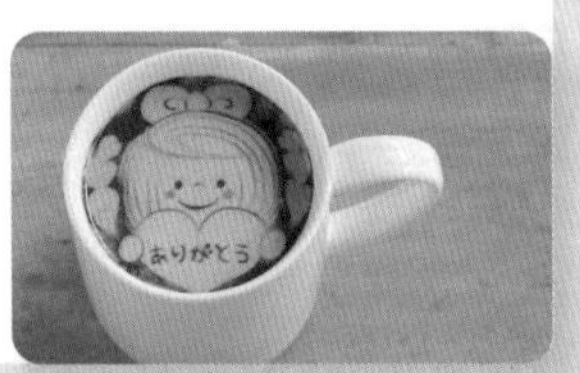

手抜きも大事な家事のスキル

あれもこれも完璧にやろうとしたら、ストレス増大です。育児には手を抜けないところもありますから、家事は手抜きをしながらやりましょう。おかずを作り置きしたり掃除や洗濯物は空いてる時間にこなしましょう。

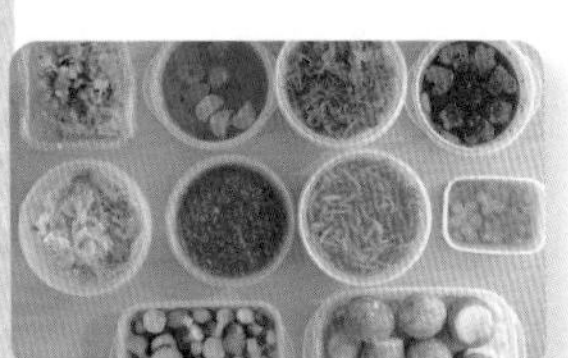

パパも積極的に育児を

パパとママが協力し合って生活することが大切です。最近では、育児休暇を取得するパパも増えてきました。最初のうちは慣れない育児でママも大変です。ママをサポートしながら、積極的に赤ちゃんのお世話をしましょう。

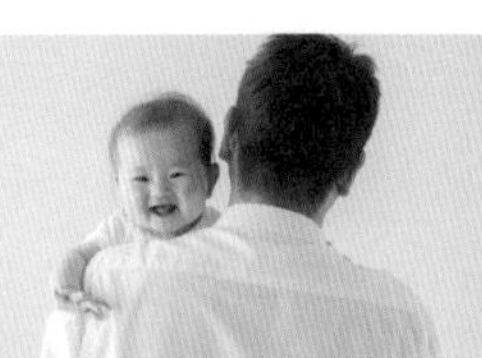

パパとママが健康でいること。仲良くいること

パパとママが健康でいることが、赤ちゃんの生活には重要になります。赤ちゃんには1カ月健診、3カ月健診や予防接種があり、その都度、発達や成長を確認します。パパとママも年に一度は健康診断を受けて、自分たちの健康を確認しましょう。

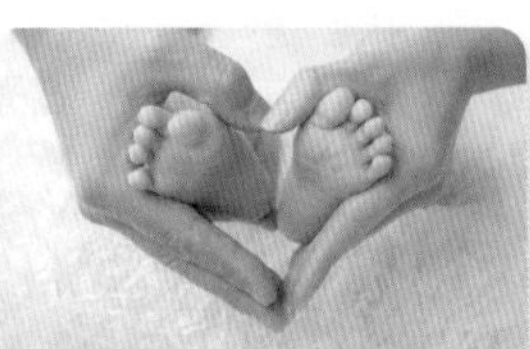

また、パパとママが仲良く暮らしていくことも大切です。赤ちゃんが生まれると、なかなか夫婦の時間が取りづらくなりますが、赤ちゃんが寝ている間に、その日にあったことなど話しながらゆっくりと過ごすことも大切です。

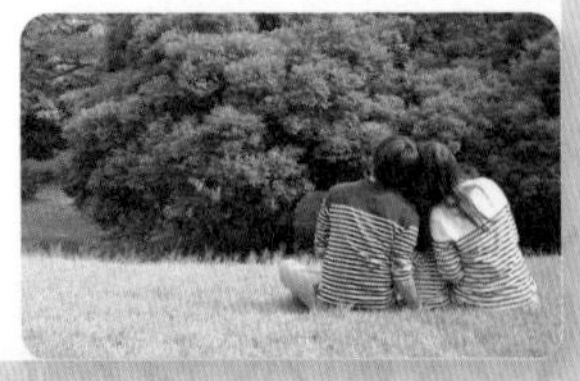

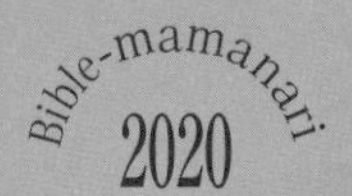

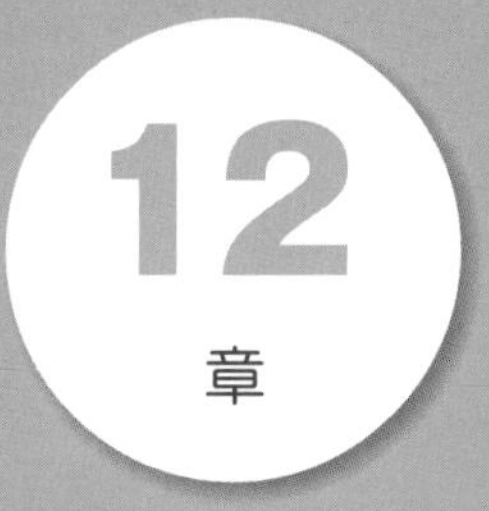

治療を終える

ママになりたい
Preserved version

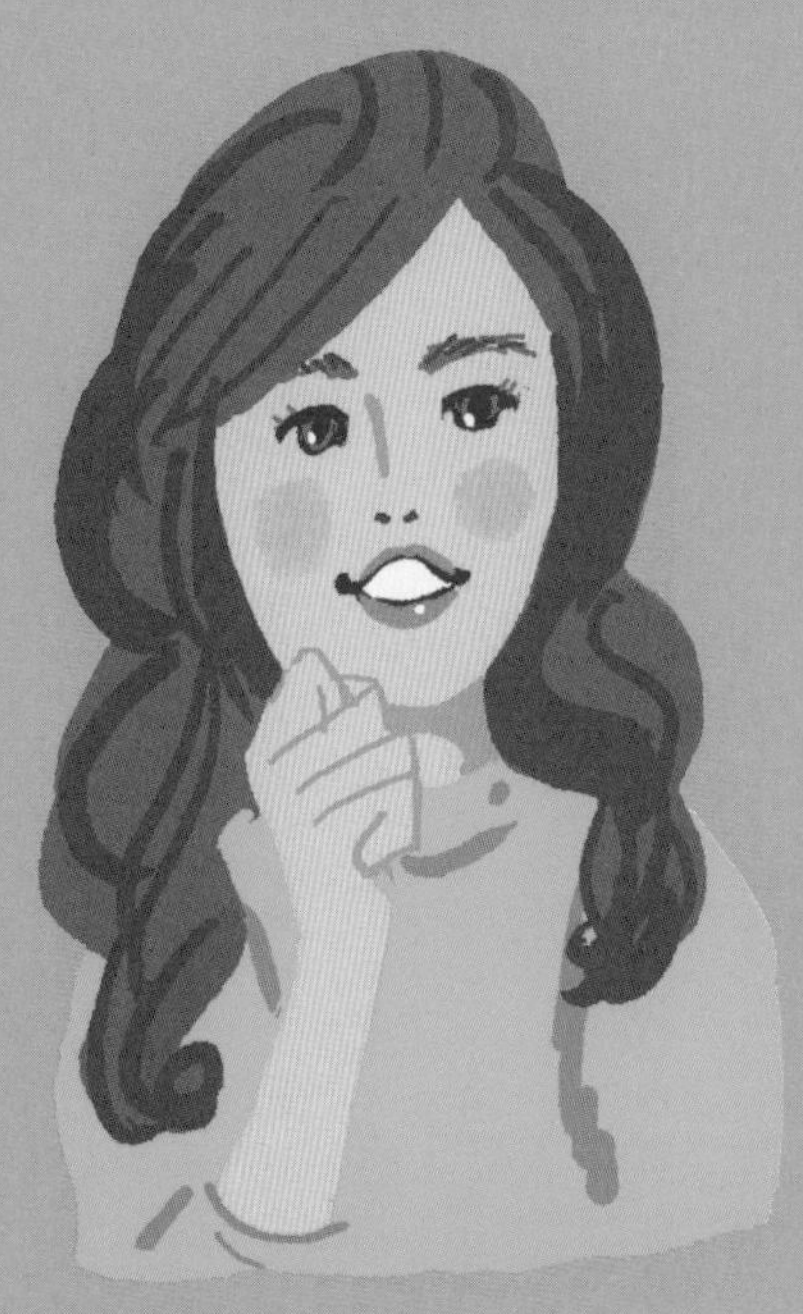

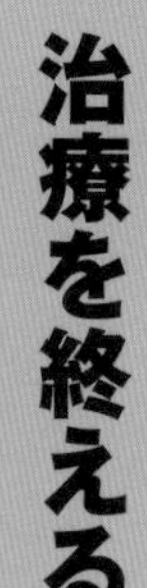

chapter 12 治療を終える

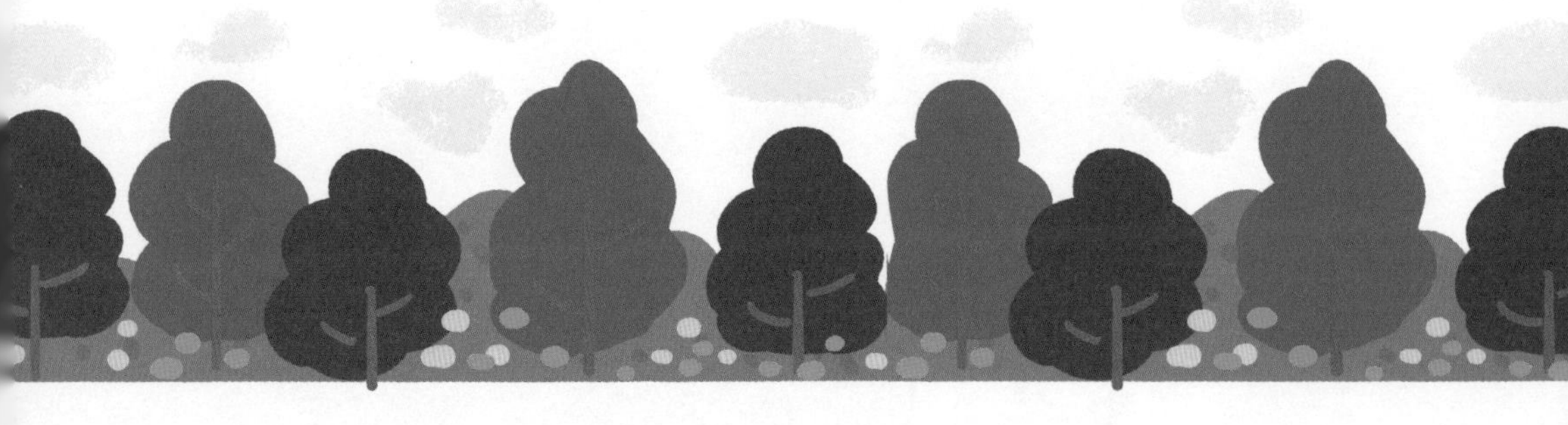

自分の意思で治療を終える

不妊治療を終える方法は、夫婦それぞれ。人それぞれです。

不妊治療は、赤ちゃんが授かること、そして育児をスタートすることを目指すものですが、不妊治療から卒業する夫婦の中には、赤ちゃんが授からなかった夫婦もいます。

「何度挑戦しても、『妊娠しない』『胚が育たない』『卵子が採れない』ことの現実を目の前に叩きつけられ、心が折れそうになりながら、いえ、心を折られながら、その都度這い上がって気持ちを切り替えてきました。

でも、年齢を重ねるにつれ、その気持ちに体がついてこないこともあり、とにかく、本当に疲れました」と話す、治療を終えた夫婦もいます。

年齢は若いけれど、早発閉経などで同じような状況になっている夫婦、また経済的なことが理由となって治療を終えていくという夫婦もいるでしょう。

不妊治療は、一般的な病気やケガと違って、治療をすれば治るというものではなく、症状がだんだん良くなっているというわけでもなく、妊娠したかしないか、赤ちゃんを抱けたか抱けなかったか、結果はいつも白か黒のどちらかしかありません。

体外受精での妊娠の確率は30％程度ですから、3～4回の胚移植をする中で妊娠するだろう確率的な計算はできますが、その確率論は、年齢を含め、さらに厳しい条件の夫婦には当てはまらないこともあります。それに治療費は、決して安くありません。

ですから、体外受精に臨む前に治療回数を決めておく、また使う医療費の金額を決めておくなど、ある程度の目安を持っておく必要があるでしょう。

目安ですから、その通りにするということ

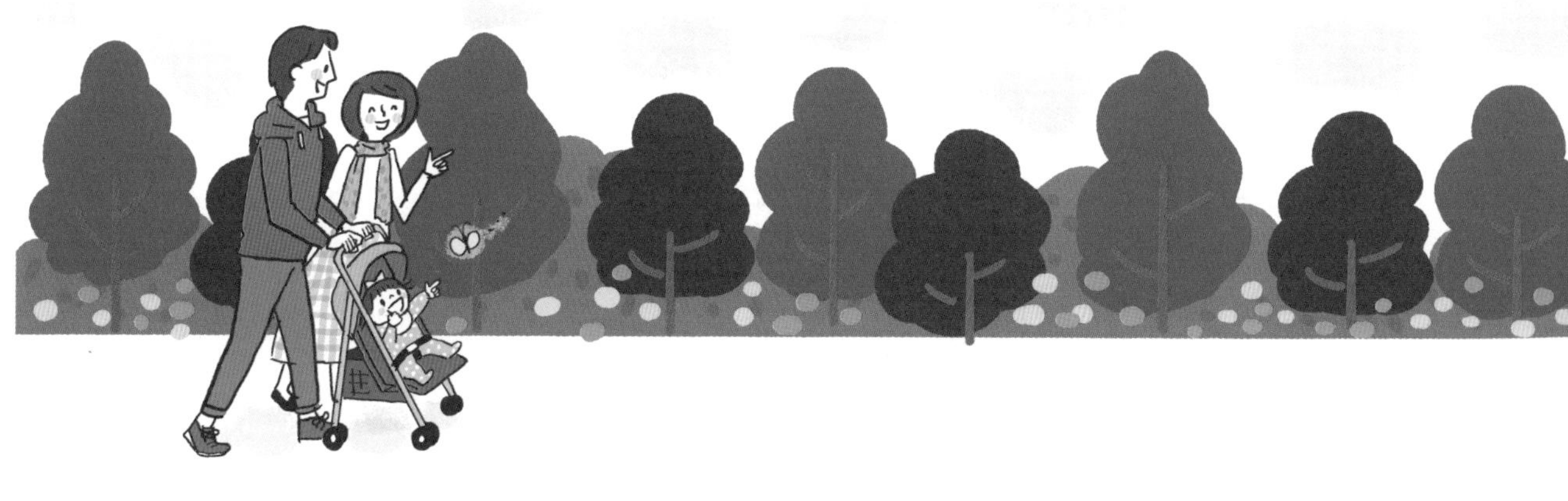

ではありませんが、もしも、赤ちゃんが授からなかった場合、自分たちの意思で治療を終えられるように、話し合い、協力し合って一歩一歩、夫婦の足で進めるように、話し合って、協力し合ってほしいと思います。

子どもを育てる方法は、養子や里子を育てることで叶えることもできます。

もちろん、夫婦2人の生活を選択していくこともあります。

卵子提供や精子提供による生殖医療は？

夫婦間の不妊治療を終え、中には卵子提供や精子提供、また代理母という生殖医療を選択する夫婦もいます。

日本国内では、卵子提供などの第三者が関わる生殖医療については、ごく限られた施設で個々の倫理観で実施されていますが、ほとんどが諸外国で受けています。また、生まれてくる子の福祉が守られるような法整備はされておらず、これらに関する社会的なサポートも充実していません。

海外で治療を受けても、ドナーが誰であっても、生まれてくる子どもは、自分たち夫婦の子どもです。

愛して、与えて、育む大切な子どもです。

ただ、夫婦がどれだけよく考えて選んだ道でも、それを子どもがどう受け止めるか、また受け入れてくれるかは別な問題です。

ドナーが誰なのか、遺伝子上の母親、父親は誰なのか、その出自を知る権利を子どもは持っています。

生まれてくる大切な子どもが幸せであるように、また幸せになるように親になる前から、どう子どもを育てていくのか、十分に考えて選択してほしいと思います。

最後に

不妊治療のその先にも、まだまだ人生は長くあります。夫婦がともに暮らす時間の長さからしたら、不妊治療はそんなに長い期間ではありません。

でも夫婦にとって、とても大切な時間です。

悔いを残さないように、悔いの残らないように、治療を選択してほしいと切に願っています。

「不妊治療施設を訪ねて」

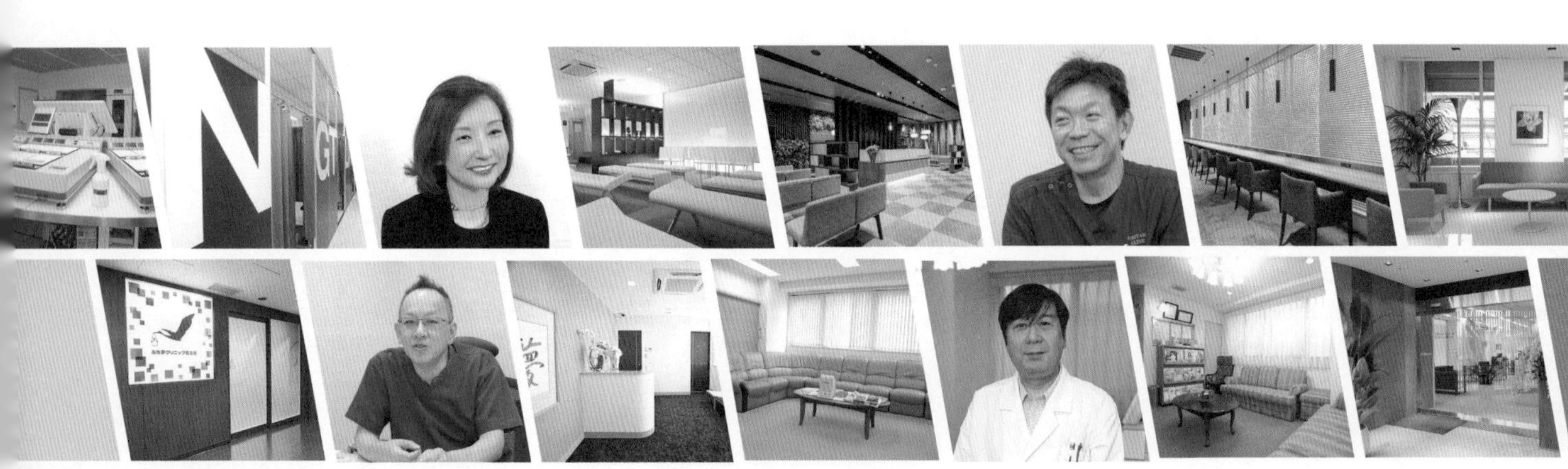

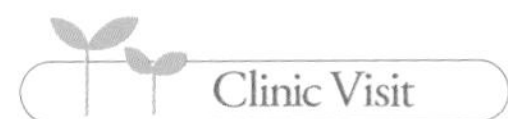

実際のクリニックを見ておきましょう！

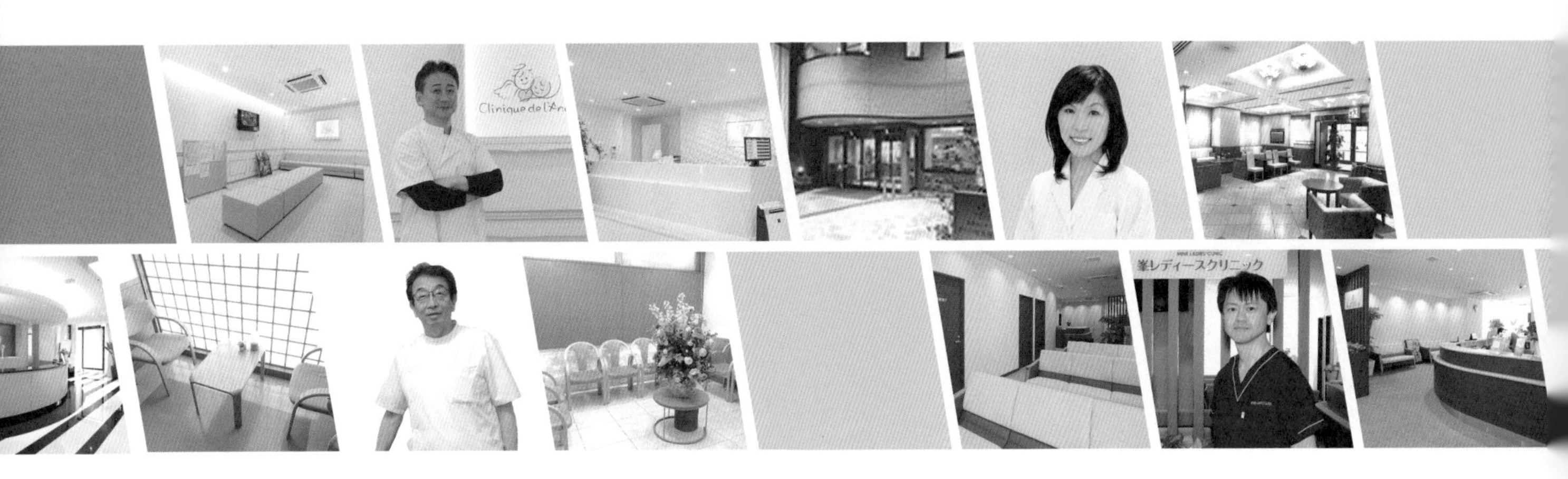

出産、育児へとつなげる不妊治療を！
必要となる医療と先端医療で支える杉山産婦人科

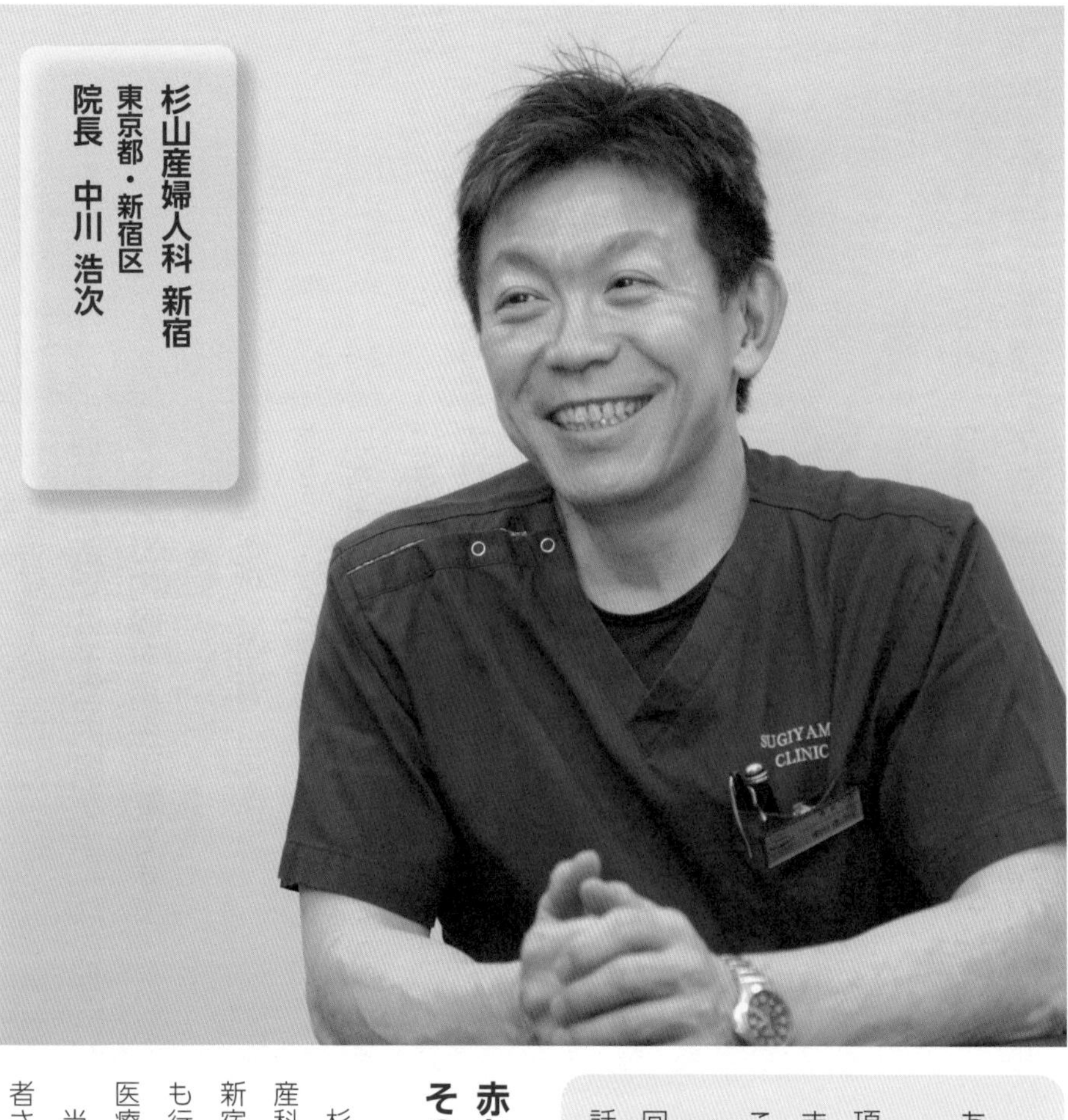

杉山産婦人科 新宿
東京都・新宿区
院長　中川 浩次

杉山産婦人科グループには、新宿と丸の内に生殖医療科があり、世田谷には産科があります。

生殖医療科には、細やかで、より専門性の高い多くの診療項目があります。また、不妊治療から妊娠した場合も、出産までトータルとしたより快適で安心できる産科医療を受けることができます。

赤ちゃんを授かる、産む、それを支える杉山産婦人科。今回は、なかでも杉山産婦人科 新宿 院長の中川 浩次先生にお話をうかがいました。

赤ちゃんを抱く その責任感

杉山産婦人科 世田谷は、今は産科がメインになっていますが、新宿ができる前には、生殖医療も行っていて、私もそこで生殖医療を専門に診療していました。

当時は、治療で妊娠された患者さんが出産すると連絡が入ったので、生まれた赤ちゃんに会いに病棟へ上がって行ったり、また患者さんのご希望もあって抱かせてもらって一緒に写真を撮ったりしました。

私は、赤ちゃんを抱くたびに、嬉しさと同時に、その責任の重さをひしと感じていました。

今は、赤ちゃんを抱くことはありませんが、出産のお手紙や年賀状を見て「生まれたな」とか「大きくなったな」と思いながら同じように嬉しさと責任を感じています。

私が生殖医療・体外受精に携わるようになった25年前は、体外受精で赤ちゃんが生まれると新聞に掲載された時代でした。その当時には、今のこの状況は想像もできないくらい体外受精が受け入れられるようになってきています。また、体外受精によって多くの赤ちゃんが生まれ、クラスに3～4人が体外受精児という未来もそう遠くはないでしょう。

不妊治療や体外受精をしていることをひた隠しにする時代も通り過ぎようとしています。そして、お子さんに、自分がどのような方法で生まれてきたのかを知るために、また親御さんがお子さんに話す時、私と一緒に撮った写真が活躍するかもしれません。そうなった時のことを考えても、生殖医療を行うということの責任の重さを痛感しています。

赤ちゃんを授かるために必要な検査や治療

不妊治療を行うにあたっては、治療の期間を短くするために検査や治療の精度を上げていくことが大切だと考えています。

治療を重ねていくにつれて、年齢が高くなってしまい、妊娠が難しくなるのは本末転倒です。女性は、妊娠しやすい期間が限られていますし、その後の育児や生活を考えても、治療にかける期間は、なるべく短い方がいいのです。そのためには、そのご夫婦にとって、どのような治療方法が適切か、どのようにすると妊娠する確率が高いのかなどの情報をできる限り多く集めることが大切です。

例えば、ご主人の精子に問題があれば男性不妊を診る泌尿器科医の診察や検査、治療が必要になります。また、奥様の卵管に詰まりがあったり、癒着があったりする場合には、内視鏡による検査や手術が必要になることもあるでしょう。

そして、何度、胚移植をしても妊娠が成立しなかったご夫婦には、特別な検査や治療が必要になってきます。

こうしたことは、治療を進めるなかでわかってくることもあるのですが、治療を始める前に、多くの情報があれば、より適切な方法で治療をすることができます。もちろん検査にはお金もかかりますが、治療を繰り返して医療費や時間を費やすよりも、できることは行って治療に臨ん

杉山産婦人科の診療内容

杉山産婦人科 丸の内＆新宿（生殖医療科）

- 子宮卵管造影検査
- 子宮鏡検査
- 子宮内膜検査
- 子宮内膜着床能（ERA）検査
- 日帰り内視鏡手術（腹腔鏡／子宮鏡／FT:卵管形成術）
- 不妊ドック
- 人工授精
- 体外受精・顕微授精
- 未受精卵凍結保存
- 難治性着床不全専門外来
- 難治性不育症専門外来
- 卵子エイジングケア外来
- 受精卵着床前検査（PGT-A、PGT-SR、PGT-M）
- 男性不妊症外来（専門泌尿器科医による）

＊＊＊＊＊＊＊＊＊＊＊＊＊＊

杉山産婦人科 世田谷（産科・婦人科）

- 妊婦健診
- 無痛分娩
- 帝王切開
- 婦人科一般
- 入院中の新生児の健診、1ヶ月健診
- 胎児精密検査、胎児心臓精密検査

＊＊＊＊＊＊＊＊＊＊＊＊＊＊

杉山産婦人科グループ 在籍医師（常勤・非常勤）

- 生殖医療専門医
- 生殖医療専門医（男性不妊）
- 臨床遺伝専門医
- 産婦人科医
- 麻酔科
- 小児科医

だ方が妊娠率も高く、「赤ちゃんを授かって、その手に抱く」までの医療費や時間的な負担は少なくできるでしょう。

私たちは、その可能性を引き上げるための検査や治療方法を用意して一組ひと組のご夫婦の診察に努めています。

これに着床前染色体検査（PGT-A）が加われば、流産を予防でき、さらに赤ちゃんを授かる道への可能性を高めることにつながります。

より妊娠の可能性をあげるために

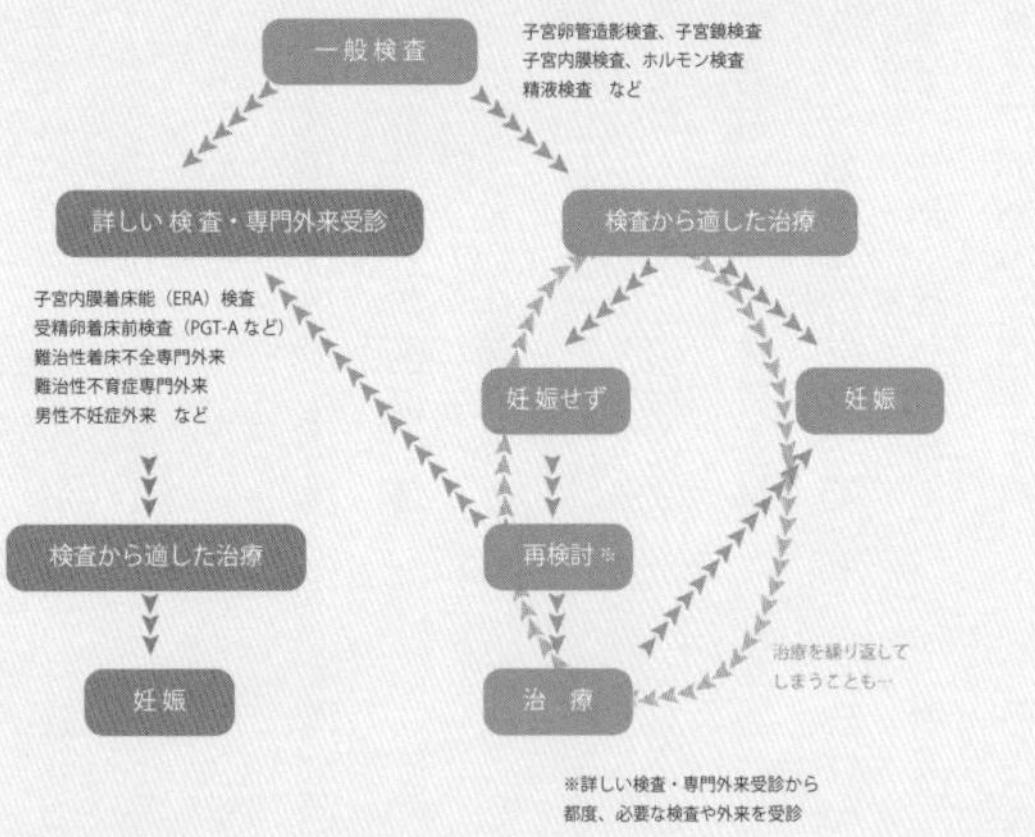

一般検査
子宮卵管造影検査、子宮鏡検査
子宮内膜検査、ホルモン検査
精液検査　など

詳しい検査・専門外来受診
子宮内膜着床能（ERA）検査
受精卵着床前検査（PGT-A など）
難治性着床不全専門外来
難治性不育症専門外来
男性不妊症外来　など
検査から適した治療
妊娠

検査から適した治療
妊娠せず
妊娠
再検討※
治　療
治療を繰り返してしまうことも…

※詳しい検査・専門外来受診から都度、必要な検査や外来を受診

治療開始時に一般検査に加えて、今後、必要と考えられる検査や専門外来での診察や検査を受けることで、多くの情報（医学的根拠のある）を得て治療を開始することができます。これによって治療開始から妊娠までの期間を短くすることが可能になるでしょう。検査や外来診療にかかる医療費はかかりますが、治療を繰り返すことでかかる医療費や時間を考えれば、コストも低く済むかもしれません。

着床前染色体検査（PGT-A）のメリット

PGT-Aの最大のメリットは、流産を予防できることですが、これは女性の限られた妊娠しやすい期間を失わないためにも、大変有用な検査です。

検査は、胚盤胞の外側にある栄養外細胞（将来胎盤になる細胞）の一部を用いて染色体数の数を調べます。正常胚の染色体は、1から22番までの染色体が各2本ずつ（44本）と一対の性染色体（2本）で合計46本があります。これに対し、異数性胚は染色体数に過不足があり、各2本ずつあるはずの染色体が3本（トリソミー）だったり、1本少なかったり（モノソミー）します。

染色体数に異常がある胚のほとんどは着床しないか、流産になります。流産になると、3カ月ほどの期間、不妊治療は休まなければなりません。

30代後半、40歳以上になれば時間的に余裕があるとはいえません。また40歳以上であれば、異数性胚の可能性も高くなり、何度も移植を繰り返し、その度に流産で、3カ月以上不妊治療を休まなければならないとなれば、あっという間に1年は経ってしまうでしょう。

PGT-Aの実施については、日本産科婦人科学会の承認が必要です。承認されたらすぐに実施できるように、準備万端に整えています。

最新の設備で治療を行うこと

また、治療を支える最新の設備も大切になってきます。当院では、加湿型のタイムラプスインキュベーターを導入し、顕微授精の全例で培養しています。

このインキュベーターのメリットの1つは、インキュベーターから出すことなく、胚の観察や評価が行えるようになったことです。チャンバー（胚を培養する場所）ごとにあるカメラで、胚の成長の様子をタイムラプス画像で記録でき、またAI（人工知能）を組み合わせることで、より着床の可能性の高い胚はどれかを予測することもできるようにもなりました。

次のメリットとして、チャンバーごとに湿度、温度などを制御できることです。チャンバーのドアを開閉しても、他のチャンバー内の胚に影響を与えることなく、一定の環境を維持した胚培養が可能です。

SUGIYAMA CLINIC

杉山産婦人科

新宿　https://www.sugiyama.or.jp/shinjuku/index

高度生殖医療

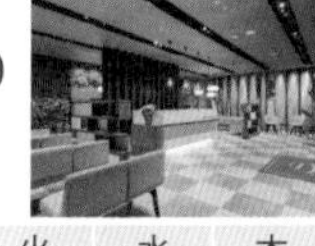
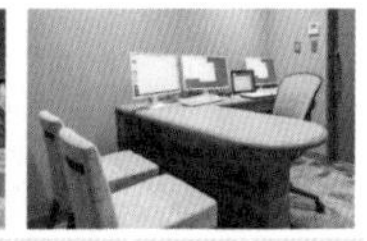

電話番号. 03-5381-3000
診療科目／『生殖医療科』
診療受付／

		月	火	水	木	金	土	日・祝日
午前	8:30～12:00	●	●	●	●	●	●	●
午後❶	14:00～16:00	−	●	−	●	−	●	−
午後❷	15:00～19:00	●	−	●	−	●	−	−

日曜は体外受精周期のみ。祝日と平日17:30以降の予約は人工授精周期および体外受精周期のみとなります。

●〒160-0023 東京都新宿区西新宿1-19-6　山手新宿ビル
京王新線・都営新宿線・都営大江戸線 新宿駅地上出口7より徒歩約３分

丸の内　https://www.sugiyama.or.jp/marunouchi/index

高度生殖医療

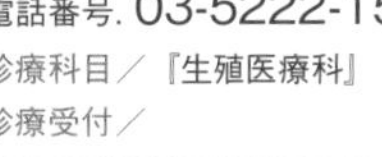
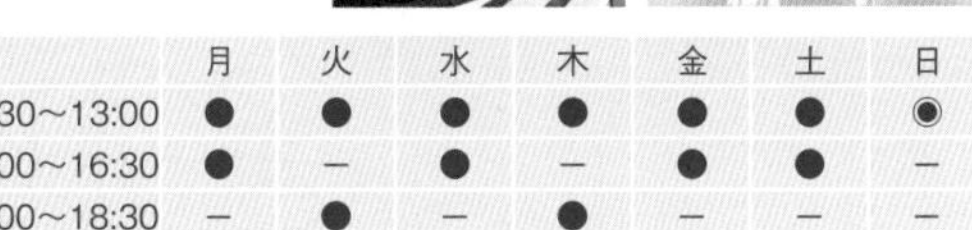

電話番号. 03-5222-1500
診療科目／『生殖医療科』
診療受付／

		月	火	水	木	金	土	日
午前	8:30～13:00	●	●	●	●	●	●	◉
午後❶	14:00～16:30	●	−	●	−	●	●	−
午後❷	14:00～18:30	−	●	−	●	−	−	−

完全予約制です。ご来院の前にご予約ください。◉：体外受精のみ

●〒100-0005 東京都千代田区丸の内1-6-2　新丸の内センタービル5F
JR東京駅・東京メトロ丸の内線 東京駅・東西線 大手町駅
地下通路から直結（丸の内オアゾ内）

世田谷　https://www.sugiyama.or.jp/childbirth/index

産科・婦人科

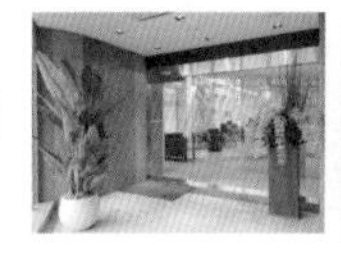
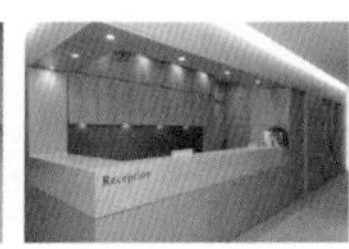

電話番号. 03-5454-8181
診療科目／『産科』『婦人科』
診療受付／

		月	火	水	木	金	土	日・祝日
午前	9:00～12:00	●	●	●	●	●	●	−
午後	14:00～16:00	●	●	●	●	●	●	−

休診は、日曜／祝日／年末年始のみですが、緊急時は24時間対応可能です。

●〒156-0041 東京都世田谷区大原1-53-1
京王線 代田橋駅 徒歩約５分・京王井の頭線 新代田駅 徒歩９分
小田急戦 下北沢 徒歩12分

※いずれのクリニックとも、変更情報等、HPでの確認をお願いします。

このように最新のタイムラプスインキュベーターを導入することで、胚盤胞への到達率も上がりました。また、胚の成長の様子を動画で確認することで、ご夫婦の治療への理解度や納得度もあがってきました。

通院しやすい環境を整える

最近、仕事をしている女性も多いので、「仕事と治療の両立」は重要課題です。

不妊治療は通院回数が多い上に、長期間に及ぶこともあるため、仕事をやめざるを得ないケースも少なくありません。そこで乗り入れ路線も多く、通院されている患者さんたちの多くが利用している新宿に２０１８年に杉山産婦人科新宿を開院し、「仕事を続けながら、無理なく通院できる環境」を整えました。

診療時間は、毎朝8時から受付がはじまり、仕事が終わってからも通院しやすいよう、毎週月、水、金曜日には19時まで診療と、18時半まで胚移植を行います。そして、土日祝日も診療を行い、夫婦で通いやすいような体制にしました。また、ふたり目の治療に臨む人には託児サービスを利用していただき、安心して診察を受けられるようにしています。

杉山産婦人科は、不妊治療から出産まで安心して通っていただけるよう、質の高い医療と、心の通った対応に日々努めています。

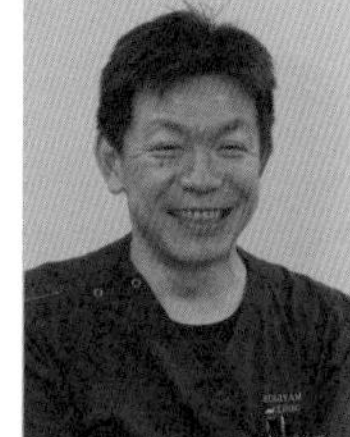

杉山産婦人科 新宿
中川 浩次 院長

Dr.Nakagawa Koji Profile

1990年、自治医科大学を卒業。徳島大学医学部産婦人科で体外受精の臨床・研究を重ね、愛媛県立中央病院、国立成育医療センターを経て、2008年より杉山産婦人科生殖医療科に勤務。体外受精反復不成功例や習慣流産・不育症症例に対して、独自のアイディアで対策を講じ、数多くの成果を公表している。2018年1月より現職となる。

［所属学会］　● 日本受精着床学会理事
［専 門 医］　● 日本産科婦人科学会専門医　● 日本生殖医学会生殖医療専門医　● 産婦人科内視鏡技術認定医

夫婦の間に子どもが授かり幸せな家族ができる、それが不妊治療です。体外受精のメリットも大きいですね。

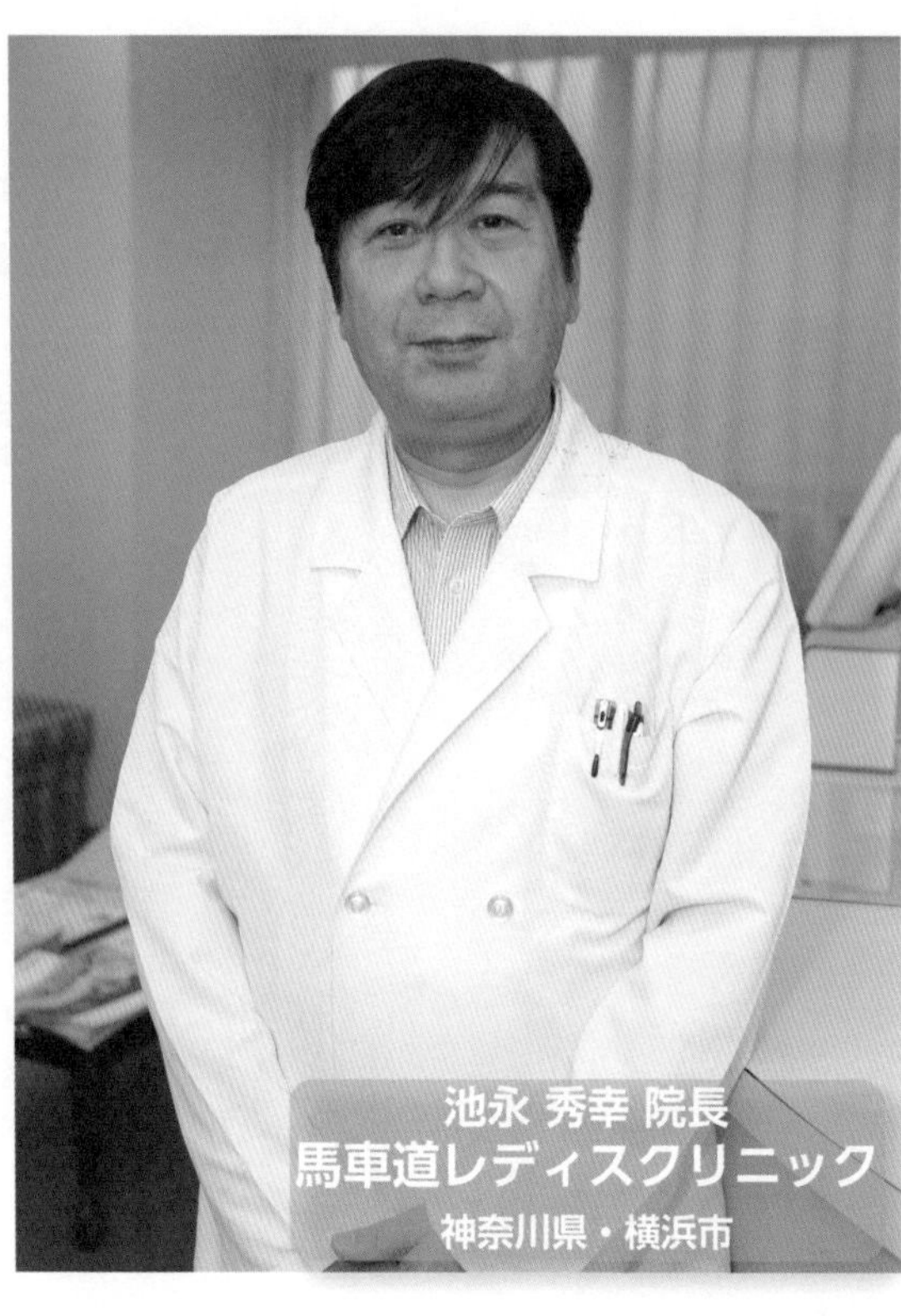

池永 秀幸 院長
馬車道レディスクリニック
神奈川県・横浜市

開院して以来、私が変わらず思っていること

開院して19年になりますが、今は当時と比べ、治療の環境もずいぶん良くなっています。検査にしても新しい機器が登場し、インキュベーターも改良され、培養液の質も向上しています。胚盤胞到達率も上がり、凍結保存の安定化で、今では凍結胚盤胞融解胚移植がオーソドックスなスタイルになり、妊娠率は当時の倍まで伸びています。

もちろん、排卵誘発法も一つでなく、刺激法による欠点、つまりOHSS（卵巣過剰刺激症候群）の発症を予防するアンタゴニスト法もあれば、低刺激周期や自然周期もあります。

このように治療法が多様化、個別化されてきた背景には、結婚や出産の高年齢化があります。ただ、治療には限界もあり、医師はさらなる工夫に手を尽くしているのが現状かと思います。

また、卵子提供や精子提供による体外受精や、代理母などが行われている国もあり、日本でも独自の考えでドナーの関わる生殖医療を行っている医師もいるようです。しかし、それは不妊治療ではなく、別の意味での生殖医療だと思います。

私の不妊治療の定義は、不妊治療を志したころ、また開院した当初と変わっておりません。

それは、『不妊治療は、子どもを望む夫婦の卵子と精子で行うもので、子どもを授かれば、そこには家族の幸せがある』ということです。

私の思いはずっと変わらず、その幸せへの協力ができることが喜びであり、また医師としての醍醐味でもあります。

自然妊娠にこだわった不妊治療を大切にしています

私は不妊治療専門の医師として、体外受精・顕微授精を行っていますが、常に自然妊娠を念頭に置いています。それは、子どもは夫婦に授かるもので、その根底にある夫婦の愛を大切にしたいと考えているからです。

治療では、夫婦の検査やこれまでの妊活歴、治療歴から人工授精や体外受精などの治療を選択しますが、できる限り普段は性生活を大事にしていってほしいと思っています。

とくに、積極的に性生活を持ってほしいときもあります。それは、胚移植の頃です。

妊娠のはじまりは、性生活によって腟内に精子が射精されて、子宮に入り込むことですが、このとき、子宮は精子から何らかの信号を受けとっているのではないかと考えています。そこで、体外受精での凍結胚融解胚移植を行うときに、性生活をするように伝えています。一般的には禁欲を伝えているかと思いますが、精子が発する信号をキャッチすることで子宮が胚を受け入れやすくなると思っています。

排卵誘発方法の実施状況

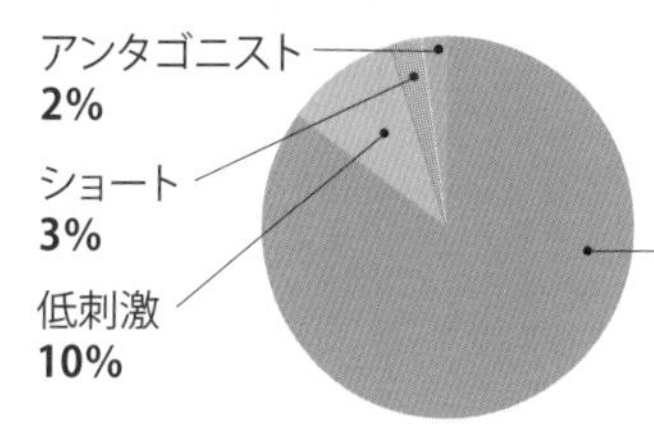

アンタゴニスト 2%
ショート 3%
低刺激 10%
ロング 85%

馬車道レディスクリニック　2018年

次に専門的な体外受精のこと

私たちのクリニックでは、体外受精の治療周期における誘発方法は調節卵巣刺激法のロング法がメインで全体の85％となります。

ロング法には、5つのメリットがあります。

①多くの卵子(10個前後)が安定して採卵できること
②治療スケジュールの計画が立てやすく正確であること
③凍結胚を保管することで一度の採卵で複数回、胚移植できる可能性が高い
④総合的なコストパフォーマンスに優れていること
⑤凍結胚で将来的に2人目3人目の子どもが期待できること

です。

説明と治療周期を大切に

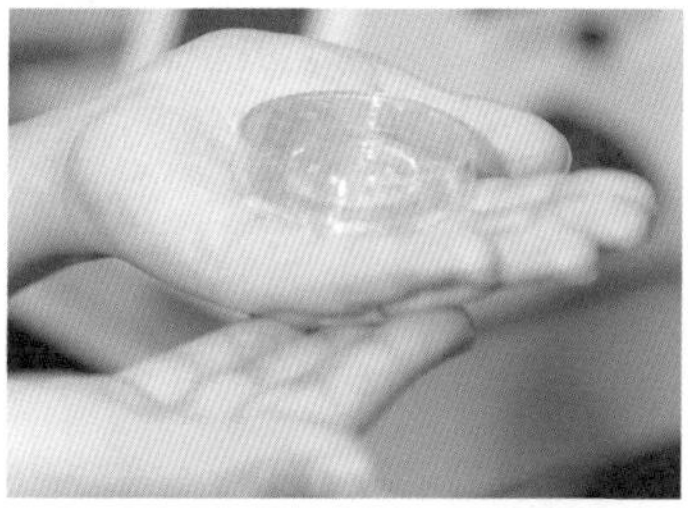

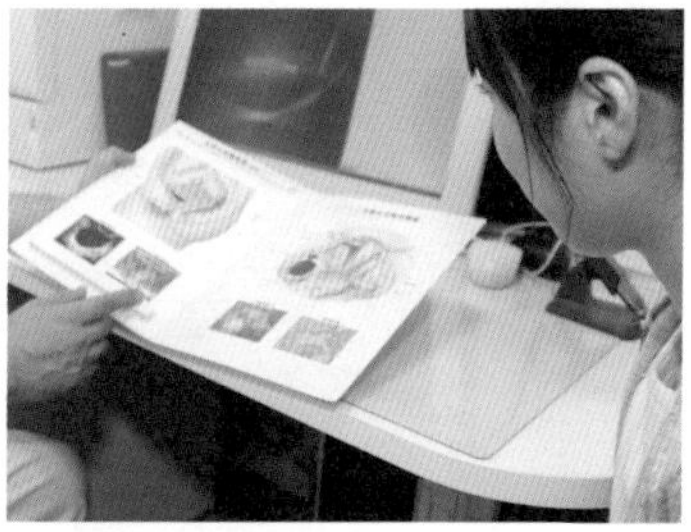

ロング法の5つのメリット

①多くの卵子が安定して採卵できる

体外受精は、その名の通り、体外で受精が起こります。そして、体外で受精卵（胚）を育て（培養）子宮に戻し（移植）、妊娠を目指します。

そのためには、患者さんの月経周期に多くの卵胞を育て採卵し、妊娠に向けてのチャンスを広げることがとても有効なことだと考えています。

ロング法は、自然排卵をほぼ抑制し、より多くの卵胞を育てる方法です。ただし、卵巣に強い刺激をかけることからOHSS（※1）の発症が懸念されます。

しかし、私たちのクリニックではOHSSの発症は、ほぼ「ゼロ」です。なぜゼロなのか、そのためには刺激開始前にAMHとFSH・LH・E_2の値による卵巣の反応性をしっかり評価し

スタッフ

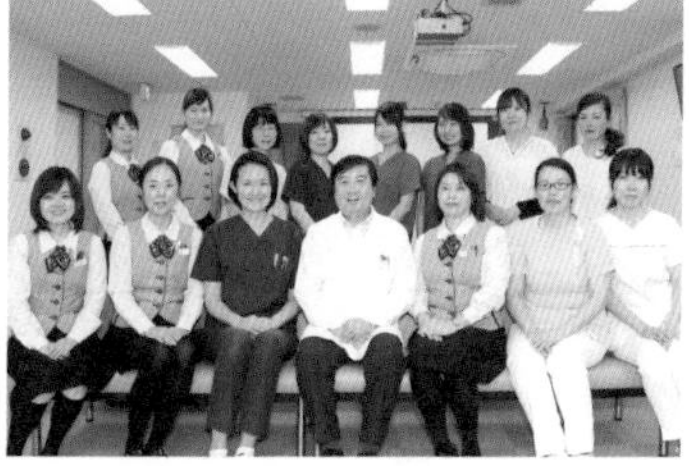

※1 OHSS／卵巣過剰刺激症候群。体外受精を行うときに、卵子の数を多く採るために卵巣に刺激を与えた治療を行います。これによって起こる副作用が卵巣過剰刺激症候群、通称ＯＨＳＳと呼ばれる症状です。これは、排卵後に卵巣が肥大するとともに、お腹に水がたまったり、横隔膜を圧迫して呼吸が辛くなったり、重症の場合には血栓症を引き起こしたりする疾患です。

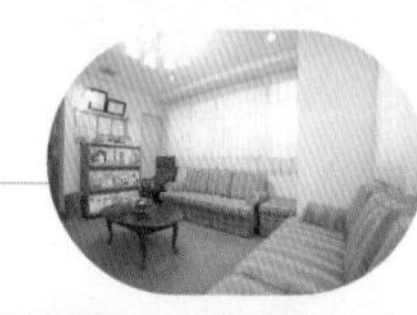

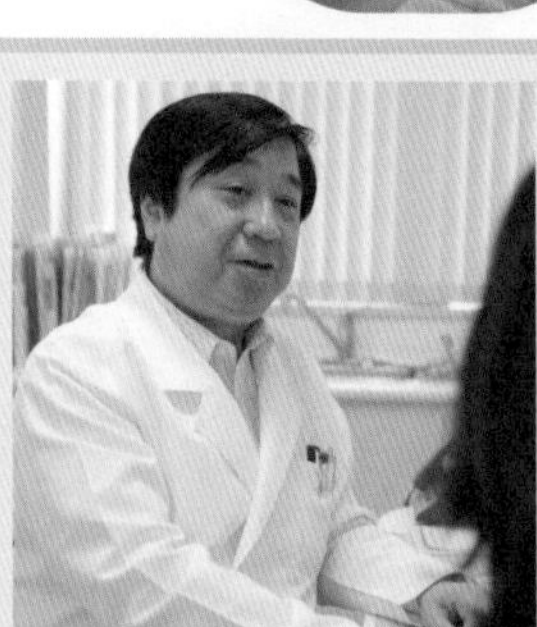

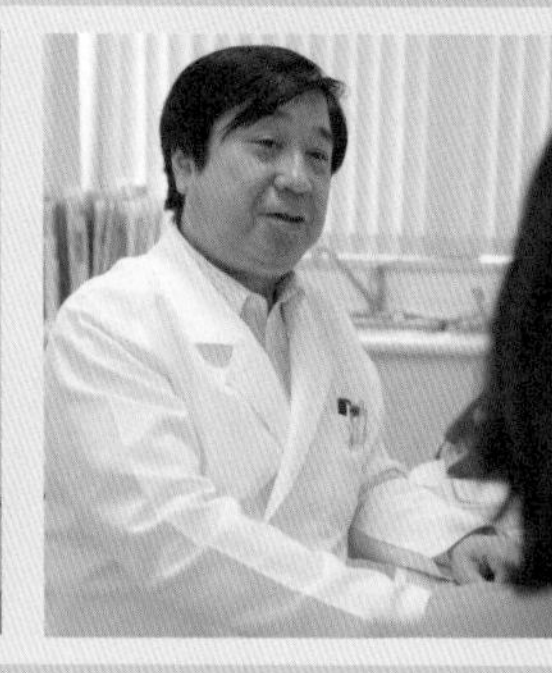

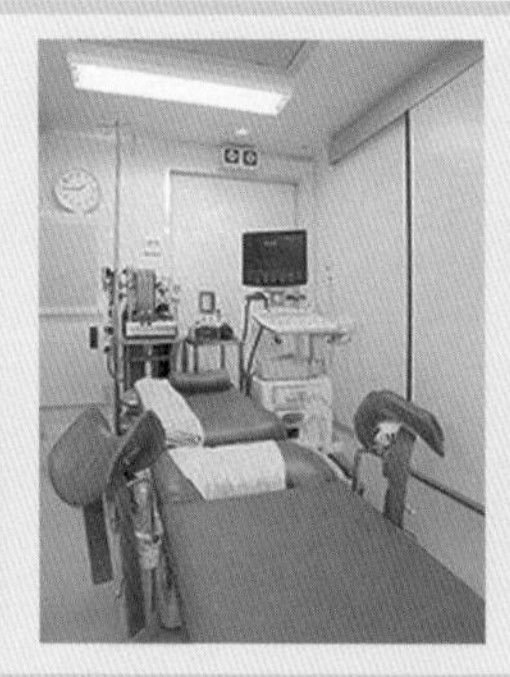

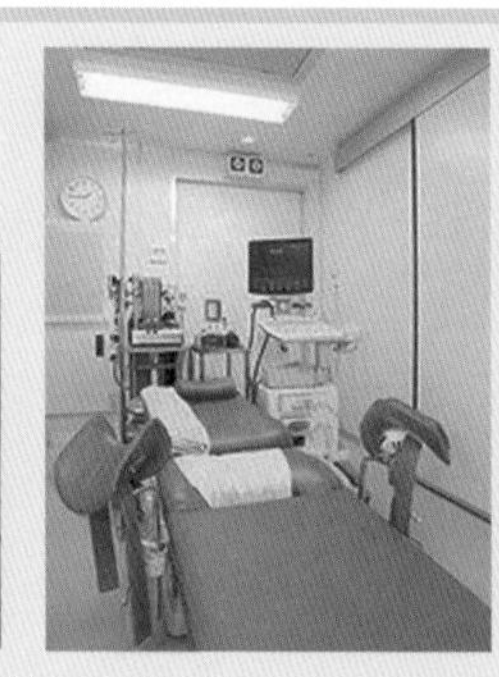

対応しているからです。この評価によって採卵数10個程度を目標に、hMGの投与量を調整しています。

　また、採卵決定時にOHSS傾向のある方には、採卵後にフェマーラを服用してもらったり、新鮮胚移植をせず、胚盤胞になった胚を凍結保存するなどでOHSSの重症化を防ぐこともできます。

②治療スケジュールの計画が立てやすく正確

　ロング法は、治療スケジュールを1カ月前から立てることができます。

　これは、患者さんにとってはいつ何回通院すればよいかの予定が立てやすく、さらに自己注射をすることで、2～3回の通院で採卵手術日を迎えることができます。

　また、採卵予定の前月よりピルを服用して次の月経開始日を調整することも、スケジュールの立てやすさと正確さにつながっています。月経5日目からエストロゲンとプロゲステロンの合剤を10日～21日服用すると服用終了後5～7日程度で月経がきます。ピルを服用して月経開始日を調整することは他の刺激法でも可能なのですが、月経開始日がずれた場合に、注射開始日を故意に遅らせて、再調整可能なのはロング法のみなのです。

　予定表には、さらに具体的な日にちを伝えることで、患者さん自身が前もってスケジュールを把握できます。

　この方法は、働きながら治療をする人、遠方から通院される人、また2人目を望んでいる人にも喜ばれています。

③一度の採卵で、複数回の胚移植ができる可能性が高い

　加齢とともに卵の質の低下が起こることは周知の事実ですが、卵巣にストックされている卵子の数も年齢とともに減っていきます。卵子の質を向上させる決め手がない現状では、なるべく早いうちに、できるだけたくさんの卵子を採取しておくことが、

馬車道レディスクリニックの
ロング法での流れとポイント

治療周期開始時

検査
AMH値検査
エコー

ロング法が不適応 → アンタゴニスト法　低刺激・自然周期　など → 3rd

ロング法の適応 → 1st 投薬量の調整

ロング法でも、検査から個々の投薬量を調整することで、OHSSの発症を防ぐとともに、排卵済のケースもほとんどないレベルで行うことができます。

自己注 or 処置通院

2nd エコー検査 ホルモン検査

3rd エコー検査 採卵へ

採卵手術まで2回の診察で済ませることもでき、自己注射を行えば通院負担はかなり軽減できます。

受精・胚培養

4th 胚移植

妊娠を成立させるための「カギ」となります。

それには、10個程度の卵子が採卵できるよう排卵誘発を行い、その中から5～6個のグレードの良い胚盤胞を凍結することが目標となります。

凍結胚盤胞の数だけ、患者さんの望む時期に合わせて移植を行うチャンスがあります。

卵巣の反応性が良く、卵胞の発育の状態が少しでも良いときに、一度の採卵である程度多くの卵子を採卵し、複数の胚盤胞を凍結保存し、複数回の胚移植ができることは、妊娠の可能性を高めることにつながります。

④総合的なコストパフォーマンスに優れている

現在、各自治体には「特定治療支援事業」があります。助成を受けるのには所得や年齢の条件がありますが、この助成事業の内容は、私たちクリニックの治療法にとてもマッチしており、多くの人がロング法で採卵を行い、新鮮胚移植1回、凍結融解胚移植5回行うなど、この制度を上手くフル活用し、高額な治療費の一部を取り戻しています。

凍結融解胚移植は新鮮胚移植より10％以上妊娠の確率が高い治療法で、かつ、凍結胚移植の医療費は採卵から胚移植までにかかる費用の3分の1以下です。

そのような観点からも、より多くの胚盤胞を得られる可能性のあるロング法は、コストパフォーマンスの良い排卵誘発法といえるでしょう。

⑤凍結胚で将来的に2人目、3人目の子どもが期待できる

無事に体外受精で妊娠をして、卒業した患者さんは、たいてい複数個の凍結胚をお預かりしています。そして数年後、2人目を希望されて来院したときには、採卵の必要も無く、胚移植をして妊娠に臨むことができます。

通院もお子さん連れで、数回の来院で凍結融解胚移植ができ、費用も抑えられます。

実際に、最初の採卵の凍結胚を数年毎に順番に移植して3人のお子さんを授かったご夫婦が何組もいらっしゃいます。

そのようなことが実現できるのもロング法によるメリットだと私は考えています。

不妊学級のご案内

- 日時…………毎月第1土曜日 14:30～
- 開催場所……馬車道レディスクリニック 4F待合室
- 予約…………電話にてご予約ください
- 参加費用……無 料
- 参加…………通院患者さん以外も OK
- 個別相談……有り

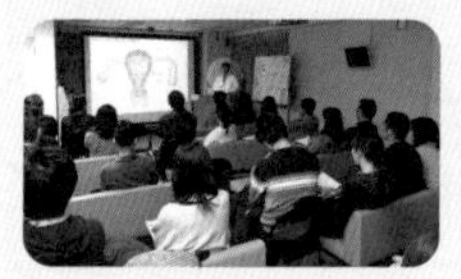

私たちクリニックでは初診時に面接をし、個々の意向をお伺いした上で治療を進めています。体外受精希望のご夫婦には、「不妊学級」に参加していただき、院長から実際に行っている体外受精の流れや方法、院長の考えなどを直接お話させていただいています。
この「不妊学級」でより詳しい話やご相談希望がある人は、院長や培養士による「個別相談」の時間を設けています。

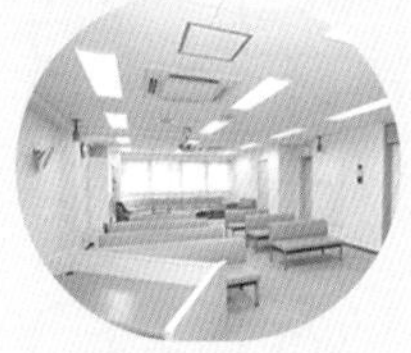

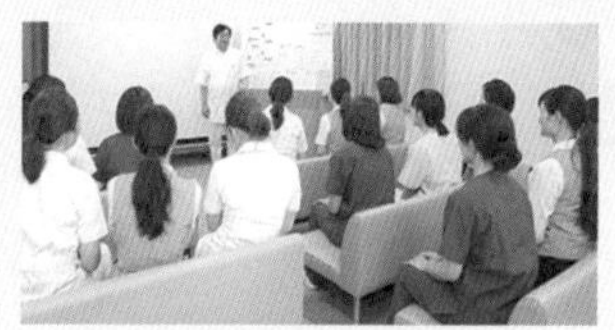

スタッフミーティング

馬車道レディスクリニック
池永 秀幸 院長

Dr.Ikenaga Hideyuki Profile

<経歴>
東邦大学医学部卒業
東邦大学大森病院で久保春海教授の体外受精グループにて研究・診察に従事。
医局長を経て2001年に当クリニック開院。
医学博士
日本産科婦人科学会専門医／日本生殖医学会会員／日本受精着床学会会員／日本IVF学会 評議員

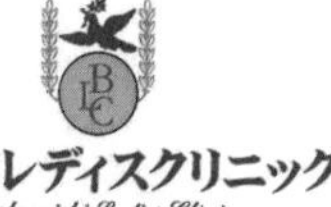

馬車道レディスクリニック
Bashamichi Ladies Clinic

電話番号. 045-228-1680
診療科目／『不妊症治療全般』『不育症治療』『ブライダルチェック』『カウンセリング』
診療受付／（月水木金土日）AM／ 9:00～13:00
（月水木金）PM／15:00～19:00
休 診 日／ 火、土日の午後
変更情報等、HPでの確認をお願いします。
●〒231-0012 神奈川県横浜市中区相生町4-65-3
馬車道メディカルスクエア5階
・JR線 関内駅 北口徒歩5分
・みなとみらい線 馬車道駅 徒歩2分/市営地下鉄 関内駅 徒歩2分

医師は、患者の身体情報をわかりやすく伝えるトランスレーター。説明不足から、患者さんが治療への不安や心配を抱えないための努力が大切。

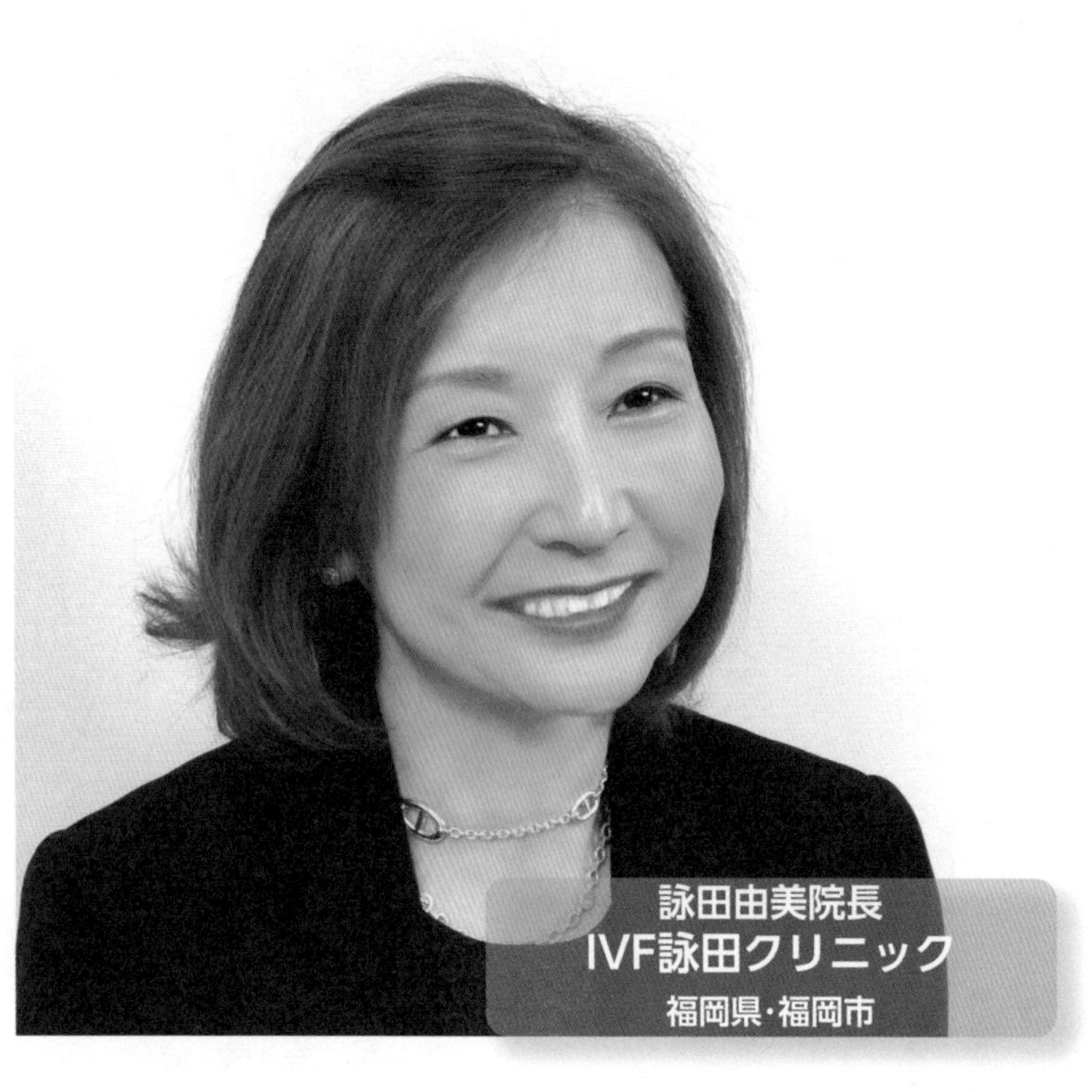

不妊治療では、医師が患者さんの不妊原因を的確に把握して、しっかり診ていくことが大切です。そして、治療をオープンにしてきちんと説明しながら状況を伝えていくことも大切です。

そのために不妊治療施設では、色々な発想や設計、または方針で努力をしているようです。

九州は福岡にあるIVF詠田クリニックでは、診療フロアの増設の際に特別なアイディアを実現し、見違えるほどの施設へと進展しました。新しいフロアは生殖医療の心臓部となる設備（採卵〜検卵、培養、体外受精や凍結保存など）が最新の設計で凝縮されています。その中心が、患者さんがガラス越しに見ることのできるラボ（培養室）です。

ガラス窓越しに見えるクリーンな培養室

見える培養室をつくった理由は何でしょう?

私たちは、診察や検査、治療から得られたデータをわかりやすく伝えるトランスレーターです。それは、的確な治療をするためでもあり、赤ちゃんを授かりたいと通院される患者さんが自分の身体をコントロールするためでもあるのです。

その中で『見える培養室をはじめとする設計』は、患者さんにとってわかりやすく不安の少ない、そして心配のない治療を実現するために役立つと考えてのことでした。

実際にガラス窓越しに（培養室を見ながら）患者さんが『きっと無事に育って私のところに戻って妊娠してね！』と拝んでいることもあります。

そして患者さんが見ていることで、スタッフの責任感もさらに充実し、自分たちの役目を深く理解して仕事に臨んでいます。

採卵手術前に院内ツアーで説明や紹介を実施

院内ツアーが好評とのことですが、それも説明の一環ですね。

院内ツアーは、初めて体外受精を受ける方を対象に採卵手術の前に行うツアーです。

もちろん説明の一環ですが、事前に採卵当日のルートをまわることで、当日に患者さんが困らないように、また、心配にならないようにと始めたものです。あらかじめ目にし、歩いてみることで理解もしやすいですし、みなさんとても安心されます。

具体的には、メディカルコーディネーターが担当し、診療部の上階にある手術室や安静室、培養室を案内しながら、受付方法や採卵手術時の手順、準備などを説明していきますが、細かくはロッカーの使い方や着替え、そしてベッドの使い方、どのように手術が行われるのかを説明します。培養室前では採卵した卵子がどのように預けられているか、精子との受精や受精卵がどのよう育ち、凍結保存含め、移植までの流れを説明します。

携わるスタッフの姿も見ることができますから、安心感と医師やスタッフへの信頼にもつながるものと思っています。

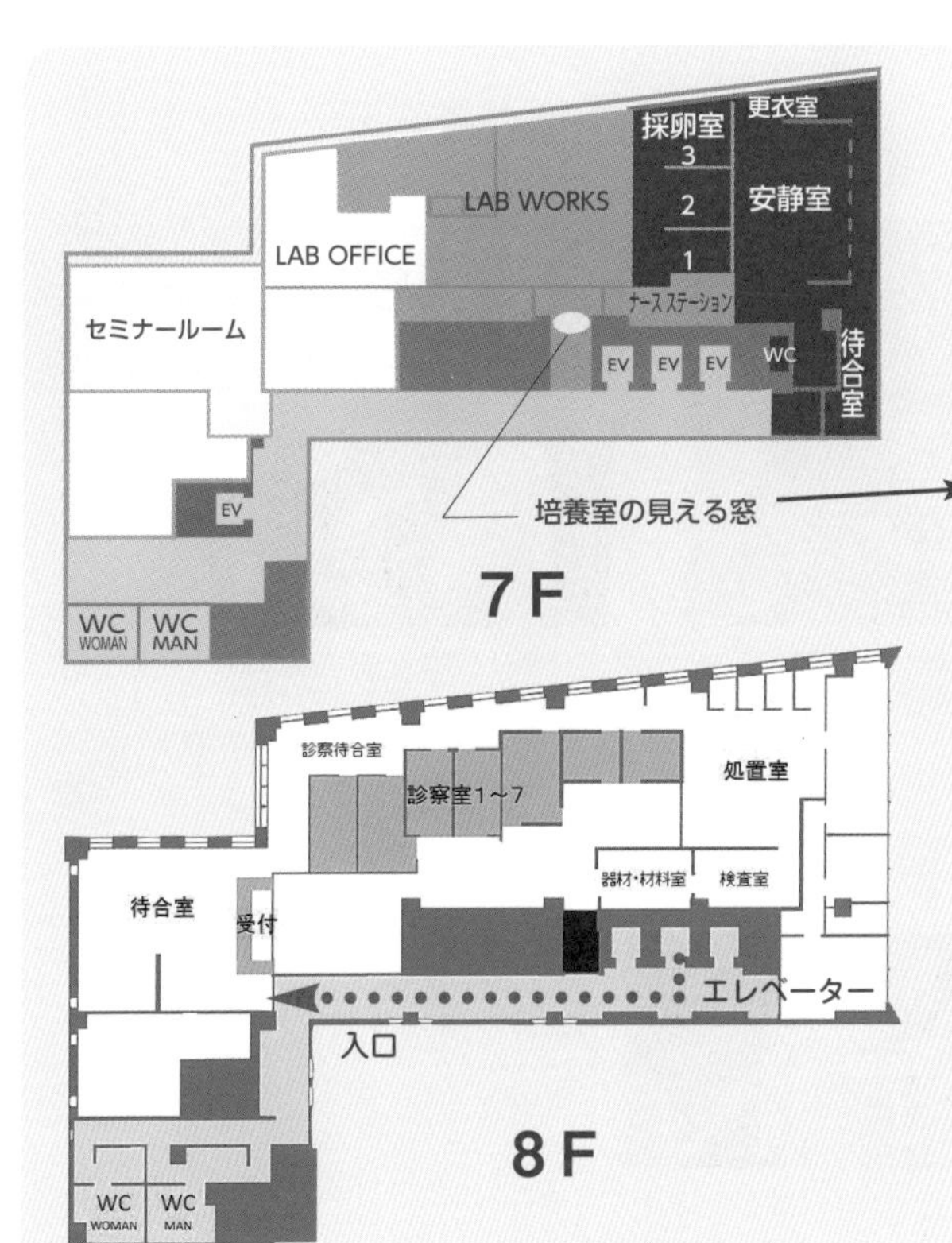

自分の卵が委ねられる培養室。患者さんは見学しながら、祈る気持ちです。

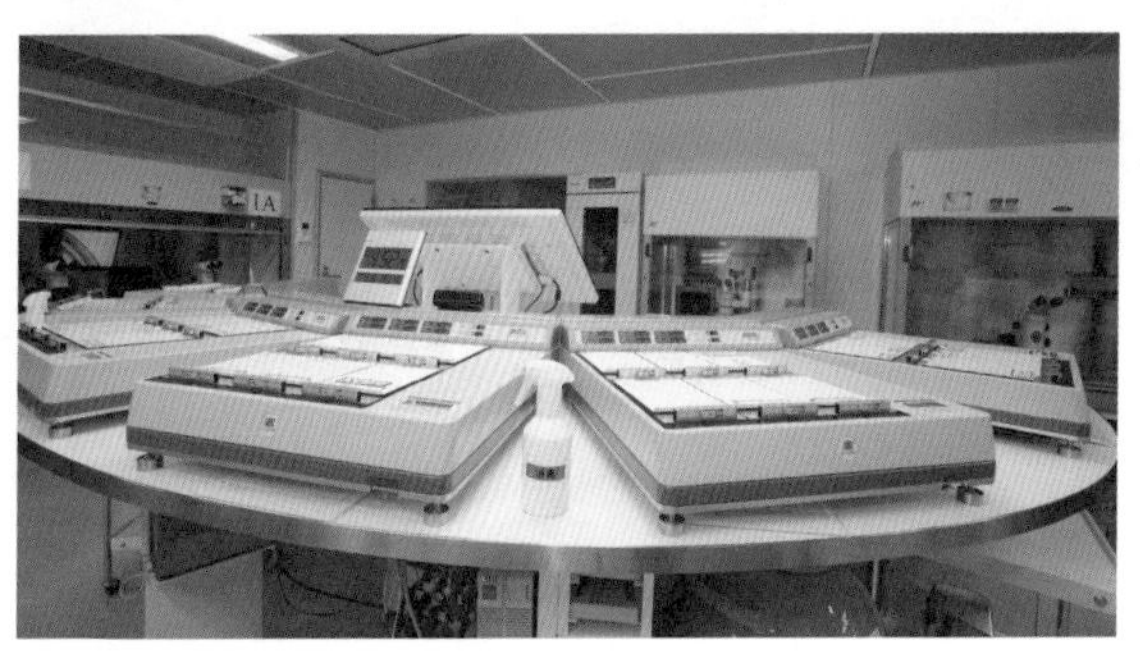

＊クリニック内部見学ツアー＊

Clinic Floor INFORMATION

新フロアの紹介

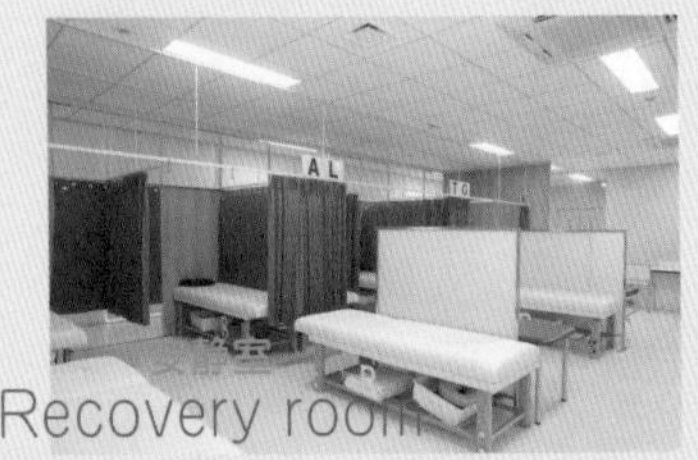

安静室 Recovery room

安静室。採卵手術を待つ人、終わった人などが休むことになる部屋。「この距離。1人じゃないんだ…。みんな、がんばってる」と、安心感も生まれそうです。

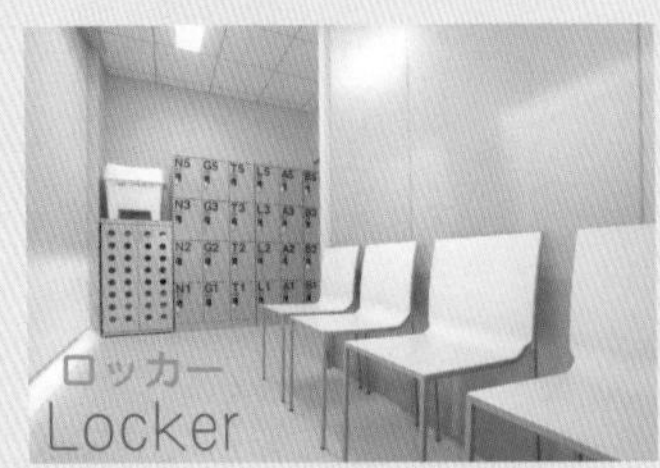

ロッカー Locker

ロッカーには靴を預け、着替えてリカバリールームへ。NGTLABは、NAGATA LABのこと。手術の日、どこのロッカーになるかな～？

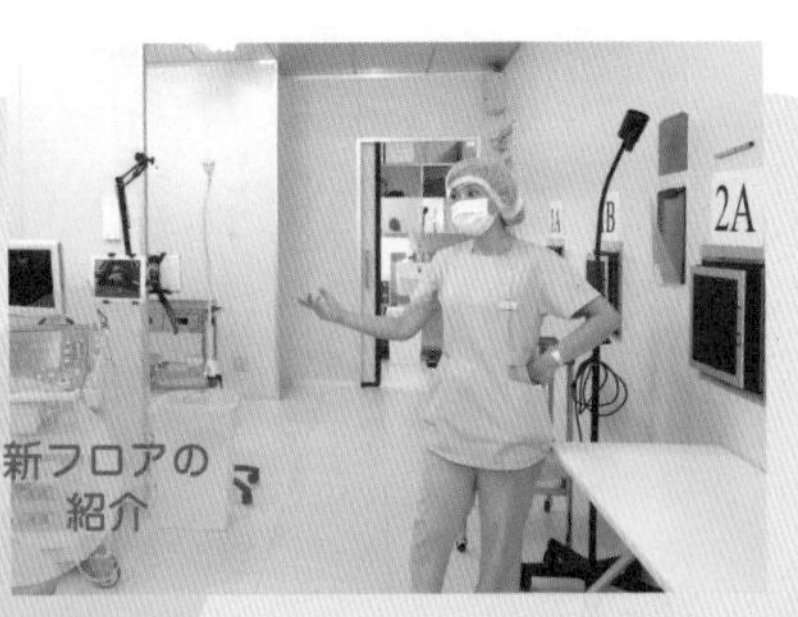

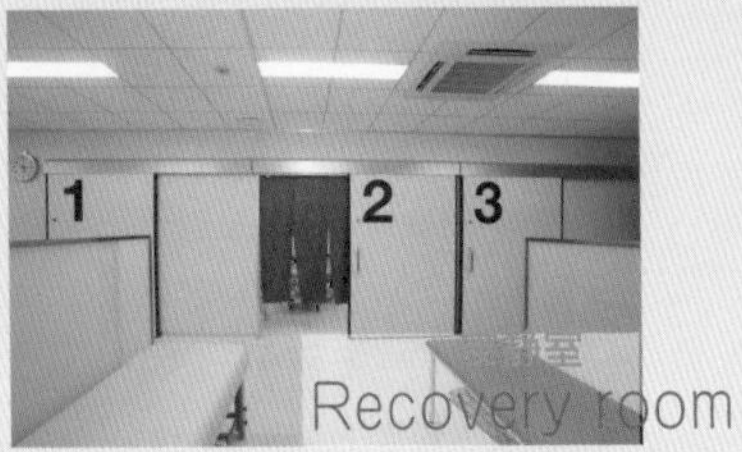

安静室 Recovery room

安静室からオペ室をみると、大きく番号が表示されています。そこを通れば手術台。そして手術台の向こうには同じ番号表示されたパスボックス。その先は培養室。

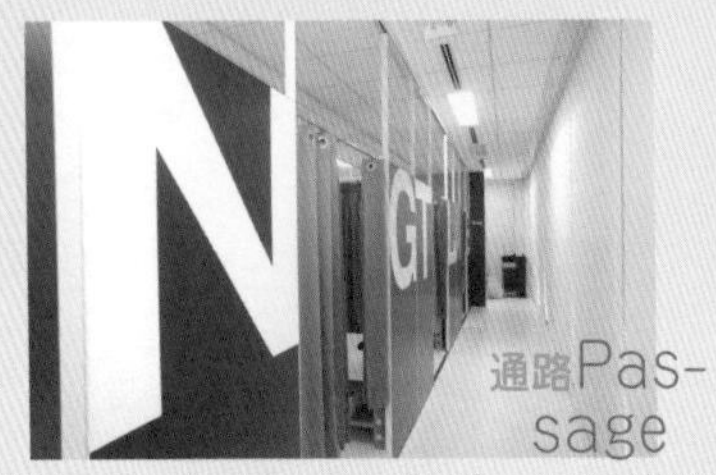

通路 Pas-sage

着替えたら、ベッドへ。それぞれがカーテンで仕切られていますが、オープンで圧迫感がありません。

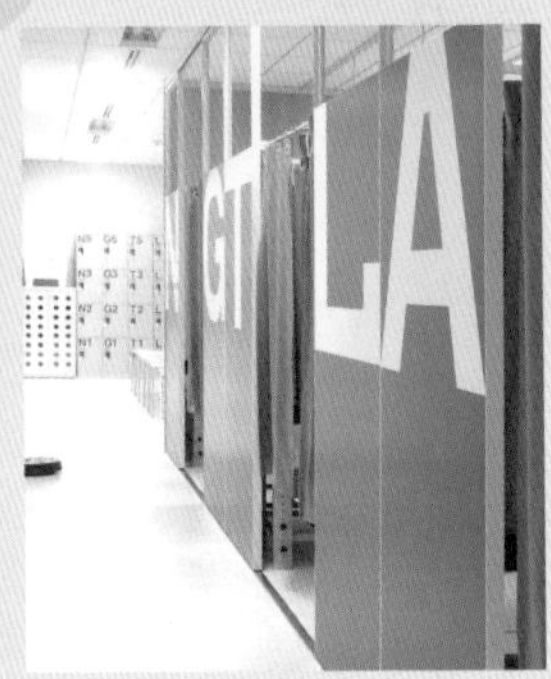

患者さんにとってエントランスとなるロッカールームからの通路

LAB WORK

培養室の仕事

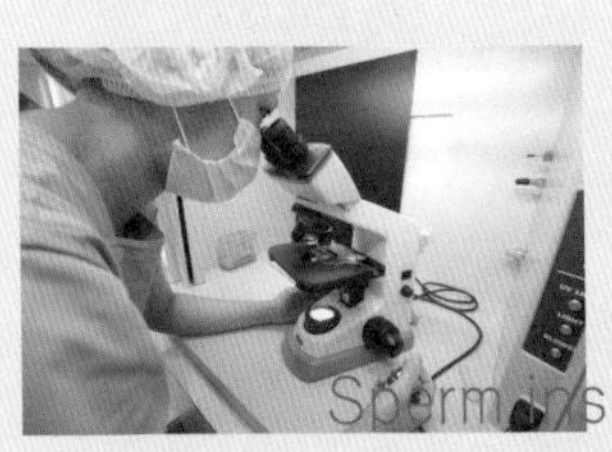

精液検査 Sperm inspection

媒精、顕微授精とそれぞれを行う前に、ご主人の精液検査が行われます。精子数、運動精子数などを調べ、洗浄濃縮し、また検査をします。その結果から、媒精か、顕微授精かが決められることもあります。

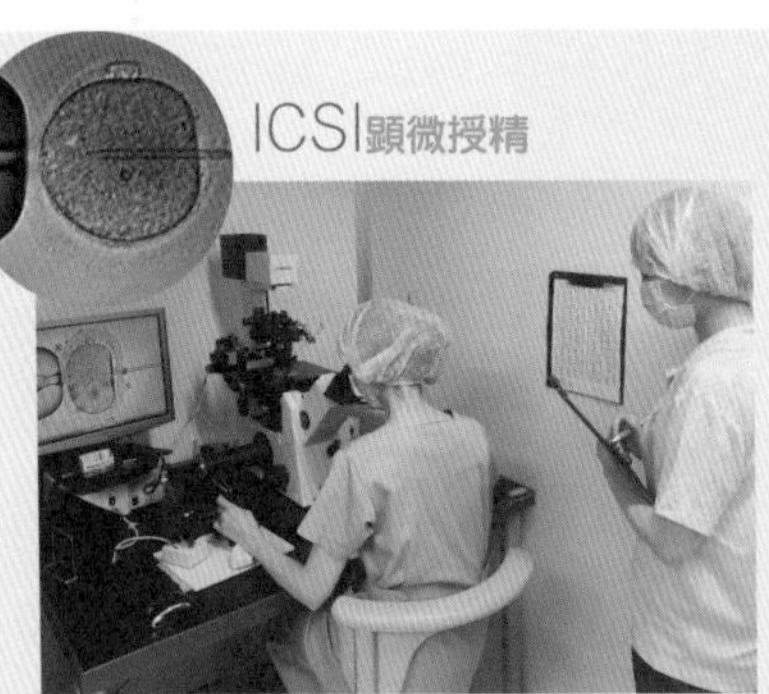

ICSI顕微授精

精子が極端に少ない、また前回体外受精での受精率が低かった場合などに顕微授精をします。元気な精子を1個捕まえて、直接、卵子の細胞質へ注入します。

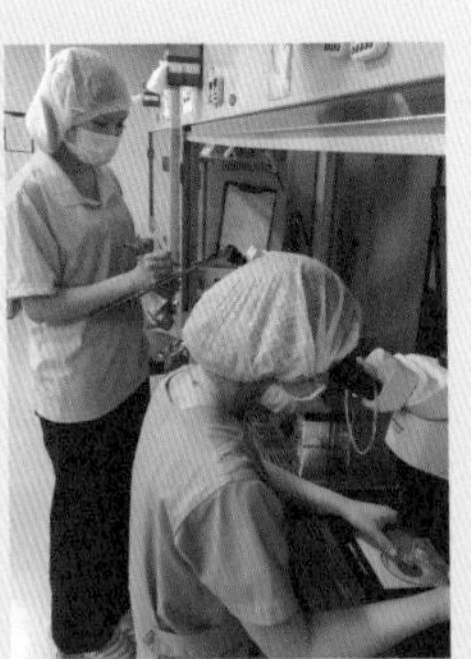

IVF体外受精

ディッシュにある卵子へ精子を振りかけるようにして行うのが媒精（通常の体外受精：コンベンショナルIVF）です。培養士の後ろには、ダブルチェックの役をしながら、作業を見守り補助をするラボコーディネーターがいます。

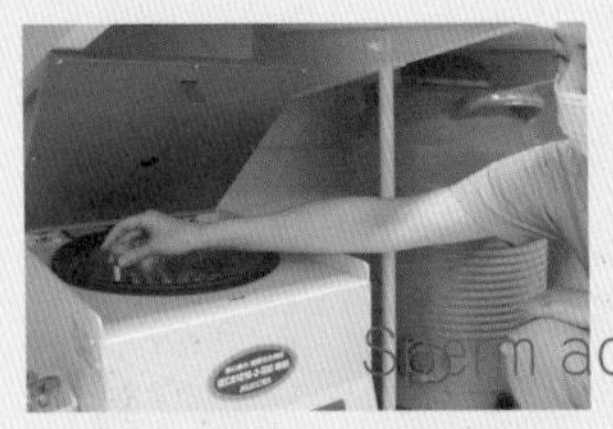

精子調整 Sperm adjustment

試薬と遠心分離機を使って、精液は洗浄、濃縮され元気のいい運動性のある精子が集められます。

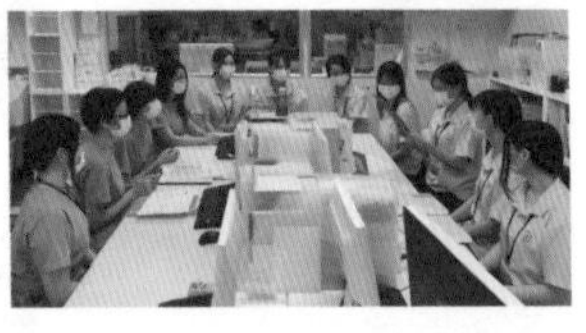

ミーティング Staff meeting

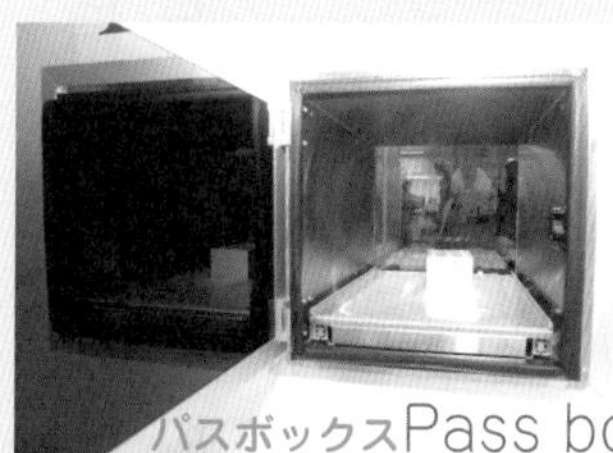

パスボックスPass box

採卵手術で採取された卵胞液は、パスボックスのドアを開いて、パスボックス内へ。そしてそこから培養室へ。戸を閉めてから培養室側が開くようになります。そうすることで、培養室のクリーン度が保たれます。

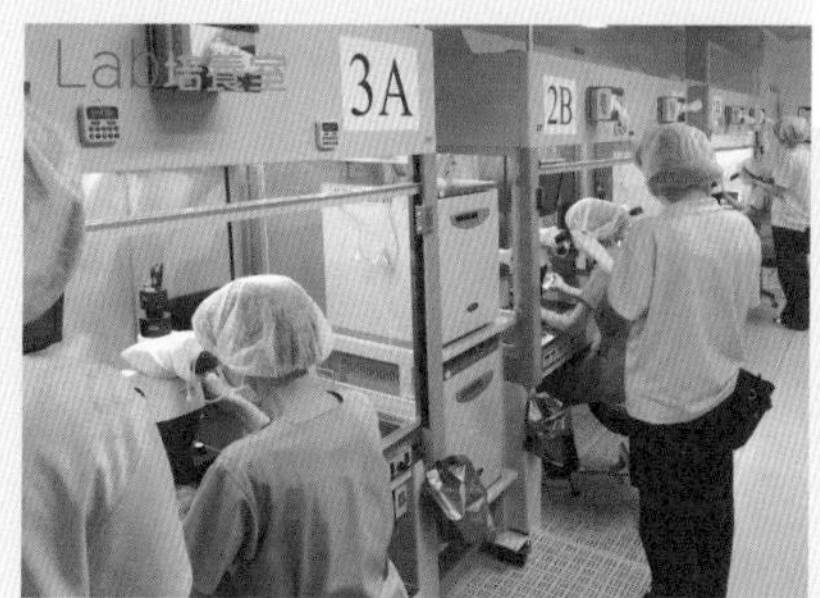

こちらが培養室側。オペ室の手術台番号と連動してクリーンベンチ（作業台）にも番号が記されています。そこに、それぞれのパスボックスがあり、手術室とつながっています。

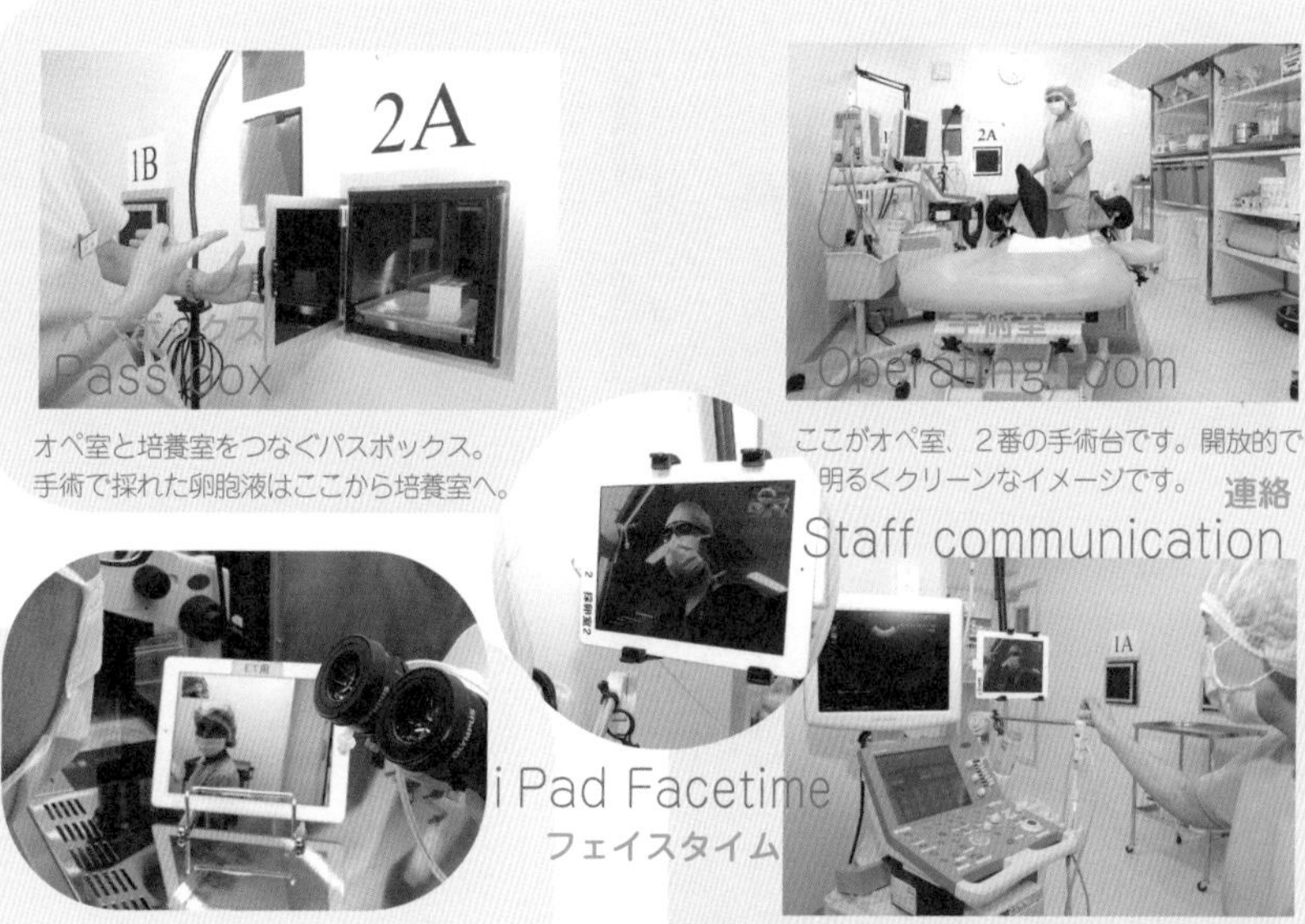

オペ室と培養室をつなぐパスボックス。手術で採れた卵胞液はここから培養室へ。

ここがオペ室、2番の手術台です。開放的で明るくクリーンなイメージです。

オペ室と培養室とは、iPadのFaceTime（テレビ電話）を使用して連絡し合います。医師のiPadには培養士が、そして培養士の iPad には医師が、ご覧のように映ります。この他、スタッフそれぞれとの連絡には iPodで同じくFaceTimeを使用して連絡しています。

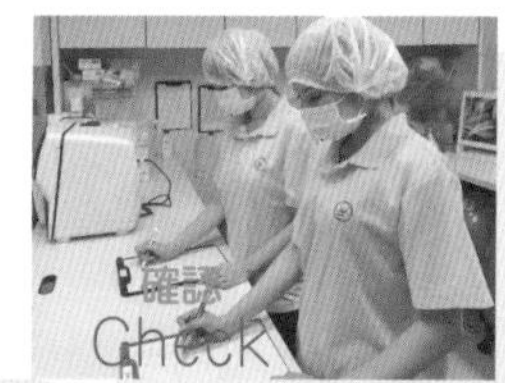

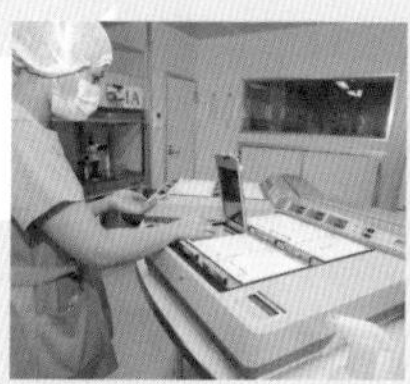

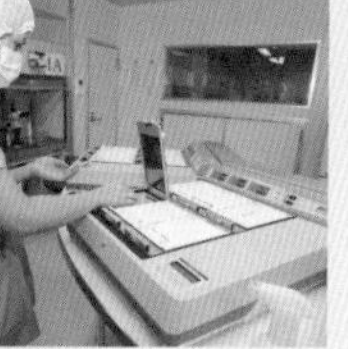

培養器
Incubator

受精後は、インキュベータへ入れ培養します。このインキュベータは個別になっており、それぞれの扉ごとに温度やCO2などの管理ができるようになっています。1つのインキュベータには6つの扉、1つの扉に1組の夫婦の胚が育てられています。1つの扉には、6個までディッシュが入ります。また、2005年の大地震の教訓からインキュベータ1つずつに免震機能も付いています。

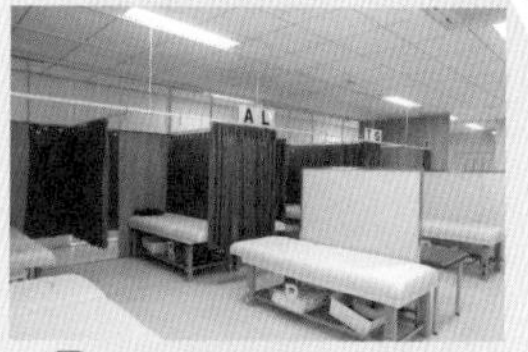

Recovery room
安静室

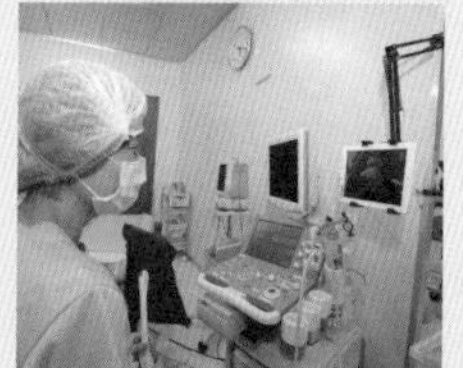

Embryo transfer
胚移植

胚移植へ Embryo transfer

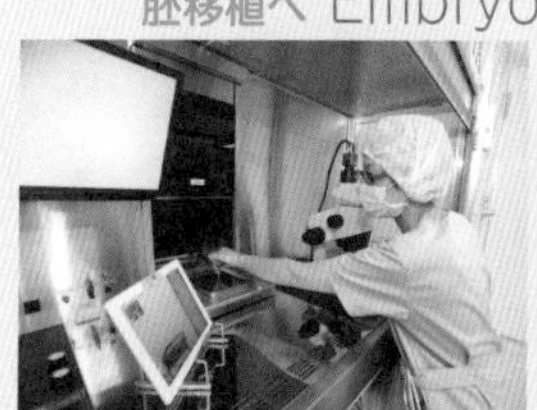

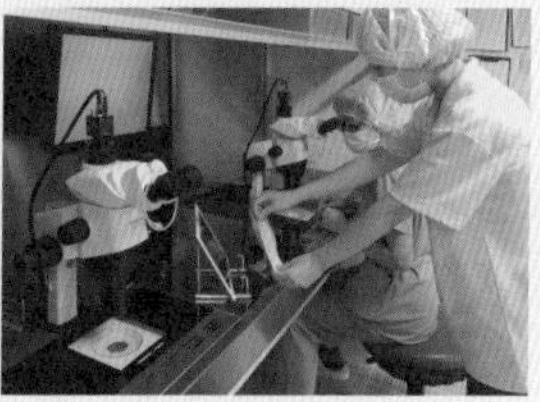

胚移植が始まります。移植前に手術室と培養室とで、これから胚移植の準備に入る患者さんの情報をiPadに表示し、確認し合います。表示された患者さんデータと手術室にいる患者さんに間違いがなければ、培養室では次の作業に移ります。胚をカテーテルに吸い上げた後に、パスボックスから手術室へと渡っていきます。

凍結保存
Preservation

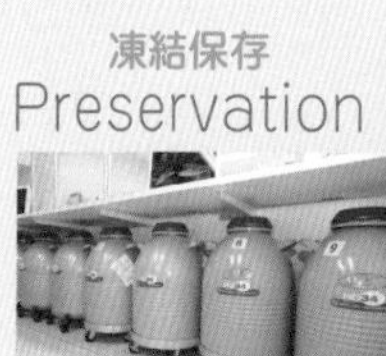

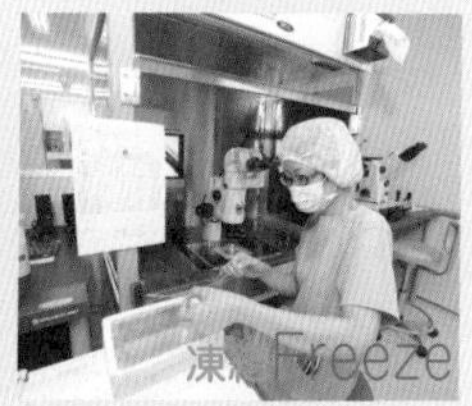

一定期間培養したら、新鮮胚で移植しないものは凍結へ。多くは4細胞期で凍結をしています。慎重に、そして素早く凍結作業をします。凍結胚はタンクに保存されます。

培養室での役割はとても大事です。

見える培養室の設計により、患者さんへの理解が深まる話をしましたが、実際には培養室の仕事はたくさんあります。

ご夫婦の大事な卵子や精子、胚をお預かりし、卵子と精子からは受精の作業を行って胚をつくり育て、お母さんのお腹に戻すまで管理をします。

凍結保存を行うにしてもそれはやがて赤ちゃんへと育つ可能性のある大事な命のもとですから、それら役割の意味大変大きいのです。

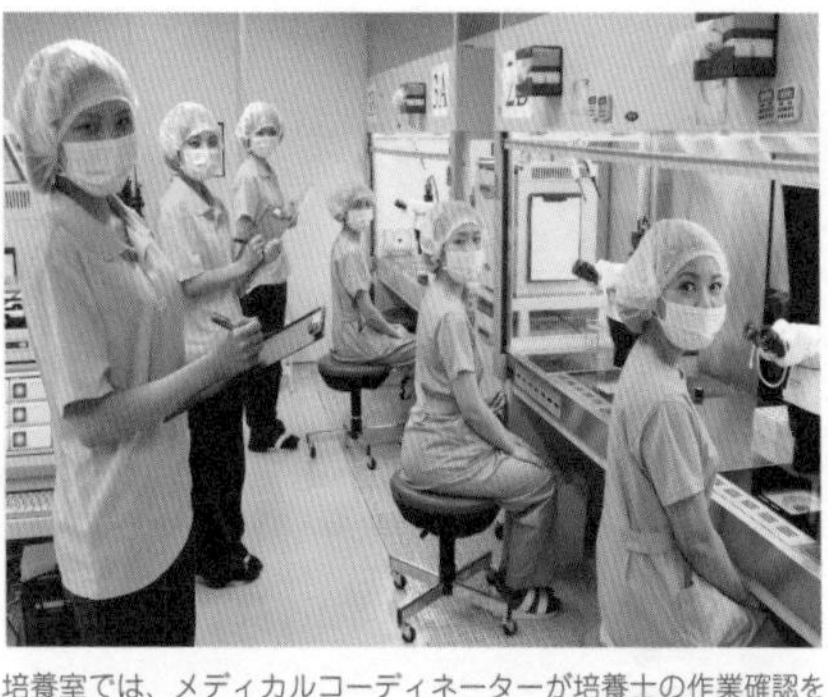

培養室では、メディカルコーディネーターが培養士の作業確認をし、間違いがないようにチェックを行いアシストしています。

スタッフのコミュニケーションが大切！ 看護職も打合せを大切に。

不妊治療は一般の病気とは違い、治療結果を感じとったり、見えることではありません。治療によって妊娠し、出産につながればよいのですが、それは全員に約束できるものではありません。

看護師は、初診から患者さんに接し、医師の診療補助を行い、注射などの処置をしたり処方箋でお薬を渡し説明したり、精神的なケアの必要も多く、打合せも欠かせません。

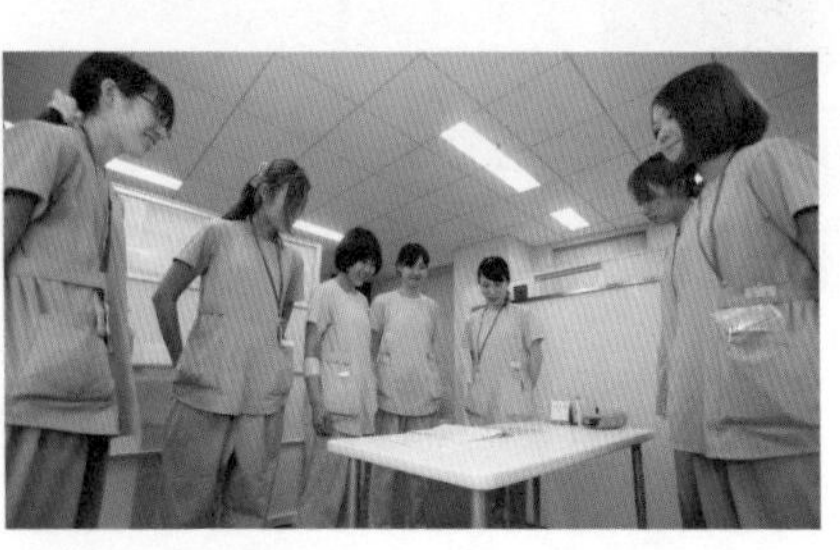

看護師とメディカルコーディネーターでのミーティング。ちょっとした時に意見を出し合い、話し合って考え合っていくことで、ケアの方法や工夫が見つかり進展があります。

医師間のミーティングは、クリニックと治療を進展させる。

不妊治療は、原因がすべて分かるということではありません。そして原因がほぼ分かっているのに、その治療から結果が伴わないこともあります。

そのなかで最善の結果を出すためには、何が必要なのか、医師による検討の場も絶えず必要になってきます。

また、患者さんごとの症例に合わせたミーティングも行い、今後の症例に活かしていきます。

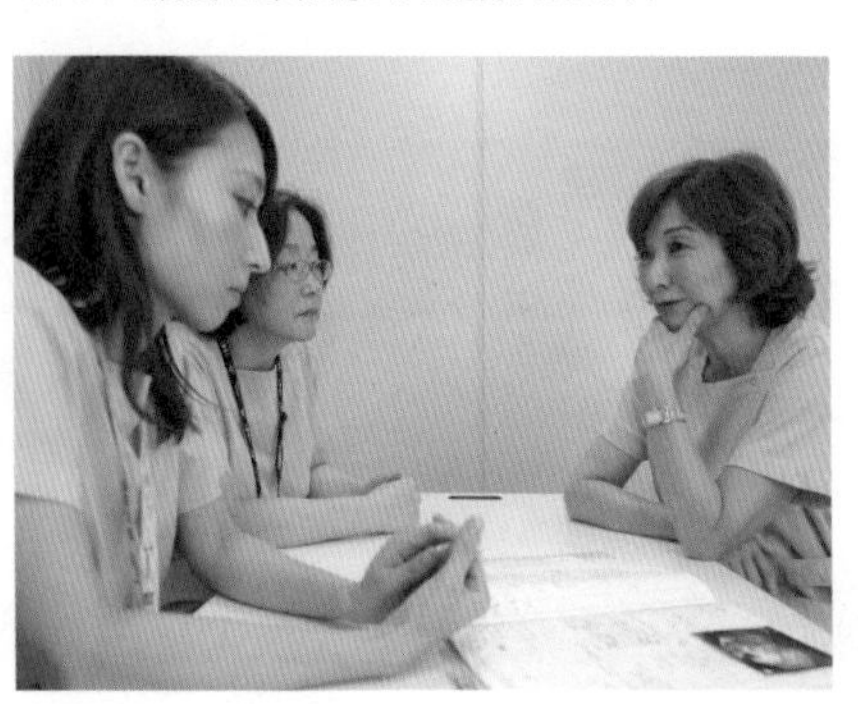

院長のモットーは、『医師は患者さんの不妊原因と最善の治療を読み取るトランスレーター』。その先には最善の治療があります。最善の治療に向けた努力は医師にとっての責務。その努力姿勢は日頃のドクターとのミーティングにもいかんなく発揮されています。今日も女性医師３人で、症例の検証・検討。細かなことも決して見落としません。

ご夫婦の協力が肝心。不妊治療には男性の役割も大切。

最近、不妊の原因の約半分が男性側にあるといわれ、心配もありますが、不妊治療で妊娠に至った夫婦へのアンケートには、夫の協力があったと回答した夫婦ほど治療期間が短かったという報告もあります。

妊娠には、卵子と精子が関係してくるのですから当たり前のことですが、男性は女性よりも妊娠への理解や興味に乏しいところもありますから、そこは努力して欲しいところです。

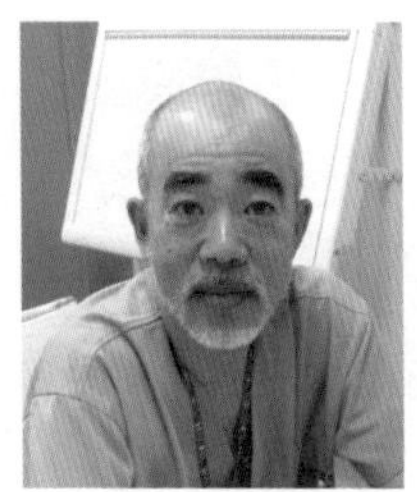

院長と『大学病院時代から18年もの間一緒に不妊治療に携わっているという副院長。不妊治療はゴールの見えないマラソンの様なもの。見える培養室で少しでも安心いただき、さらに不安や心配ごとがあれば、ご相談下さい。一緒にゴールを目指しましょう』とチームワークと患者対応も上々。

はじまりは受付の挨拶から

クリニックへの問い合わせや初診などで、患者さんが最初に接するのは受付です。

つまり受付業務は、クリニックを代表して初めに患者さんに対応するスタッフです。ですから患者さんにとって失礼がないように、丁寧に明るく好印象で接するよう務めています。

診療の場ですから、事務的であっても、テキパキと心地よく対応することが安心につながることもあります。

また、患者さんに応対していて、今日の患者さんの様子はいかがかしら？と、気になることもあります。直接お声をかけるシーンばかりではありませんが、患者さんの様子や印象から心までを気遣えることができれば、そこから診療に役立つことがあるのではないかと考えています。

私たちは、院長のもと、受付であれ小さなトランスレーターになれればいいと思っています。

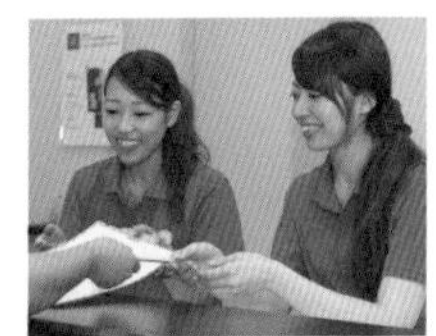

培養室便り

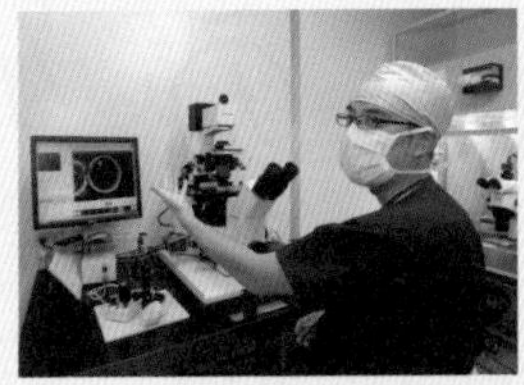

紡錘体の説明をする培養室長。紡錘体は、胚が上手に分割していくためには欠かせないもの。顕微授精の際に紡錘体を傷つけてしまうと、うまく分割しないなどの障害がでると言われています。

4細胞期で凍結するのは…

新鮮胚凍結を４細胞期で行っています。それは４細胞期で、「これは胚盤胞になる確率が高い胚」「これは妊娠する確率が高い胚」と評価ができる独自のシステムがあるからです。そのシステムの判断基準は、これまで妊娠に至った胚のデータを詳細に分析して系統化したものをベースにしています。

たとえば、紡錘体の大きさ、色、胚の分割スピード、１つ１つの細胞の大きさなどです。またフラグメントの様子など、膨大な胚のデータを細かく分析し、比較して導きだした評価です。

４細胞の時期に高精度に胚質を評価できるシステムを構築していますので、胚盤胞培養を行う場合も患者様一人一人の個々の胚がどのくらいの確率で胚盤胞に到達できるかの予測も立てることができますし、２段階胚移植などの特殊な治療の適応も的確に判断することが出来ます。

タイムラプスインキュベーターの導入

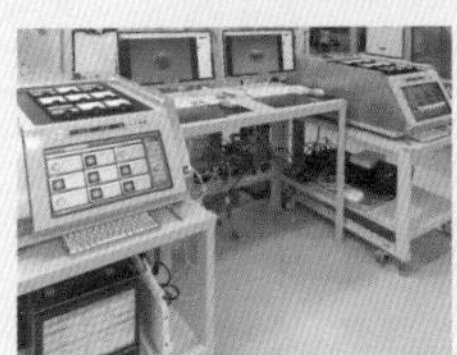

最新のタイムラプスインキュベーターを導入して低ストレスの培養環境の中で受精卵の発育を詳細に観察しながら培養しています。

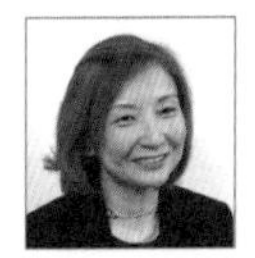

IVF詠田クリニック
詠田 由美 院長

Dr.Nagata Yumi Profile

1980年、福岡大学医学部を卒業。福岡大学医学部産婦人科白川光一教授、九州厚生年金病院飯野宏部長のもとで産婦人科学を習得。熊本有宏講師のもとで生殖内分泌、フロリダ大学産婦人科にて内視鏡手術を学ぶ。
1989年より福岡大学医学部で体外受精研究を始め、1995年より福岡大学病院不妊治療グループチーフ（福岡大学医学部講師）となり、1999年4月、IVF詠田クリニックを開業。2004年10月、移転して現在に至る

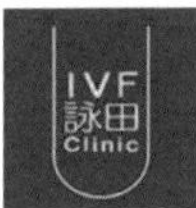

IVF詠田クリニック
電話番号. 092-735-6655

診療科目／『高度生殖医療』『婦人科医療』
診療受付／（月・火・木）9:00〜13:00　15:00〜17:00
（　水・金　）9:00〜13:00
（　　土　　）9:00〜15:00
休診日　／祝・祭日

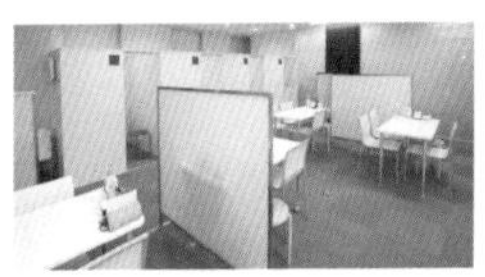

処置室　待合室

●〒810-0001 福岡市中央区天神1丁目12−1　日之出福岡ビル6F
JR 博多駅；地下鉄利用 7分

体外受精は患者さんのためにあるもの。そのためには、自然妊娠をお手本とした体に優しい自然周期法がいいのです。

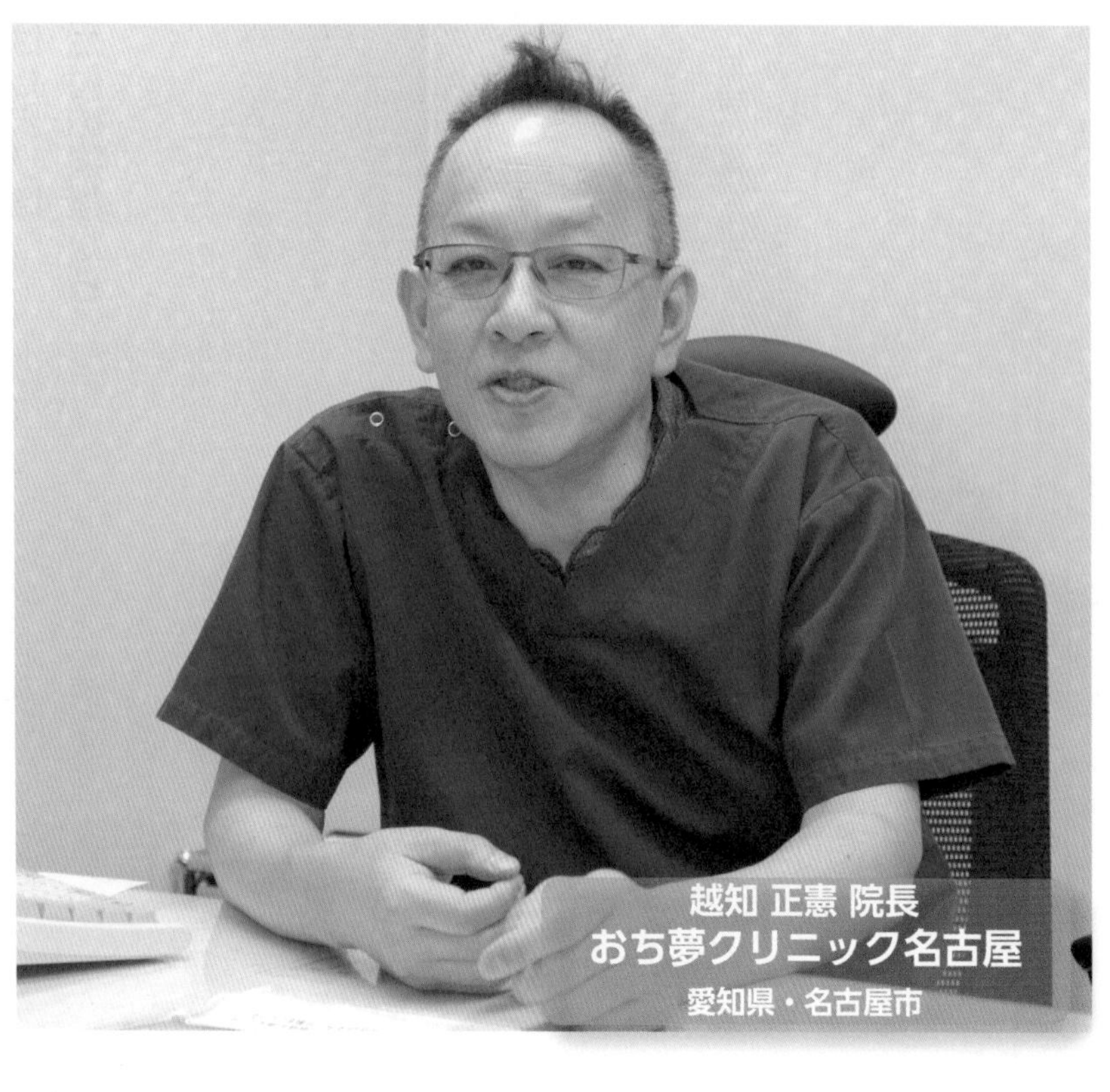
越知 正憲 院長
おち夢クリニック名古屋
愛知県・名古屋市

自然に排卵する卵子に注目し、質の良い卵子を得ることから良好胚を育て、単一胚移植で妊娠を目指す。

おち夢クリニック名古屋・越知正憲医師は、この方針で自然周期体外受精を行い、複数胚移植と変わらない妊娠率と一桁以下の低い多胎率を実現してきました。それは、まだ日本産科婦人科学会でも単一胚移植を原則にする以前、かつて不妊治療が多くの多胎妊娠を生み周産期医療を疲弊させていた頃からです。そして、かれこれ10年以上が経ちますが、なぜ、自然周期体外受精なのか？

そのお話を改めてうかがいました。

患者とともにあること

先生の考える不妊治療の原点はどこにあるのでしょう。

不妊治療は、患者さんのためにあるものです。それは一般不妊治療でも体外受精でも、患者さんの健康を損なうこと無く、最善の方法で妊娠に導くことを考えて行わなければなりません。それには、患者さんが本来持っている妊娠する力を最大限に生かすことが大切で、医療はそれをサポートするものです。

それを突き詰めて考えていけば、自然周期の良さがはっきり見えてきます。原点は、そこにあります。

自然周期体外受精のポイントとメリット

具体的にどのような診療を行っていくのですか。

はじめに、卵を良い形で治療に活かすために、卵巣内の卵がどのような状態にあるのか、情報を集めます。ここではホルモン検査とエコーによるモニタリングが重要になります。

では、ポイントをわかりやすく追ってお話しましょう。

❶卵巣内の様子を把握

ホルモン検査で月経周期における卵巣内の様子を把握して、その方の排卵のクセなども知ることが必要です。

❷自然妊娠の流れ

性生活からの妊娠は、どなたも同じように射精、排卵、受精、着床が滞りなく起こることが必要です。そのどこかで問題や障害があって妊娠が成立していないわけですから、何が原因になっているのか、妊娠を望んで性生活を送ってきた期間、検査や実際に行った治療から考えて適応する治療を行います。

❸体外受精の排卵誘発

体外受精が必要となったとき、採卵する周期に質のいい卵子が得られるように準備することも大切です。そのために採卵周期前には十分に卵巣を休ませたほうがいい方もいます。十分に卵巣を休ませることで、採卵周期にはよりよい状態で卵巣が働いてくれるでしょう。

排卵誘発方法は、❶の情報をもとに、採卵周期のホルモン値などから決定します。その方の持っている力を十分に発揮できるよう、サポートするように薬とその量を決めて、血液検査や超音波検査で卵胞の成長を確認していきます。

排卵誘発法の決定にはＡＭＨ値も重要です。

そのためにＡＭＨの検査機器も導入し、院内で1時間もかけずに結果を知ることができ、採卵周期のＡＭＨ値をすぐに反映することができます。

また、多くの薬を使う調節卵巣刺激法で心配される卵巣過剰刺激症候群を引き起こす心配がないことも自然周期法の特徴となります。

❹採卵日の決定

血液検査と超音波検査から卵胞が十分に成長したと判断できたら、採卵日を決めていきます。

❺土日でも採卵。緊急な採卵も

採卵手術日が土日になる場合もあります。中には予測よりも早くに排卵が起こると思われる方もいます。人それぞれクセもあり、周期によっても違ってきます。そういった方には、すぐに対応できるように緊急採卵手術が行える態勢を整えておくことも重要です。

これは卵巣が決めることなので、それに合わせて患者さんも医師も動かなくてはなりません。いい状態で卵子を得るためには、卵の状態に合わせて患者さんも医師もスケジュールを変更しなくてはならないこともあります。

❻採卵数

採卵では両卵巣から数個、卵巣機能の良い方では5～7個の成熟した卵子が採卵できます。

自然周期だから、採卵数は少ないということはありません。もともと持っている卵巣機能によって違ってきます。

また、アロマターゼ阻害剤を使って卵の成長をサポートすることで小卵胞から成熟卵子が得られるケースもありますので、

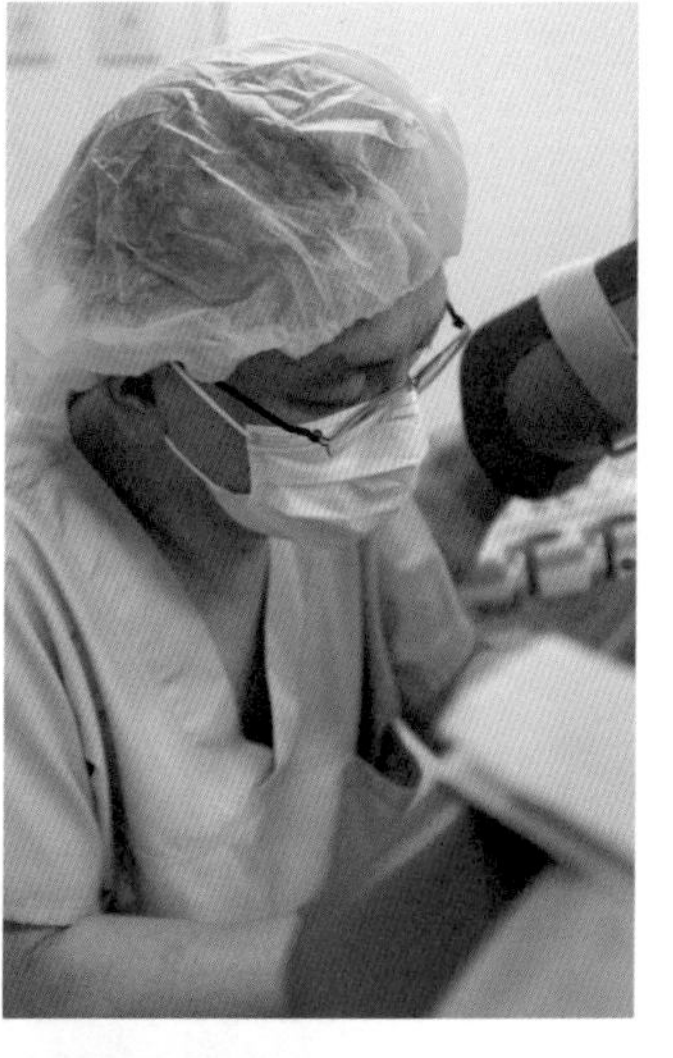

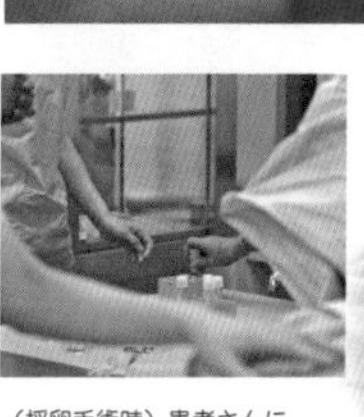

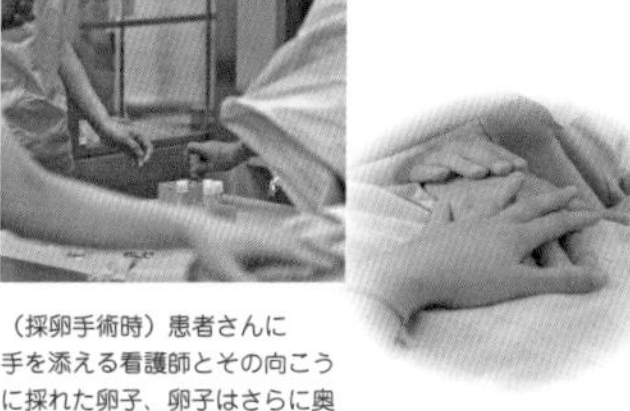

（採卵手術時）患者さんに手を添える看護師とその向こうに採れた卵子、卵子はさらに奥の培養室へ

複数の卵子を得られることも少なくありません。

❼子宮は1人用

胚は単一胚移植を行います。これは、日本産科婦人科学会が原則単一胚移植と会告を出す前から行ってきました。そのため、これまでの多胎率は、多い年でも1%あるかないかくらいでした。不妊治療は、妊娠すればいいわけではありません。ママとパパになるための治療ですし、赤ちゃんも健康に生まれてくることが一番です。

人の子宮は1人用ですから、移植する胚も1個です。それも自然周期体外受精の大切なポイントです。

このように患者さんとともにあること。患者さんの幸せがともにあること。それが生殖医療の大切さであると考えて、自然周期を中心に不妊治療を行っています。

そして、十分に良い結果が出せるようベストを尽くすことを診療の原点としています。

お手本は体内環境 培養室がバックアップしていること

不妊治療では培養室が大きな意味を持つといいますが、培養室で大切にしていることは何でしょうか。

採卵後、卵子は培養室で預かり胚移植のときまでお世話します。本来、卵子は体の中にありますが、採卵手術によって体外環境に出されることで大変なストレスがかかります。将来、命に結びつくかもしれない貴重な患者さんの卵子ですから、大切に扱うのは基本中の基本です。ですから培養環境は、できるだけ卵子や精子、胚にとってストレスが無いよう体内の環境を模して守っていくことが重要です。

胚を育てるインキュベーター（培養器）や培養液の選択も大切です。胚の成長を確認するためにインキュベーターから出し、顕微鏡で見ますが、その際にかかる胚のストレスを軽減することも重要です。ですが、どれだけ技術が高くても、小さな胚にとってはストレスがかかります。そこで胚を出し入れすることなく培養できるタイムラプス型のインキュベーター（培養器）が発表された時、私たちは、実際の胚培養をするためにメーカーの技術者とともに調整し、国内でも一早く取り入れました。

このタイムラプス型のインキュベーターを、今では新型の後継機種5台設置にしたことで、全症例で培養できるようになりました。

タイムラプス画像で胚の状態を確認し、さまざまな胚の情報を読取り、さらに成績を上げることができるようになりました。

培養士も患者さんとともに育ちます

培養士にとっても、患者さんを第一に考えていくことが大切なのですね。

体外受精では培養室の働きが要となります。培養室は生命の発生となる場ですから、培養士の技術はもちろん資質も問われます。

培養環境は、設備などのハード面だけでなく、培養士の技術や知識などのソフト面をしっかり整えていくことが、卵子や胚にとって良い環境づくりになります。そのためのトレーニングも欠かせません。

私たちのクリニックには厳しいカリキュラムとトレーニングがあり、キャリアを積んだ培養士が高い技術と倫理観で、ご夫婦のために努めています。

その中で、培養士は胚移植前に胚の状態などを説明し、直接夫婦の声を聞くようにしています。そうすることで、自分たちがご夫婦から預かっている卵子や精子、胚の大切さ、そしてご夫婦の希望に対して結果を出すことの大切さを強く思い続けることができます。

また、培養室の作業は機器類

の進化もあり、働き易くなってきた面もあれば、その進化に合わせ、常にハイレベルでいなければならないため、日々の努力が必要です。

医師と患者のもと看護師はより優しいサポートを

看護師さんは、どのようなことが大切になりますか？（看護師長にうかがいました）

看護師は、一般的に行う看護業務において、医師と患者さんをつなぐ役目がありますが、患者さんには不安もありますから、気持ちに寄り添っていくことが大切です。

そのために、初診やふだんの診察、検査や処置、そして待ち時間の患者さんの様子などにもアンテナを張り、何気なく、けれどもきめ細やかな対応で治療をサポートできるよう、スタッフ同士も連絡を密にしています。

ただ優しく柔らかに接するばかりでなく、厳しくなることもあります。例えば採卵手術中の動いてはいけない時に、厳しく声をかけて患者さんの安全を守ります。それ以外は、そっと手を握って手術の経過を説明します。患者さんの安全を守り、気持ちを落ち着かせるサポートの1つです。

薬に関しては、処方する薬剤や注射をわかりやすく説明することが大切になります。

治療に関する質問にも、治療方針や医師の意図がしっかり伝えられるよう、質の高さと情報の深さも要求されます。ですから、治療に関する情報に追いついていくために、学ぶことや緊張の連続です。

その上で私たち看護師は、患者さんお一人おひとりがストレスの少ない環境で治療が受けられるよう、患者さんに寄り添っていなければならないと思っています。

そして、ご夫婦にお子さんが授かることは、本当に嬉しいことです。

おち夢クリニック名古屋
越知 正憲 院長

Dr.Ochi Masanori Profile

■1983年、名古屋保健衛生大学卒業、同大学産婦人科学教室入局 ■1989年～、藤田保健衛生大学大学院卒業。聖霊病院、名古屋第一赤十字病院、八千代病院不妊センター副部長、竹内病院トヨタ不妊センター所長 ■2004年5月、最新の設備・技術を持った『おちウイメンズクリニック』を開設 ■2007年、永遠幸グループとして『おち夢クリニック名古屋』へ改名
●日本卵子学会（評議員）●日本受精着床学会 ●日本生殖医学会 ●A-PART（理事）●ESHRE ●日本アンドロロジー学会

おち夢クリニック名古屋

電話番号. 052-968-2203

診療科目／『高度生殖医療』『婦人科医療』
診療受付／午前（月～日・祝）9:30～12:30
（金、日：指定患者様のみ）
午後（月～木）16:00～18:00
（火：指定患者様のみ）
休 診 日／金、土、日の午後と祝日の午後
［変更情報等はHPでご確認ください］

●〒460-0002 愛知県名古屋市中区丸の内3-19-12
久屋パークサイドビル8F
交通▶名古屋地下鉄 名城線・桜通線 久屋大通駅
徒歩1分

培養室・ICSI作業

培養室・タイムラプス型培養器

培養室・ICSI作業

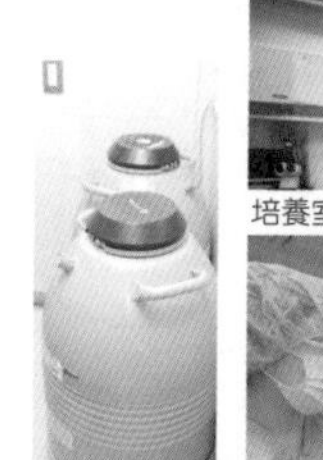
凍結タンク

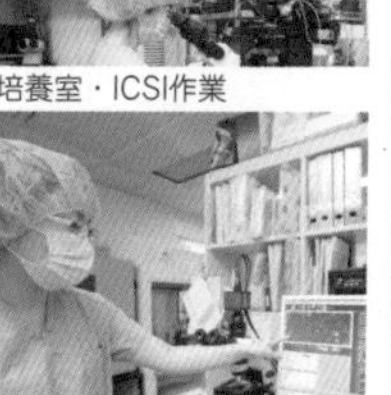
検査室・精液検査

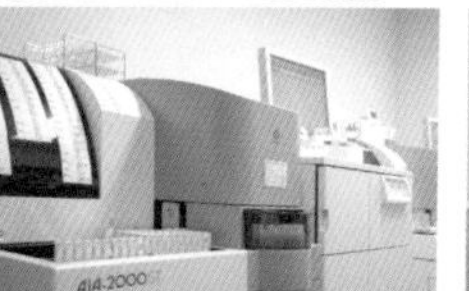
ホルモン検査器機

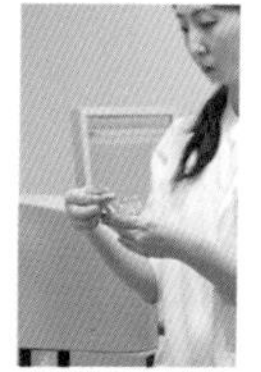
検査技師と検体

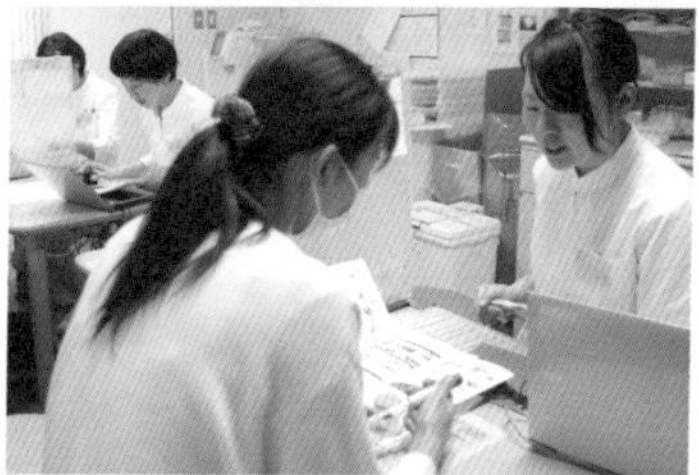
処置室・薬の説明

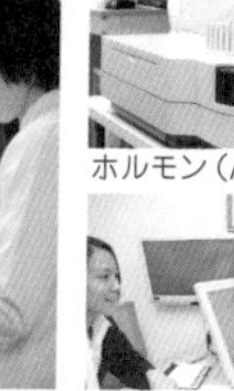
培養士と打合せ

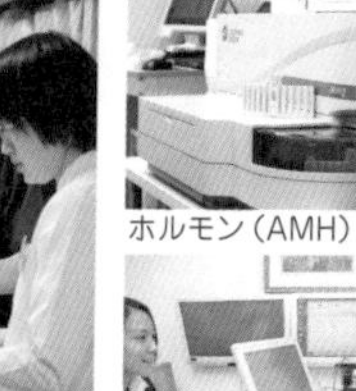
ホルモン（AMH）検査器機

診察室での越知医師

他の方法では子宮内膜が厚くならないときにPRPで内膜を再生可能です。

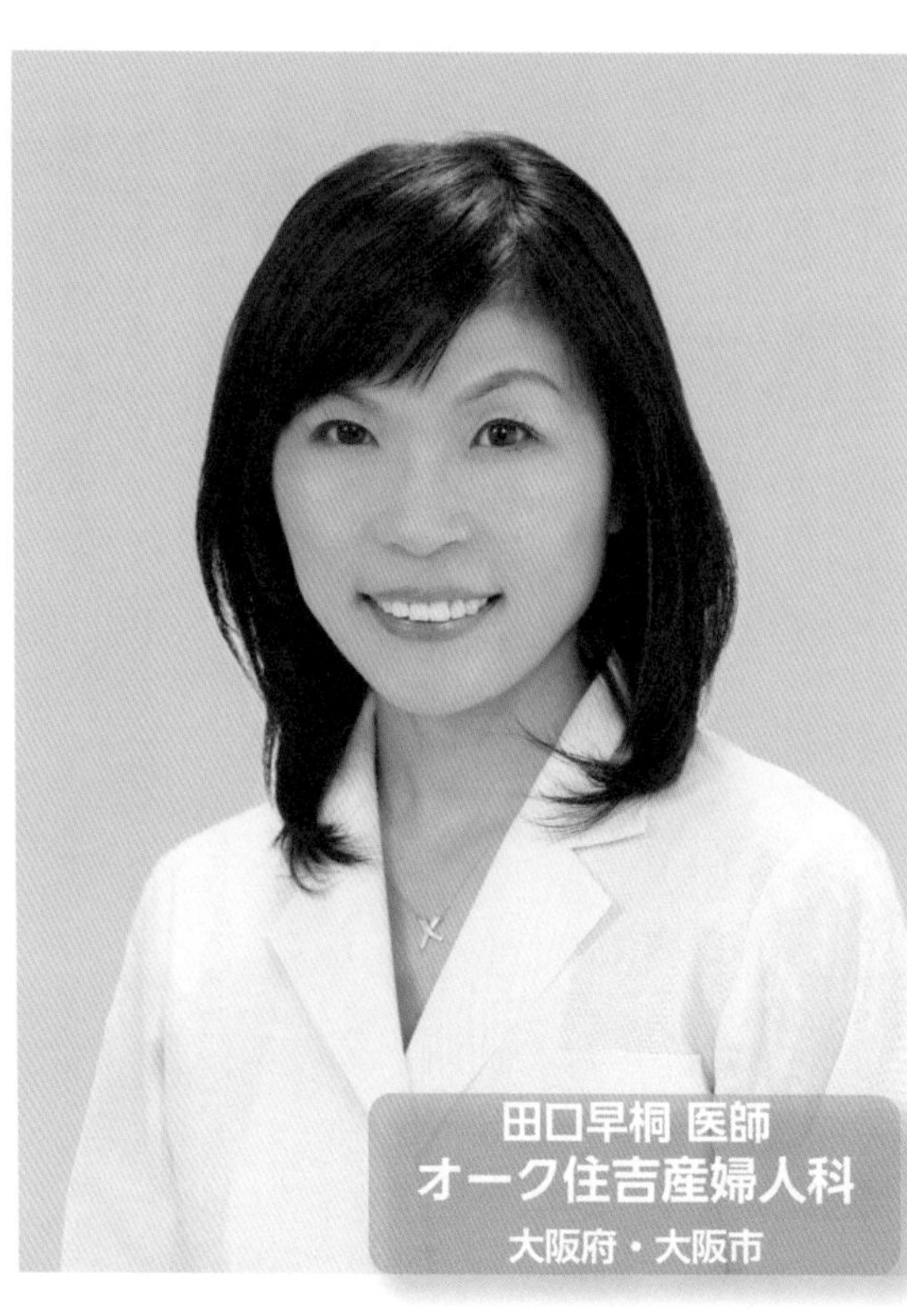

田口早桐 医師
オーク住吉産婦人科
大阪府・大阪市

子宮内膜の再生医療で着床しやすい環境に整える

子宮内膜のPRPとはどんな治療なのか教えてください。

受精卵（胚）が着床する時期には、子宮内膜は厚くなり、受精卵はその厚くなった子宮内膜にもぐりこむようにして着床します。ですが、着床する時期になっても子宮内膜が厚くならないことがあります。

子宮内膜のPRPは、この厚くならない子宮内膜を再生医療で厚くし、受精卵が着床しやすい環境に整えるものです。

再生医療法に基づいて実施するため申請・認可が必要

こちらで子宮内膜のPRPを開始したのはいつからですか？

PRPは再生医療法という法律に基づいて実施しなければいけないものです。

通常の診療行為はドクターの裁量で実施可能ですが、PRPは最初に申請を出し、申請が認められてからでないと実施することはできません。

当院で子宮内膜のPRPを取り入れようと決めたのが一昨年、申請してから許可が下りるまでに半年ほどかかったので、PRPを最初に実施したのは昨年の6月でした。

他の治療法で改善したため実施件数は少数

これまでに、どれくらい実施されましたか？

問い合わせはたくさんいただきましたが、実際にPRPをされた方はまだ多くはありません。

PRPはやみくもに実施するものではなく、どうしても内膜が厚くならない方に実施すべきものです。そのため、具体的な診療では、PRP以外の方法を試すことで内膜が厚くなったり、妊娠される方もいます。それでPRPにはいたらないケースもあります。もちろん、PRP治療をして妊娠された方もすでにいらっしゃいます。

他の方法では内膜が厚くならない反復着床不全の方にお勧め

PRPはどのような方にお勧めしているのですか？

子宮内膜が何ミリだったら着床しにくいかという明確なデータはありません。さまざまな論文をみると、6ミリだったらとか、7ミリだとか、いや厚さよりも形が大事など、主張もさまざまです。

一方で子宮外妊娠のように内膜がなくても着床することもありますから、内膜の厚さは果たして必要なのかとも思えますよね。ただし、内膜が厚くなった＝妊娠しやすい環境が整ったサインと捉えることはできるでしょう。多くの不妊治療施設では子宮内膜7〜8ミリ以上を胚移植の基準にしていると思います。

とはいえ、子宮内膜が薄いからといって、すぐにPRPとはなりません。PRPは費用もかかるし、感染リスクが0とはいえないので、1回目の体外受精から実施することはありません。

まずはPRP以外の内膜を厚くする方法を試します。たとえば、自然周期のほうが内膜は厚くなる傾向があるので、自然周期でトライしてみる。あるいは顆粒球コロニー刺激因子製剤（G-CSF）のほうが治療費を抑えられるので、まずはG-CSFを注入する、ビタミンEやアルギニンのサプリメントを摂取するなど別の方法を試してみます。

こうした他の方法でも内膜が厚くならない場合に、はじめてPRPをお勧めします。

当院では何周期か様子を見ても内膜が6ミリに達しない、あるいは反復着床不全の方にPRPをお勧めしています。そのうえでご本人が希望されれば実施するという流れです。

内膜が厚くならないのは5％弱、3分の2は原因不明

子宮内膜が厚くならない方はどれくらいいるのですか？

当院では月経周期2日目からホルモン補充をスタートし、12日目にエコーで確認しますが、それで厚くならない方が15％程度、少し様子を見ると厚くなる方もいますから、最後まで5ミリ程度で厚くならない方は全体の5％弱ですね。

内膜が厚くならない原因はわかっているのですか？

子宮内膜に癒着があって治療したとか、胞状奇胎で何度も掻爬したとか、はっきりと特定できる方も3分の1くらいはいます。原因がまったくわからない方が3分の2くらいです。

異常受精が見られたら抗セントロメア抗体の有無を調べる

PRP以外に実施している新しい治療があったら教えてください。

これまでクリニックで異常受精と診断されたことがある場合、抗セントロメア抗体をもっているかもしれません。抗セントロメア抗体は染色体を束ねている部分に攻撃をしかけて染色体をバラバラにすることがわかっています。これは自己免疫疾患なので、免疫抑制剤を用いることで抗体を弱めたり、少なくすることが可能です。ですから、異常受精が見られたら、抗セントロメア抗体の有無を調べるようにしています。

Oak Clinic Sumiyoshi

オーク住吉産婦人科

電話番号. 0120-009-345

診療科目／『高度生殖医療』『婦人科医療』

診療受付／月～金　9：00～16：30　17：00～19：00
　　　　　土　曜　9：00～16：00
　　　　　日・祝　9：30～15：00

休 診 日／なし

●〒557-0045 大阪府大阪市西成区玉出西2-7-9
地下鉄 四ツ橋線 玉出駅５番出口徒歩0分

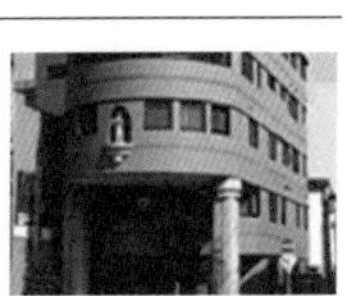

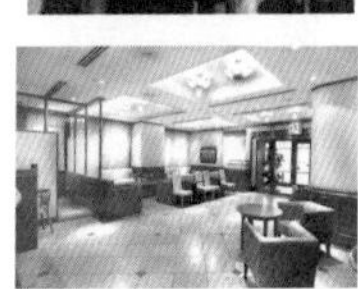

オーク住吉産婦人科

田口 早桐 医師

Dr.Taguchi Sagiri Profile

川崎医科大学卒業、兵庫医科大学大学院にて抗精子抗体による不妊症について研究。国際学術学会への投稿、国内外学会での活動多数。医学博士。

専門
日本生殖医学会生殖医療専門医
日本産科婦人科学会専門医
臨床遺伝専門医
母体保護法指定医
日本再生医療学会会員

職歴／兵庫医科大学病院、府中病院、医療法人オーク会勤務

赤ちゃんを授かる大切さがあるからこそ、ご夫婦のそばに寄り添った治療をしたいのです。

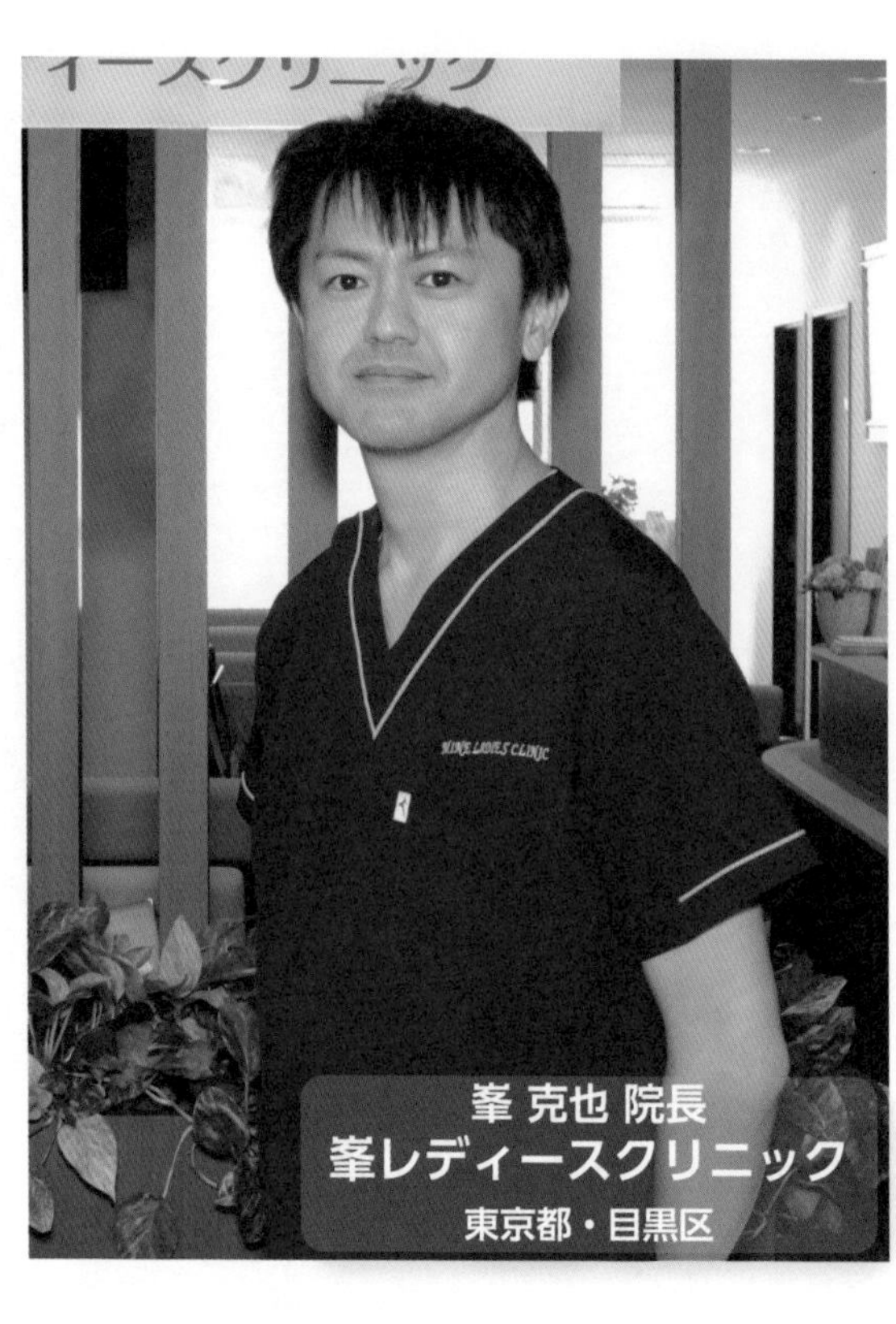

峯 克也 院長
峯レディースクリニック
東京都・目黒区

赤ちゃんが生まれることの尊さと安全に産むことの大切さを産科医療で実感してきました。
今は、そこにつながる生殖医療を真摯な気持ちでおこなっていくことが私の仕事です。

赤ちゃんを産むことに向って

不妊治療に臨むご夫婦には、いろいろな方がいらして、症状もそれぞれに違いもあります。それには年齢的な違いもあれば、原因の違い、夫婦間の気持ちの違いなどもあります。ただ、望んでいるのは赤ちゃんを産むことで、その目的はみなさん同じです。そして、みなさんその目的に向かって、とても真面目で一生懸命です。

ですから、私たちスタッフも、ともにその気持ちを大切にして診療を一生懸命行っています。あとはいかに妊娠を実現するかです。

妊娠が叶うよう治療するのが私たちの役目

妊娠が実現できるよう、ご夫婦を診ていくのが私たちの役目ですから、どうぞ、みなさんは不安や心配にかられるようなことがあっても、あまりご自分を責めずに、私たちスタッフにお声掛けください。みなさんには、できるだけ大らかな気持ちで通院していただけるよう寄り添ってまいります。

治療をする以上、妊娠できるかできないかは私たちの責任です。そのために、私たちはできる限り最新最善の医療技術と対応で、みなさんに寄り添った治療をしていきます。

初心を忘れずに診療をすること

私自身、生殖医療をおこなう以前は、産科で出産の現場にいました。赤ちゃんが生まれることの尊さ、そして安全に赤ちゃんを産むことの大切さに触れ、とても厳粛な気持ちで働いていました。

その経験が今も私の中で生きていて、日々の診療の方針につながっています。問診ではできるだけご夫婦の話を聞き、検査から適応する治療を探り、持てる医療技術をフルに活用して丁寧に診ていく。

　また、一般不妊治療で妊娠できそうであれば一般不妊治療で、体外受精の適応となるときには、さらに詳しく説明をし、凍結胚盤胞による胚移植をメインに妊娠を目指します。これら診療スタイルがスタッフにも浸透してクリニックにチーム医療としての意識が高まっていることも喜ばしく感じております。

気負わずにストレスのない不妊治療を

一方で、なかなか妊娠されない方もいらっしゃいます。診療していて実感していることですが、妊活中のストレスはよくありません。

　妊娠するために何が良いのでしょう？と考える中「規則正しい生活をして、適度な運動や栄養バランスの良い食事をとることが基本」などの話題も出しますが、そもそも不妊治療での通院生活そのものにストレスを感じている人も少なくありません。妊娠するために、いろいろなことを取入れていくのはいいことですが、それが返ってストレスを強めては逆効果です。

　好きなことであればよいですが、あまり無理をしないこと。ただ、太り過ぎや痩せ過ぎの改善と禁煙は積極的におこなって下さい。

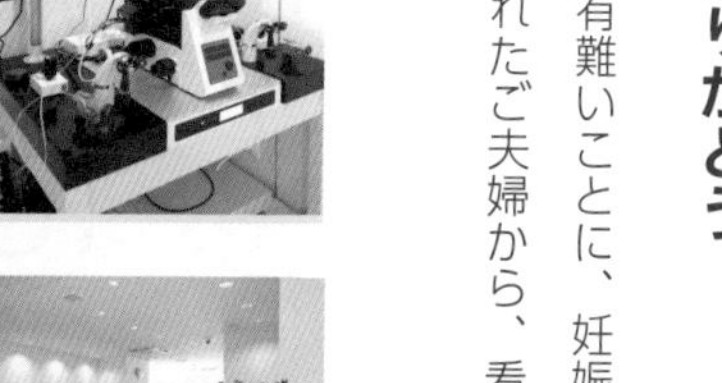

説明会で治療への知識を得ましょう

私たちのクリニックでは、無料の説明会を定期開催しています。ご夫婦そろって参加され、説明会で直接得た知識を夫婦で共有することで、より協力し合った治療に臨むことができると好評です。

　その延長上に治療がある場合には、私たちとのコミュニケーションもさらに深まり、ストレスの軽減にも役立っているようです。妊娠された時の慶びもひとしおですね。

おめでとうありがとう

有難いことに、妊娠して出産されたご夫婦から、看護師や培養室、受付のスタッフに「ありがとう」のメッセージが届くことがあります。みなメッセージを見ては喜んでいます。私にもメッセージは届くのですが、スタッフが信用を得て「ありがとう」のメッセージをいただくことはとても嬉しく、何よりの励みにもなっています。

自由が丘
峯レディースクリニック
MINE LADIES' CLINIC

電話番号. 03-5731-8161
診療科目／『不妊症治療全般』『不育症治療』『ブライダルチェック』
診療受付／（月～土）AM／ 8:30～11:30
（月～木）PM／15:00～18:00
休 診 日／金、土、の午後　日、祝日
変更情報等、HPでの確認をお願いします。

●〒152-0035 東京都目黒区自由が丘2-10-4
ミルシェ自由が丘４F
東急東横線、大井町線「自由が丘駅」徒歩30秒

峯レディースクリニック
峯 克也 医師

Dr.Mine Katsuya Profile

<経歴>
日本医科大学医学部卒業
日本医科大学大学院女性生殖発達病態学卒業
日本医科大学産婦人科学教室　病院講師・生殖医療主任歴任
日本医科大学産婦人科学教室　非常勤講師
厚生労働省研究班「不育治療に関する再評価と新たなる治療法の開発に関する研究」研究協力者
峯レディースクリニック院長
<資格>
医学博士／日本産科婦人科学会産婦人科専門医／日本生殖医学会生殖医療専門医／臨床遺伝専門医制度委員会臨床遺伝専門医／日本産科婦人科内視鏡学会技術認定医（腹腔鏡・子宮鏡）／東京都難病指定医／日本受精着床学会評議員

ひと組でも多くのご夫婦に天使（アンジュ：Ange）が届けられるよう、一人ひとりに合った最善の治療を365日体制で診療しています。

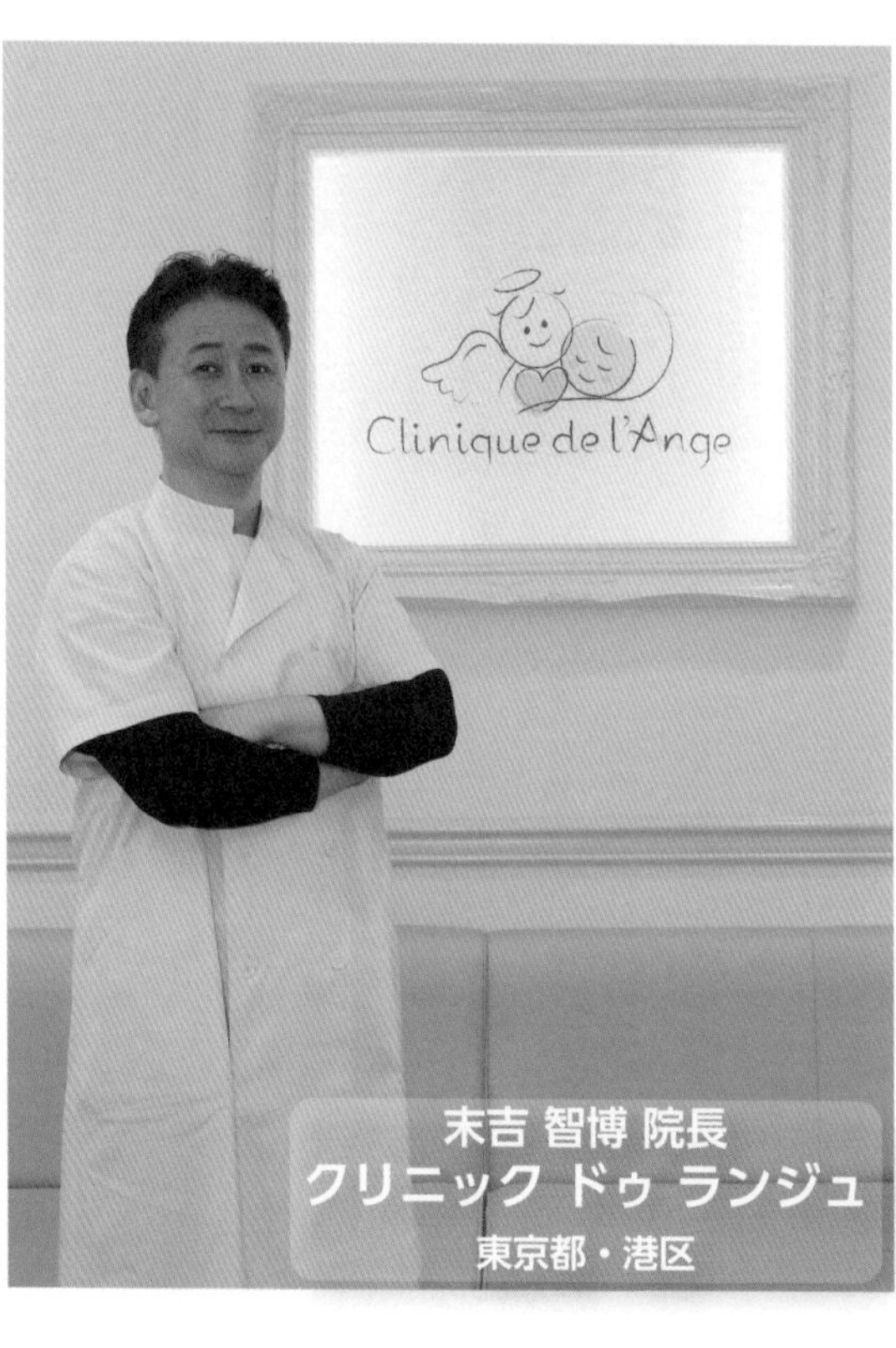

末吉 智博 院長
クリニック ドゥ ランジュ
東京都・港区

クリニック ドゥ ランジュの意味と日々の診療

子どもは、家族をはじめ社会にとって大事な宝物です。そして誰もの心を癒す天使です。この天使のことをフランス語では、アンジュといいます。ですから、クリニック ドゥ ランジュは〝天使のクリニック〟という意味で、その名のとおり、患者さん家族の胸に天使を届けられるようにと、私たちは、日々の診療に努めています。

一組ひと組のご夫婦に合った細やかな治療

私たちのクリニックには、身体に優しい治療に期待されている人や、卵巣を強く刺激する排卵誘発方法で、〝身体の負担や治療が辛い〟と感じて転院されてくる方が多くいます。

当院では、低刺激周期法でほとんどの方が治療を行います。この方法は飲み薬を基本とし、2～3個の卵子を得ることを目指す方法ですが、なかには飲み薬だけでは卵子の獲得が難しい人や、もう少し卵子を育てた方が妊娠の確率が上がると思われる人には少量の注射を足すこともあります。

また、最初から2人以上のお子さんを希望しているという人には、年齢の若い時の卵子で2人目以降にもチャレンジできるように、何周期か排卵誘発を行って採卵をし、凍結胚を保管することもあります。

このように患者さん個々の状態や希望に合わせた治療を提供しています。

排卵誘発をはじめるときに大切なこと

患者さん個々の状態に合わせた治療周期をはじめるとき、大切になってくることがあります。それは卵巣に遺残卵胞がないことです。前周期の卵胞が卵巣に残っていると、排卵誘発をしてもうまく卵胞は育たず、妊娠が成立しづらく、流産が起きやすくなってしまうからです。その周期に薬を使って卵巣を調整していきます。とくに年齢を重ねて卵巣機能が落ちてくると、遺残卵胞ができやすくなります。

ただでさえ年齢が…、と気も焦っていることでしょうが、この遺残卵胞をなくすことが妊娠への近道となります。治療に悩まれている方は一度試していただけるとよいでしょう。

ご夫婦の将来と子育て

このように低刺激周期法を基本とした治療で、当院では通院される患者さん夫婦の約5割が妊娠され、卒業していきます。が、これに甘んじることなく、今以上を目指していきたいと思っています。

ただ、なかにはこれ以上治療をしても難しい、厳しいというご夫婦もいます。そのような場合には、治療は厳しいというご説明と、卵子提供で妊娠を目指す方法や、特別養子縁組で子どもを迎える方法で子どもを授かることも考えられますねと、正直にお話をすることもあります。

治療には、時間もお金も必要ですが、治療後の人生のほうがずっと長いのです。

厳しい状況であることがわかっていながら「がんばれ！がんばれ！」と期待を持たせるだけではなく、医師として、厳しいこともしっかり伝え、他の選択肢を教えてあげることも大切だと考えています。

笑顔になれるように

私たちクリニックでは、培養士をはじめ看護師、受付スタッフらが、皆で「患者さんに寄り添った治療をしよう」「丁寧に患者さんを診ていこう」という思いを共有しています。一人で悩んでいたら、お話しにくるだけでも気持ちが晴れます。

そして、一人でも多くの人が笑顔で卒業できるように、私たちも笑顔で送り出せるように、懸命にサポートしていきます。

クリニックドゥランジュの排卵誘発法

完全自然周期法　1％

低刺激周期法　99％

クリニックドゥランジュの院内紹介

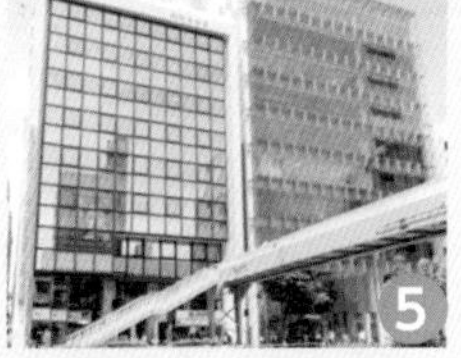

❶ 受付
❷ 待合室
❸ 内診室
❹ 診察室
❺ ビル外観：共和五番館

Clinique de l'Ange
クリニックドゥランジュ

電話番号. 03-5413-8067
診療科目／『高度生殖医療、婦人科医療』
診療受付／ 9:00～17:00
休 診 日／ 年中無休、完全予約制、
最終受付時間は15:30
変更情報等、HPでの確認をお願いします。
https://www.c-ange.jp/
●〒107-0061
東京都港区北青山3-3-13 共和五番館6F
東京メトロ千代田線・半蔵門線・銀座線
表参道駅A3出口から徒歩5分
東京メトロ銀座線外苑前駅3番出口から徒歩5分

クリニックドゥランジュ
末吉 智博 医師

Dr.Sueyoshi Tomohiro Profile

<経歴>
1993年 千葉大学医学部卒業
1995年 千葉大学医学部産婦人科学教室入局
2003年 加藤レディスクリニック勤務開始
2007年 新橋夢クリニック副院長
2012年 Shinjuku ART clinic勤務
2014年11月 "Clinique de l'Ange" (クリニック ドゥ ランジュ)開業。現在に至る

<資格>
● 日本産科婦人科学会 会員
● 日本生殖医学会 会員
● 日本受精着床学会 会員
● 医学博士
● 日本産科婦人科学会専門医

できるだけ早く赤ちゃんを授かって欲しい！
その思いで自分が信じる治療を進めています。

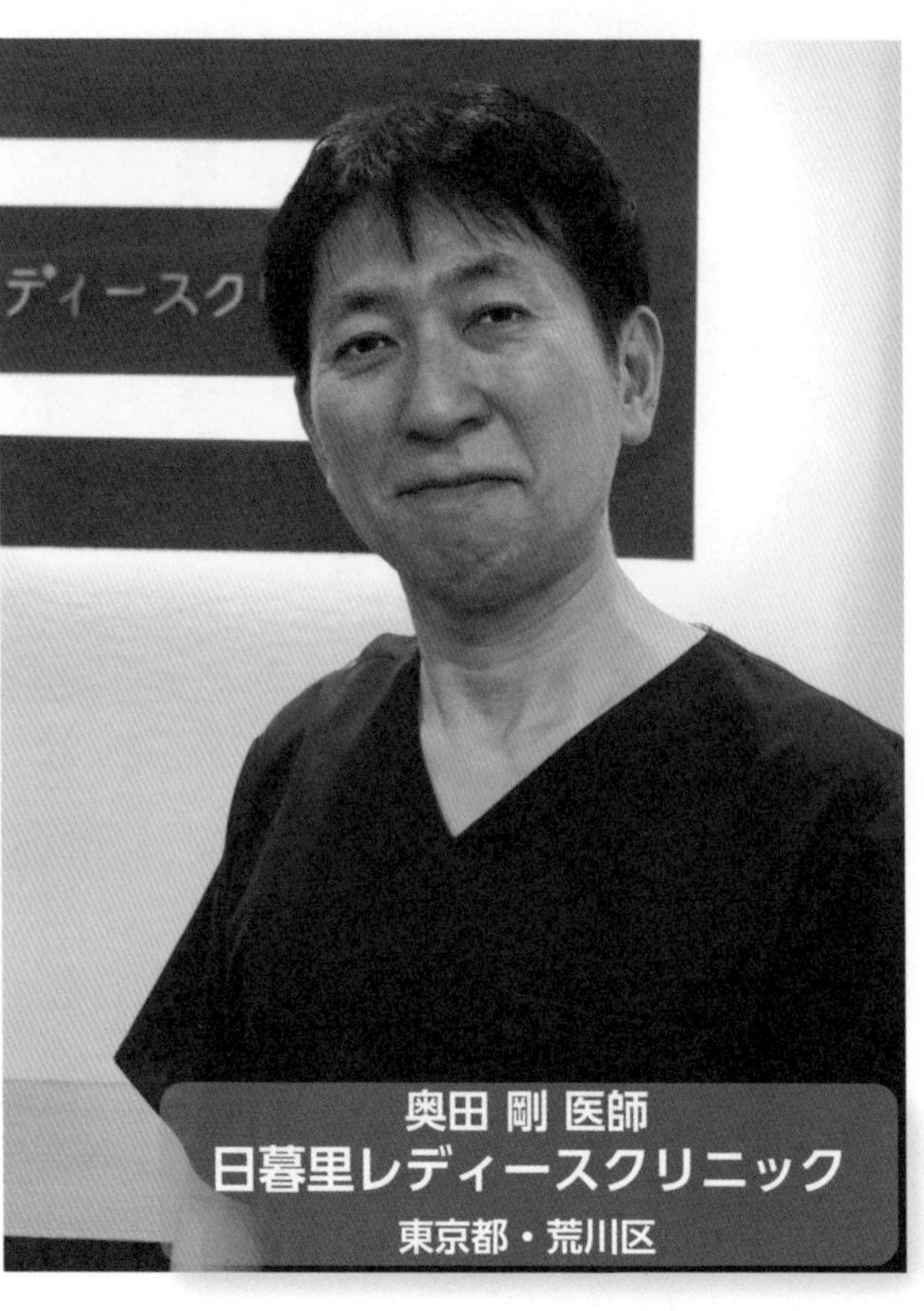

奥田 剛 医師
日暮里レディースクリニック
東京都・荒川区

開院から進めている私の治療方針

開院から4年ほど経ちますが診療の様子はいかがですか？

患者さんに気づかされることもたくさんありますし、新しい検査・技術の導入などもありますから、私の診療もずっと進歩し続けています。この進歩から患者さんへの治療もより細やかになってきたと思います。

ただ、診療の基本方針は開院当初と特に変わっていません。

自分自身で丁寧な診療をして患者さんに寄り添える小さなクリニックでよいのですが、患者さんが増えたことから診察まで長くお待たせすることもあり、まだまだ対策が必要です。

医師やスタッフを多くすることも一つの方法かもしれませんが、生殖医療を行う医師として、自分が習得して納得している医療を提供するためには、可能な限り、自分自身が診療を行うことがよいと考えます。

また、技術や検査も進歩していますから、患者さんのために新しい技術や検査をできるだけ取入れて、診療をしています。

そして、診療をできるだけ続けていくために、自分自身の健康管理にも十分に気をつけるようにしています。

体外受精の排卵誘発は刺激周期が主体

体外受精での治療周期は、どのような方法が主体ですか？

私たちクリニックでは、患者さんご夫婦に、できるだけ早く妊娠していただけるように、体外受精の排卵誘発は、刺激周期を主体としています。

これは、卵子が多く採れる方からは、なるべくたくさんの卵子を採った方がいい卵子と出会う確率が高くなり、妊娠という結果も早く出ると考えています。

もちろん、そうは言ってもこの方向性で良いかは、すべての方に当てはまるわけではありません。まずはＡＭＨ検査やエコー検査、年齢などから判断し、その方やその周期に最も合った方法を提案します。

移植は凍結胚盤胞移植で

胚移植はどのような方法が中心になりますか？

移植は、凍結胚盤胞移植が主体です。この方法であれば、母体の移植環境が整っている周期に、生命力の強い選別された胚を移植することができます。

仮に胚盤胞まで育たなかったケースでも、次周期へのアプローチが早められます。体外受精の費用は決して安くはありませんから、治療費用の効果的な使い方を考慮しても、良い卵子との出会いを早めて行くことがベストと考えています。

もちろん、新鮮胚移植や初期胚移植がよいと判断した場合は、その方法をお勧めすることもあります。あくまでもそれぞれのご夫婦にとって最適な治療方法をご提案しています。

スタッフについて

クリニックのスタッフの様子はいかがでしょう？

診療を充実させるためには、スタッフ間の連携が欠かせません。看護師、培養士、受付事務と大きく3つの部門に分かれていますが、それぞれの仕事に壁をつくらず、理解し合い、助け合うことで1つのチームとなり、患者さんをサポートしています。ですから、チームワークは大変よいですね。

今後の目標

将来への目標や具体的な診療でしていきたいことは？

最近は、特に子宮内膜の環境や着床環境について興味を持っています。これらは、今後の診療を充実させていくために必要なことかと思います。

ただし、自分自身としては、10年後も、20年後も、将来にわたって『子どもが欲しい』と願うご夫婦の傍に寄り添う、信頼あるクリニックでいたいと考えています。

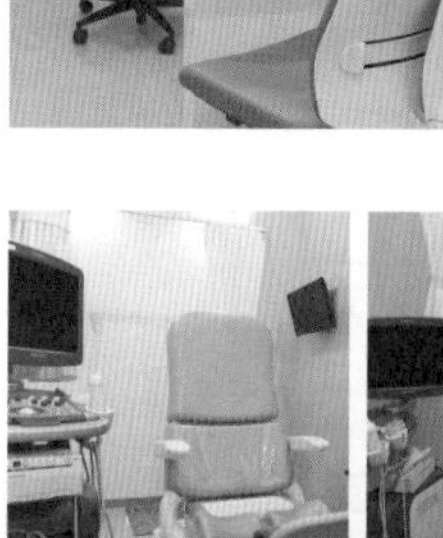

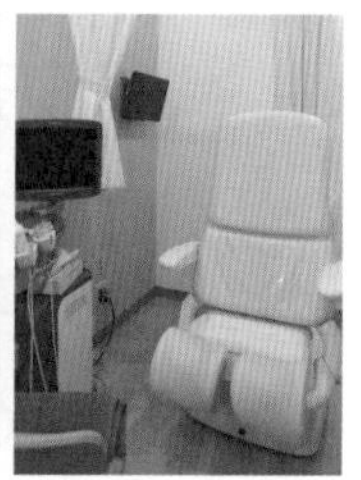

日暮里レディースクリニック
奥田 剛 医師

Dr.Okuda Tsuyoshi Profile

1991年　昭和大学医学部卒業
1991年　札幌医科大学救急集中治療部勤務
1992年　昭和大学藤が丘病院外科系臨床研修医
1994年　昭和大学産婦人科学教室入局
1995年　福島赤十字病院産婦人科勤務
2000年　社会保険蒲田総合病院産婦人科医長
2001年　カリフォルニア大学サンデイエゴ校研究員
2007年　せんぽ東京高輪病院婦人科医長
2009年　昭和大学産婦人科学教室助教
2010年　昭和大学産婦人科学教室専任講師
2013年　京野アートクリニック高輪勤務
2015年　津田沼IVFクリニック副院長
2016年　日暮里レディースクリニック開設
　　　　昭和大学産婦人科学教室兼任講師
●日本産科婦人科学会（産婦人科専門医・指導医）
●日本生殖医学会（生殖医療専門医）
●日本卵子学会（生殖補助医療胚培養士）
●臨床研修指導医

日暮里レディースクリニック

電話番号. 03-5615-1181

診療科目／『生殖補助医療』『婦人科医療』
診療受付／月～木　9:00-13:00 14:30-19:00
　　　　　土　　　9:00-13:00 14:00-16:00
休 診 日／金曜、日曜、祝祭日

●〒557-0045 東京都荒川区西日暮里2-20-1
ステーションポートタワー5F
JR・京成・舎人ライナー日暮里駅から徒歩1分

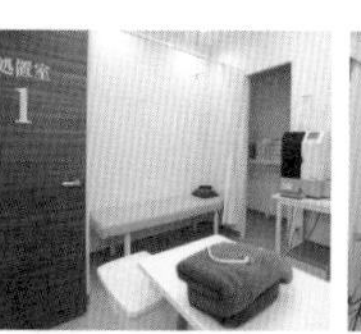

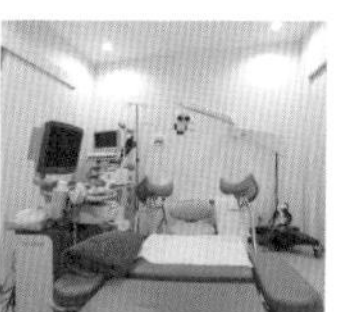

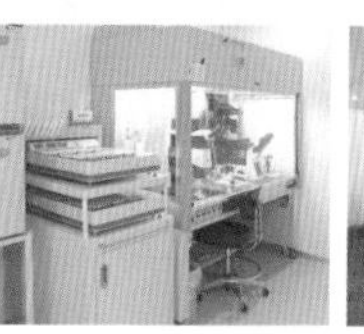

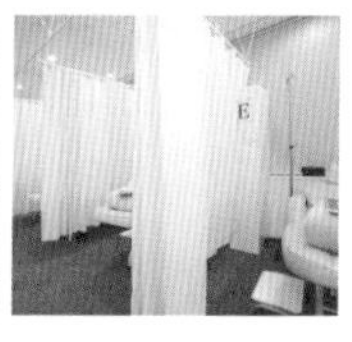

健やかな妊娠生活。安心できる出産。
そして、楽しい育児。
そこへつながる不妊治療であるために。

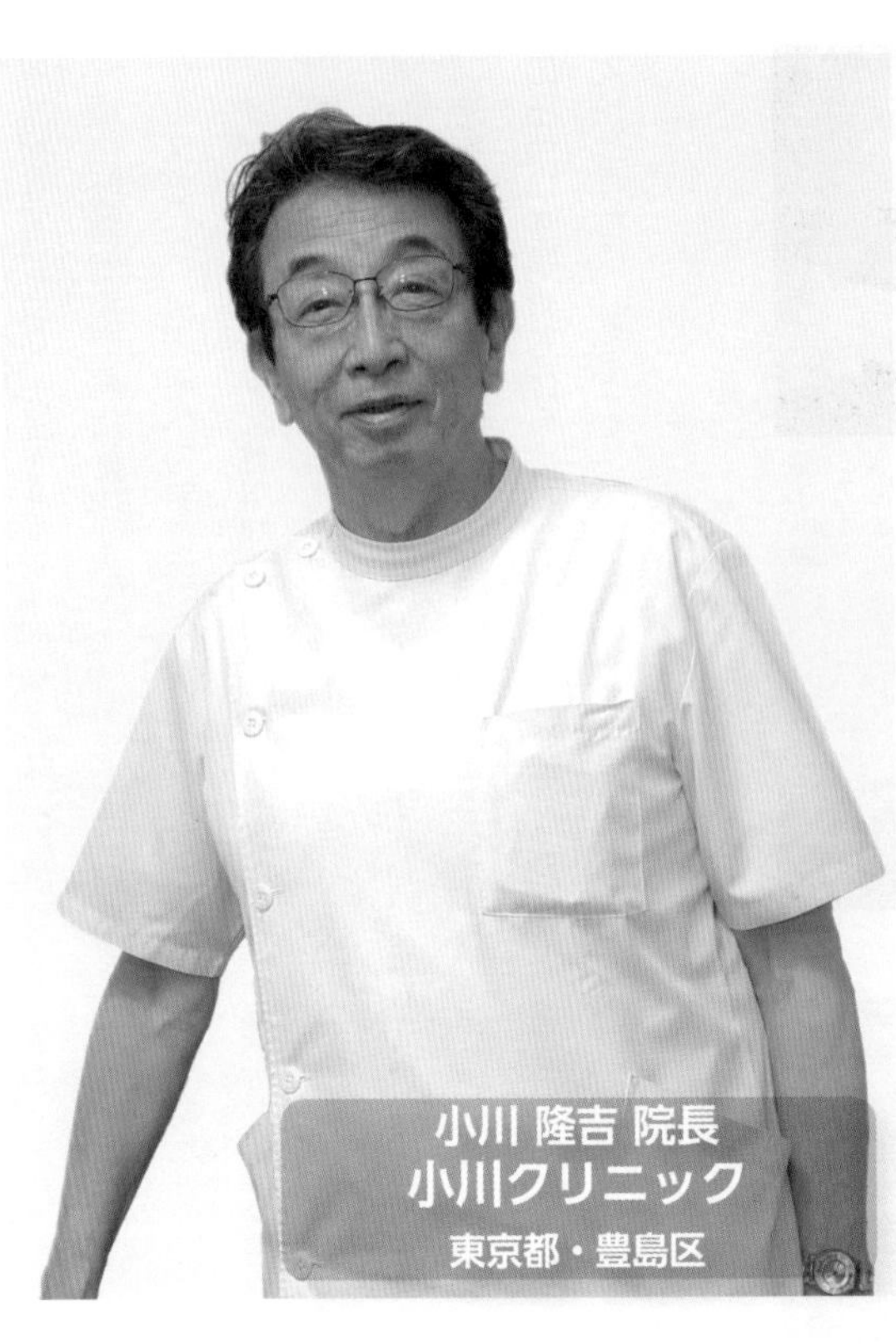

小川 隆吉 院長
小川クリニック
東京都・豊島区

不妊治療で一番大切なこと

現在の不妊治療では、不妊原因があっても、それを治療することなく赤ちゃんを授かることができます。また、その方法もいろいろあります。

最近では、確実性が高いとの考えから、早めに体外受精を希望される方も多くいらっしゃいます。ただ、体外受精には胎盤や臍帯の異常が多くなることや顕微授精後に生まれた男の子は不妊症になるリスクが高いなどの報告もあり、今後も注意深く妊娠経過や生まれてきた子の成長、発育の調査をする必要があることも事実です。

そのような中で、私が産婦人科医として一番大切に思うことは、不妊治療での妊娠でも、自然妊娠でも、出産やその後に続く育児も大切に考えて欲しいということです。

健やかな妊娠生活。安心できる出産。そして、楽しい育児。赤ちゃんを授かる治療は、妊娠することだけが目的になってはいけません。

内科診療もできるというメリット

私のクリニックは、妊婦健診や分娩を診る産科、一般婦人科診療や更年期、がん検診を行う婦人科と、不妊治療では一般不妊治療（タイミング療法や人工授精など）までを行っており、さらに内科もあります。

不妊治療では、自然な状態に近い方法で妊娠していただくことを目指し、十分な検査と一人ひとりに合わせた治療を行っています。

また、普段の健康や栄養状態、ストレスの問題、アレルギーの有無など内科的な観点から、妊娠しやすい体づくり、安心できる出産に向けての体づくりをチェックすることで、本来持っている妊娠できる力を高められるようサポートしています。

個別に対応することが大切

患者さんは、それぞれに事情が違い、仕事を持っている人もいれば、専業主婦の人もいます。家庭環境もさまざまですし、夫婦関係もみな違います。

また、早く結婚したけれど、しばらく子どもができなかったとか、ご主人の具合が悪くて妊娠できるような状態ではなかった、仕事を優先していて気づいたら40歳近くになってしまったなど、さまざまな事情を抱えています。

当院の患者さんのなかには体外受精で妊娠できなかったけれど諦めきれないと転院されてくる人、前回は体外受精でやっと妊娠して出産したけれど、今回はタイミング療法や人工授精で挑戦したいという人、とりあえず検査にきたという人もいて希望もさまざまです。同じ症状を持っていても、事情や希望が違えば、治療法にも違いがでてきます。

そうした個々の事情や希望に添った治療を行うためには、患者さんとコミュニケーションをよくとり、話しやすい関係を築くことを大切にしています。

多くの赤ちゃんが授かっています

不妊治療というと、体外受精や顕微授精をイメージする人が多いかもしれませんが、実際には一般不妊治療で妊娠しているご夫婦はけっして少なくありません。

人工授精では妊娠が難しいと考えられるご夫婦、また人工授精を4～7回行っても妊娠しないご夫婦には、体外受精をお勧めし、他の施設を紹介していきます。しかし、通院を開始して、すぐに紹介状を書くケースは約20組に1組くらいです。

1995年に開院して以来、2020年1月までに1878人（組）が体外受精の手を借りずに妊娠されています。年齢上の心配や、さまざまな不妊原因を抱えていても、あきらめずに辛抱強く通っているとよい結果の出る確率は増えてきます。

赤ちゃんができないと一人で悩んでいたら、クリニックへ受診をお勧めします。

きっと道は開けます。

夫婦は、昼も夜♥も仲良く！

これまで多くの患者さんを診てきて感じるのは、人工授精などの治療期間中にセックスレスになりやすいということです。

治療中のセックスがなくなるだけでなく、お子さんが生まれた後も性生活がなくなってしまうのです。

ですから、私は「人工授精をした次の日には、ぜひ、夫婦で仲良くしてくださいね」とセックスをしてもらうように話しています。

これで妊娠した場合、セックスで？人工授精で？と、どちらで妊娠したかわかりませんし、夫婦ふたりの自信につながることもあります。

また、夫婦のセックスは、心の安定や強い信頼を産む効果もありますので、大切に考えましょう！

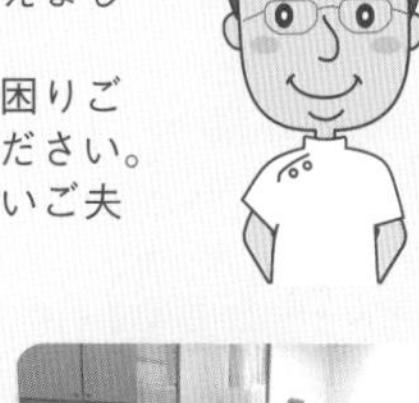

セックスに関してのお困りごとも、ぜひ話してみてください。性交障害で妊娠ができないご夫婦は少なくありません。

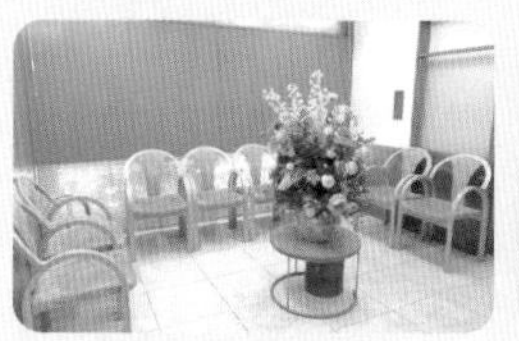

待合室

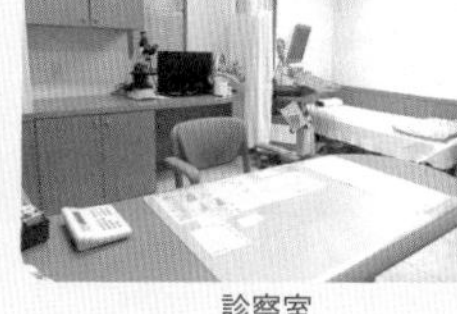

診察室

小川クリニック

小川 隆吉 医師

Dr.Ogawa Takayoshi Profile

<経歴>

1975年～ 日本医科大学産婦人科勤務

1987年～ 都立築地産院産婦人科医長として勤務、日本医科大学産婦人科講師を兼任。

1995年～ 小川クリニック開設。

医学博士。セックスカウンセラー・セラピスト協会員、日本生殖医学会会員。

著書に「不妊の最新治療」「ここが知りたい不妊症」「30才からの安産」「更年期を上手に乗り切る本」などがある。

産婦人科・内科
医療法人社団 小川クリニック
OGAWA CLINIC

電話番号. 03-3951-0356

診療科目／『産科』『婦人科／不妊治療』『ブライダルチェック』『子宮がん検診』

診療受付／ （月火水木金土）AM／ 9:00～12:00
（月火木金）PM／15:00-19:00

休 診 日／ 日曜祝祭日 水・土午後

変更情報等、HPでの確認をお願いします。

https://www.ogawaclinic.or.jp/

●〒171-0052 東京都豊島区南長崎6-7-11

西武池袋線「東長崎駅」より徒歩7分

JR「目白駅」より都バス「（白61）練馬車庫行」江原町中野通下車

JR「中野駅」より関東バス「（中12）江古田駅行」江原町中野通下車

大江戸線「落合南長崎駅」より徒歩10分 「新江古田駅」より徒歩12分

Topic

アイジェノミクスの検査で妊娠率アップ！

エンドメトリオ　着床しやすい環境をつくるための3つの検査

ヨーロッパの先端不妊治療技術がアメリカ大陸を経て、現在アジアで広がりを見せています！

アイジェノミクス社は、スペインのバレンシアに本社のある遺伝子検査会社で、ヨーロッパ、アメリカおよびアジアなど世界23カ所（２０２０年２月現在）に自社検査施設を持つ企業です。

アジア・オセアニア地域を統括する機関として、２０１７年４月に株式会社アイジェノミクス・ジャパンが設立されました。現在では、日本を中心に台湾をはじめ、中国、韓国、マレーシア、オーストラリア、ニュージーランドなどアジア・オセアニア諸国へ不妊治療に役立つ検査を提供しています。２０２０年２月現在、日本国内の約２５０病院がアイジェノミクスの検査を導入しています。

アイジェノミクス社は、世界的に注目されている研究者や大学、企業と共同研究を行い、得られたデータを元に独自の技術で「その患者さまの最適な着床時期」を調べるＥＲＡ（エラ）検査を医療機関に提供しています。

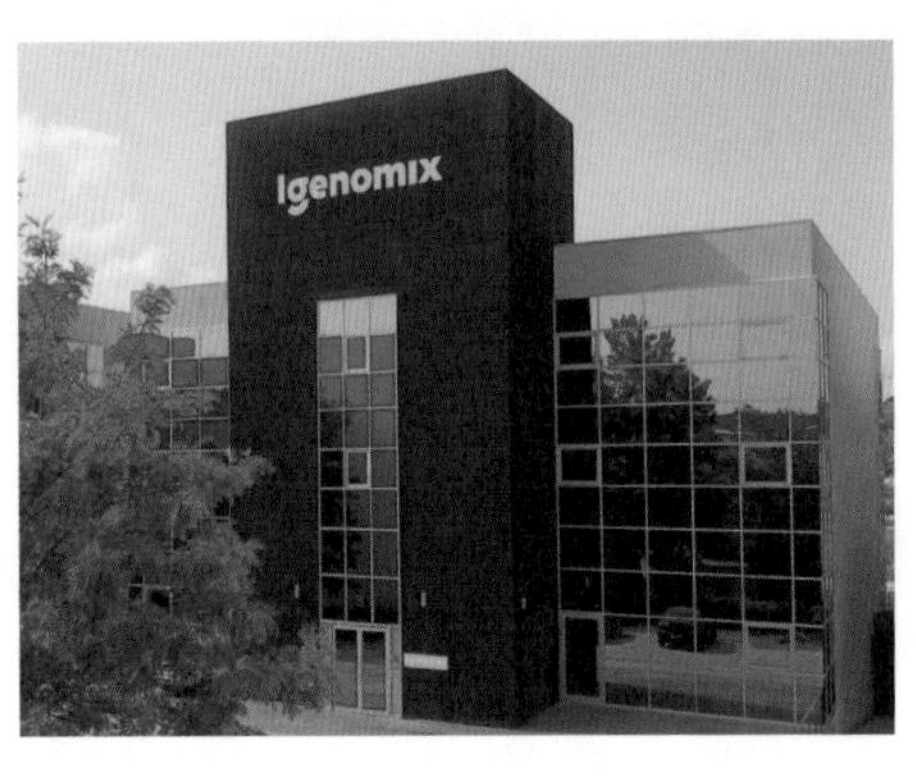

このＥＲＡ検査は、採取した子宮内膜の細胞から遺伝子発現パターンを解析することで、各患者さまの「着床の窓」を明らかにし、胚移植に適した時期を細かく特定します。

検査によって特定された時期に胚移植をすることで、これまでなかなか着床・妊娠に至らなかったカップルに良い結果をもたらしています。また、ＥＲＡ検査によって得られたデータから、着床の窓がズレている方は3割以上いることもわかってきました。

これらの研究の功績は欧州生殖医学会（ＥＳＨＲＥ）や米国生殖医学会（ＡＳＲＭ）など国際学会において高く評価され、最高科学責任者（ＣＳＯ）のCarlos Simon（カルロス・シモン）教授は、２０１６年に米国生殖医学会でDistinguished Research Awardを受賞、２０１７年には欧州生殖医学会の開会式基調講演者として招待されました。

さらに、同年11月、日本の生殖医学会（ＪＳＲＭ）においても特別講習者として招待され、高い評価を得ました。現在、カルロス・シモン教授は研究の拠点をスペインのバレンシア大学からハーバード大学に広げ研究を行っています。

1回の生検検体から3検査を同時解析！

２０１８年６月、アイジェノミクス社は最新の検査技術により、ＥＲＡ（子宮内膜着床能検査）、ＥＭＭＡ（子宮内膜マイクロバイオーム検査）と、ＡＬＩＣＥ（感染性慢性子宮内膜炎検査）の3検査を同一検体から同時解析する検査サービスの提供をスタートしたことを、国際誌に発表しました。

ＥＭＭＡ（エマ）検査では、子宮内に常在している菌を網羅的に調べることで細菌バランスを確認し、さらに着床の手助けをするラクトバチルス菌の割合が9割以上あるかを調べます。アイジェノミクス社の研究者の1人であるMoreno（モレノ）氏が２０１６年に、子宮内のラクトバチルス菌が9割以上存在することで妊

カルロス・シモン教授
プロフィール

1961年 スペイン生まれ。生殖内分泌専門医および研究者。2007年バレンシア大学医学部産婦人科教授。2013年 スタンフォード大学医学部産婦人科教授。2009年よりIgenomix社の最高科学責任者。2011年 Medical Investigationにて Prize Jaime I 受賞 。2016年 ASRM Distinguished Research Award 受賞

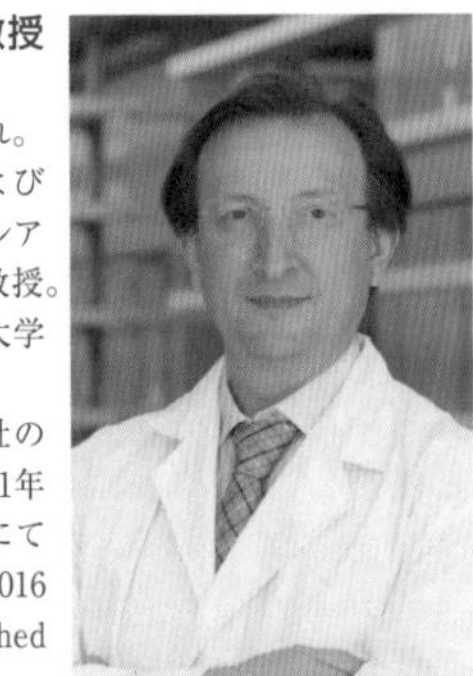

娠率・継続妊娠率・生児出産率が向上するという論文を発表しました。

ＡＬＩＣＥ（アリス）検査では、感染性の慢性子宮内膜炎に最も関与している10種類の菌に注目し、これら10種類の菌が一定以上存在した場合は、その菌に適した抗生物質についての情報が提供されます。

ＡＬＩＣＥ検査は、２０１８年9月21日、世界的に権威があるGenome Webにて世界で認められた初の感染性慢性子宮内膜炎のための検査として紹介されました。

この３つを同時に行う検査を子宮内膜のEndometriumと３つのTrioをかけて、エンドメトリオ検査と名付けました。

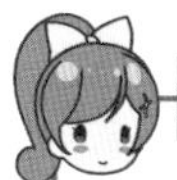

ERA（エラ）検査

あなたの着床の窓を調べます

- 子宮内膜には着床に適した期間（着床の窓）があります。
- この期間は個人によって異なり、ERA 検査では、患者様個々の着床の窓を特定します。
- 最適なタイミングの胚移植をすることで、妊娠率を高めます。

不妊治療に通う37%位の女性は着床の窓の時期がズレています

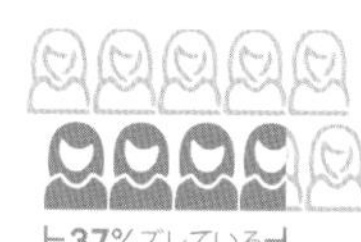

ERAで妊娠率を 25%アップ！

3検査同時解析により妊娠率をさらに向上！

これまでＥＲＡ検査によって着床の窓の時期を特定し移植することで約25％もの妊娠率の向上が見られています。このＥＲＡ検査に加え、ＥＭＭＡ&ＡＬＩＣＥ検査によって子宮内における細菌バランスを確認することで更なる妊娠率の向上が期待されています。

患者さまの思いを第一に考えます

アイジェノミクス・ジャパンは、まずは不妊治療に関わる遺伝子検査を日本及びアジアで普及させ、より多くの不妊症・不育症の患者様を助けることをミッションとしています。ＥＲＡ／ＥＭＭＡ／ＡＬＩＣＥのエンドメトリオ検査を主力サービスとし、カップルに共通した遺伝子変異がないかを調べる疾患保因者検査（ＣＧＴ）や残留受胎生成物検査（ＰＯＣ）、また単一遺伝子疾患に対する着床前診断（ＰＧＴ-Ｍ）や染色体の異数性を調べる着床前検査（ＰＧＴ-Ａ）、さらにＰＧＴと組み合わせたミトスコア検査などがあります。

患者さまを常に第一優先に、さまざまな検査を提供しています。

思いはただ1つ、赤ちゃんを授かりたいと願う患者さまのために

アイジェノミクスのスタッフは、医療分野やバイオサイエンス分野に勤めていた出身者が多く、知識と経験が豊富なのはもちろんのこと、社員全員が「最先端の不妊治療を患者さまへ届けたい」という強い思いを胸に抱いています。

病院やクリニックなど医療機関を通して患者さまの思いに応えるため、日々努力を続けています。

日本でのERA検査実施施設

ALICE（アリス）検査

慢性子宮内膜炎を起こす細菌を調べます

- 慢性子宮内膜炎は、細菌感染によって起こり、不妊症・不育症の原因の１つとなります。
- ALICE 検査では、従来の方法では特定できなかった慢性子宮内膜炎の病原菌を検出いたします。

習慣性流産や着床不全患者では66%が罹患していると言われています。

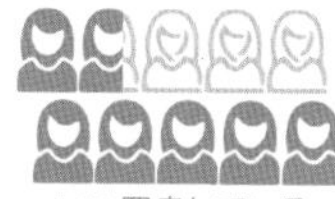

EMMA/ALICE で着床・妊娠率上昇します！

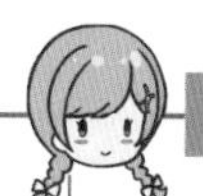

EMMA（エマ）検査

子宮内膜の細菌の種類と量を調べます

- 子宮内膜の細菌の種類と量を測定し、バランスが正常かどうかを調べます。
- 子宮内膜の乳酸桿菌の割合は、着床・妊娠率に、大きく関わります。
- 子宮内環境を改善する（乳酸桿菌の割合を上げる）ことにより着床・妊娠率が向上します。

子宮内乳酸菌が多い群		子宮内乳酸菌が少ない群
70.6%	妊娠率	33.3%
58.8%	継続妊娠率	6.7%
58.8%	生児出産率	6.7%

Topic

アイジェノミクスのSmart（スマート） PGT-A（ピージーティーエー）検査

妊娠・出産の可能性が高まります

染色体の数的異常を調べるPGT-A検査

ＰＧＴ-Ａ検査は着床前診断とも言われ、反復ＡＲＴ不成功や流産を繰り返すカップルに対し、胚（受精卵）側の要因として染色体の数的異常の可能性を調べる検査です。

こういった染色体異常のある受精卵の割合は女性の年齢と大きく関係しており、36歳を起点に染色体に数的異常がある胚の割合が半数を越え、42歳では約8割の胚が染色体異常を持つことが分かっています。ＰＧＴ-Ａ検査によって、染色体に数的異常のない胚を選ぶことで移植あたりの妊娠成功率を高め、かつ流産率を下げることが可能となります。

日本でも２０２０年より日本産婦人科学会が認定した施設においてＰＧＴ-Ａ特別臨床研究がスタートしています。

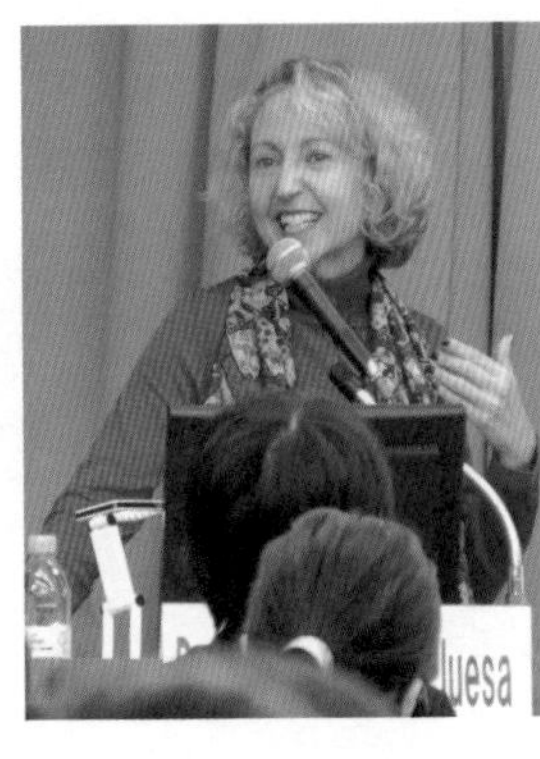

カルメン・ルビオ先生プロフィール

「スペインバレンシア大学にて生殖医療分野における学位PhD取得後、20年以上にわたり着床前診断である染色体異数性およびモザイク胚に関する研究に従事。その功績によりIgenomix 本社のPGT部門のディレクターとして現職に至る」

アイジェノミクスのSmart PGT-A検査とは

アイジェノミクスは、研究開発をベースにした遺伝子検査会社です。

「２０１９年、日本生殖医学会にて本社のカルメン先生が講演のため来日しました。先生はスペインバレンシア大学にて生殖医療分野におけるPhD取得後、20年以上にわたり着床前診断である染色体異数性およびモザイク胚に関する研究に従事していました。その功績によりアイジェノミクス本社のＰＧＴ部門のディレクターとして活躍しています」

アイジェノミクス社は、現在、世界で年間15万検体（世界のシェアの約半分）を解析し、結果をお届けしています。ヒューマンエラーを減らし、かつ、この大量の検体の結果を日々高い精度で出すためには、検体処理の自動化とＡＩによる検査結果の判定は欠かせません。

また、豊富な経験から独自の解析アルゴリズムを導入することで、他社と比べて移植に適した胚の割合は1.6倍に増え、モザイク結果の割合は約7分の1まで減らすことに成功しています。さらに、弊社のオリジナル検査であるミトスコア解析もＳｍａｒｔ ＰＧＴ-Ａ検査に含まれています。これにより、移植に適した胚の中から、さらに着床能力の高い胚を知ることができます。

アイジェノミクスの検査にかける想い

ＰＧＴ-Ａ検査では、ようやく胚盤胞期胚まで育った大切な胚から細胞を5細胞ほど採取する必要があります。私たちはこの採取された細胞から最大限の情報を提供する義務があると考えています。アイジェノミクス社が提供するエンドメトリオ検査（ＥＲＡ検査とＥＭＭＡ検査とＡＬＩＣＥ検査）とＳｍａｒｔ ＰＧＴ-Ａ検査の組み合わせによって、妊娠成功率を最大限にあげることでカップルが１日も早く妊娠成功へと繋がることを心より願っております。

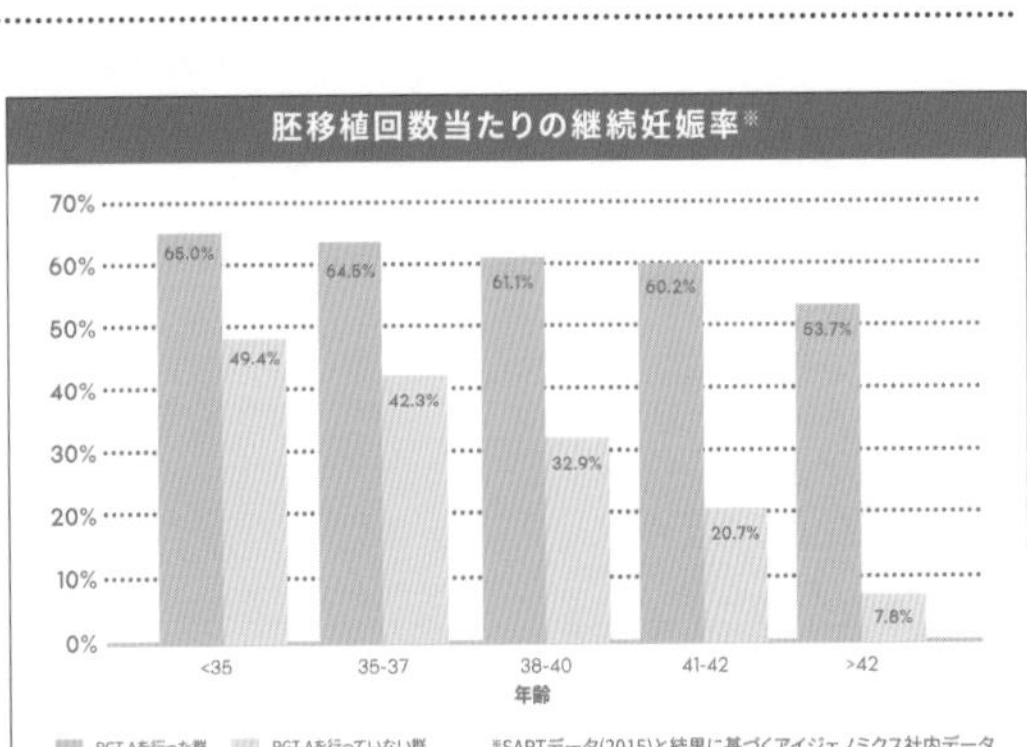

※SARTデータ(2015)と結果に基づくアイジェノミクス社内データ

POC
流産を経験した夫婦は その原因を知ることが大事

POC（残留受胎生成物）検査とは、自然流産を経験されたカップルに対し、流産組織を検体として全24種類の染色体に数的に問題がなかったかどうかを調べる検査です。世界的には自然流産や生殖補助医療（ART）を受けられているカップルにおける流産原因の5割から6割のケースが染色体の数的異常が原因と言われています。

しかし、日本においては晩婚化に伴う子供を授かりたいと思うカップルの高齢化のためか、この割合は8割以上であることがアイジェノミクス・ジャパンで実施しているPOC検査結果の集計から見えてきています。

従来のPOC検査よりも圧倒的なメリット

従来の検査方法としてはGバンドと呼ばれる核型解析がありますが、信頼性、結果が出るスピード、そして正確性の面について問題点を抱えていました。

まず信頼性の面では、従来は流産組織の細胞が新鮮であることが必須条件だったため、結果が得られる確率が約60％だったのに対し、POC検査では次世代シーケンサーを用いるため組織があれば結果が得られますので99％へと大きく改善されています。次に結果が出るスピードは、流産組織を培養する必要がない分、従来の3分の1へと短縮されました。

最後に正確性の面については、従来の方法では検査結果が正常女児だった場合に母体側の結果を反映している可能性がありました。アイジェノミクス社のPOC検査には、母親の血液検体を元に胎児由来であるかどうかについても正確に確認するSTR解析が付いています。

アイジェノミクス社が提供するPOC検査は、カップルの今後の妊娠計画をたてる上で適切なカウンセリングへとつながる検査結果を提供いたします。

ARTを受けている方の染色体の数的異常が原因の流産率（%）

	世界	日本
流産率	60%	85%

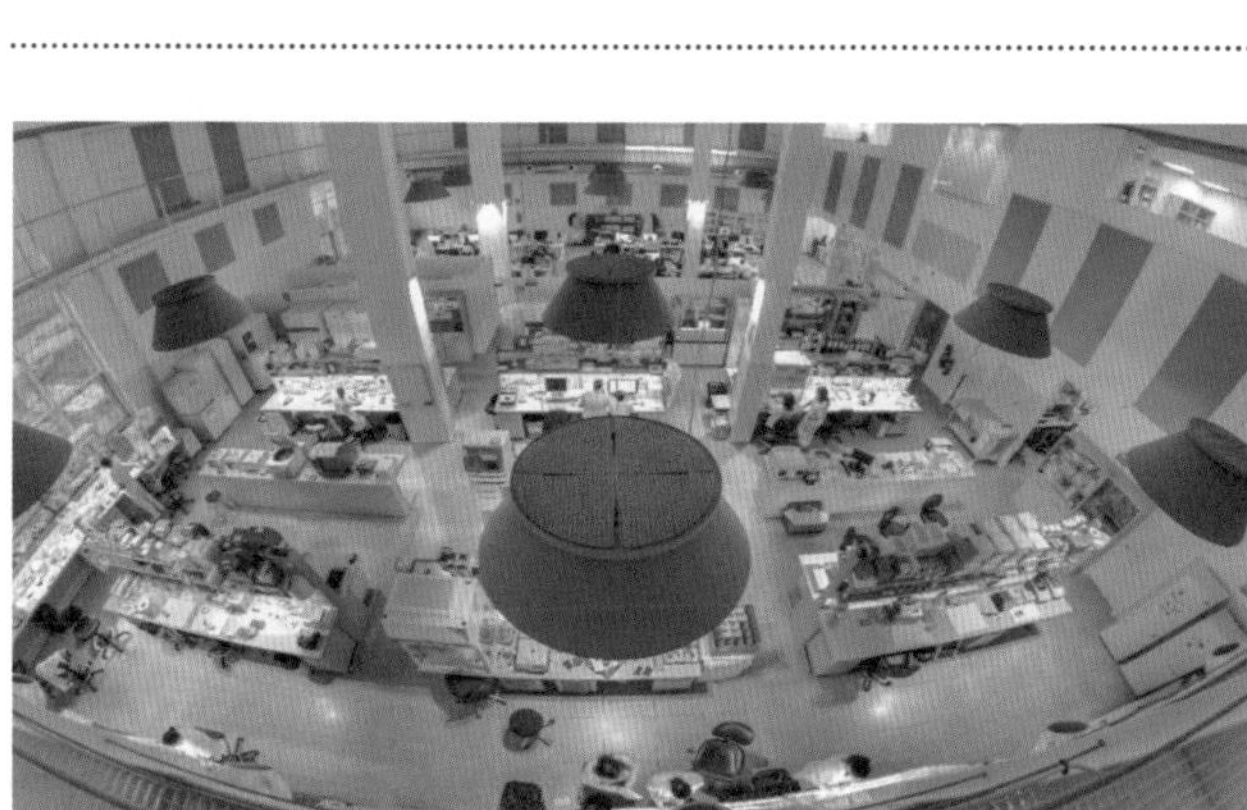

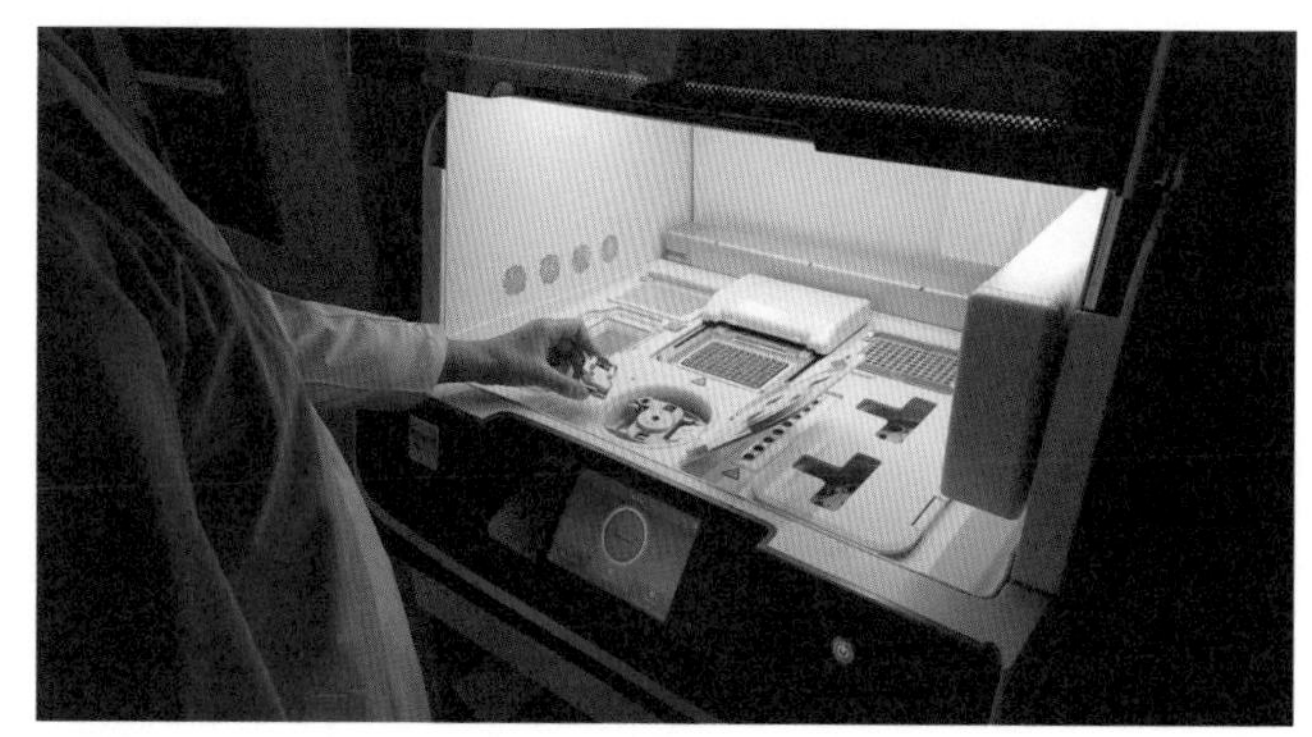

Igenomix
WITH SCIENCE ON YOUR SIDE

株式会社 アイジェノミクス・ジャパン

東京都中央区日本橋人形町2-7-10　エル人形町 4F
TEL：03-6667-0456
http://www.igenomix.jp

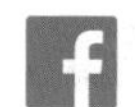

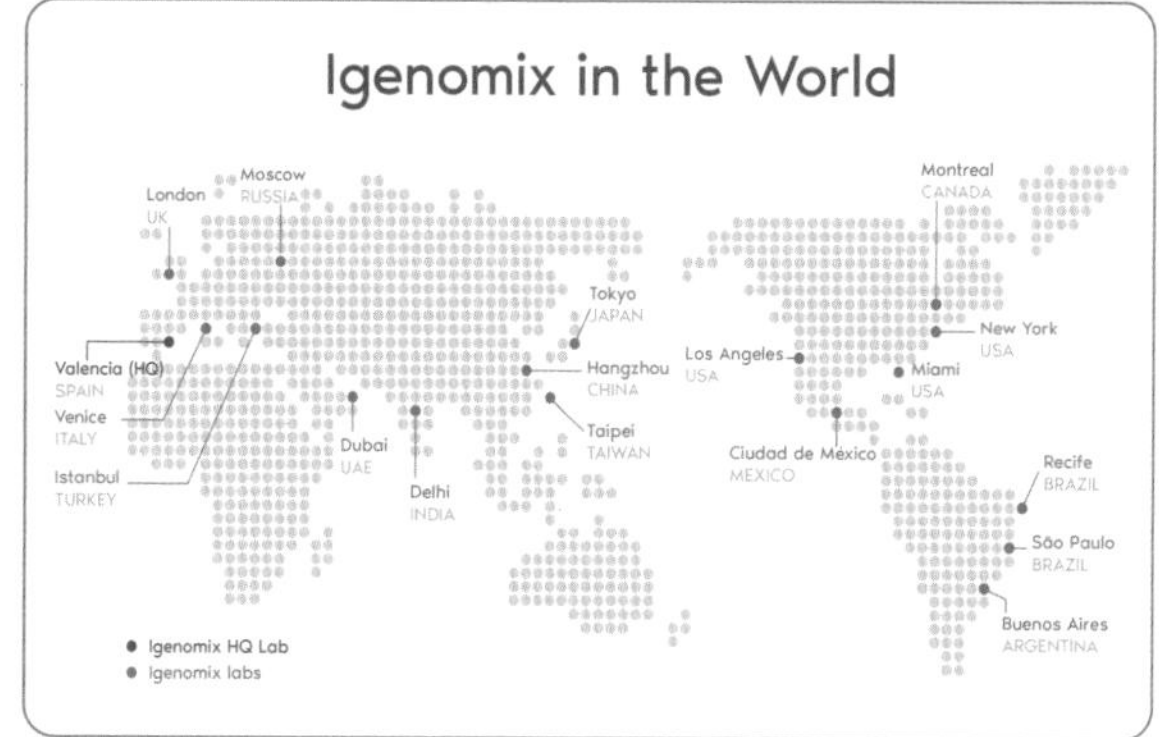

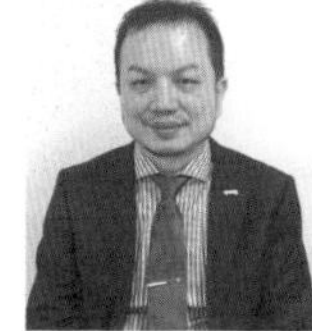

アジア太平洋地域統括責任者　張 博文(Andy Chang) プロフィール

1999年　清華大学(台湾)卒業
2005年　京都大学大学院にて博士号を取得
2011年　マイクロアレイの最大手Affymetrix Japan社にて技術部長を経て、APAC事業開発ディレクターに就任
2017年　Temple University JapanにおいてMBA取得(首席)
Igenomix Japan 日本法人代表 兼 APAC事業開発ディレクター
2019年　Igenomixアジア太平洋地域統括責任者

東京◆木場公園クリニック・分院／吉田淳院長

ご夫婦に寄り添い、妊娠の確率を1%でも上げる努力を続けることをお約束して診療しています。

吉田淳 院長／プロフィール

1986年に愛媛大学医学部卒業。同年、東京警察病院産婦人科に勤務。1991年に池下チャイルドレディースクリニックに勤務し、1992年、日本産科婦人科学会専門医を取得。その後、女性不妊症・男性不妊症の診療・治療・研究を行う。1997年、日本不妊学会賞受賞。1999年1月、木場公園クリニックを開業。日本で数少ない女性不妊症・男性不妊症の両方を診察・治療できるリプロダクション専門医。

［医学博士］産婦人科・泌尿器科医、日本産科婦人科学会専門医取得、生殖医療専門医

心のケアを大切にしながら、世界トップレベルの医療を提供し、妊娠率のアップを目指しています。

不妊症の治療は、出口の見えないトンネルと例えられるように、長い期間を要することがあります。

そして、今後の治療方針や将来のことに不安を抱いている方も多くいます。そのため、不妊治療では心のケアを大切にした診療を進める必要があります。

そこで、木場公園クリニックとその分院では、心理カウンセラーや臨床遺伝専門医が患者さんの悩みに寄り添い、診療に努めています。

また、一人でも多くの人に妊娠していただけるよう、日々、進歩している生殖医療を、世界トップレベルで提供するための努力を続けています。

この世界トップレベルとは、医療を行うためのより優れた設備とより優れた技術の双方を備え、つねに患者さんを思いやった診療を行うことです。患者さんのためには妊娠率を1%でも上げていく努力を続けていくことが大切ですから、それに向けスタッフ一同、日々頑張っています。

夫婦それぞれを同時に診療ができることのメリット

不妊治療の流れとして、タイミング療法や人工授精のような一般不妊治療で妊娠されない夫婦や、検査の結果、一般不妊治療では妊娠が難しいと判断された夫婦には、生殖補助技術を用いた体外受精の治療をおすすめします。この実施には専用の設備と高い技術が必要となります。

その充実とともに必要となるのが、ご夫婦の立場に立った医療です。原因がどちらにあっても、双方にあったとしても、夫婦が一緒に治療に向うことが大切です。そこで院長の吉田淳医師は、「不妊症はカップルの問題」と提唱し、日本で数少ない女性不妊症・男性不妊症の両方を診察・治療できるリプロダクション専門医として一早く充実した医療を提供してきました。

大学病院レベルの高品位な技術と、欧米スタイルの心の通った女性・男性不妊症の診察・検査・治療は大きなメリットとして評価されています。

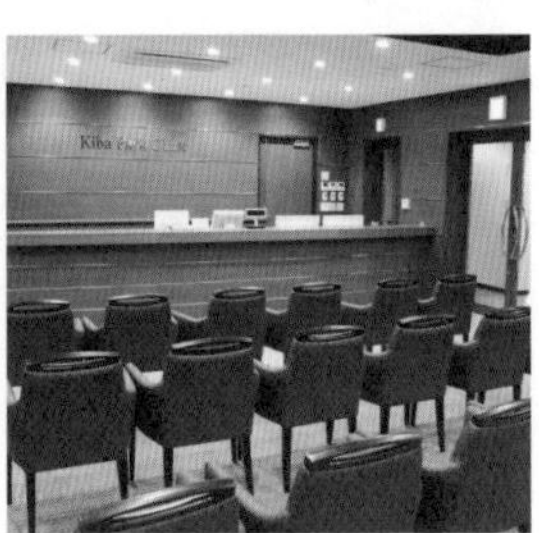

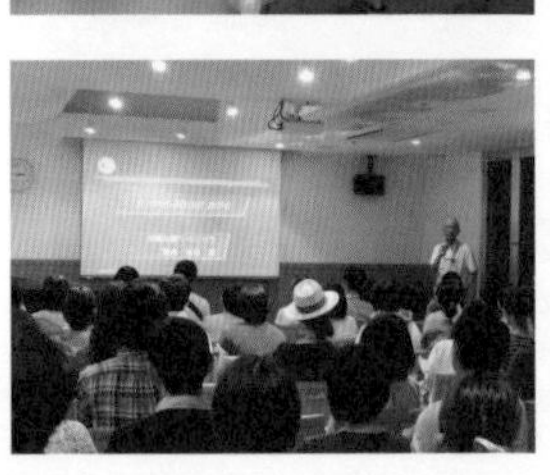

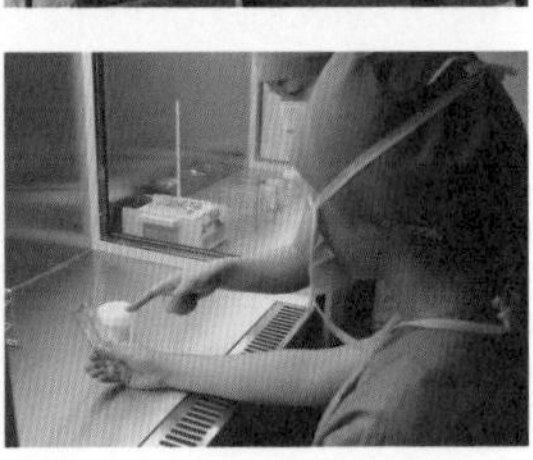

一般不妊症・体外受精・顕微授精・不育症

木場公園クリニック・分院

03-5245-4122

http://www.kiba-park.jp

診療時間	月	火	水	木	金	土	日	祝
8:30～12:00	○	○	○	○	○	※	―	※
13:30～16:30	○	●	○	●	○	※	―	―

● 6Fのみ火曜日と木曜日の午後13:30～18:00
※ 土曜日 午前9:00～14:00、午後14:30～16:00
祝日の午前は8:30～13:00

東京都江東区木場2-17-13 亀井ビル 2F・3F・5～7F

東京メトロ東西線木場駅3番出口より徒歩2分

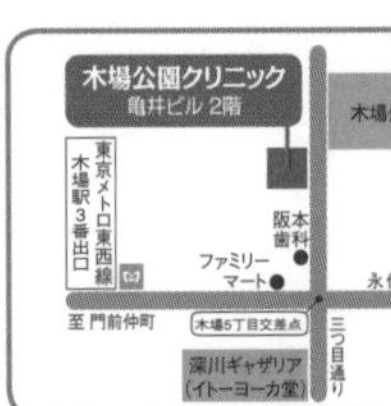

一人でも多く妊娠・出産して欲しい。そのために、一人ひとりに合った治療で赤ちゃんを願うご夫婦に寄り添っています。

東京◆桜十字渋谷バースクリニック／井上治院長

井上治 院長／プロフィール

2005 年、福岡大学医学部卒業。2007 年、慶應義塾大学病院勤務、2016 年、東京歯科大学市川総合病院勤務を経て 2018 年、桜十字渋谷バースクリニック院長に就任。

[医学博士] 日本産科婦人科学会認定 産婦人科専門医、日本生殖医学会認定 生殖医療専門医、日本抗加齢医学会専門医、母体保護法指定医

都内に7つのクリニックを持つ桜十字グループが運営

桜十字渋谷バースクリニックは、医療・福祉・予防医療を通じて患者さんと地域と働く人が幸せとなるモデルを築き、地域医療の向上を目指す桜十字グループの新規施設です。同グループは、すでに外来と健診をメインとする7つのクリニックを都内に運営しています。

立地も良く、鉄道だけで10以上の路線が乗り入れるＪＲ渋谷駅から徒歩5分、渋谷パルコ向かいにあるビルの1フロアを使ったゆったりとしたクリニックです。体外受精をメインに、一般不妊治療も丁寧に診ていて、卵管鏡下卵管形成術（ＦＴ）などの日帰り手術にも対応しています。

お一人おひとりの思いを大切に

開院から２０１９年11月までの体外受精での妊娠率実績は、35～39歳で62.1％（日本産科婦人科学会による最新２０１６年報告は同年代34.2％）と良好でした。

２０１８年に開業した施設は最新の設備を備え、体外受精の要となる培養室にはタイムラプス型の培養器を設置し、卵子に負担の少ない顕微授精を可能にするピエゾＩＣＳＩ、高倍率で観察することでより良い精子を選別可能にするＩＭＳＩなど、卵子と精子にかかる負担を少なくすることで、治療成績の向上につながるよう、スタッフ一同が取り組んでいます。

働きながら不妊治療を続ける方が殆どのため、働きながら通院しやすいようにと、待ち時間の短縮にも努力しています。予定の立てやすい予約制を採用し、手術など一部治療を除く再診の平均待ち時間も90分以内でした（２０１９年実績）。

院長として治療にあたるのは、日本生殖医学会、生殖医療専門医の井上治医師です。不妊専門のクリニックや大学病院での不妊治療・生殖補助医療に携わり、実績を積んできたドクターです。

「私は、10年以上生殖医療に携わってきました。不妊治療に来られるご夫婦は、それぞれに原因や思いに違いがありますから、これからもお一人おひとりの希望に沿った不妊治療を提供していきたいと思います」と話します。

不妊症専門

桜十字渋谷バースクリニック

03-5728-6626

https://www.sj-shibuya-bc.jp/

診療時間	月	火	水	木	金	土	日	祝
9:00～12:30	○	○	○	○	○	○	－	－
14:00～17:30	○	○	－	○	○	－	－	－

住 東京都 渋谷区 宇田川町 3-7
ヒューリック渋谷公園通りビル 4 階
（渋谷パルコ向い）

JR 山手線 渋谷駅ハチ公口より徒歩 5 分
東京メトロ 渋谷駅 6 番出口より徒歩 4 分

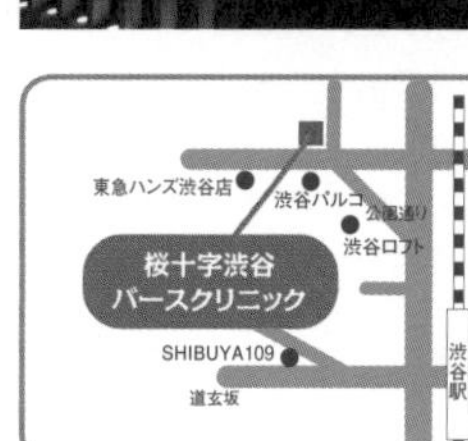

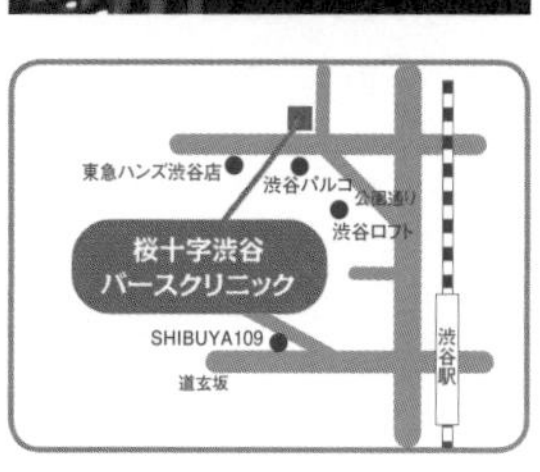

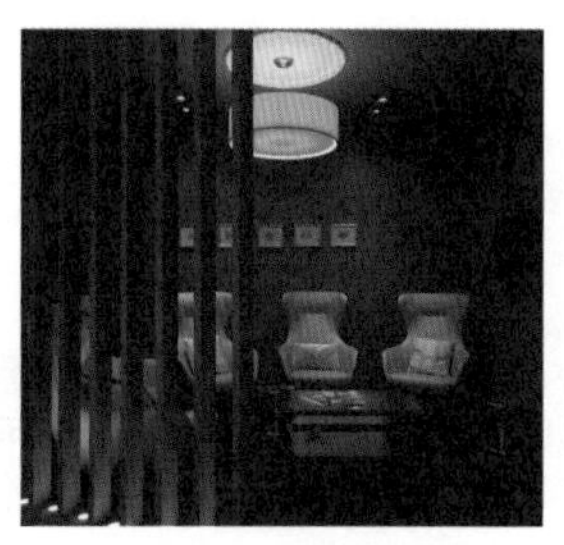

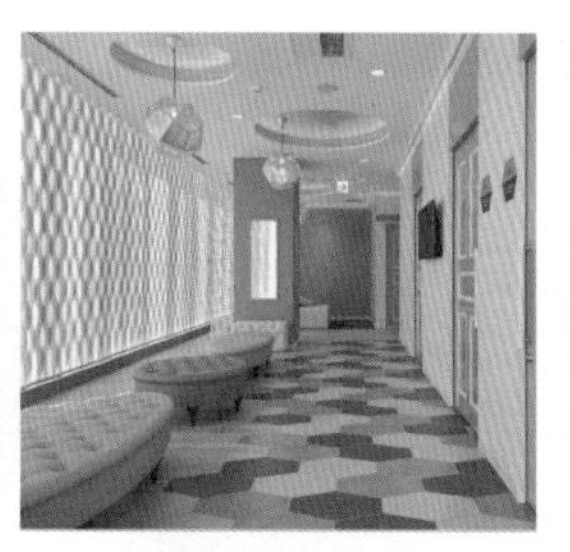

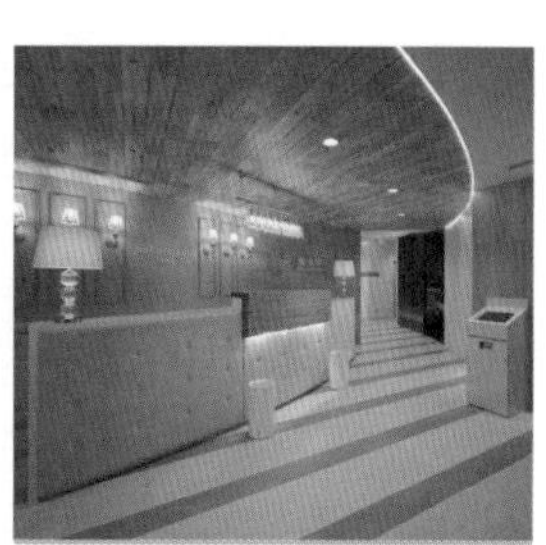

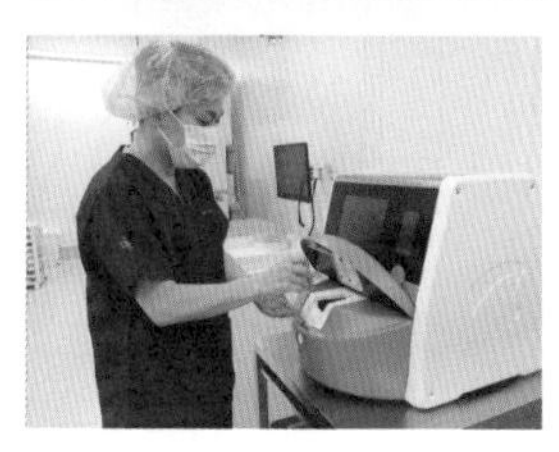

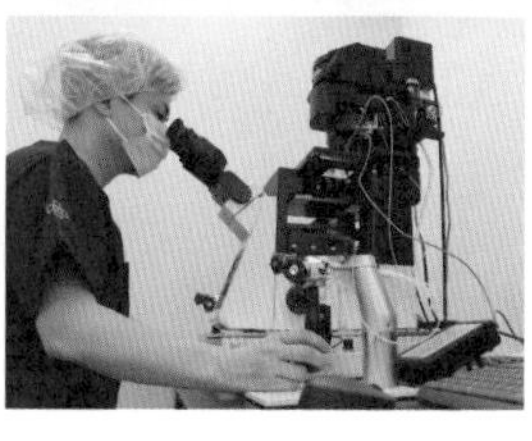

患者さんお一人おひとりの気持ちを理解して、誠実な診療を行っていくことが基本です。

東京◆三軒茶屋ウィメンズクリニック／保坂猛院長

保坂猛 院長／プロフィール

聖マリアンナ医科大学卒業、同産婦人科勤務。その後、大田原赤十字病院勤務、聖マリアンナ医科大学産婦人科医長、聖マリアンナ医科大学産婦人科非常勤講師、ファティリティクリニック東京勤務を経て、2011 年、三軒茶屋ウィメンズクリニック開院。
［医学博士］日本産科婦人科学会認定・産婦人科専門医、日本生殖医学会認定・生殖医療専門医、母体保護法指定医

あなたに合った治療プランを立てるために、基本的な検査から始めましょう

はじめてクリニックに足を運ぶときには、みなさんとても緊張するかと思います。が、その緊張は治療プランが立って先が見えてくることでほぐれていくようです。

治療では、はじめに基本的な検査を行い、その結果からさらに必要な検査をするなどして情報を集め、最適な治療をご提案していきます。そして、その治療が今後どのように進んでいくのかを説明して理解してもらうことで、治療プランが決ります。

月経周期に合わせて適した検査をしますので、いつ通院しても大丈夫です

ご夫婦それぞれに基本となる検査があります。

男性の精液検査はいつでも受けることができます。精液の量や精子の運動性や直進性、奇形率などを診ます。

女性の検査は、月経周期に合わせて適したものを行い、通院開始時の時期に合わせてスタートできます。基本検査は、ホルモン値測定やエコーによる卵巣と子宮の様子の確認、卵管造影による卵管検査などを行います。

いつからでもスタートできますが、月経周期に合わせて複数回の通院が必要です。

まずは、初診にできる検査からしっかり受けましょう。

早めの検査から一緒に治療プランを立て治療に臨みましょう！

治療スケジュールに関しては、ご夫婦で話し合われ、安心して通院できるようプランを一緒に立てましょう。患者さんの多くは働いていますから仕事との調整に大変なことや難しいこともあるでしょう。

私たちクリニックでは、仕事をしながらストレスなく治療を進められるよう、治療プランを立てることを心がけています。

治療プランは年齢によって異なり、それは妊娠と年齢の関わりが深く、年齢を踏まえた配慮ある治療が必要になるからです。

気になる方は早めに検査を受けましょう。

不妊治療全般・婦人科検診・婦人科疾患治療

三軒茶屋ウィメンズクリニック

03-5779-7155
https://www.sangenjaya-wcl.com

診療時間	月	火	水	木	金	土	日	祝
9:30〜12:30	○	○	○	○	○	○	−	−
15:30〜19:00	○	○	○	−	○	−	−	−

※休診日：木・土 午後、日・祝。

東京都世田谷区太子堂 1-12-34
ルリオン三軒茶屋2F

東急田園都市線 三軒茶屋駅・南口 A 出口から昭和女子大学方面徒歩 3分、東急世田谷線 三軒茶屋駅より徒歩4分

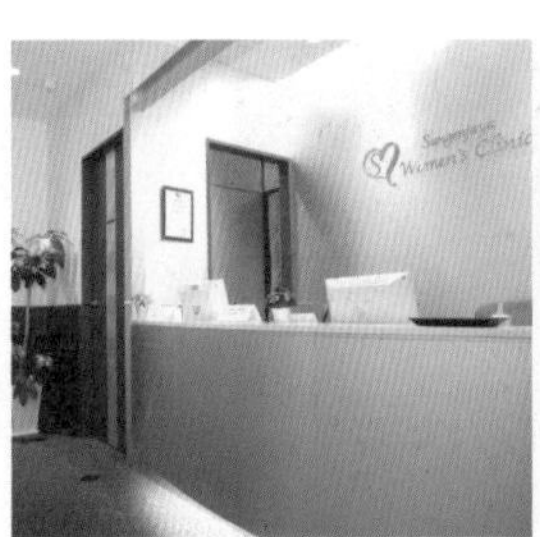

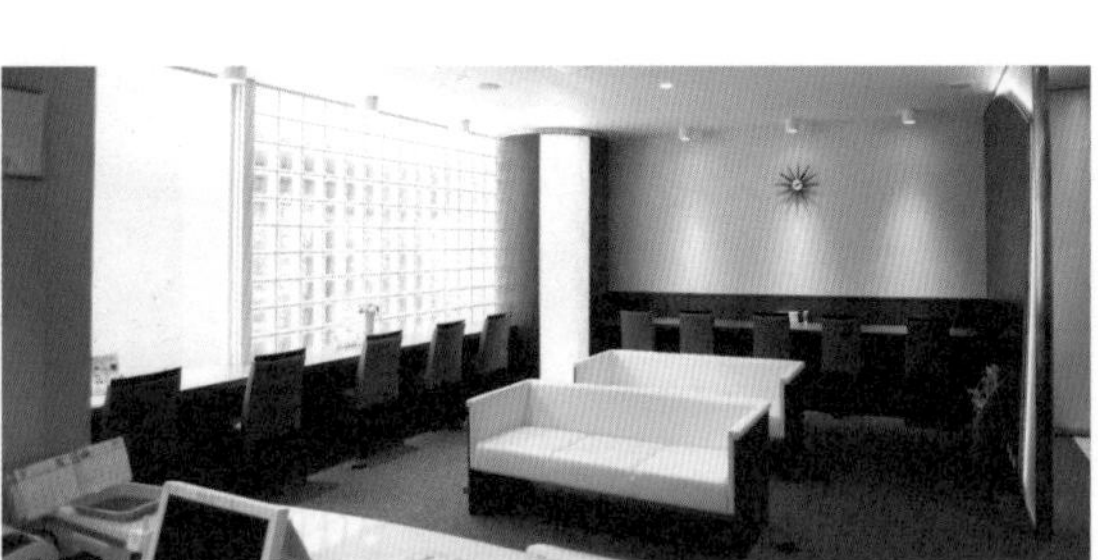

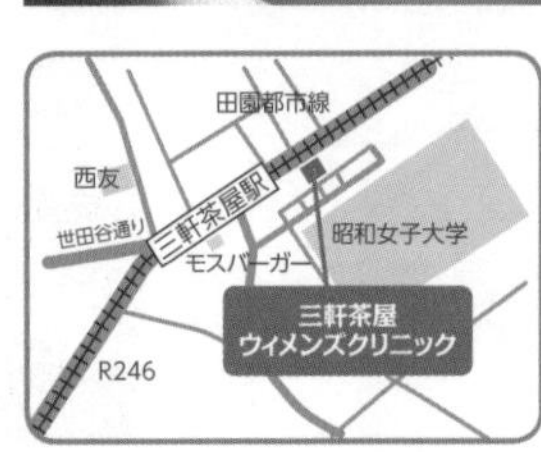

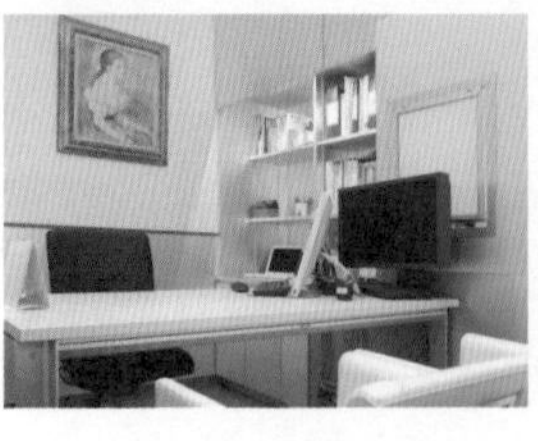

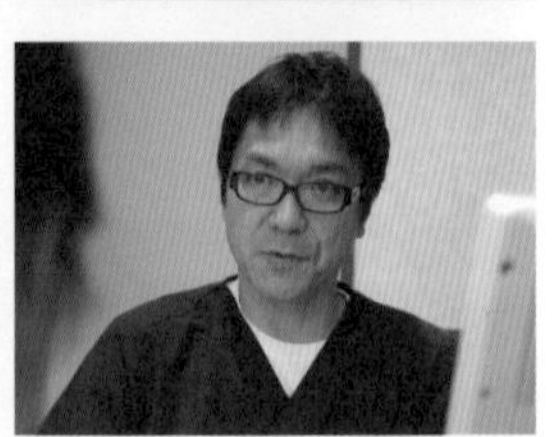

横浜◆神奈川レディースクリニック／小林淳一院長

通院される方のお気持ちを大切に納得のいく治療を進めることを考えた心に寄り添う診療をしています。

小林淳一 院長／プロフィール

1981年、慶應義塾大学医学部卒業。慶應義塾大学病院にて習慣流産で学位取得。1987年、済生会神奈川県病院にて、IVF・不育症を専門に外来を行う。1997年、新横浜母と子の病院にて、不妊不育IVFセンターを設立。2003年、神奈川レディースクリニックを設立し、同センターを移動する。
［医学博士］日本産科婦人科学会専門医、母体保護法指定医。会員所属：日本生殖医学会、日本受精着床学会、日本卵子学会。

ライフスタイルに合った配慮のある治療を実施

神奈川レディースクリニックは、「不妊症（妊娠しないでいること）や不育症（妊娠はするが流産や死産を繰返して生児を得られない）の治療をされている患者さんの身近な存在として、気軽に活用できるクリニックでありたい」をモットーとしています。

不妊治療は、ご夫婦で取り組むことが基本ですが、夫婦もそれぞれ、不妊原因もそれぞれです。また、ライフスタイルが多様化し、患者さんによっては通院と仕事の調整など、何かと大変な思いをされている方も多いことでしょう。そのためメンタル面での負担も大きくなってきます。

そこで、治療施設ではメンタル面での配慮を深め、患者さんの体調や気持ちにいかに寄り添うかが大きな課題となります。

神奈川レディースクリニックでは、治療へのストレスや不安を少しでも取り除いて治療に臨んでいただけるよう、多くの相談窓口を設け、日頃の疑問や悩みを気軽に相談できるよう体制を整えています。そして、不妊症や不育症の原因が様々で複雑であることから、さらに患者さんのお気持ちを大切に、医師・培養士・看護師がひとつのチームとなって治療に対応します。

地域の医療機関との連携で24時間対応、そして待ち時間への配慮

もしもの時に備えた体制を整えることもとても大事なことです。緊急時や入院の必要がある患者さんに対しては、提携している近隣の医療機関で24時間対応していもらえるよう整えています。

また、患者さんにとって長い待ち時間は負担です。そこで、携帯電話から診察の順番がわかる、受付順番表示システムを導入しています。これにより、患者さんは待ち時間を有効に使うことができます。

不妊治療を行うためには、設備や技術を整えるだけでなく、患者さんに寄り添った治療であることを大切に考え、神奈川レディースクリニックでは、配慮すべきことをできる限り実践して、患者さんご夫婦が納得して治療を受けられるよう努めています。

不妊不育IVFセンター・婦人科一般

神奈川レディースクリニック

045-290-8666

http://www.klc.jp

診療時間	月	火	水	木	金	土	日	祝
8:30～12:30	○	○	○	※	○	△	△	△
14:00～19:00	○	○	●	ー	○	ー	ー	ー

△ 土・日（第2・第4）・祝日の午前は 8:30～12:00
● 水曜午後は14:00～19:30
※ 木曜、第1・第3・第5日曜の午前は予約制

神奈川県横浜市神奈川区西神奈川1-11-5 ARTVISTA 横浜ビル

JR 東神奈川駅より徒歩5分、京急仲木戸駅より徒歩8分、東急 東白楽駅より徒歩7分

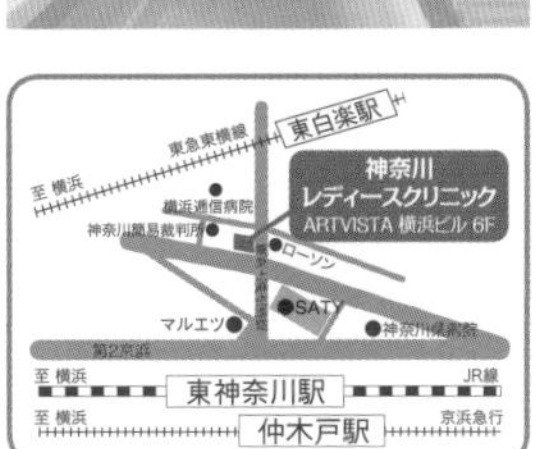

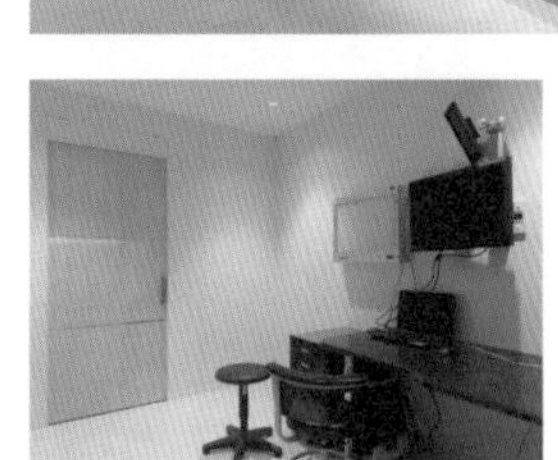

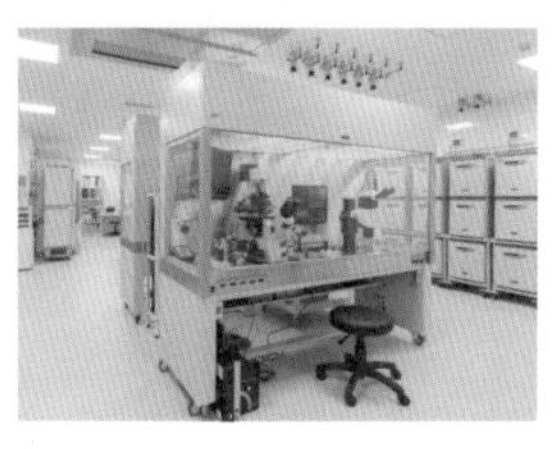

京都◆田村秀子婦人科医院／田村秀子院長

心の持ち方や考え方、生活習慣などを聞き、その人だけのオーダーメイドな治療の提案からはじめます。

田村秀子 院長／プロフィール

1983年、京都府立医科大学卒業。1989年同大学大学院修了。同年京都第一赤十字病院勤務。1991年、自ら不妊治療し、妊娠13週での破水を乗り越えてできた双子の出産を機に義父の経営する田村産婦人科医院に勤務して不妊部門を開設。1995年より京都分院として田村秀子婦人科医院を開設。2003年8月、現所在地に発展移転。現在、自院、田村産婦人科医院、京都第二赤十字病院の3施設で不妊外来を担当。専門は生殖内分泌学。［医学博士］

私が乗り越えた不妊治療の受診体験から患者さん目線の治療を

患者さんの体と心の状況を大切にして、それぞれに合った治療を考え、進めていくオーダーメイド治療のスタイルを、私は開院以来行っています。その理由として、私自身が受けてきた不妊治療の経験があり、治療を受ける夫婦の立場を理解しているからです。そして、そこにこだわりがあるからです。

日頃の診療でも、不妊治療には受けた者にしか分からない独特な気持ちがあることも知っているからこそ、患者さんの目線に立った治療を大切にしています。その方針を生かすのに、オーダーメイド治療であれば、患者さんの立場で一緒に治療方法を考えることができ、治療期間なども見据えて治療を進めることができるからです。

できるだけ自然な妊娠をイメージして授かること

治療を受ける多くの夫婦は、できれば今までの夫婦生活のように自然で本来の営みから妊娠があり、出産があり、子どもが授かるよう望んできたことと思います。

そのため「そろそろ子どもが欲しい！」という自然な気持ちを心のどこかに持って治療と向き合えるよう、体と心のコンディションをはじめに整えていくことが大事であり、基本だと思っています。

そして『できるだけ自然に近いイメージで子どもを授かる事』をモットーとし、必要以上でも必要以下でもない治療を考えます。

治療して妊娠しても、妊娠後は普通の出産と変わりなく、育児も同じことなのです。

その思いで今まで治療をしてきた結果、平成3年（1991年）の不妊部門開設以来、約1万5千名の新しい命とめぐり合うことができました。

技術面でレベルが高いのは基本的なこと。重要なのは、心に負担をかけない治療！

医療面では技術において高いレベルを維持すること。そして、どのような治療においても心のケアを十分に充実させ、心に負担なく治療を受けてもらうこと、これが私たちの治療施設です。

不妊症専門

田村秀子婦人科医院

075-213-0523

https://www.tamura-hideko.com/

診療時間	月	火	水	木	金	土	日	祝
9:00〜12:00	○	○	○	○	○	○	―	―
13:00〜15:00	○	○	○	○	○	―	―	―
17:00〜19:00	○	○	○	○	○	―	―	―

京都府京都市中京区御池高倉東入ル御所八幡町229

市営地下鉄烏丸線 御池駅1番出口 徒歩3分

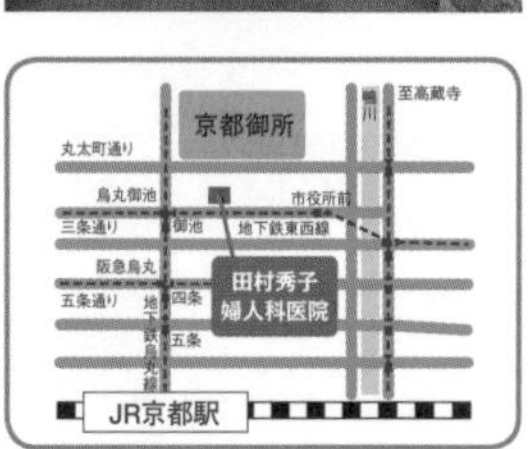

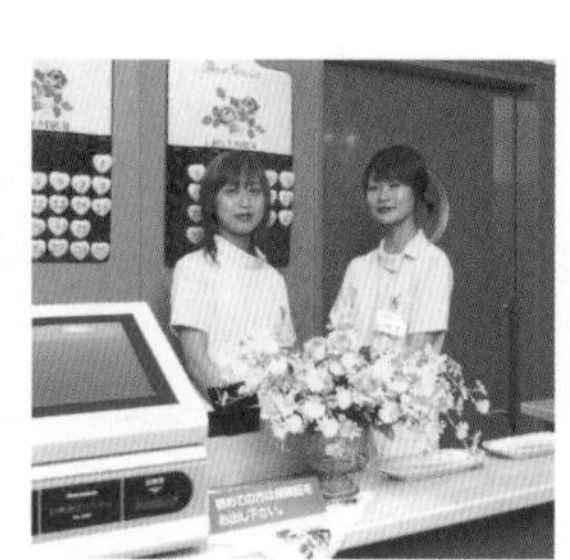

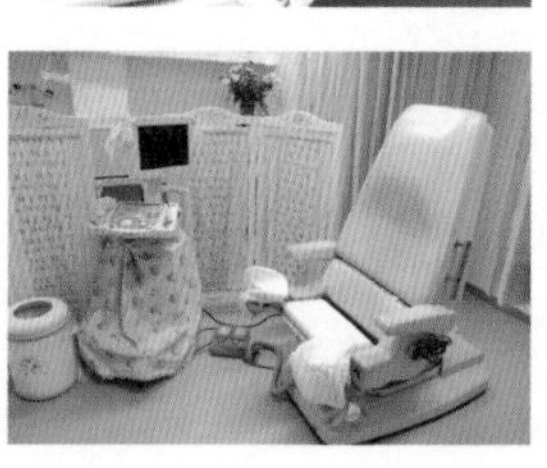

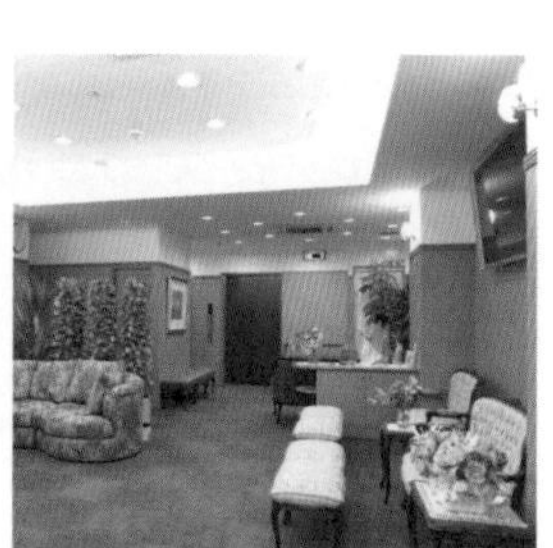

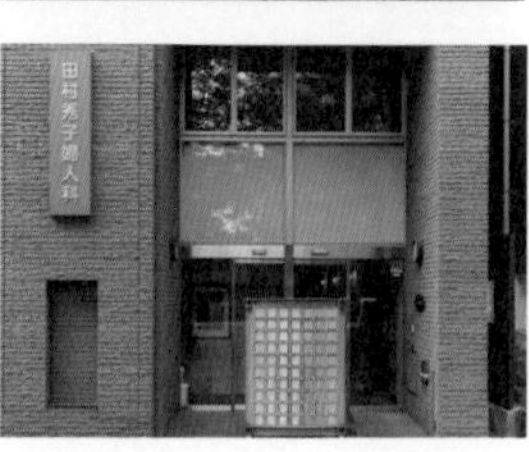

愛媛県◆つばきウイメンズクリニック／鍋田基生院長

生殖医療、無痛分娩、ヘルスケアを中心に地域に根差した「かかりつけ産婦人科」として医療の充実に努めています。

鍋田基生 院長／プロフィール

2001 年、久留米大学医学部卒業。愛媛大学医学部附属病院講師、外来医長を経て現職。大学病院での診療、研究により生殖医療の発展、向上に寄与する。理論的かつ迅速、適切な治療により速やかな妊娠を目指す。

［医学博士］愛媛大学非常勤講師、兵庫医科大学非常勤講師、産婦人科専門医・指導医、生殖医療専門医、管理胚培養士。 女性ヘルスケア専門医・指導医。漢方専門医。日本卵子学会代議員。日本レーザーリプロダクション学会評議員。 生殖バイオロジー東京シンポジウム世話人。JISART 理事。日本生殖医学会学術奨励賞、中四国産科婦人科学会学術奨励賞、愛媛医学会賞受賞。

不妊治療は男性不妊の治療とともに行います

子どもは、いつの時代でも夫婦だけでなく社会全体の宝です。

そして多くのご夫婦が大きな苦労なく子どもが授かります。

ところが、なかには望んでも妊娠しない辛い思いをするご夫婦もいます。それが現在では不妊治療によって子どもが授かる時代となってきました。

このように不妊治療（生殖医療）は、新しい命を授かるために協力できるとても重要な治療なのです。

つばきウイメンズクリニックでは、原因を十分に調べたうえで、効果的な治療を積極的に行う「テーラーメイドな生殖医療」を信念に診療をしています。

治療を進める上で、産婦人科医による女性への治療だけでなく、男性不妊を専門とする泌尿器科医の診療も重要と考え、男性不妊外来にも力を入れ、男女双方をしっかり診ることのできる体制を整えています。

男性不妊外来では、男性不妊専門の分野で先駆的な治療や研究を実践し、国内外でも著名な医師（獨協医科大学埼玉医療センターの岡田弘主任教授）が担当し、大きな信頼を得ています。

また、生殖医療の核とも言える培養部門は、卵子と精子を体外で扱うこととなるため、細心の注意はもちろん高水準の培養技術を日夜追求しています。

感動的な親子の出会いを大切に、女性の生涯のヘルスケアをサポートしています

つばきウイメンズクリニックでは、不妊治療から妊娠という喜ばしい結果がでてからも、妊婦健診から、出産までトータルサポートすることが可能です。

出産に際しても、無痛分娩を行うなど、感動的な親子の出会いを大切にしています。

また、出産後のケアから女性としての健康を妊娠・出産というダイナミックな変化を経験する時を中心に、生涯にわたったヘルスケアをサポートしています。

つばきウイメンズクリニックは、地域のかかりつけ産婦人科としての位置付けも大きく、女性の生涯を温かく見守り続けています。

不妊症・産婦人科・新生児内科・麻酔科

つばきウイメンズクリニック

📞 089-905-1122

🌐 http://www.tsubaki-wc.com/

診療時間	月	火	水	木	金	土	日	祝
9:00〜12:00	○	○	○	○	○	○	−	−
15:00〜18:00	○	○	−	○	○	△	−	−

△ 土曜午後は 15:00〜17:00
※ 男性不妊外来：月1回完全予約制
［土曜］15:00〜17:00［日曜］9:00〜11:00

愛媛県松山市北土居 5-11-7

伊予鉄道バス「椿前」バス停より徒歩約4分、「椿神社前」バス停より徒歩約9分

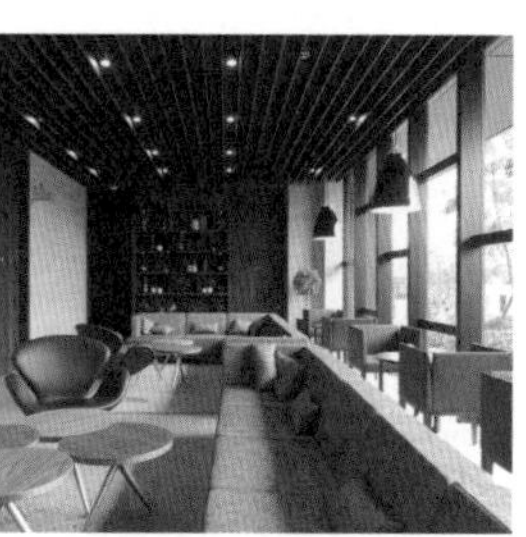

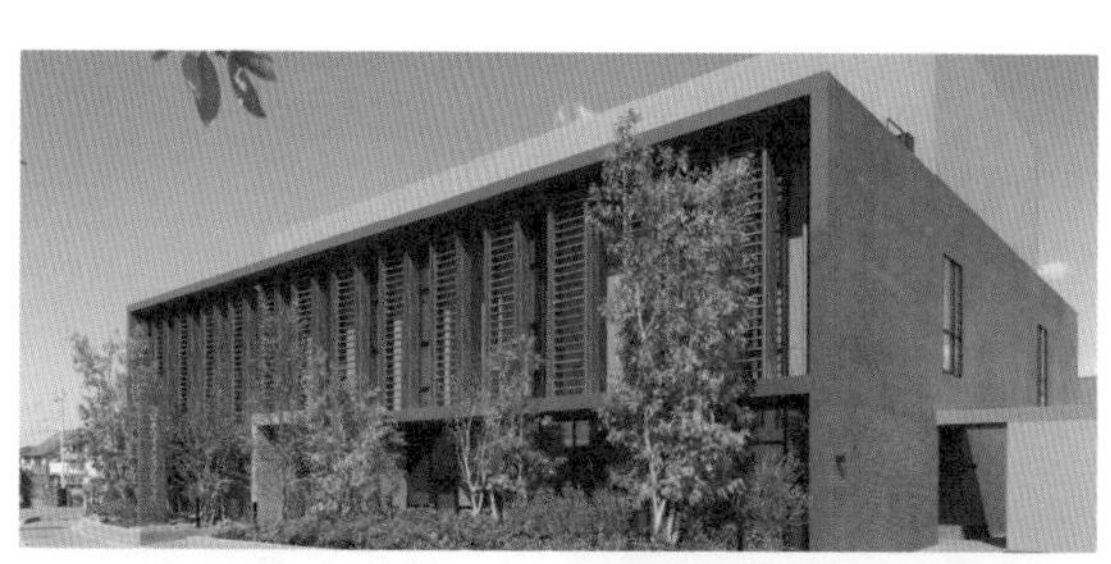

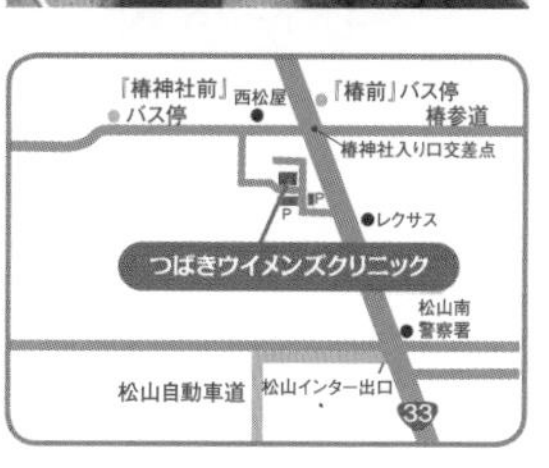

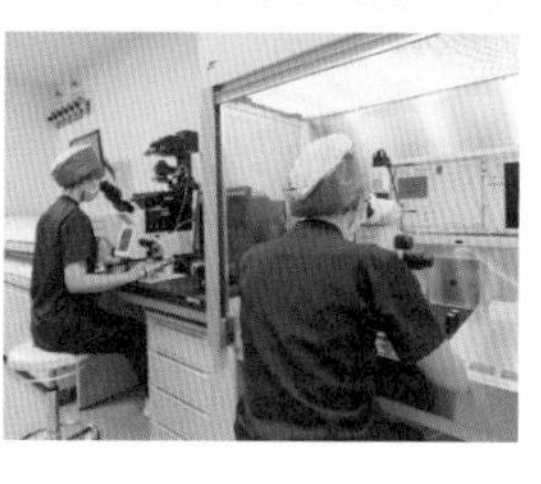

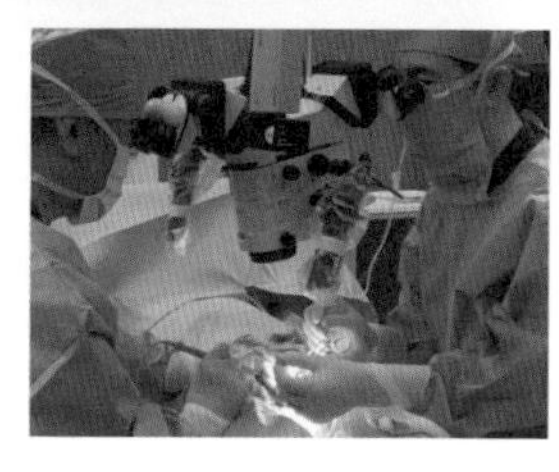

千葉県 柏市

千葉◆中野レディースクリニック／中野英之院長

エビデンスに基づいた、イージーオーダーの不妊治療を進めています。

患者様お一人おひとりの治療効果が高いレベルで実現できるよう、エビデンス（症状に対して効果があることがわかっている治療法）に基づいた治療を行っています。そして、最終的に一人でも多くの方が妊娠できるよう、それぞれの方に合った細やかな対応ができるようイージーオーダーの治療をご提供しています。

不妊治療は、加齢とともに条件が悪くなりますから、みなさま、早めに私たちクリニックをお訪ねください。

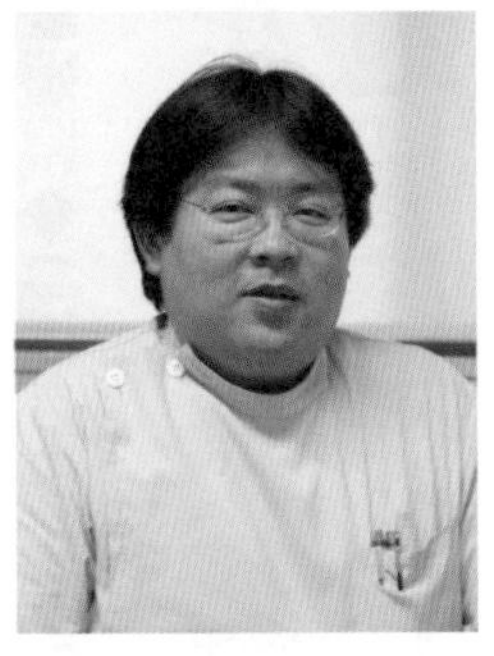

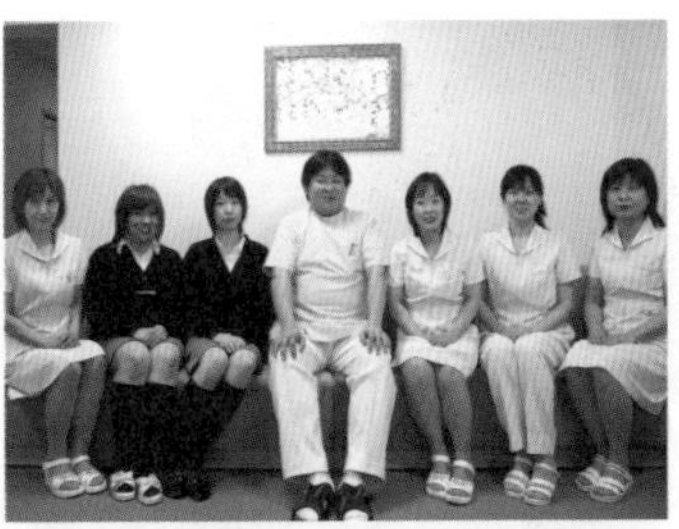

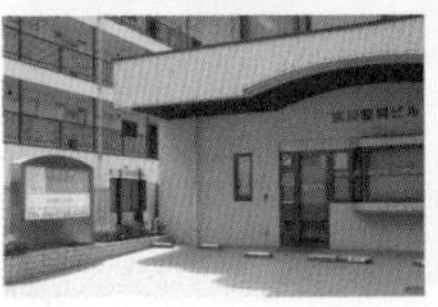

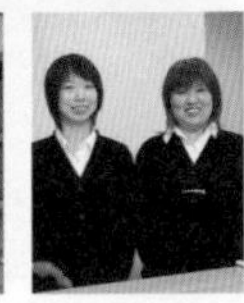

中野英之 院長／プロフィール

1992年 東邦大学医学部卒業、1996年 東邦大学大学院修了。この間、東邦大学での初めての顕微授精に成功。1997年 東京警察病院 産婦人科に出向。吊り上げ式腹腔鏡の手技を習得、実践する。2001年 宗産婦人科病院副院長。2005年 中野レディースクリニックを開設。
［医学博士］日本生殖医学会 認定生殖医療専門医

千葉県柏市柏 2-10-11-1F
JR 常磐線柏駅東口より徒歩3分

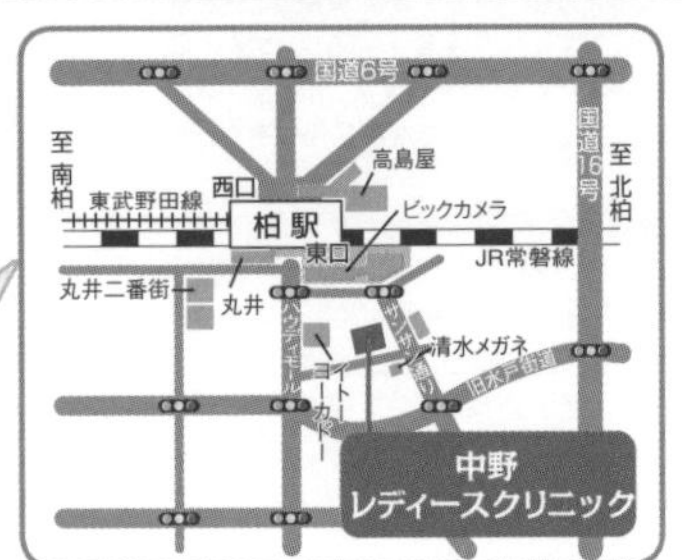

中野レディースクリニック

04-7162-0345
http://www.nakano-lc.com

診療時間	月	火	水	木	金	土	日	祝
9:00～12:30	○	○	○	○	○	○	ー	ー
15:00～17:00	○	○	○	○	○	ー	ー	ー
17:00～19:00	○	○	○	○	○	ー	ー	ー

※ 初診の方は、診療終了1時間前までにご来院下さい。

東京都 中央区

東京◆オーク銀座レディースクリニック／太田岳晴院長

私たちは、お子様を迎えるというご夫婦の目標に向かって、生殖補助医療による治療を提供しています。

患者様のお話をうかがい、お一人おひとりに合わせた治療プランをご提案します。男性不妊にも対応しており、ご夫婦で受診していただくことも可能です。また、週に3日は大阪の本院（オーク住吉産婦人科）から経験豊富な専門医が来院し、診療にあたっています。

体外受精周期の注射には365日対応し、患者様本位のスケジュールで治療を進めていただけます。

学会認定の胚培養士が在籍する国際水準の培養ラボラトリーを備え、院内の基準をクリアした胚培養士が、患者様に採卵した卵子や受精後の胚の状態をご説明しています。

患者様が一日も早く赤ちゃんを迎えられるよう、経験と技術に裏打ちされた治療でサポートして参ります。

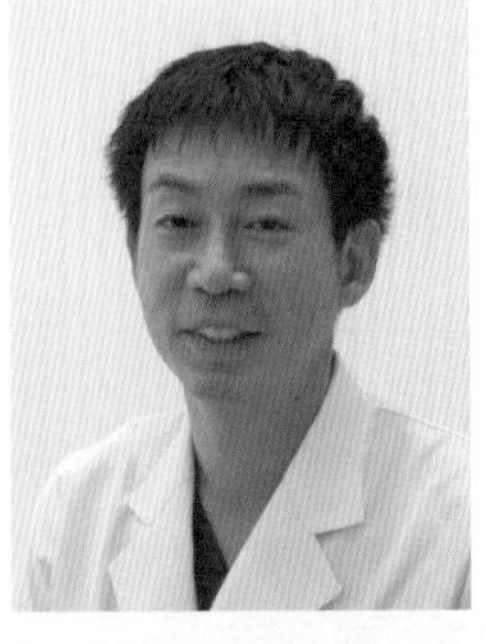

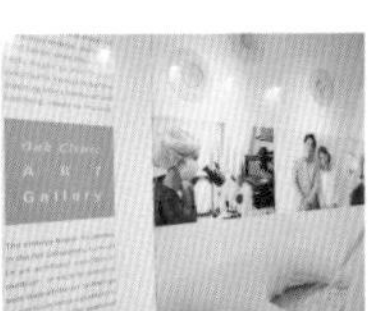

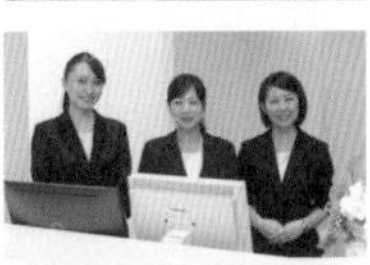

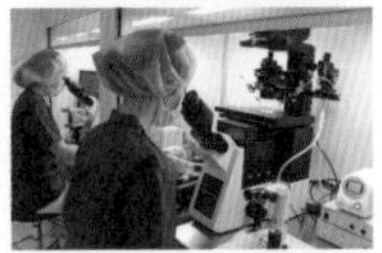

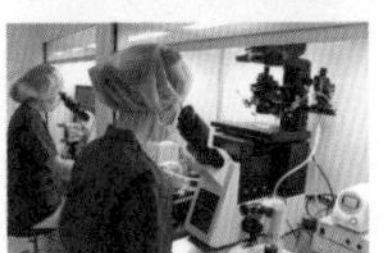

太田岳晴 院長／プロフィール

福岡大学卒業。福岡大学医学部大学院にて学位を所得。福岡大学病院、飯塚病院、福岡徳洲会病院、福岡大学産婦人科助教を経て、2016年10月からオーク銀座レディースクリニックに勤務。
日本産科婦人科学会専門医、母体保護法指定医

東京都中央区銀座 2-6-12
Okura House 7F
JR 山手線・京浜東北線有楽町駅 徒歩5分、東京メトロ銀座駅 徒歩3分、東京メトロ有楽町線 銀座1丁目駅 徒歩2分

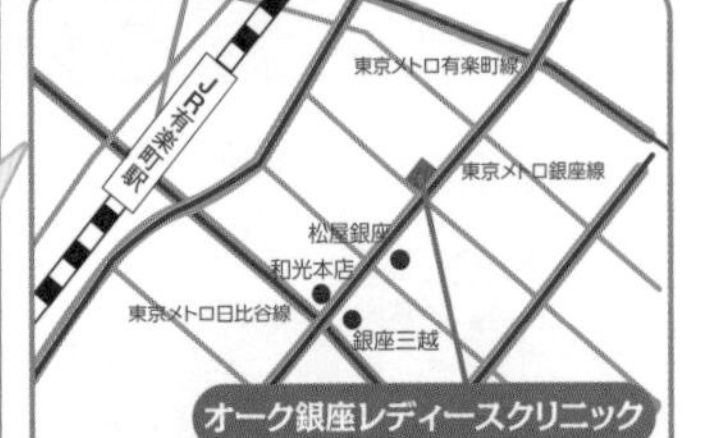

オーク銀座レディースクリニック

0120-009-345
https://www.oakclinic-group.com/

診療時間	月	火	水	木	金	土	日	祝
9:00～13:00	○	○	○	○	○	○	※	※
14:00～16:30	○	○	○	○	○	△	※	※
17:00～19:00	○	○	○	○	○	ー	ー	ー

△ 土曜午後 14:00～16:00、※日・祝日は 9:00～15:00

不妊治療専門施設を訪ねて

東京都 港区

東京◆芝公園かみやまクリニック／神山洋院長

不妊症はご夫婦の問題です。ご夫婦に合った最適な治療をご提供いたします。

医療不信や医療の質が問題となる現在、我々は患者様が何を一番求められているかを見極める事が大切だと考えています。当院では、排卵誘発剤の使用や人工授精、体外受精を画一的に行うのではなく、ご夫婦のご希望に添えるよう、段階を追って進めて参ります。

不妊症の原因の半数近くは、男性にも原因があるといわれています。しかし、不妊症は女性の問題とする考え方が、広く認められています。そこで当院では、ご夫婦を同時に診療して、お二人の問題として考え、男性不妊症、性機能障害の治療にも、積極的に取り組んでいます。

月に1回、妊娠準備学級（無料）を行っていますので、何でもお気軽にご相談下さい。詳しくはHPをご覧下さい。

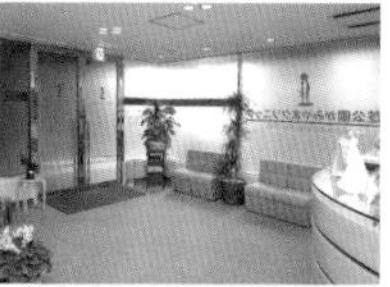

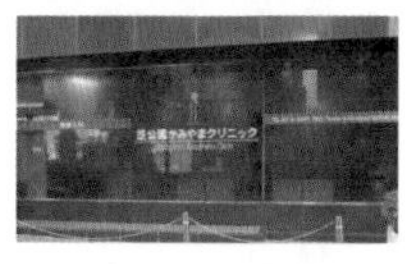

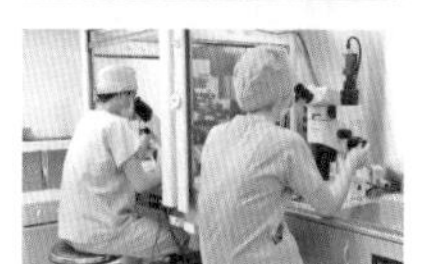

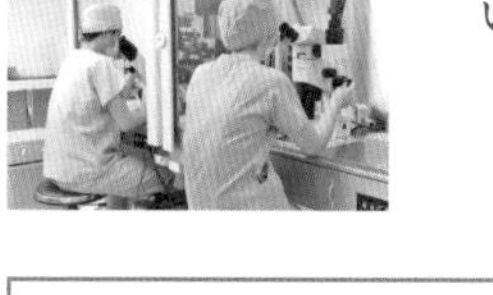

神山洋 院長／プロフィール

昭和大学医学部卒業。2001年7月米国 Diamond Institute infertility and Menopause にて体外受精の研修。2002年10月虎の門病院産婦人科医員不妊外来担当。2005年6月 芝公園かみやまクリニック院長に就任。
［医学博士］日本産科婦人科学会 産婦人科専門医、日本生殖医学会 生殖医療専門医、日本東洋医学会 漢方専門医

住 東京都港区芝 2-9-10 ダイユウビル 1F

電車 都営三田線 芝公園駅 A1 出口より徒歩3分、JR 山手線田町駅三田口・浜松町駅 南口より徒歩9分、都営大江戸線・都営浅草線大門駅 A3 出口より徒歩9分

芝公園かみやまクリニック

03-6414-5641

http://www.s-kamiyamaclinic.com

診療時間	月	火	水	木	金	土	日	祝
10:00～13:00	○	○	○	―	○	○	―	―
16:00～19:00	○	○	○	○	○	―	―	―

※お電話にてご予約の上、ご来院下さい。

不妊治療専門施設を訪ねて

東京都 豊島区

東京◆小川クリニック／小川隆吉院長

ご夫婦の希望に沿った治療の提案で、無理のない妊娠計画を実現していくことが大切。

不妊治療の基本は、なるべく自然に近い形で妊娠を叶えることです。やみくもに最新治療の力を借りることは、避けなければなりません。

まず、タイミング法より始め、漢方療法、排卵誘発剤、人工授精などその人の状態により徐々にステップアップしていきます。

当院では開院以来、生殖医療（体外受精、顕微授精など）の治療に到達する前に多くの方々が妊娠されています。

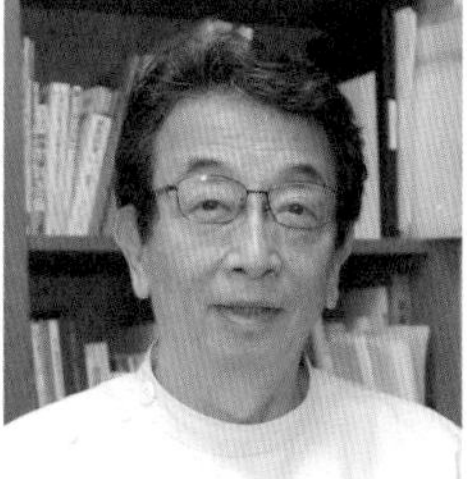

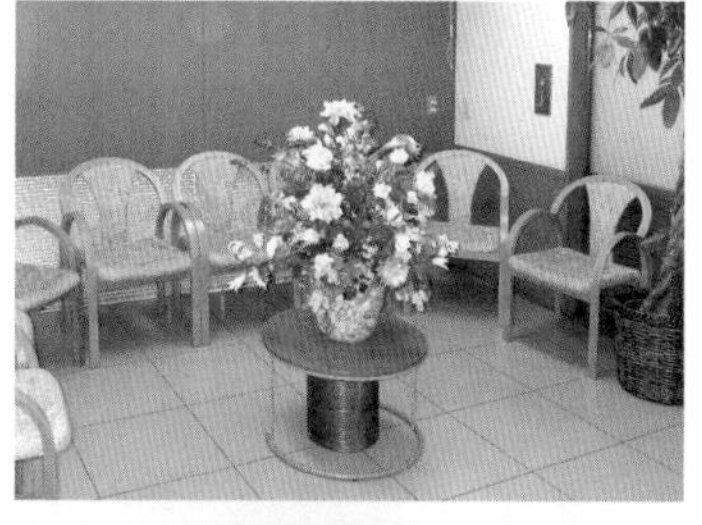

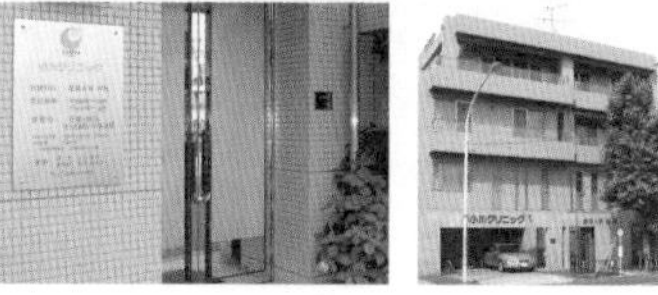

小川隆吉 院長／プロフィール

1975年 日本医科大学卒業後、医局を経て1995年4月まで都立築地産院産婦人科医長として勤務したのち小川クリニックを開設。セックスカウンセラー・セラピスト協会員。日本生殖医学会会員。1995年6月不妊症を中心とした女性のための総合クリニック、小川クリニックを開院。著書に「不妊の最新治療」「ここが知りたい不妊治療」「更年期を上手に乗り切る本」「30才からの安産」などがある。［医学博士］元日本医科大学産婦人科講師、日本産婦人科学会専門医、母体保護法指定医。

住 東京都豊島区南長崎 6-7-11

電車 西武池袋線東長崎駅、地下鉄大江戸線落合南長崎駅より徒歩8分

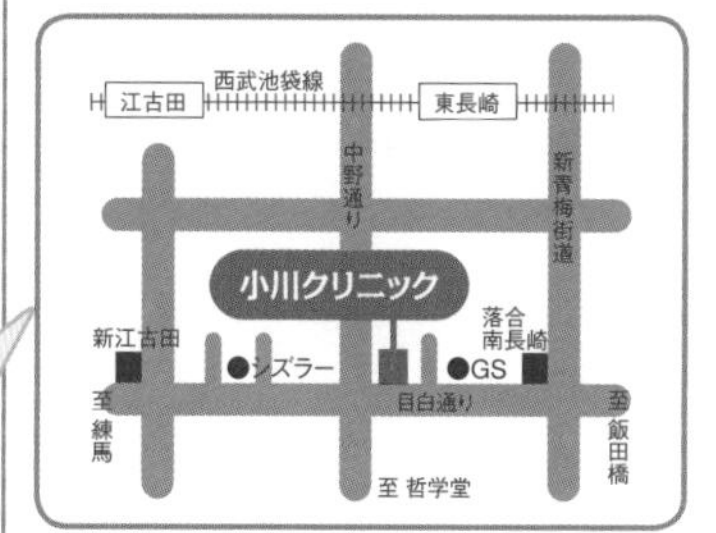

小川クリニック

03-3951-0356

https://www.ogawaclinic.or.jp

診療時間	月	火	水	木	金	土	日	祝
9:00～12:00	○	○	○	○	○	○	―	―
15:00～18:00	○	○	―	○	○	―	―	―

※ 緊急の際は、上記に限らず電話連絡の上対応いたします。

不妊治療専門施設を訪ねて

神奈川県 横浜市

神奈川◆菊名西口医院／石田徳人院長

通院されるご夫婦の約6割の方が自然妊娠しています。ですから、プラス思考で妊娠に向けてがんばってみませんか？

できる限り、自然に近い妊娠につながる治療を心がけ、妊娠後のアフターフォローまで責任を持って診ることが、私たち菊名西口医院のモットーです。

そのため、外来の妊婦さんも約半数は不妊治療を経た妊娠成功者ですし、小児科の約3割は、そのご夫婦のお子さんです。

「妊婦がいる外来は通院したくない」、「子どもがいる外来は通院したくない」というお気持ちは十分に受け止めています。だからこそ、そのご夫婦のように「妊娠できるんだ！」と、プラス思考で妊娠に向けてがんばってみませんか。

無理のない範囲で、根気強く。

基礎体温をつける気持ちになれないほど落ち込んだら、何カ月でも待ちます。通院をしばらく休んでも良いのですよ。

「…待つことも治療」なのです。

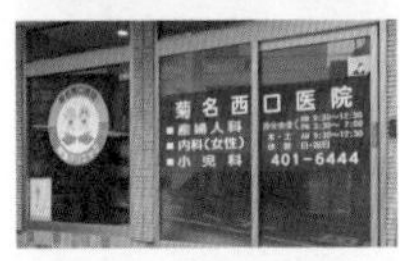

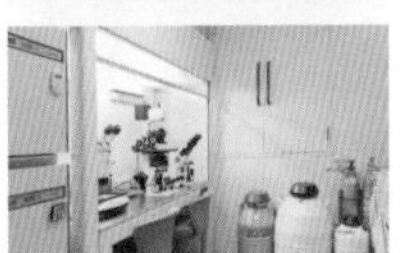

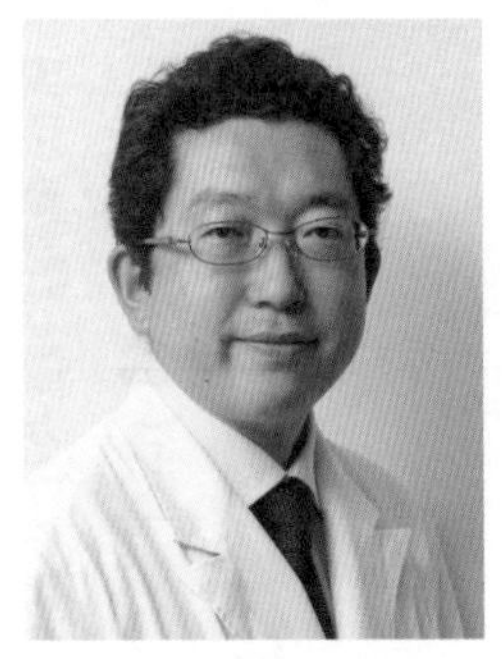

石田徳人 院長／プロフィール

1990年、金沢医科大学卒業。同年聖マリアンナ医科大学産婦人科入局。1996年聖マリアンナ医科大学大学院修了。1996年カナダ McGill大学生殖医学研究室客員講師。1997年聖マリアンナ医科大学産婦人科医長。2001年菊名西口医院開設。
［医学博士］日本産科婦人科学会専門医。日本生殖医学会会員。日本受精着床学会会員、高度生殖技術研究所会員。男女生み分け研究会会員。母体保護法指定医。

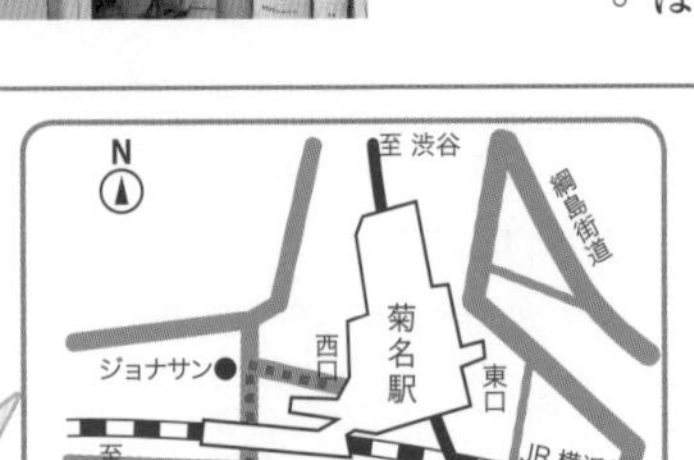

菊名西口医院

045-401-6444

http://www.kikuna-nishiguchi-iin.jp

診療時間	月	火	水	木	金	土	日	祝
9:30～12:30	○	○	○	○	○	○	ー	ー
15:30～19:00	○	○	ー	○	○	ー	ー	ー

※ 土曜午後、日曜・祝日は体外受精や顕微授精などの特殊治療を行う患者さんのみを完全予約制にて行っています。
※乳房外来、小児予防接種は予約制。

神奈川県横浜市港北区篠原北1-3-33

JR横浜線・東急東横線 菊名駅西口より徒歩1分

医院下に駐車場4台有り。

不妊治療専門施設を訪ねて

長野県 佐久市

長野◆佐久平エンゼルクリニック／政井哲兵院長

元気な赤ちゃんを産み、育てていくためのベースとなる体作りを重視した不妊治療を行っています

不妊治療を進める上で、"母体が胎児を育てていくために十分な栄養が満たされている状態"であることはとても大切なことです。そこで、不妊治療を準備期間と考え、適切で最善の治療を提供するとともに、妊娠しやすい体作りや不足する栄養をしっかり整え、元気な赤ちゃんを産むことを最大の目標として日々の治療に努めています。

また、ERA、EMMA、ALICE検査などの最新の検査を導入することで、結果がなかなか出ない方への妊娠チャンスを広げ、できるだけ早く妊娠して子どもが授かるよう努力しています。

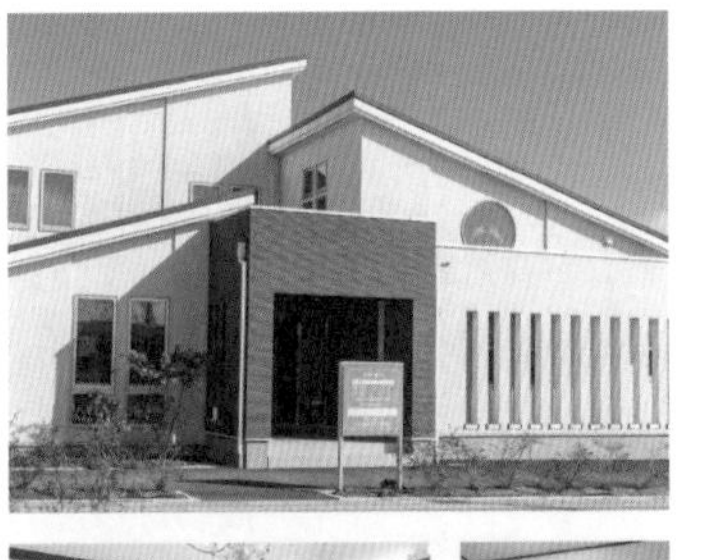

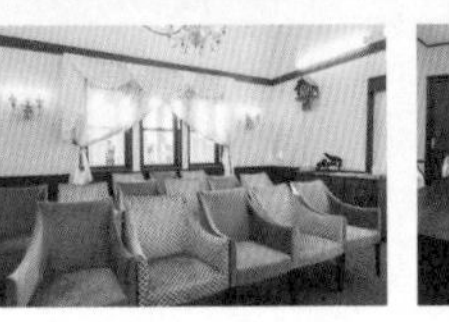

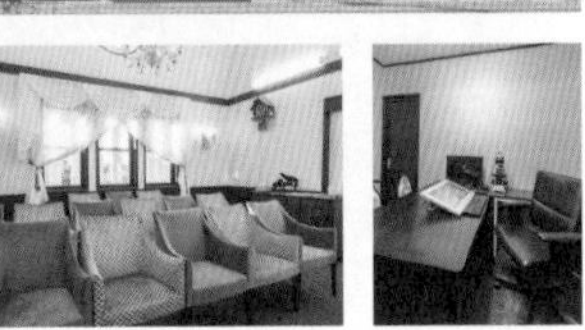

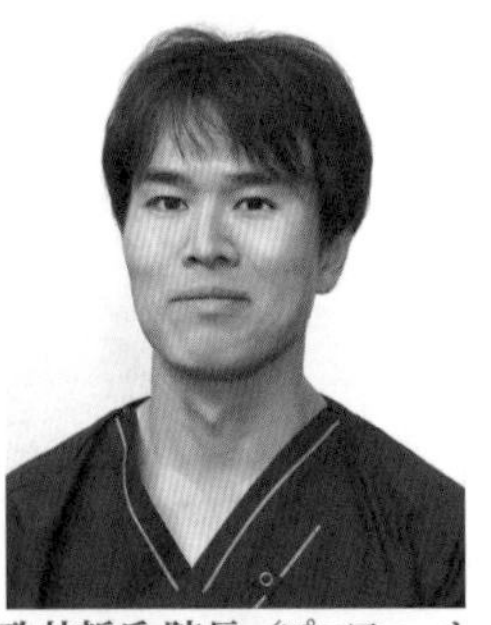

政井哲兵 院長／プロフィール

2003年 鹿児島大学医学部卒業、東京都立府中病院（現東京都立多摩医療センター）研修医、2005年東京都立府中病院産婦人科、2007年日本赤十字社医療センター産婦人科、2012年高崎ARTクリニックを経て、2014年、佐久平エンゼルクリニック開設。
日本産婦人科学会産婦人科専門医、日本生殖医学会生殖医療専門医。

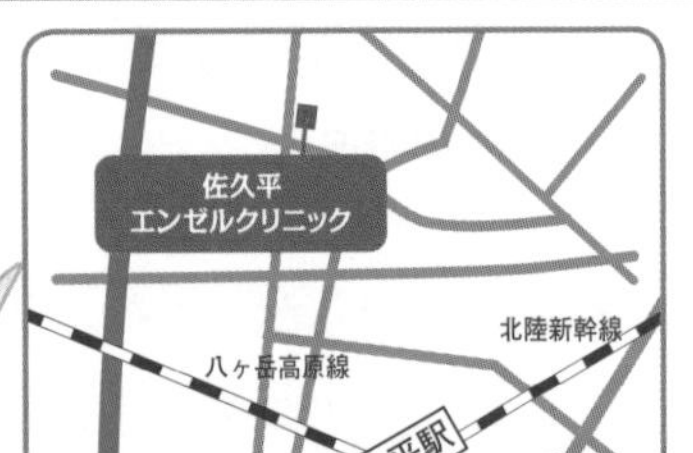

佐久平エンゼルクリニック

0267-67-5816

https://www.sakudaira-angel-clinic.jp/

診療時間	月	火	水	木	金	土	日	祝
8:30～12:00	○	○	○	○	○	○	ー	ー
14:00～17:00	○	○	ー	●	○	ー	ー	ー

● 木曜午後は体外受精説明会のため不定休。

長野県佐久市長土呂 1210-1

佐久北IC・佐久ICより車で約5分

JR 佐久平駅より徒歩約10分

不妊治療専門施設を訪ねて

大阪府 大阪市

大阪◆オーク住吉産婦人科／多田佳宏院長

私たちは、生殖補助医療の専門クリニックです。年中無休の体制で、最先端の治療を提供します。

24時間365日体制の生殖補助医療を実施し、働きながら治療を受けていただきやすい体制を整えています。

生殖医療に長年携わっている専門医が、患者様お一人おひとりのお話をうかがった上で治療プランをご提案いたします。男性不妊にも対応し、ご夫婦での受診も可能です。

国際水準の培養ラボラトリーには、学会認定の胚培養士が多数在籍し、日々技術の習得や研究にあたっています。

患者様が納得して治療を受けて頂けるようドクター、スタッフが一丸となって治療に取り組んでいます。

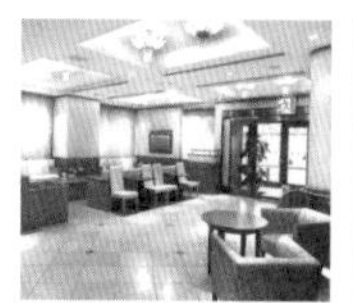

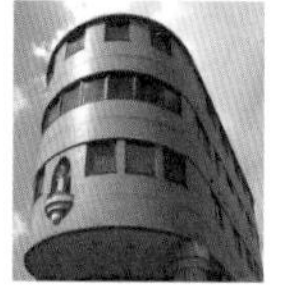

多田佳宏 院長／プロフィール

京都府立医科大学卒業。同大学産婦人科研修医、国立舞鶴病院、京都府立医科大学産婦人科修練医、京都市立病院、松下記念病院などに勤務後オーク会へ。子宮鏡手術に豊富な経験あり。現在、男性不妊外来の中心として幅広く担当。
［医学博士］日本生殖医学会生殖医療専門医、日本産科婦人科学会専門医、母体保護法指定医、アンドロロジー学会会員

大阪府大阪市西成区玉出西2-7-9

大阪メトロ四つ橋線玉出駅5番出口徒歩0分
南海本線岸里玉出駅徒歩10分

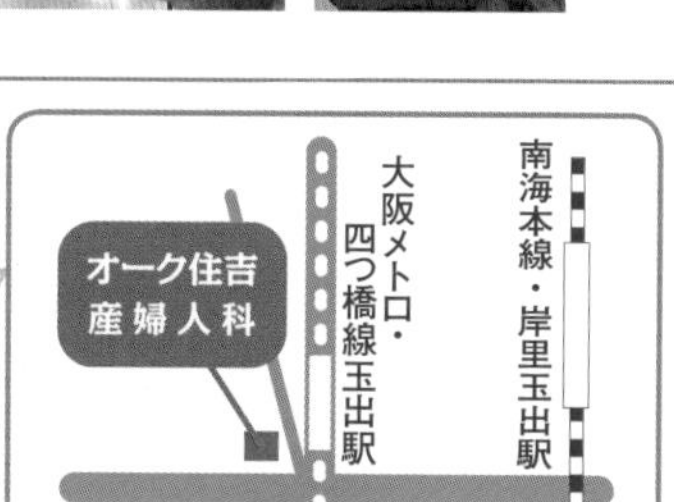

オーク住吉産婦人科

0120-009-345

https://www.oakclinic-group.com/

診療時間	月	火	水	木	金	土	日	祝
9:00〜16:30	○	○	○	○	○	●	△	―
17:00〜19:00	○	○	○	○	○	―	―	―

● 土は 9:00 〜 16:00、△ 日・祝日は 9:30 〜 15:00
卵巣刺激のための注射、採卵、胚移植は日・祝日も行います。

不妊治療専門施設を訪ねて

大阪府 大阪市

大阪◆オークなんばレディースクリニック／田口早桐院長

不妊治療の専門医院として、本院のオーク住吉産婦人科と連携し、生殖補助医療を提供しています。

生殖補助医療は、本院のオーク住吉産婦人科と連携しています。採卵や胚移植、特殊な検査や処置は、本院での実施となりますが、何度も通院が必要となる卵胞チェックや注射はなんばで行いながらの治療が可能です。

また、採卵後の卵子や胚の説明は、オンラインで患者様に説明する体制も整えています。

妊娠という目標に向かって、患者様に納得して受けていただける治療を進めて参ります。

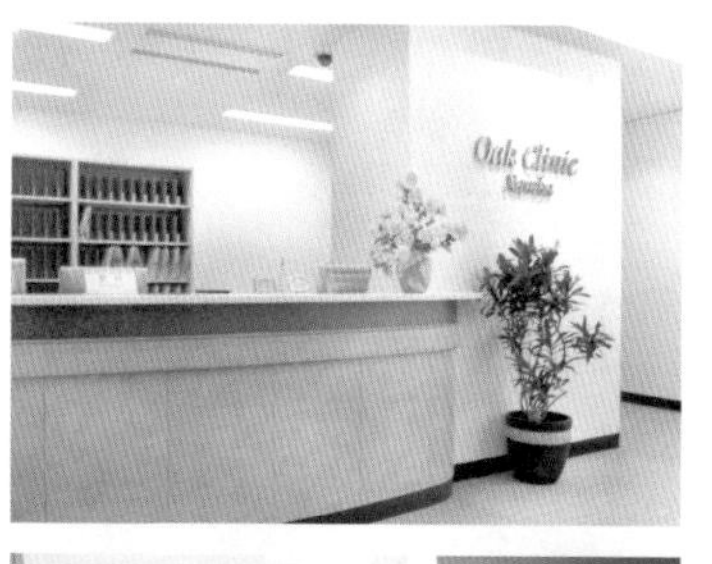

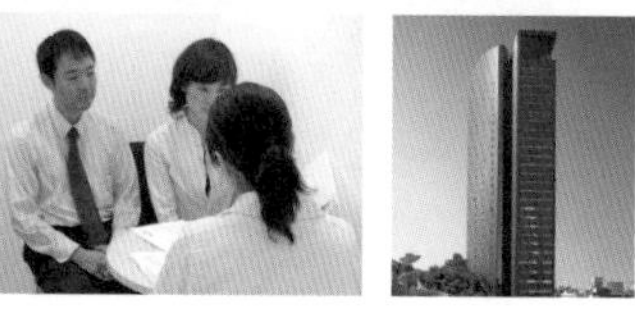

田口早桐 院長／プロフィール

川崎医科大学卒業。兵庫医科大学大学院にて抗精子抗体による不妊症について研究。兵庫医科大学病院、府中病院、オーク住吉産婦人科を経て現在に至る。
［医学博士］産婦人科専門医、生殖医療専門医、臨床遺伝専門医

大阪府大阪市浪速区難波 2-10-70 パークスタワー 8F

南海なんば駅徒歩3分、大阪メトロ御堂筋線 なんば駅徒歩5分

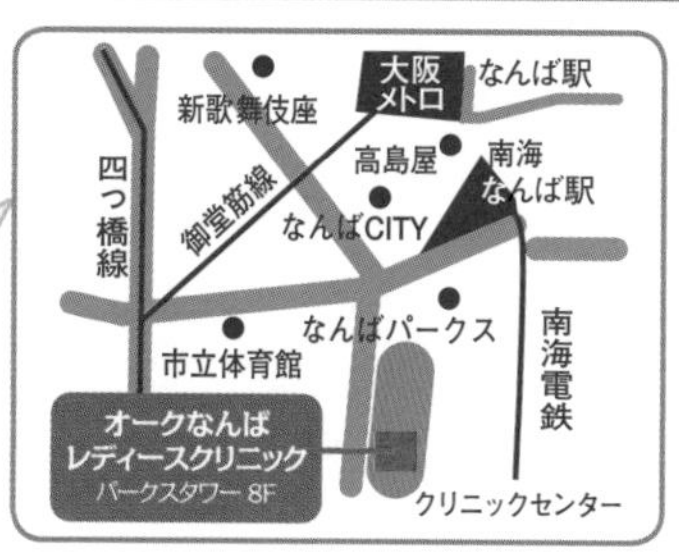

オークなんばレディースクリニック

0120-009-345

https://www.oakclinic-group.com/

診療時間	月	火	水	木	金	土	日	祝
10:00〜12:00	○	●	●	●	○	●	―	―

● 火・水・木・土は 10:00 〜 13:00

大阪◆オーク梅田レディースクリニック／船曳美也子医師

ご夫婦の妊娠に向け、不妊治療の専門院として全力で取り組んでいます。

多数のオリジナル・メソッドを含む検査と治療のメニューを用意しています。

生殖補助医療は、本院のオーク住吉産婦人科と連携し、患者様のお話をうかがい、お一人おひとりに合わせたプランをご提案しています。採卵や胚移植、特殊な検査や処置は、本院での実施となりますが、何度も通院が必要となる卵胞チェックや注射は梅田で行いながらの治療が可能です。

患者様とともに、妊娠という目標に向かって治療を進めて参ります。

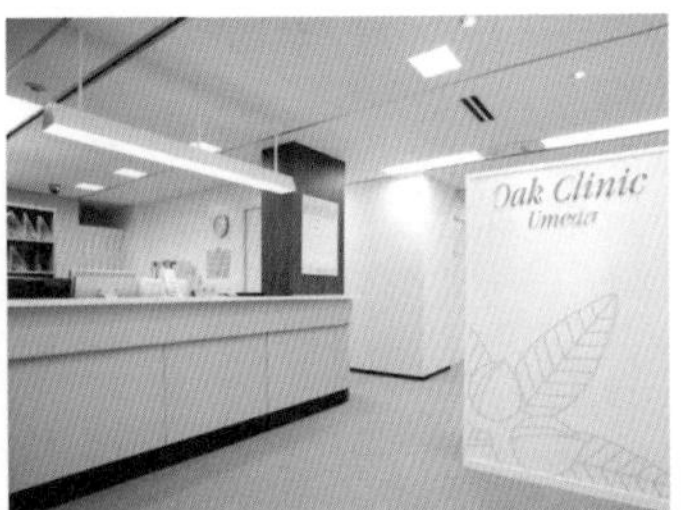

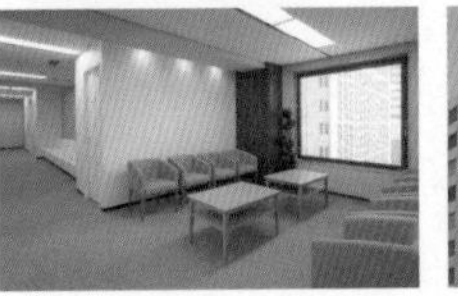

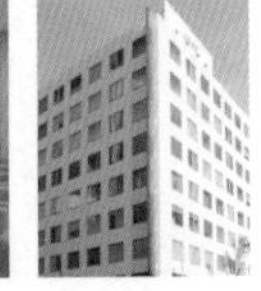

船曳美也子医師／プロフィール

神戸大学文学部心理学科、兵庫医科大学卒業。兵庫医科大学、西宮中央市民病院、パルモア病院を経て当院へ。エジンバラ大学で未熟卵の培養法などを学んだ技術と自らの不妊体験を生かし、当院・オーク住吉産婦人科で活躍する医師。産婦人科専門医、生殖医療専門医。

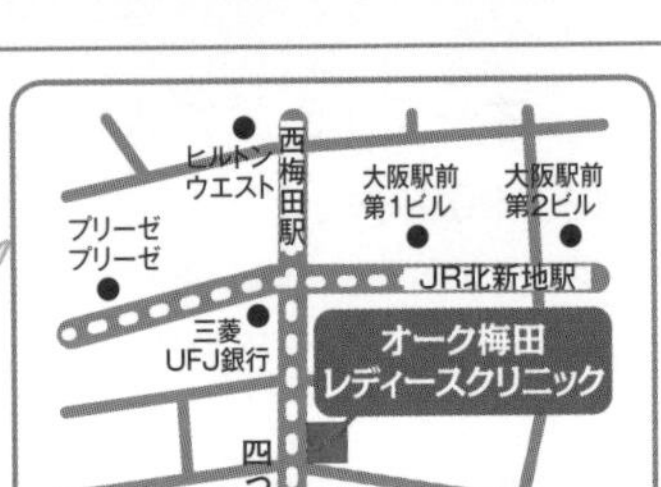

大阪府大阪市北区曽根崎新地1-3-16 京富ビル9F

大阪メトロ四つ橋線西梅田駅、JR東西線北新地駅 C60 出口すぐ。JR 大阪駅より徒歩7分

オーク梅田レディースクリニック

0120-009-345

https://www.oakclinic-group.com/

診療時間	月	火	水	木	金	土	日	祝
10:00〜13:00	○	○	○	○	○	○	―	―
14:30〜16:30	―	○	○	―	○	―	―	―
17:00〜19:00	○	○	○	○	○	―	―	―

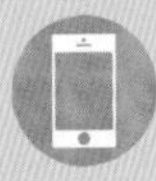

インターネットでも、不妊治療の幅広い情報を提供しています。

不妊治療情報センター・FUNIN.INFO

https://www.funin.info

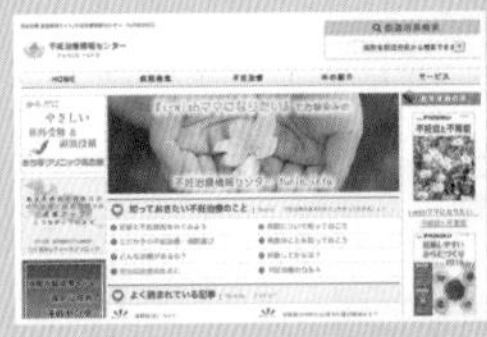

全国の不妊治療施設を紹介する不妊治療情報センター・funin.info です。コンテンツは、不妊治療に絡んだ病院情報がメインです。

全国体外受精実施施設 完全ガイド

https://www.quality-art.jp

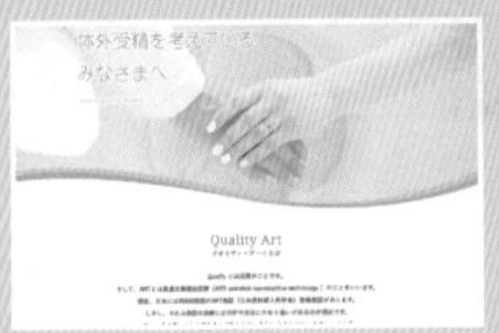

体外受精の質を追求するクリニックの情報を多項目から公開するとともに、全国の体外受精実施施設を紹介しています。

ブログ：ママになりたいすべての人へ

https://ameblo.jp/mamanari-love/

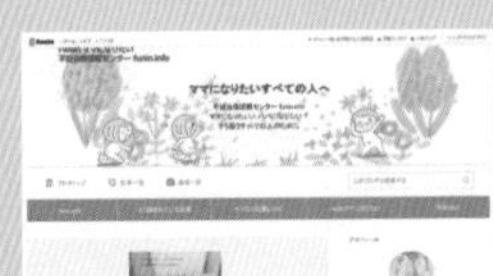

ママになりたい！パパになりたい ！
そう願うすべての人のためにスタッフが日々綴っています。

Pick up Clinic 2020

不妊治療バイブル
ピックアップ クリニック

最寄りのクリニックはどこにあるの…？
あなたの街で不妊治療が受けられるクリニックをピックアップしました。

表記の説明：○…実施項目、●…常に力を入れて実施している項目、×…実施がない項目

北海道 札幌市　金山生殖医療クリニック

お一人おひとりの状況に合わせて治療方法を幅広くご提案します。

011-200-1122　ADD 北海道札幌市中央区北一条西 4-1-1　三甲大通り公園ビル2F

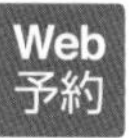

診療時間	月	火	水	木	金	土	日	祝
7:45 ～13:00	○	○	○	○	○	○	※	—
13:00～15:00	○	—	—	—	○	—	—	—
16:00～19:00	—	○	—	○	—	—	—	—

※ 日曜日は隔週で 9:30 ～ 12:30

2017 年 4 月開院　院長：金山昌代　医師：1 名、培養士：2 名、心理士：0 名

人工授精	●	カウンセリング	○	腹腔鏡検査	×
体外受精	●	漢方薬の扱い	○	FT（子宮鏡下卵管形成術）	×
顕微授精	●	食事指導	○	不育症	●
凍結保存	●	運動指導	○	勉強会	●
男性不妊外来	●	女性医師がいる	●	ブライダルチェック（不妊ドック）	○

埼玉県 さいたま市　秋山レディースクリニック

誰でも通院できる暖かい雰囲気の病院です。

048-663-0005　ADD 埼玉県さいたま市大宮区大成町 3-542

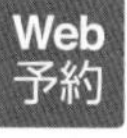

診療時間	月	火	水	木	金	土	日	祝
8:30～12:00	○	○	—	○	○	△	—	—
14:20～18:30	○	○	—	○	○	—	—	—

△ 土曜日 13:30 まで

2003 年 2 月開院　院長：秋山 芳晃　医師：1名、培養士：1名、心理士：0 名

人工授精	●	カウンセリング	●	腹腔鏡検査	×
体外受精	●	漢方薬の扱い	●	FT（子宮鏡下卵管形成術）	×
顕微授精	●	食事指導	○	不育症	●
凍結保存	●	運動指導	×	勉強会	×
男性不妊外来	○	女性医師がいる	×	ブライダルチェック（不妊ドック）	●

埼玉県 和光市　恵愛生殖医療医院

あなたと同じ目線で 新しい命と向かい合う。

048-485-1185　ADD 埼玉県和光市本町 3-13 タウンコートエクセル3F

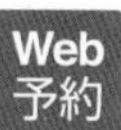

診療時間	月	火	水	木	金	土	日	祝
9:00～12:30	○	○	○	○	○	○	—	—
15:00～18:30	○	○	○	○	○	—	—	—

※ 受付時間は、診療時間の 30 分前からとなります。

2009 年 4 月開院　院長：林 博　医師：4名、培養士：5名、心理士：1名 (内部)

人工授精	●	カウンセリング	○	腹腔鏡検査	×
体外受精	●	漢方薬の扱い	○	FT（子宮鏡下卵管形成術）	×
顕微授精	●	食事指導	○	不育症	●
凍結保存	●	運動指導	○	勉強会	●
男性不妊外来	●	女性医師がいる	●	ブライダルチェック（不妊ドック）	○

△ 検討中

千葉県 柏市　中野レディースクリニック

ひとりひとりの体に合わせた最適な不妊治療を提供しております。

04-7162-0345　ADD 千葉県柏市柏 2-10-11-1F

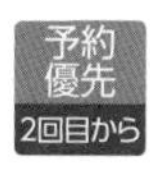

診療時間	月	火	水	木	金	土	日	祝
9：00～12：30	○	○	○	○	○	○	—	—
15：00～17：00	○	○	○	○	○	—	—	—
17：00～19：00	○	—	○	—	○	—	—	—

※ 初診の方は予約をお受けしておりません。診療終了の1時間前までに来院して下さい。

2005 年 4 月開院　院長：中野 英之　医師：1名、培養士：2名、心理士：0 名

人工授精	●	カウンセリング	○	腹腔鏡検査	×
体外受精	●	漢方薬の扱い	○	FT（子宮鏡下卵管形成術）	×
顕微授精	●	食事指導	×	不育症	×
凍結保存	●	運動指導	×	勉強会	×
男性不妊外来	●	女性医師がいる	×	ブライダルチェック（不妊ドック）	△

○…実施項目、●…特に力を入れて実施している項目　×…実施がない項目

東京都 中央区　Natural ART Clinic 日本橋

「妊娠」という最大の贈り物を出来るだけ多くの人に届けたい。

📞 03-6262-5757　ADD 東京都中央区日本橋 2-7-1 東京日本橋タワー 8階

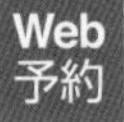

診療時間	月	火	水	木	金	土	日	祝
8:00～12:00	○	○	○	○	○	○	○	○
15:00～18:00	–	○	○	○	○	–	–	–

※ 初めて受診される方は、ビルへの入館予約が必要です。Webから予約票を取得してください。

2016年2月開院　院長：長田 尚夫　医師：8名、培養士：18名、心理士：0名

人工授精	×	カウンセリング	×	腹腔鏡検査	×
体外受精	●	漢方薬の扱い	×	FT（子宮鏡下卵管形成術）	×
顕微授精	●	食事指導	×	不育症	◍
凍結保存	●	運動指導	×	勉強会	●
男性不妊外来	●	女性医師がいる	◍	ブライダルチェック（不妊ドック）	×

東京都 港区　新橋夢クリニック

患者さんが通院しやすい、温かみのあるクリニック。

📞 03-3593-2121　ADD 東京都港区新橋 2-5-1 EXCEL新橋

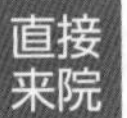

診療時間	月	火	水	木	金	土	日	祝
8:00～13:00	○	○	○	○	○	○	○	○
15:00～17:00	○	○	–	○	○	–	–	–

※ 予約の必要はありません。診療時間内に来院して下さい。

2007年4月開院　院長：瀬川 智也　医師：7名、培養士：15名、心理士：0名

人工授精	●	カウンセリング	×	腹腔鏡検査	×
体外受精	●	漢方薬の扱い	●	FT（子宮鏡下卵管形成術）	×
顕微授精	●	食事指導	×	不育症	●
凍結保存	●	運動指導	×	勉強会	●
男性不妊外来	●	女性医師がいる	●	ブライダルチェック（不妊ドック）	×

東京都 目黒区　峯レディースクリニック

不妊症、不育症のご夫婦に寄り添い、ともに歩んでゆくクリニック。

📞 03-5731-8161　ADD 東京都目黒区自由が丘 2-10-4 ミルシェ自由が丘 4F

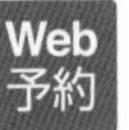

診療時間	月	火	水	木	金	土	日	祝
8:30～11:30	○	○	○	○	○	○	※	※
15:00～18:00	○	○	○	○	※	※	※	※

※ 当院から指定した方の処置のみ。予約制。

2017年 6月開院　院長：峯 克也　医師：1名、培養士：3名、心理士：0名

人工授精	●	カウンセリング	●	腹腔鏡検査	×
体外受精	●	漢方薬の扱い	◍	FT（子宮鏡下卵管形成術）	×
顕微授精	●	食事指導	◍	不育症	●
凍結保存	●	運動指導	×	勉強会	●
男性不妊外来	◍	女性医師がいる	×	ブライダルチェック（不妊ドック）	●

東京都 世田谷区　三軒茶屋ウィメンズクリニック

一人ひとりの患者さまとご家族のために。

📞 03-5779-7155　ADD 東京都世田谷区太子堂 1-12-34-2F

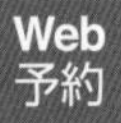

診療時間	月	火	水	木	金	土	日	祝
9:30～12:30	○	○	○	○	○	○	–	–
15:30～19:00	○	○	○	–	○	–	–	–

※ 不妊治療・検査をご希望する方は、お電話でもご予約をお取りいただけます。

2011年2月開院　院長：保坂 猛　医師：1名、培養士：3名、心理士：0名

人工授精	●	カウンセリング	●	腹腔鏡検査	×
体外受精	●	漢方薬の扱い	◍	FT（子宮鏡下卵管形成術）	×
顕微授精	●	食事指導	×	不育症	◍
凍結保存	●	運動指導	×	勉強会	●
男性不妊外来	◍	女性医師がいる	×	ブライダルチェック（不妊ドック）	◍

東京都 府中市　幸町 IVF クリニック

身体の負担が少なく、かつ治療効果が最大となる体外受精を目指しています。

📞 042-365-0341　ADD 東京都府中市府中町 1-18-17 コンテント府中1・2F

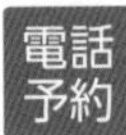

診療時間	月	火	水	木	金	土	日	祝
9:00～12:00	–	○	○	○	○	○	○	–
15:00～18:00	–	○	○	○	○	△	△	–

△ 土日曜日は 15:00 ～ 16:00

1990年4月開院　院長：雀部 豊　医師：3名、培養士：4名、心理士：0名

人工授精	◍	カウンセリング	×	腹腔鏡検査	×
体外受精	●	漢方薬の扱い	◍	FT（子宮鏡下卵管形成術）	×
顕微授精	●	食事指導	◍	不育症	●
凍結保存	●	運動指導	◍	勉強会	●
男性不妊外来	◍	女性医師がいる	×	ブライダルチェック（不妊ドック）	●

東京都 町田市　みむろウィメンズクリニック

「心とカラダのオーダーメイド治療」を心がけています。

📞 042-710-3609　ADD 東京都町田市原町田 1-7-17 ガレリア町田ビル 3F

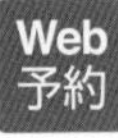

診療時間	月	火	水	木	金	土	日	祝
9:00～12:00	○	○	○	○	○	○	–	–
14:00～17:00	○	△	○	△	○	–	–	–

△ 火・木曜午後は再診患者さんのための相談及び検査の時間。

2006 年●月開院　院長：三室 卓久　医師：●名、培養士：●名、心理士：●名

人工授精	●	カウンセリング	●	腹腔鏡検査	×
体外受精	●	漢方薬の扱い	●	FT（子宮鏡下卵管形成術）	×
顕微授精	●	食事指導	◍	不育症	◍
凍結保存	●	運動指導	×	勉強会	●
男性不妊外来	●	女性医師がいる	●	ブライダルチェック（不妊ドック）	◍

◍…実施項目、●…特に力を入れて実施している項目　×…実施がない項目

神奈川県 横浜市　神奈川レディースクリニック

いつも、あなたらしさと一緒に。その願い、想い、気持ちに、誠実に応えたい。

045-290-8666　ADD 神奈川県横浜市神奈川区西神奈川1-11-5 ARTVISTA 横浜ビル

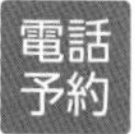

診療時間	月	火	水	木	金	土	日	祝
8:30～12:30	○	○	○	※	○	△	△	△
14:00～19:00	○	○	○*	※	○	—	—	—

△ 土曜・第2・4日曜・祝日は8:30～12:00 ※ 木曜・第1・3・5日曜日は予約制
水曜午後は14:00～19:30

2003年6月開院　院長：小林 淳一　医師：5名、培養士：20名、心理士：1名

人工授精	●	カウンセリング	●	腹腔鏡検査	×
体外受精	●	漢方薬の扱い	●	FT（子宮鏡下卵管形成術）	◍
顕微授精	●	食事指導	◍	不育症	●
凍結保存	●	運動指導	◍	勉強会	●
男性不妊外来	●	女性医師がいる	×	ブライダルチェック（不妊ドック）	×

神奈川県 横浜市　馬車道レディスクリニック

思いやりのある治療に努め、安心・安全の医療を提供するクリニックです。

045-228-1680　ADD 神奈川県横浜市中区相生町 4-65-3 馬車道メディカルスクエア5階

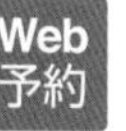

診療時間	月	火	水	木	金	土	日	祝
9:00～13:00	○	—	○	○	○	○	○	—
15:00～19:00	○	—	○	○	○	—	—	—

※ 完全予約制。初診の方は、まずお電話ください。

2001年4月開院　院長：池永 秀幸　医師：2名、培養士：5名、心理士：0名

人工授精	●	カウンセリング	●	腹腔鏡検査	×
体外受精	●	漢方薬の扱い	×	FT（子宮鏡下卵管形成術）	×
顕微授精	●	食事指導	◍	不育症	×
凍結保存	●	運動指導	×	勉強会	●
男性不妊外来	◍	女性医師がいる	◍	ブライダルチェック（不妊ドック）	◍

神奈川県 横浜市　福田ウイメンズクリニック

検査・治療のすべてを院長が担当するプライベートクリニックです。

045-825-5525　ADD 神奈川県横浜市戸塚区品濃町 549-2 三宅ビル7F

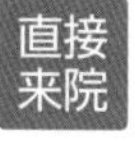

診療時間	月	火	水	木	金	土	日	祝
9:30～12:30	○	○	○	○	○	○	—	—
15:00～18:00	○	○	○	—	○	—	—	—

※ 初診・再診ともに予約制ではありませんので、診察時間内にいらしてください。
※ 卵巣刺激のための注射は日曜日・祝日も行います。

1993年 8月開院　院長：福田 勝　医師：1名、培養士：3 名、心理士：0名

人工授精	●	カウンセリング	●	腹腔鏡検査	×
体外受精	●	漢方薬の扱い	●	FT（子宮鏡下卵管形成術）	×
顕微授精	●	食事指導	×	不育症	●
凍結保存	●	運動指導	×	勉強会	×
男性不妊外来	●	女性医師がいる	▲	ブライダルチェック（不妊ドック）	●

▲ 非常勤

長野県 佐久市　佐久平エンゼルクリニック

患者様が少しでも早く結果を出せるよう最大限の努力をいたします。

0267-67-5816　ADD 長野県佐久市長土呂字宮ノ前 1210-1

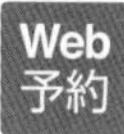

診療時間	月	火	水	木	金	土	日	祝
8:30～12:00	○	○	○	○	○	○	※	※
14:00～17:00	○	○	—	△	○	—	※	※

初診の患者様はお電話にて必ずご予約の上、ご来院下さい。△ 木曜午後は不定休
※日・祝は採卵など Dr. が必要と判断した方は処置を実施します。

2014年4月開院　院長：政井 哲兵　医師：1名、培養士：2名、心理士：0名

人工授精	●	カウンセリング	●	腹腔鏡検査	×
体外受精	●	漢方薬の扱い	●	FT（子宮鏡下卵管形成術）	×
顕微授精	●	食事指導	●	不育症	●
凍結保存	●	運動指導	×	勉強会	●
男性不妊外来	●	女性医師がいる	×	ブライダルチェック（不妊ドック）	●

愛知県 名古屋市　おかだウィメンズクリニック

患者さんお一人おひとりの体に合った治療を行います。

052-683-0018　ADD 愛知県名古屋市中区正木 4-8-7 れんが橋ビル 3F

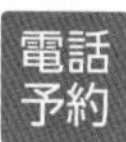

診療時間	月	火	水	木	金	土	日	祝
10:00～12:30	○	○	○	○	○	○*	—	—
15:30～19:00	○	○	—	○	○	—	—	—

※ 土曜午前は10:00～13:00、初診の方の予約はお電話にて承ります。

2014年4月開院　院長：岡田 英幹　医師：1名、培養士：2名、心理士：0名

人工授精	●	カウンセリング	◍	腹腔鏡検査	×
体外受精	●	漢方薬の扱い	◍	FT（子宮鏡下卵管形成術）	×
顕微授精	●	食事指導	×	不育症	◍
凍結保存	●	運動指導	◍	勉強会	●
男性不妊外来	◍	女性医師がいる	×	ブライダルチェック（不妊ドック）	◍

愛知県 名古屋市　さわだウイメンズクリニック 名古屋不妊センター

新しい生命との幸せな出会いを心通う治療で応援します。

052-788-3588　ADD 愛知県名古屋市千種区四谷通 1-18-1 RICCA11 ビル 3F

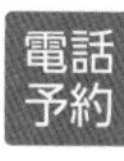

診療時間	月	火	水	木	金	土	日	祝
10:00～12:30	○	○	○	○	○	○	—	—
16:00～19:00	○	○	—	○	○	—	—	—

※ 初診の外来予約はお電話にてお願いします。

2001年4月開院　院長：澤田 富夫　医師：2名、培養士：5名、心理士：0名

人工授精	●	カウンセリング	●	腹腔鏡検査	×
体外受精	●	漢方薬の扱い	●	FT（子宮鏡下卵管形成術）	●
顕微授精	●	食事指導	◍	不育症	●
凍結保存	●	運動指導	×	勉強会	●
男性不妊外来	◍	女性医師がいる	●	ブライダルチェック（不妊ドック）	◍

◍…実施項目、●…特に力を入れて実施している項目　×…実施がない項目

愛知県 名古屋市　いくたウィメンズクリニック

不妊で悩んでいる方ご自身の「妊娠力」を引き出すお手伝いをします。

📞 052-2631250

ADD 愛知県名古屋市中区栄３丁目15-27　いちご栄ビル3F

診療時間	月	火	水	木	金	土	日	祝
10:00～12:00	○	○	○	○	○	○	—	—
15:00～18:00	○	○	○	—	○	—	—	—

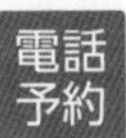

2003年5月開院　院長：生田克夫　医師：1名、培養士：2名、心理士：0名

人工授精	●	カウンセリング	◉	腹腔鏡検査	×
体外受精	●	漢方薬の扱い	◉	FT（子宮鏡下卵管形成術）	×
顕微授精	●	食事指導	×	不育症	◉
凍結保存	●	運動指導	×	勉強会	×
男性不妊外来	◉	女性医師がいる	×	ブライダルチェック（不妊ドック）	◉

岐阜県 多治見市　中西ウィメンズクリニック

すべての女性と赤ちゃんのために…

📞 0572-25-8882

ADD 岐阜県多治見市大正町1-45

診療時間	月	火	水	木	金	土	日	祝
9:30～12:30	○	○	○	○	○	○	—	—
16:00～19:00	○	○	○	—	○	—	—	—

※ 診察ご希望の方は、必ず電話予約（完全予約制）の上ご来院して下さい。

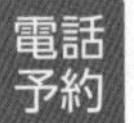

2003年7月開院　院長：中西 義人　医師：4名、培養士：5名、心理士：0名

人工授精	●	カウンセリング	◉	腹腔鏡検査	×
体外受精	●	漢方薬の扱い	◉	FT（子宮鏡下卵管形成術）	×
顕微授精	●	食事指導	×	不育症	◉
凍結保存	●	運動指導	◉	勉強会	◉
男性不妊外来	◉	女性医師がいる	×	ブライダルチェック（不妊ドック）	◉

大阪府 大阪市　岡本クリニック

不妊治療に確実な治療を提供します！

📞 06-6696-0201

ADD 大阪府大阪市住吉区長居東3-4-28

診療時間	月	火	水	木	金	土	日	祝
9:00～12:00	○	○	○	○	○	○	—	—
17:00～19:00	○	—	○	—	○	—	—	—

※ 土曜午前に男性不妊外来（予約制）あり。

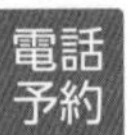

1993年5月開院　院長：岡本 吉夫　医師：3名、培養士：3名、心理士：0名

人工授精	●	カウンセリング	●	腹腔鏡検査	×
体外受精	●	漢方薬の扱い	●	FT（子宮鏡下卵管形成術）	●
顕微授精	●	食事指導	◉	不育症	●
凍結保存	●	運動指導	×	勉強会	◉
男性不妊外来	●	女性医師がいる	◉	ブライダルチェック（不妊ドック）	◉

大阪府 豊中市　園田桃代 ART クリニック

あなたは一人ではありません。一緒に「一歩」を踏み出しましょう。

📞 06-6155-1511

ADD 大阪府豊中市新千里東町1-5-3 千里朝日阪急ビル3F

診療時間	月	火	水	木	金	土	日	祝
10:00～13:00 最終受付12:30	○	○	○	○	○	○	—	—
15:00～18:00 最終受付17:30	○	—	○	—	○	—	—	—

※ 予約制です。お電話、ネット予約、WEBサイト（初診のみ）からご予約ください。

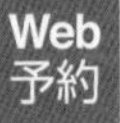

2010年9月開院　院長：園田 桃代　医師：2名、培養士：9名、心理士：0名

人工授精	●	カウンセリング	●	腹腔鏡検査	×
体外受精	●	漢方薬の扱い	◉	FT（子宮鏡下卵管形成術）	●
顕微授精	●	食事指導	◉	不育症	◉
凍結保存	●	運動指導	◉	勉強会	●
男性不妊外来	●	女性医師がいる	●	ブライダルチェック（不妊ドック）	◉

兵庫県 神戸市　神戸元町夢クリニック

子供を望む全てのカップルへ 私たちが全力でお手伝いします。

📞 078-325-2121

ADD 兵庫県神戸市中央区明石町44 神戸御幸ビル3F

診療時間	月	火	水	木	金	土	日	祝
9:30～12:30	○	○	○	○	○	○	○	○
15:30～18:30	○	○	○	○	○	—	△	—

※ 初診の患者様は完全予約制。△第2・第4日曜日は男性不妊外来実施

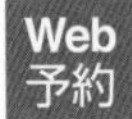

2008年11月開院　院長：河内谷 敏　医師：8名、培養士：12名、心理士：0名

人工授精	●	カウンセリング	●	腹腔鏡検査	×
体外受精	●	漢方薬の扱い	●	FT（子宮鏡下卵管形成術）	×
顕微授精	●	食事指導	●	不育症	●
凍結保存	●	運動指導	×	勉強会	●
男性不妊外来	●	女性医師がいる	●	ブライダルチェック（不妊ドック）	●

福岡県 福岡市　アイブイエフ詠田クリニック

体外受精をはじめとした全ての不妊治療の原点が ここにあると考えます。

📞 092-735-6655

ADD 福岡県福岡市中央区天神1-12-1 日の出福岡ビル6F

診療時間	月	火	水	木	金	土	日	祝
9:00～13:00	○	○	△	○	△	○※	—	—
15:00～17:00	○	○	—	○	—	—	—	—

△水・金曜日は9:00～12:30 ※ 土曜日は9:00～14:00

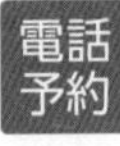

1999年4月開院　院長：詠田 由美　医師：5名、培養士：8名、心理士：1名

人工授精	●	カウンセリング	●	腹腔鏡検査	×
体外受精	●	漢方薬の扱い	◉	FT（子宮鏡下卵管形成術）	×
顕微授精	●	食事指導	◉	不育症	◉
凍結保存	●	運動指導	●	勉強会	●
男性不妊外来	●	女性医師がいる	◉	ブライダルチェック（不妊ドック）	×

◉…実施項目、●…特に力を入れて実施している項目　×…実施がない項目

LIST

全国の不妊治療 病院＆クリニック 2020

最寄りの病院（クリニック）はどこにあるの…？
あなたの街で不妊治療を受けるためのお役立ち情報です

●印は日本産科婦人科学会のART登録施設で、体外受精の診療を行っている施設です（2020年2月現在）

北海道地方

北海道

- ● エナ麻生ARTクリニック Tel.011-792-8850 札幌市北区
- ● さっぽろARTクリニック Tel.011-700-5880 札幌市北区
- ● 北海道大学病院 Tel.011-716-1161 札幌市北区
- ● さっぽろARTクリニックn24 Tel.011-792-6691 札幌市北区
- ● 札幌白石産科婦人科病院 Tel.011-862-7211 札幌市白石区
- ● 青葉産婦人科クリニック Tel.011-893-3207 札幌市厚別区
- ● 五輪橋マタニティクリニック Tel.011-571-3110 札幌市南区
- ● 手稲渓仁会病院 Tel.011-681-8111 札幌市手稲区
- ● セントベビークリニック Tel.011-215-0880 札幌市中央区
- ● 金山生殖医療クリニック Tel.011-200-1122 札幌市中央区
- ● 円山レディースクリニック Tel.011-614-0800 札幌市中央区
- ● 時計台記念クリニック Tel.011-251-1221 札幌市中央区
- ● 神谷レディースクリニック Tel.011-231-2722 札幌市中央区
- ● 札幌厚生病院 Tel.011-261-5331 札幌市中央区
- ● 斗南病院 Tel.011-231-2121 札幌市中央区
- ● 札幌医科大学医学部付属病院 Tel.011-611-2111 札幌市中央区
- ● 中央メディカルクリニック Tel.011-222-0120 札幌市中央区
- ● おおこうち産婦人科 Tel.011-233-4103 札幌市中央区
- ● 福住産科婦人科クリニック Tel.011-836-1188 札幌市豊平区
- ● KKR札幌医療センター Tel.011-822-1811 札幌市豊平区
- ● 美加レディースクリニック Tel.011-833-7773 札幌市豊平区
- 琴似産科婦人科クリニック Tel.011-612-5611 札幌市西区
- ● 札幌東豊病院 Tel.011-704-3911 札幌市東区
- ● 秋山記念病院 Tel.0138-46-6660 函館市石川町
- 製鉄記念室蘭病院 Tel.0143-44-4650 室蘭市知利別町
- ● 岩城産婦人科 Tel.0144-38-3800 苫小牧市緑町
- ● とまこまいレディースクリニック Tel.0144-73-5353 苫小牧市弥生町
- ● レディースクリニックぬまのはた Tel.0144-53-0303 苫小牧市北栄町
- ● 森産科婦人科病院 Tel.0166-22-6125 旭川市7条
- ● みずうち産科婦人科医院 Tel.0166-31-6713 旭川市豊岡4条
- ● 旭川医科大学附属病院 Tel.0166-65-2111 旭川市緑が丘
- 帯広厚生病院 Tel.0155-24-4161 帯広市西6条
- ● 慶愛病院 Tel.0155-22-4188 帯広市東3条
- 釧路赤十字病院 Tel.0154-22-7171 釧路市新栄町
- ● 北見レディースクリニック Tel.0157-31-0303 北見市大通東
- ● 中村記念愛成病院 Tel.0157-24-8131 北見市高栄東町

- ● 遠藤産婦人科医院 Tel.0296-20-1000 筑西市中舘
- ● 根本産婦人科医院 Tel.0296-77-0431 笠間市八雲
- 江幡産婦人科病院 Tel.029-224-3223 水戸市備前町
- ● 石渡産婦人科病院 Tel.029-221-2553 水戸市上水戸
- ● 植野産婦人科医院 Tel.029-221-2513 水戸市五軒町
- 岩崎病院 Tel.029-241-8700 水戸市笠原町
- ● 小塙医院 Tel.0299-58-3185 小美玉市田木谷
- 原レディスクリニック Tel.029-276-9577 ひたちなか市笹野町
- ● 福地レディースクリニック Tel.0294-27-7521 日立市鹿島町

栃木県

- 宇都宮中央クリニック Tel.028-636-1121 宇都宮市中央
- ● 平尾産婦人科医院 Tel.028-648-5222 宇都宮市鶴田
- ● かわつクリニック Tel.028-639-1118 宇都宮市大寛
- ● 福泉医院 Tel.028-639-1122 宇都宮市下栗町
- ● ちかざわLadie'sクリニック Tel.028-638-2380 宇都宮市城東
- 高橋あきら産婦人科医院 Tel.028-663-1103 宇都宮市東今泉
- かしわぶち産婦人科 Tel.028-663-3715 宇都宮市海道町
- ● 済生会 宇都宮病院 Tel.028-626-5500 宇都宮市竹林町
- ● 獨協医科大学病院 Tel.0282-86-1111 下都賀郡壬生町
- ● 那須赤十字病院 Tel.0287-23-1122 大田原市中日原
- ● 匠レディースクリニック Tel.0283-21-0003 佐野市奈良渕町
- 佐野厚生総合病院 Tel.0283-22-5222 佐野市堀米町
- ● 城山公園すずきクリニック Tel.0283-22-0195 佐野市久保町
- ● 中央クリニック Tel.0285-40-1121 下野市薬師寺
- ● 自治医科大学病院 Tel.0285-44-2111 下野市薬師寺
- 石塚産婦人科 Tel.0287-36-6231 那須塩原市三島
- ● 国際医療福祉大学病院 Tel.0287-37-2221 那須塩原市井口

群馬県

- セントラル・レディース・クリニック Tel.027-326-7711 高崎市東町
- ● 高崎ARTクリニック Tel.027-310-7701 高崎市あら町
- 産科婦人科舘出張　佐藤病院 Tel.027-322-2243 高崎市若松町
- ● セキールレディースクリニック Tel.027-330-2200 高崎市栄町
- 矢崎医院 Tel.027-344-3511 高崎市剣崎町
- ● 上条女性クリニック Tel.027-345-1221 高崎市栗崎町
- 公立富岡総合病院 Tel.0274-63-2111 富岡市富岡
- ● JCHO群馬中央病院 Tel.027-221-8165 前橋市紅雲町
- ● 群馬大学医学部附属病院 Tel.027-220-7111 前橋市昭和町
- ● 横田マタニティーホスピタル Tel.027-234-4135 前橋市下小出町

- 国井クリニック Tel.0237-84-4103 寒河江市中郷
- ● ゆめクリニック Tel.0238-26-1537 米沢市東
- 米沢市立病院 Tel.0238-22-2450 米沢市相生町
- ● すこやかレディースクリニック Tel.0235-22-8418 鶴岡市東原町
- たんぽぽクリニック Tel.0235-25-6000 鶴岡市大字日枝
- ● 山形県立河北病院 Tel.0237-73-3131 西村山郡河北町

宮城県

- ● 京野アートクリニック Tel.022-722-8841 仙台市青葉区
- ● 東北大学病院 Tel.022-717-7000 仙台市青葉区
- 桜ヒルズウイメンズクリニック Tel.022-279-3367 仙台市青葉区
- ● 仙台ソレイユ母子クリニック Tel.022-248-5001 仙台市太白区
- ● 東北医科薬科大学病院 Tel.022-259-1221 仙台市宮城野区
- ● 仙台ARTクリニック Tel.022-741-8851 仙台市宮城野区
- うつみレディスクリニック Tel.0225-84-2868 東松島市赤井
- 大井産婦人科医院 Tel.022-362-3231 塩竈市新富町
- ● スズキ記念病院 Tel.0223-23-3111 岩沼市里の杜

福島県

- ● いちかわクリニック Tel.024-554-0303 福島市南矢野目
- ● 福島県立医科大学附属病院 Tel.024-547-1111 福島市光が丘
- ● アートクリニック産婦人科 Tel.024-523-1132 福島市栄町
- 福島赤十字病院 Tel.024-534-6101 福島市入江町
- ● あべウイメンズクリニック Tel.024-923-4188 郡山市富久山町
- ● ひさこファミリークリニック Tel.024-952-4415 郡山市中ノ目
- 太田西ノ内病院 Tel.024-925-1188 郡山市西ノ内
- 寿泉堂綜合病院 Tel.024-932-6363 郡山市駅前
- ● あみウイメンズクリニック Tel.0242-37-1456 会津若松市八角町
- ● 会津中央病院 Tel.0242-25-1515 会津若松市鶴賀町
- ● いわき婦人科 Tel.0246-27-2885 いわき市内郷綴町

関東地方

茨城県

- ● いがらしクリニック Tel.0297-62-0936 龍ヶ崎市栄町
- ● 筑波大学附属病院 Tel.029-853-3900 つくば市天久保
- ● つくばARTクリニック Tel.029-863-6111 つくば市竹園
- ● つくば木場公園クリニック Tel.029-886-4124 つくば市松野木
- ● 筑波学園病院 Tel.029-836-1355 つくば市上横場

東北地方

青森県

- ● エフ. クリニック Tel.017-729-4103 青森市浜田
- ● レディスクリニック・セントセシリア Tel.017-738-0321 青森市筒井八ツ橋
- 青森県立中央病院 Tel.017-726-8111 青森市東造道
- ● 八戸クリニック Tel.0178-22-7725 八戸市柏崎
- ● 婦人科 さかもとともみクリニック Tel.0172-29-5080 弘前市早稲田
- ● 弘前大学医学部付属病院 Tel.0172-33-5111 弘前市本町
- 安斎レディスクリニック Tel.0173-33-1103 五所川原市一ツ谷

岩手県

- ● 岩手医科大学付属病院 Tel.019-651-5111 盛岡市内丸
- 畑山レディスクリニック Tel.019-613-7004 盛岡市北飯岡
- ● 京野アートクリニック 盛岡 Tel.019-613-4124 盛岡市盛岡駅前通
- ● さくらウイメンズクリニック Tel.019-621-4141 盛岡市中ノ橋通
- 産科婦人科吉田医院 Tel.019-622-9433 盛岡市若園町
- 平間産婦人科 Tel.0197-24-6601 奥州市水沢区
- 岩手県立二戸病院 Tel.0195-23-2191 二戸市堀野

秋田県

- 藤盛レィディーズクリニック Tel.018-884-3939 秋田市東通仲町
- 中通総合病院 Tel.018-833-1122 秋田市南通みその町
- ● 秋田大学医学部附属病院 Tel.018-834-1111 秋田市広面
- ● 清水産婦人科クリニック Tel.018-893-5655 秋田市広面
- 市立秋田総合病院 Tel.018-823-4171 秋田市川元松丘町
- 秋田赤十字病院 Tel.018-829-5000 秋田市上北手猿田
- あきたレディースクリニック安田 Tel.018-857-4055 秋田市土崎港中央
- 池田産婦人科クリニック Tel.0183-73-0100 湯沢市字両神
- ● 大曲母子医院 Tel.0187-63-2288 大曲市福住町
- 佐藤レディースクリニック Tel.0187-86-0311 大仙市戸蒔
- ● 大館市立総合病院 Tel.0186-42-5370 大館市豊町

山形県

- 山形市立病院済生館 Tel.023-625-5555 山形市七日町
- ● 川越医院 Tel.023-641-6467 山形市大手町
- ● 山形済生病院 Tel.023-682-1111 山形市沖町
- レディースクリニック高山 Tel.023-674-0815 山形市嶋北
- ● 山形大学医学部附属病院 Tel.023-628-1122 山形市飯田西

●印は日本産科婦人科学会のART登録施設で、体外受精の診療を行っている施設です（2020年2月現在）

小畑会浜田病院 Tel.03-5280-1166 千代田区神田駿河台
三楽病院 Tel.03-3292-3981 千代田区神田駿河台
杉村レディースクリニック Tel.03-3264-8686 千代田区五番町
エス・セットクリニック<男性不妊専門> Tel.03-6262-0745 千代田区神田岩本町
日本橋ウィメンズクリニック Tel.03-5201-1555 中央区日本橋
Natural ART Clinic 日本橋 Tel.03-6262-5757 中央区日本橋
八重洲中央クリニック Tel.03-3270-1121 中央区日本橋
黒田インターナショナルメディカルリプロダクション Tel.03-3555-5650 中央区新川
こやまレディースクリニック Tel.03-5859-5975 中央区勝どき
聖路加国際病院 Tel.03-3541-5151 中央区明石町
銀座こうのとりレディースクリニック Tel.03-5159-2077 中央区銀座
はるねクリニック銀座 Tel.03-5250-6850 中央区銀座
両角レディースクリニック Tel.03-5159-1101 中央区銀座
オーク銀座レディースクリニック Tel.03-3567-0099 中央区銀座
銀座レディースクリニック Tel.03-3535-1117 中央区銀座
楠原ウィメンズクリニック Tel.03-6274-6433 中央区銀座
銀座すずらん通りレディスクリニック Tel.03-3569-7711 中央区銀座
銀座ウイメンズクリニック Tel.03-5537-7600 中央区銀座
虎の門病院 Tel.03-3588-1111 港区虎ノ門
東京AMHクリニック銀座 Tel.03-3573-4124 港区新橋
新橋夢クリニック Tel.03-3593-2121 港区新橋
東京慈恵会医科大学附属病院 Tel.03-3433-1111 港区西新橋
芝公園かみやまクリニック Tel.03-6414-5641 港区芝
リプロダクションクリニック東京 Tel.03-6228-5351 港区東新橋
六本木レディースクリニック Tel.0120-853-999 港区六本木
オリーブレディースクリニック麻布十番 Tel.03-6804-3208 港区麻布十番
赤坂見附宮崎産婦人科 Tel.03-3478-6443 港区元赤坂
美馬レディースクリニック Tel.03-6277-7397 港区赤坂
赤坂レディースクリニック Tel.03-5545-4123 港区赤坂
山王病院 リプロダクション・婦人科内視鏡治療センター Tel.03-3402-3151 港区赤坂
クリニック ドゥ ランジュ Tel.03-5413-8067 港区北青山
たて山レディスクリニック Tel.03-3408-5526 港区南青山
東京HARTクリニック Tel.03-5766-3660 港区南青山
北里研究所病院 Tel.03-3444-6161 港区白金
京野レディースクリニック高輪 Tel.03-6408-4124 港区高輪
城南レディスクリニック品川 Tel.03-3440-5562 港区高輪
浅田レディース品川クリニック Tel.03-3472-2203 港区港南
秋葉原ART Clinic Tel.03-5807-6888 台東区上野

千葉県

高橋ウイメンズクリニック Tel.043-243-8024 千葉市中央区
千葉メディカルセンター Tel.043-261-5111 千葉市中央区
千葉大学医学部附属病院 Tel.043-226-2121 千葉市中央区
亀田IVFクリニック幕張 Tel.043-296-8141 千葉市美浜区
みやけウィメンズクリニック Tel.043-293-3500 千葉市緑区
川崎レディースクリニック Tel.04-7155-3451 流山市東初石
おおたかの森ARTクリニック Tel.04-7170-1541 流山市西初石
ジュノ・ヴェスタクリニック八田 Tel.047-385-3281 松戸市牧の原
大川レディースクリニック Tel.047-341-3011 松戸市馬橋
松戸市立総合医療センター Tel.047-712-2511 松戸市千駄堀
本八幡レディースクリニック Tel.047-322-7755 市川市八幡
東京歯科大学市川総合病院 Tel.047-322-0151 市川市菅野
西船橋こやまウィメンズクリニック Tel.047-495-2050 船橋市印内町
北原産婦人科 Tel.047-465-5501 船橋市習志野台
共立習志野台病院 Tel.047-466-3018 船橋市習志野台
船橋駅前レディースクリニック Tel.047-426-0077 船橋市本町
津田沼IVFクリニック Tel.047-455-3111 船橋市前原西
窪谷産婦人科IVFクリニック Tel.04-7136-2601 柏市柏
中野レディースクリニック Tel.04-7162-0345 柏市柏
さくらウィメンズクリニック Tel.047-700-7077 浦安市北栄
パークシティ吉田レディースクリニック Tel.047-316-3321 浦安市明海
順天堂大学医学部附属浦安病院 Tel.047-353-3111 浦安市富岡
そうクリニック Tel.043-424-1103 四街道市大日
東邦大学医療センター佐倉病院 Tel.043-462-8811 佐倉市下志津
高橋レディースクリニック Tel.043-463-2129 佐倉市ユーカリが丘
日吉台レディースクリニック Tel.0476-92-1103 富里市日吉台
成田赤十字病院 Tel.0476-22-2311 成田市飯田町
増田産婦人科 Tel.0479-73-1100 匝瑳市八日市場
旭中央病院 Tel.0479-63-8111 旭市イ
宗田マタニティクリニック Tel.0436-24-4103 市原市根田
重城産婦人科小児科 Tel.0438-41-3700 木更津市万石
薬丸病院 Tel.0438-25-0381 木更津市富士見
ファミール産院 たてやま Tel.0470-24-1135 館山市北条
亀田総合病院 ARTセンター Tel.04-7092-2211 鴨川市東町

東京都

杉山産婦人科 丸の内 Tel.03-5222-1500 千代田区丸の内
あいだ希望クリニック Tel.03-3254-1124 千代田区神田鍛冶町

いまいウイメンズクリニック Tel.027-221-1000 前橋市東片貝町
前橋協立病院 Tel.027-265-3511 前橋市朝倉町
神岡産婦人科 Tel.027-253-4152 前橋市石倉町
ときざわレディスクリニック Tel.0276-60-2580 太田市小舞木町
光病院 Tel.0274-24-1234 藤岡市本郷
クリニックオガワ Tel.0279-22-1377 渋川市石原
宇津木医院 Tel.0270-64-7878 佐波郡玉村町

埼玉県

セントウィメンズクリニック Tel.048-871-1771 さいたま市浦和区
JCHO埼玉メディカルセンター Tel.048-832-4951 さいたま市浦和区
すごうウィメンズクリニック Tel.048-650-0098 さいたま市大宮区
秋山レディースクリニック Tel.048-663-0005 さいたま市大宮区
大宮レディスクリニック Tel.048-648-1657 さいたま市大宮区
かしわざき産婦人科 Tel.048-641-8077 さいたま市大宮区
あらかきウィメンズクリニック Tel.048-838-1107 さいたま市南区
丸山記念総合病院 Tel.048-757-3511 さいたま市岩槻区
大和たまごクリニック Tel.048-757-8100 さいたま市岩槻区
ソフィア祐子レディースクリニック Tel.048-253-7877 川口市西川口
永井マザーズホスピタル Tel.048-959-1311 三郷市上彦名
産婦人科菅原病院 Tel.048-964-3321 越谷市越谷
ゆうレディースクリニック Tel.048-967-3122 越谷市南越谷
獨協医科大学埼玉医療センター Tel.048-965-1111 越谷市南越谷
スピカレディースクリニック Tel.0480-65-7750 加須市南篠崎
中村レディスクリニック Tel.048-562-3505 羽生市中岩瀬
埼玉医科大学病院 Tel.049-276-1297 入間郡毛呂山町
埼玉医科大学総合医療センター Tel.049-228-3674 川越市鴨田
恵愛生殖医療医院 Tel.048-485-1185 和光市本町
大塚産婦人科 Tel.048-479-7802 新座市片山
ウィメンズクリニックふじみ野 Tel.049-293-8210 富士見市ふじみ野西
ミューズレディスクリニック Tel.049-256-8656 ふじみ野市霞ヶ丘
吉田産科婦人科医院 Tel.04-2932-8781 入間市野田
瀬戸病院 Tel.04-2922-0221 所沢市金山町
さくらレディスクリニック Tel.042-992-0371 所沢市くすのき台
熊谷総合病院 Tel.048-521-0065 熊谷市中西
平田クリニック Tel.048-526-1171 熊谷市肥塚
Women's Clinic ひらしま産婦人科 Tel.048-722-1103 上尾市原市
上尾中央総合病院 Tel.048-773-1111 上尾市柏座
みやざきクリニック Tel.0493-72-2233 比企郡小川町

● ウィメンズクリニック神野 生殖医療センター
Tel.0424-80-3105 調布市国領町

● 幸町IVFクリニック
Tel.042-365-0341 府中市府中町

● 国分寺ウーマンズクリニック
Tel.042-325-4124 国分寺市本町

● 貝原レディースクリニック
Tel.042-352-8341 府中市府中町

● ジュンレディースクリニック小平
Tel.042-329-4103 小平市喜平町

● 立川ARTレディースクリニック
Tel.042-527-1124 立川市曙町

● 井上レディスクリニック
Tel.042-529-0111 立川市富士見町

● 八王子ARTクリニック
Tel.042-649-5130 八王子市横山調

みなみ野レディースクリニック
Tel.042-632-8044 八王子市西片倉

南大沢婦人科皮膚科クリニック
Tel.0426-74-0855 八王子市南大沢

西島産婦人科医院
Tel.0426-61-6642 八王子市千人町

● みむろウィメンズクリニック
Tel.042-710-3609 町田市原町田

● ひろいウィメンズクリニック
Tel.042-850-9027 町田市森野

町田市民病院
Tel.042-722-2230 町田市旭町

松岡レディスクリニック
Tel.042-479-5656 東久留米市東本町

● こまちレディースクリニック
Tel.042-357-3535 多摩市落合

レディースクリニックマリアヴィラ
Tel.042-566-8827 東大和市上北台

神奈川県

川崎市立川崎病院
Tel.044-233-5521 川崎市川崎区

日本医科大学武蔵小杉病院
Tel.044-733-5181 川崎市中原区

● ノア・ウィメンズクリニック
Tel.044-739-4122 川崎市中原区

● 南生田レディースクリニック
Tel.044-930-3223 川崎市多摩区

● 新百合ヶ丘総合病院
Tel.044-322-9991 川崎市麻生区

● 聖マリアンナ医科大学病院 生殖医療センター
Tel.044-977-8111 川崎市宮前区

● みなとみらい夢クリニック
Tel.045-228-3131 横浜市西区

● コシ産婦人科
Tel.045-432-2525 横浜市神奈川区

● 神奈川レディースクリニック
Tel.045-290-8666 横浜市神奈川区

● 横浜HARTクリニック
Tel.045-620-5731 横浜市神奈川区

● 菊名西口医院
Tel.045-401-6444 横浜市港北区

● アモルクリニック
Tel.045-475-1000 横浜市港北区

● なかむらアートクリニック
Tel.045-534-6534 横浜市港北区

● CMポートクリニック
Tel.045-948-3761 横浜市都筑区

かもい女性総合クリニック
Tel.045-929-3700 横浜市都筑区

● 産婦人科クリニックさくら
Tel.045-911-9936 横浜市青葉区

● 田園都市レディースクリニック あざみ野本院
Tel.045-905-5524 横浜市青葉区

● 田園都市レディースクリニック 青葉台分院
Tel.045-988-1124 横浜市青葉区

● 済生会横浜市東部病院
Tel.045-576-3000 横浜市鶴見区

元町宮地クリニック<男性不妊>
Tel.045-263-9115 横浜市中区

● 梅ヶ丘産婦人科
Tel.03-3429-6036 世田谷区梅丘

藤沢レディースクリニック
Tel.03-5727-1212 世田谷区喜多見

● 国立生育医療研究センター
Tel.03-3416-0181 世田谷区大蔵

● ローズレディースクリニック
Tel.03-3703-0114 世田谷区等々力

● 陣内ウィメンズクリニック
Tel.03-3722-2255 世田谷区奥沢

● 田園都市レディースクリニック 二子玉川分院
Tel.03-3707-2455 世田谷区玉川

にしなレディースクリニック
Tel.03-5797-3247 世田谷区用賀

用賀レディースクリニック
Tel.03-5491-5137 世田谷区上用賀

池ノ上産婦人科
Tel.03-3467-4608 世田谷区上北沢

● 慶應義塾大学病院
Tel.03-3353-1211 新宿区信濃町

● 杉山産婦人科 新宿
Tel.03-5381-3000 新宿区西新宿

● 東京医科大学病院
Tel.03-3342-6111 新宿区西新宿

● 新宿ARTクリニック
Tel.03-5324-5577 新宿区西新宿

● うつみやす子レディースクリニック
Tel.03-3368-3781 新宿区西新宿

● 加藤レディスクリニック
Tel.03-3366-3777 新宿区西新宿

● 国立国際医療研究センター病院
Tel.03-3202-7181 新宿区戸山

● 東京女子医科大学病院
Tel.03-3353-8111 新宿区河田町

東京山手メディカルセンター
Tel.03-3364-0251 新宿区百人町

● 桜の芽クリニック
Tel.03-6908-7740 新宿区高田馬場

新中野女性クリニック
Tel.03-3384-3281 中野区本町

河北総合病院
Tel.03-3339-2121 杉並区阿佐ヶ谷北

● 東京衛生病院附属めぐみクリニック
Tel.03-5335-6401 杉並区天沼

● 荻窪病院 虹クリニック
Tel.03-5335-6577 杉並区荻窪

● 明大前アートクリニック
Tel.03-3325-1155 杉並区和泉

● 慶愛クリニック
Tel.03-3987-3090 豊島区東池袋

● 松本レディースリプロダクションオフィス
Tel.03-6907-2555 豊島区東池袋

● 松本レディースクリニック
Tel.03-5958-5633 豊島区東池袋

● 池袋えざきレディースクリニック
Tel.03-5911-0034 豊島区池袋

小川クリニック
Tel.03-3951-0356 豊島区南長崎

● 帝京大学医学部附属病院
Tel.03-3964-1211 板橋区加賀

● 日本大学医学部附属板橋病院
Tel.03-3972-8111 板橋区大谷口上町

● ときわ台レディースクリニック
Tel.03-5915-5207 板橋区常盤台

渡辺産婦人科医院
Tel.03-5399-3008 板橋区高島平

● ウイメンズ・クリニック大泉学園
Tel.03-5935-1010 練馬区東大泉

● 池下レディースクリニック吉祥寺
Tel.0422-27-2965 武蔵野市吉祥寺本町

● うすだレディースクリニック
Tel.0422-28-0363 武蔵野市吉祥寺本町

● 武蔵境いわもと婦人科クリニック
Tel.0422-31-3737 武蔵野市境南町

● 杏林大学医学部附属病院
Tel.0422-47-5511 三鷹市新川

東京都

● よしひろウィメンズクリニック 上野院
Tel.03-3834-8996 台東区東上野

あさくさ産婦人科クリニック
Tel.03-3844-9236 台東区西浅草

● 日本医科大学付属病院 女性診療科
Tel.03-3822-2131 文京区千駄木

● 順天堂大学医学部附属順天堂医院
Tel.03-3813-3111 文京区本郷

● 東京大学医学部附属病院
Tel.03-3815-5411 文京区本郷

● 東京医科歯科大学医学部附属病院
Tel.03-5803-5684 文京区湯島

● 中野レディースクリニック
Tel.03-5390-6030 北区王子

● 東京北医療センター
Tel.03-5963-3311 北区赤羽台

● 日暮里レディースクリニック
Tel.03-5615-1181 荒川区西日暮里

● 臼井医院
Tel.03-3605-0381 足立区東和

池上レディースクリニック
Tel.03-5838-0228 足立区伊興

アーク米山クリニック
Tel.03-3849-3333 足立区西新井栄町

● 真島クリニック
Tel.03-3849-4127 足立区関原

● あいウイメンズクリニック
Tel.03-3829-2522 墨田区錦糸

大倉医院
Tel.03-3611-4077 墨田区墨田

● 木場公園クリニック・分院
Tel.03-5245-4122 江東区木場

● 東峯婦人クリニック
Tel.03-3630-0303 江東区木場

● 五の橋レディスクリニック
Tel.03-5836-2600 江東区亀戸

● クリニック飯塚
Tel.03-3495-8761 品川区西五反田

● はなおかIVFクリニック品川
Tel.03-5759-5112 品川区大崎

● 昭和大学病院
Tel.03-3784-8000 品川区旗の台

● 東邦大学医療センター大森病院
Tel.03-3762-4151 大田区大森西

とちぎクリニック
Tel.03-3777-7712 大田区山王

● キネマアートクリニック
Tel.03-5480-1940 大田区蒲田

● ファティリティクリニック東京
Tel.03-3477-0369 渋谷区東

● 日本赤十字社医療センター
Tel.03-3400-1311 渋谷区広尾

● 恵比寿ウィメンズクリニック
Tel.03-6452-4277 渋谷区恵比寿南

恵比寿つじクリニック<男性不妊専門>
Tel.03-5768-7883 渋谷区恵比寿南

● 桜十字渋谷バースクリニック
Tel.03-5728-6626 渋谷区宇田川町

● フェニックスアートクリニック
Tel.03-3405-1101 渋谷区千駄ヶ谷

● はらメディカルクリニック
Tel.03-3356-4211 渋谷区千駄ヶ谷

篠原クリニック
Tel.03-3377-6633 渋谷区笹塚

みやぎしレディースクリニック
Tel.03-5731-8866 目黒区八雲

● とくおかレディースクリニック
Tel.03-5701-1722 目黒区中根

● 峯レディースクリニック
Tel.03-5731-8161 目黒区自由が丘

● 三軒茶屋ウィメンズクリニック
Tel.03-5779-7155 世田谷区太子堂

● 三軒茶屋ARTレディースクリニック
Tel.03-6450-7588 世田谷区三軒茶屋

●印は日本産科婦人科学会のART登録施設で、体外受精の診療を行っている施設です（2020年2月現在）

金沢医療センター
Tel.076-262-4161 金沢市石引
金沢たまごクリニック
Tel.076-237-3300 金沢市諸江町
うきた産婦人科医院
Tel.076-291-2277 金沢市新神田
鈴木レディスホスピタル
Tel.076-242-3155 金沢市寺町
金沢医科大学病院
Tel.076-286-2211 河北郡内灘町
やまぎしレディスクリニック
Tel.076-287-6066 野々市市藤平田
永遠幸レディスクリニック
Tel.0761-23-1555 小松市小島町
荒木病院
Tel.0761-22-0301 小松市若杉町
川北レイクサイドクリニック
Tel.0761-22-0232 小松市今江町
恵寿総合病院
Tel.0767-52-3211 七尾市富岡町
深江レディースクリニック
Tel.076-294-3336 野々市市郷町

福井県

本多レディースクリニック
Tel.0776-24-6800 福井市宝永
福井県立病院
Tel.0776-54-5151 福井市四ツ井
西ウイミンズクリニック
Tel.0776-33-3663 福井市木田
公立丹南病院
Tel.0778-51-2260 鯖江市三六町
中山クリニック
Tel.0770-56-5588 小浜市多田
福井大学医学部附属病院
Tel.0776-61-3111 吉田郡永平寺町

山梨県

このはな産婦人科
Tel.055-225-5500 甲斐市西八幡
薬袋レディースクリニック
Tel.055-226-3711 甲府市飯田
甲府昭和婦人クリニック
Tel.055-226-5566 中巨摩郡昭和町
山梨大学医学部附属病院
Tel.055-273-1111 中央市下河東

長野県

吉澤産婦人科医院
Tel.026-226-8475 長野市七瀬中町
長野赤十字病院
Tel.026-226-4131 長野市若里
長野市民病院
Tel.026-295-1199 長野市富竹
南長野医療センター篠ノ井総合病院
Tel.026-292-2261 長野市篠ノ井会
佐久市立国保浅間総合病院
Tel.0267-67-2295 佐久市岩村田
佐久平エンゼルクリニック
Tel.0267-67-5816 佐久市長土呂
三浦産婦人科
Tel.0268-22-0350 上田市中央
西澤病院
Tel.0265-24-3800 飯田市本町
わかばレディス&マタニティクリニック
Tel.0263-45-0103 松本市浅間温泉
信州大学医学部附属病院
Tel.0263-35-4600 松本市旭
北原レディースクリニック
Tel.0263-48-3186 松本市島立
菜の花マタニティクリニック
Tel.0265-76-7087 伊那市日影
平岡産婦人科
Tel.0266-72-6133 茅野市ちの
諏訪マタニティークリニック
Tel.0266-28-6100 諏訪郡下諏訪町

中部・東海地方

新潟県

立川綜合病院不妊体外受精センター
Tel.0258-33-3111 長岡市神田町
長岡レディースクリニック
Tel.0258-22-7780 長岡市新保
セントポーリアウイメンズクリニック
Tel.0258-21-0800 長岡市南七日町
大島クリニック
Tel.025-522-2000 上越市鴨島
菅谷ウィメンズクリニック
Tel.025-546-7660 上越市新光町
源川産婦人科クリニック
Tel.025-272-5252 新潟市東区
木戸病院
Tel.025-273-2151 新潟市東区上木戸
新津産科婦人科クリニック
Tel.025-384-4103 新潟市江南区
産科・婦人科ロイヤルハートクリニック
Tel.025-244-1122 新潟市中央区天神尾
新潟大学医歯学総合病院
Tel.025-227-2460 新潟市中央区旭町通
ART女性クリニック白山
Tel.025-378-3065 新潟市中央区白山
済生会新潟第二病院
Tel.025-233-6161 新潟市西区寺地
荒川レディースクリニック
Tel.025-672-2785 新潟市西蒲区
レディスクリニック石黒
Tel.0256-33-0150 三条市荒町
関塚医院
Tel.0254-26-1405 新発田市小舟町

富山県

かみいち総合病院
Tel.076-472-1212 中新川郡上市町
富山赤十字病院
Tel.076-433-2222 富山市牛島本町
小嶋ウィメンズクリニック
Tel.076-432-1788 富山市五福
富山県立中央病院
Tel.0764-24-1531 富山市西長江
女性クリニックWe! TOYAMA
Tel.076-493-5533 富山市根塚町
富山市民病院
Tel.0764-22-1112 富山市今泉北部町
高岡市民病院
Tel.0766-23-0204 高岡市宝町
あいARTクリニック
Tel.0766-27-3311 高岡市下伏間江
済生会高岡病院
Tel.0766-21-0570 高岡市二塚
厚生連高岡病院
Tel.0766-21-3930 高岡市永楽町
黒部市民病院
Tel.0765-54-2211 黒部市三日市
あわの産婦人科医院
Tel.0765-72-0588 下新川郡入善町
津田産婦人科医院
Tel.0763-33-3035 砺波市寿町

石川県

石川県立中央病院
Tel.076-237-8211 金沢市鞍月東
吉澤レディースクリニック
Tel.076-266-8155 金沢市稚日野町
金沢大学附属病院
Tel.076-265-2000 金沢市宝町

馬車道レディスクリニック
Tel.045-228-1680 横浜市中区
メディカルパーク横浜
Tel.045-232-4741 横浜市中区
横浜市立大学医学部附属市民総合医療センター
Tel.045-261-5656 横浜市南区
東條ARTクリニック
Tel.045-841-0501 横浜市港南区
東條ウイメンズホスピタル
Tel.045-843-1121 横浜市港南区
天王町レディースクリニック
Tel.045-442-6137 横浜市保土ヶ谷区
福田ウイメンズクリニック
Tel.045-825-5525 横浜市戸塚区
塩崎産婦人科
Tel.046-889-1103 三浦市南下浦町
愛育レディーズクリニック
Tel.046-277-3316 大和市南林間
塩塚クリニック
Tel.046-228-4628 厚木市旭町
海老名レディースクリニック
Tel.046-236-1105 海老名市中央
矢内原ウィメンズクリニック
Tel.0467-50-0112 鎌倉市大船
小田原レディスクリニック
Tel.0465-35-1103 小田原市城山
湘南レディースクリニック
Tel.0466-55-5066 藤沢市鵠沼花沢町
山下湘南夢クリニック
Tel.0466-55-5011 藤沢市鵠沼石上町
メディカルパーク湘南
Tel.0466-41-0331 藤沢市湘南台
神奈川ARTクリニック
Tel.042-701-3855 相模原市南区
北里大学病院
Tel.042-778-8415 相模原市南区
ソフィアレディスクリニック
Tel.042-776-3636 相模原市中央区
長谷川レディースクリニック
Tel.042-700-5680 相模原市緑区
みうらレディースクリニック
Tel.0467-59-4103 茅ヶ崎市東海岸南
平塚市民病院
Tel.0463-32-0015 平塚市南原
牧野クリニック
Tel.0463-21-2364 平塚市八重咲町
須藤産婦人科医院
Tel.0463-77-7666 秦野市南矢名
伊勢原協同病院
Tel.0463-94-2111 伊勢原市桜台
東海大学医学部附属病院
Tel.0463-93-1121 伊勢原市下糟屋

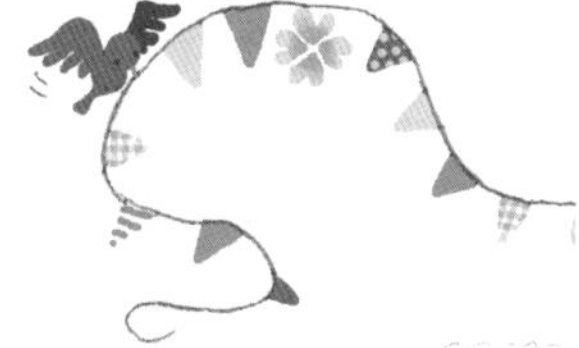

● 星ケ丘マタニティ病院
Tel.052-782-6211　名古屋市千種区

咲江レディスクリニック
Tel.052-757-0222　名古屋市千種区

● さわだウイメンズクリニック
Tel.052-788-3588　名古屋市千種区

● フラワーベルARTクリニック
Tel.0120-822-229　名古屋市千種区

レディースクリニック山原
Tel.052-731-8181　名古屋市千種区

若葉台クリニック
Tel.052-777-2888　名古屋市名東区

● あいこ女性クリニック
Tel.052-777-8080　名古屋市名東区

● 名古屋大学医学部附属病院
Tel.052-741-2111　名古屋市昭和区

● 名古屋市立大学病院
Tel.052-851-5511　名古屋市瑞穂区

● 八事レディースクリニック
Tel.052-834-1060　名古屋市天白区

● 平針北クリニック
Tel.052-803-1103　日進市赤池町

● 森脇レディースクリニック
Tel.0561-33-5512　みよし市三好町

● 藤田医科大学病院
Tel.0562-93-2111　豊明市沓掛町

● グリーンベルARTクリニック
Tel.0120-822-229　豊田市喜多町

● トヨタ記念病院不妊センター　ジョイファミリー
Tel.0565-28-0100　豊田市平和町

● ふたばクリニック
Tel.0569-20-5000　半田市吉田町

● 原田レディースクリニック
Tel.0562-36-1103　知多市寺本新町

江南厚生病院
Tel.0587-51-3333　江南市高屋町

● 小牧市民病院
Tel.0568-76-4131　小牧市常普請

● 浅田レディース勝川クリニック
Tel.0568-35-2203　春日井市松新町

公立陶生病院
Tel.0561-82-5101　瀬戸市西追分町

● 中原クリニック
Tel.0561-88-0311　瀬戸市山手町

一宮市立市民病院
Tel.0586-71-1911　一宮市文京

● つかはらレディースクリニック
Tel.0586-81-8000　一宮市浅野居森野

● 可世木レディスクリニック
Tel.0586-47-7333　一宮市平和

三重県

● こうのとりWOMAN'S CAREクリニック
Tel.059-355-5577　四日市市諏訪栄町

● 慈芳産婦人科・内科・リウマチ科
Tel.059-353-0508　四日市市ときわ

● みのうらレディースクリニック
Tel.059-380-0018　鈴鹿市磯山

● ヨナハ産婦人科小児科病院
Tel.0594-27-1703　桑名市大字和泉

金丸産婦人科
Tel.059-229-5722　津市観音寺町

● 三重大学病院
Tel.059-232-1111　津市江戸橋

● 西山産婦人科 不妊治療センター
Tel.059-229-1200　津市栄町

山本産婦人科
Tel.059-235-2118　津市雲出本郷町

● 済生会松阪総合病院
Tel.0598-51-2626　松阪市朝日町

本橋産婦人科
Tel.0596-23-4103　伊勢市一之木

武田産婦人科
Tel.0595-64-7655　名張市鴻之台

● 森川病院
Tel.0595-21-2425　伊賀市上野忍町

● 西村ウイメンズクリニック
Tel.053-479-0222　浜松市中区

水本レディスクリニック
Tel.053-433-1103　浜松市東区

● 聖隷三方原病院リプロダクションセンター
Tel.053-436-1251　浜松市北区

● 可睡の杜レディースクリニック
Tel.0538-49-5656　袋井市可睡の杜

● 西垣ARTクリニック
Tel.0538-33-4455　磐田市中泉

愛知県

● 豊橋市民病院 総合生殖医療センター
Tel.0532-33-6111　豊橋市青竹町

● つつじが丘ウイメンズクリニック
Tel.0532-66-5550　豊橋市つつじが丘

● 竹内産婦人科　ARTセンター
Tel.0532-52-3463　豊橋市新本町

藤澤フラウエンクリニク
Tel.0533-84-1180　豊川市四ツ谷町

豊川市民病院
Tel.0533-86-1111　豊川市光明町

エンジェルベルホスピタル
Tel.0564-66-0050　岡崎市錦町

● ARTクリニックみらい
Tel.0564-24-9293　岡崎市大樹寺

稲垣レディスクリニック
Tel.0563-54-1188　西尾市横手町

● 八千代病院
Tel.0566-97-8111　安城市住吉町

● G&Oレディスクリニック
Tel.0566-27-4103　刈谷市泉田町

セントソフィアクリニック婦人科
Tel.052-551-1595　名古屋市中村区

● ダイヤビルレディースクリニック
Tel.052-561-1881　名古屋市中村区

● 浅田レディース名古屋駅前クリニック
Tel.052-551-2203　名古屋市中村区

かとうのりこレディースクリニック
Tel.052-587-2888　名古屋市中村区

● レディースクリニックミュウ
Tel.052-551-7111　名古屋市中村区

かなくらレディスクリニック
Tel.052-587-3111　名古屋市中村区

● 名古屋第一赤十字病院
Tel.052-481-5111　名古屋市中村区

川合産婦人科
Tel.052-502-1501　名古屋市西区

● 野崎クリニック
Tel.052-303-3811　名古屋市中川区

● 金山レディースクリニック
Tel.052-681-2241　名古屋市熱田区

● 山口レディスクリニック
Tel.052-823-2121　名古屋市南区

名古屋市立緑市民病院
Tel.052-892-1331　名古屋市緑区

● ロイヤルベルクリニック 不妊センター
Tel.052-879-6660　名古屋市緑区

● おち夢クリニック名古屋
Tel.052-968-2203　名古屋市中区

● いくたウィメンズクリニック
Tel.052-263-1250　名古屋市中区

● 可世木婦人科ARTクリニック
Tel.052-251-8801　名古屋市中区

● 成田産婦人科
Tel.052-221-1595　名古屋市中区

● おかだウィメンズクリニック
Tel.052-683-0018　名古屋市中区

AOI名古屋病院
Tel.052-932-7128　名古屋市東区

上野レディスクリニック
Tel.052-981-1184　名古屋市北区

平田レディースクリニック
Tel.052-914-7277　名古屋市北区

● 稲垣婦人科
Tel.052-910-5550　名古屋市北区

長野県

ひろおか　さくらレディースウィメンズクリニック
Tel.0263-85-0013　塩尻市広丘吉田

岐阜県

● 髙橋産婦人科
Tel.058-263-5726　岐阜市梅ケ枝町

● 古田産科婦人科クリニック
Tel.058-265-2395　岐阜市金町

● 岐阜大学医学部附属病院
Tel.058-230-6000　岐阜市柳戸

● 操レディスホスピタル
Tel.058-233-8811　岐阜市津島町

● おおのレディースクリニック
Tel.058-233-0201　岐阜市光町

● 花林レディースクリニック
Tel.058-393-1122　羽島市竹鼻町

● クリニックママ
Tel.0584-73-5111　大垣市今宿

● 大垣市民病院
Tel.0584-81-3341　大垣市南頬町

東海中央病院
Tel.058-382-3101　各務原市蘇原東島町

久美愛厚生病院
Tel.0577-32-1115　高山市中切町

● 中西ウィメンズクリニック
Tel.0572-25-8882　多治見市大正町

とまつレディースクリニック
Tel.0574-61-1138　可児市広見

● 松波総合病院
Tel.058-388-0111　羽島郡笠松町

静岡県

● いながきレディースクリニック
Tel.055-926-1709　沼津市宮前町

● 沼津市立病院
Tel.055-924-5100　沼津市東椎路

● 岩端医院
Tel.055-962-1368　沼津市大手町

● かぬき岩端医院
Tel.055-932-8189　沼津市下香貫前原

聖隷沼津病院
Tel.0559-52-1000　沼津市本字松下

こまきウィメンズクリニック
Tel.055-972-1057　三島市西若町

● 三島レディースクリニック
Tel.055-991-0770　三島市南本町

● 富士市立中央病院
Tel.0545-52-1131　富士市高島町

● 長谷川産婦人科医院
Tel.0545-53-7575　富士市吉原

● 望月産婦人科医院
Tel.0545-34-0445　富士市比奈

宮崎クリニック
Tel.0545-66-3731　富士市松岡

静岡市立静岡病院
Tel.054-253-3125　静岡市葵区

レディースクリニック古川
Tel.054-249-3733　静岡市葵区

● 静岡レディースクリニック
Tel.054-251-0770　静岡市葵区

● 県立美術館通りレディースメンタルクリニック
Tel.054-264-6000　静岡市駿河区

● 俵IVFクリニック
Tel.054-288-2882　静岡市駿河区

静岡市立清水病院
Tel.054-336-1111　静岡市清水区

● 焼津市立総合病院
Tel.054-623-3111　焼津市道原

● 浜松医科大学病院
Tel.053-435-2309　浜松市東区

● アクトタワークリニック
Tel.053-413-1124　浜松市中区

● 聖隷浜松病院
Tel.053-474-2222　浜松市中区

●印は日本産科婦人科学会のART登録施設で、体外受精の診療を行っている施設です（2020年2月現在）

- ひらかたARTクリニック　Tel.072-804-4124　枚方市大垣内町
- 折野産婦人科　Tel.072-857-0243　枚方市楠葉朝日
- 関西医科大学附属病院　Tel.072-804-0101　枚方市新町
- 天の川レディースクリニック　Tel.072-892-1124　交野市私部西
- IVF大阪クリニック　Tel.06-6747-8824　東大阪市長田東
- なかじまレディースクリニック　Tel.072-929-0506　八尾市東本町
- 平松産婦人科クリニック　Tel.072-955-8881　藤井寺市藤井寺
- 船内クリニック　Tel.072-955-0678　藤井寺市藤井寺
- てらにしレディースクリニック　Tel.072-367-0666　大阪狭山市池尻自由丘
- 近畿大学医学部附属病院　Tel.0723-66-0221　大阪狭山市大野東
- ルナレディースクリニック　不妊・更年期センター　Tel.0120-776-778　堺市堺区
- いしかわクリニック　Tel.072-232-8751　堺市堺区
- KAWAレディースクリニック　Tel.072-297-2700　堺市南区
- 小野クリニック　Tel.072-288-1616　堺市東区
- しんやしき産婦人科　Tel.072-239-5571　堺市東区
- 石橋レディスクリニック　Tel.0722-79-1152　堺市中区
- 府中のぞみクリニック　Tel.0725-40-5033　和泉市府中町
- 谷口病院　Tel.0724-63-3232　泉佐野市大西
- レオゲートタワーレディースクリニック　Tel.072-460-2800　泉佐野市りんくう往来北

兵庫県

- 神戸大学医学部附属病院　Tel.078-382-5111　神戸市中央区
- 英ウィメンズクリニック さんのみや　Tel.078-392-8723　神戸市中央区
- 神戸元町夢クリニック　Tel.078-325-2121　神戸市中央区
- 山下レディースクリニック　Tel.078-265-6475　神戸市中央区
- 神戸ARTレディスクリニック　Tel.078-261-3500　神戸市中央区
- 神戸アドベンチスト病院　Tel.078-981-0161　神戸市北区
- 中村レディースクリニック　Tel.078-925-4103　神戸市西区
- 久保みずきレディースクリニック 菅原記念診療所　Tel.078-961-3333　神戸市西区
- 英ウィメンズクリニック たるみ　Tel.078-704-5077　神戸市垂水区
- くぼたレディースクリニック　Tel.078-843-3261　神戸市東灘区
- レディースクリニックごとう　Tel.0799-45-1131　南あわじ市
- オガタファミリークリニック　Tel.0797-25-2213　芦屋市松ノ内町
- 吉田レディースクリニック　Tel.06-6483-6111　尼崎市西大物町
- 武庫之荘レディースクリニック　Tel.06-6435-0488　尼崎市南武庫之荘
- 産科･婦人科衣笠クリニック　Tel.06-6494-0070　尼崎市若王寺
- JUNレディースクリニック　Tel.06-4960-8115　尼崎市潮江
- 徐クリニック・ARTセンター　Tel.0798-54-8551　西宮市松籟荘
- スギモトレディースクリニック　Tel.0798-63-0325　西宮市甲風園

- 越田クリニック　Tel.06-6316-6090　大阪市北区
- 扇町ARTレディースクリニック　Tel.06-6311-2511　大阪市北区
- うめだファティリティークリニック　Tel.06-6371-0363　大阪市北区
- レディースクリニックかたかみ　Tel.06-6100-2525　大阪市淀川区
- かわばたレディスクリニック　Tel.06-6308-7660　大阪市淀川区
- 小林産婦人科　Tel.06-6924-0934　大阪市都島区
- レディースクリニック北浜　Tel.06-6202-8739　大阪市中央区
- 西川婦人科内科クリニック　Tel.06-6201-0317　大阪市中央区
- ウィメンズクリニック本町　Tel.06-6251-8686　大阪市中央区
- 春木レディースクリニック　Tel.06-6281-3788　大阪市中央区
- 脇本産婦人科・麻酔可　Tel.06-6761-5537　大阪市天王寺区
- 大阪赤十字病院　Tel.06-6771-5131　大阪市天王寺区
- 聖バルナバ病院　Tel.06-6779-1600　大阪市天王寺区
- おおつかレディースクリニック　Tel.06-6776-8856　大阪市天王寺区
- 都竹産婦人科医院　Tel.06-6754-0333　大阪市生野区
- SALAレディースクリニック　Tel.06-6622-0221　大阪市阿部野区
- 大阪市立大学病院　Tel.06-6645-2121　大阪市阿倍野区
- 大阪鉄道病院　Tel.06-6628-2221　大阪市阿倍野区
- IVFなんばクリニック　Tel.06-6534-8824　大阪市西区
- オークなんばレディースクリニック　Tel.06-4396-7520　大阪市浪速区
- オーク住吉産婦人科　Tel.06-4398-1000　大阪市西成区
- 岡本クリニック　Tel.06-6696-0201　大阪市住吉区
- 沢井産婦人科医院　Tel.06-6694-1115　大阪市住吉区
- 大阪急性期・総合医療センター　Tel.06-6692-1201　大阪市住吉区
- たかせ産婦人科　Tel.06-6855-4135　豊中市上野東
- 園田桃代ARTクリニック　Tel.06-6155-1511　豊中市新千里東町
- たまごクリニック　内分泌センター　Tel.06-4865-7017　豊中市曽根西町
- 松崎産婦人科クリニック　Tel.072-750-2025　池田市菅原町
- なかむらレディースクリニック　Tel.06-6378-7333　吹田市豊津町
- 吉本婦人科クリニック　Tel.06-6337-0260　吹田市片山町
- 市立吹田市民病院　Tel.06-6387-3311　吹田市片山町
- 廣田産婦人科　Tel.06-6380-0600　吹田市千里山西
- 大阪大学医学部附属病院　Tel.06-6879-5111　吹田市山田丘
- 奥田産婦人科　Tel.072-622-5253　茨木市竹橋町
- サンタマリア病院　Tel.072-627-3459　茨木市新庄町
- 大阪医科大学附属病院　Tel.072-683-1221　高槻市大学町
- 後藤レディースクリニック　Tel.072-683-8510　高槻市白梅町
- イワサクリニック セント・マリー不妊センター　Tel.072-831-1666　寝屋川市香里本通町

近畿地方

滋賀県

- 木下レディースクリニック　Tel.077-526-1451　大津市打出浜
- 桂川レディースクリニック　Tel.077-511-4135　大津市御殿浜
- 竹林ウィメンズクリニック　Tel.077-547-3557　大津市大萱
- 滋賀医科大学医学部附属病院　Tel.077-548-2111　大津市瀬田月輪町
- 希望ヶ丘クリニック　Tel.077-586-4103　野洲市市三宅
- 甲西　野村産婦人科　Tel.0748-72-6633　湖南市鉗子袋
- 山崎クリニック　Tel.0748-42-1135　東近江市山路町
- 神野レディースクリニック　Tel.0749-22-6216　彦根市中央町
- 足立レディースクリニック　Tel.0749-22-2155　彦根市佐和町
- 草津レディースクリニック　Tel.077-566-7575　草津市渋川
- 清水産婦人科　Tel.077-562-4332　草津市野村
- 南草津 野村病院　Tel.077-561-3788　草津市野路町
- 産科・婦人科ハピネスバースクリニック　Tel.077-564-3101　草津市矢橋町

京都府

- 志馬クリニック四条烏丸　Tel.075-221-6821　京都市下京区
- 南部産婦人科　Tel.075-313-6000　京都市下京区
- 醍醐渡辺クリニック　Tel.075-571-0226　京都市伏見区
- 京都府立医科大学病院　Tel.075-251-5560　京都市上京区
- 田村秀子婦人科医院　Tel.075-213-0523　京都市中京区
- 足立病院　Tel.075-253-1382　京都市中京区
- 大野婦人科医院　Tel.075-253-2465　京都市中京区
- 京都第一赤十字病院　Tel.075-561-1121　京都市東山区
- 日本バプテスト病院　Tel.075-781-5191　京都市左京区
- 京都大学医学部附属病院　Tel.075-751-3712　京都市左京区
- IDAクリニック　Tel.075-583-6515　京都市山科区
- 細田クリニック　Tel.075-322-0311　京都市右京区
- 身原病院　Tel.075-392-3111　京都市西京区
- 田村産婦人科医院　Tel.0771-24-3151　亀岡市安町

大阪府

- 大阪New ARTクリニック　Tel.06-6341-1556　大阪市北区
- オーク梅田レディースクリニック　Tel.06-6348-1511　大阪市北区
- HORACグランフロント大阪クリニック　Tel.06-6377-8824　大阪市北区
- リプロダクションクリニック大阪　Tel.06-6136-3344　大阪市北区

落合病院 Tel.0867-52-1133 真庭市落合垂水

広島県

まつなが産科婦人科 Tel.084-923-0145 福山市三吉町

● 幸の鳥レディスクリニック Tel.084-940-1717 福山市春日町

● よしだレディースクリニック内科・小児科 Tel.084-954-0341 福山市新涯町

● 竹中産婦人科クリニック Tel.082-502-8212 広島市中区

● 広島中央通り香月産婦人科 Tel.082-546-2555 広島市中区

● 絹谷産婦人科クリニック Tel.082-247-6399 広島市中区

● 広島HARTクリニック Tel.082-244-3866 広島市南区

● IVFクリニックひろしま Tel.082-264-1131 広島市南区

真田病院 Tel.082-253-1291 広島市南区

● 県立広島病院 Tel.082-254-1818 広島市南区

● 香月産婦人科 Tel.082-272-5588 広島市西区

● 笠岡レディースクリニック Tel.0823-23-2828 呉市西中央

松田医院 Tel.0824-28-0019 東広島市八本松町

山口県

周東総合病院 Tel.0820-22-3456 柳井市古開作

● 山下ウイメンズクリニック Tel.0833-48-0211 下松市瑞穂町

● 徳山中央病院 Tel.0834-28-4411 周南市孝田町

● 山口県立総合医療センター Tel.0835-22-4411 防府市大字大崎

● 関門医療センター Tel.083-241-1199 下関市長府外浦町

● 済生会下関総合病院 Tel.083-262-2300 下関市安岡町

総合病院山口赤十字病院 Tel.083-923-0111 山口市八幡馬場

● 新山口こうのとりクリニック Tel.083-902-8585 山口市小郡花園町

● 山口大学医学部付属病院 Tel.0836-22-2522 宇部市南小串

なかむらレディースクリニック Tel.0838-22-1557 荻市大字熊谷町

都志見病院 Tel.0838-22-2811 萩市江向

徳島県

● 蕙愛レディースクリニック Tel.088-653-1201 徳島市佐古三番町

● 徳島大学病院 Tel.088-631-3111 徳島市蔵本町

春名産婦人科 Tel.088-652-2538 徳島市南二軒屋町

徳島市民病院 Tel.088-622-5121 徳島市北常三島町

● 中山産婦人科 Tel.0886-92-0333 板野郡藍住町

徳島県鳴門病院 Tel.0886-85-2191 鳴門市撫養町

木下産婦人科内科 Tel.0884-23-3600 阿南市学原町

香川県

● 高松市立みんなの病院 Tel.087-813-7171 高松市仏生山町

● 高松赤十字病院 Tel.087-831-7101 高松市番町

和歌山県

● 日赤和歌山医療センター Tel.073-422-4171 和歌山市小松原通

● うつのみやレディースクリニック Tel.073-423-1987 和歌山市美園町

和歌山県立医科大学付属病院周産期部 Tel.073-447-2300 和歌山市紀三井寺

● 岩橋産科婦人科 Tel.073-444-4060 和歌山市関戸

いくこレディースクリニック Tel.073-482-0399 海南市日方

榎本産婦人科 Tel.0739-22-0019 田辺市湊

● 奥村レディースクリニック Tel.0736-32-8511 橋本市東家

中国・四国地方

鳥取県

● タグチIVFレディースクリニック Tel.0857-39-2121 鳥取市覚寺

● 鳥取県立中央病院 Tel.0857-26-2271 鳥取市江津

● ミオ・ファティリティ・クリニック Tel.0859-35-5211 米子市車尾南

● 鳥取大学医学部附属病院 Tel.0859-33-1111 米子市西町

● 彦名レディスライフクリニック Tel.0859-29-0159 米子市彦名町

島根県

● 内田クリニック Tel.0852-55-2889 松江市浜乃木

● 八重垣レディースクリニック Tel.0852-52-7790 松江市東出雲町

家族・絆の吉岡医院 Tel.0854-22-2065 安来市安来町

● 島根大学医学部附属病院 Tel.0853-20-2389 出雲市塩冶町

● 島根県立中央病院 Tel.0853-22-5111 出雲市姫原

大田市立病院 Tel.0854-82-0330 太田市太田町

岡山県

くにかたウィメンズクリニック Tel.086-255-0080 岡山市北区

● 岡山大学病院 Tel.086-223-7151 岡山市北区

● 名越産婦人科リプロダクションセンター Tel.086-293-0553 岡山市北区

● 岡山二人クリニック Tel.086-256-7717 岡山市北区

さくらクリニック Tel.086-241-8188 岡山市南区

● 三宅医院 生殖医療センター Tel.086-282-5100 岡山市南区

● 岡南産婦人科医院 Tel.086-264-3366 岡山市南区

● ペリネイト母と子の病院 Tel.086-276-8811 岡山市中区

● 赤堀病院 Tel.0868-24-1212 津山市山下

石井医院 Tel.0868-24-4333 津山市沼

● 倉敷中央病院 Tel.086-422-0210 倉敷市美和

● 倉敷成人病クリニック 体外受精センター Tel.086-422-2111 倉敷市白樂町

兵庫県

● すずきレディースクリニック Tel.0798-39-0555 西宮市田中町

● レディース＆ARTクリニック サンタクルス Tel.0798-62-1188 西宮市高松町

● 兵庫医科大学病院 Tel.0798-45-6111 西宮市武庫川

山田産婦人科 Tel.0798-41-0272 西宮市甲子園町

明和病院 Tel.0798-47-1767 西宮市上鳴尾町

木内女性クリニック Tel.0798-63-2271 西宮市高松町

● レディースクリニックTaya Tel.072-771-7717 伊丹市伊丹

● 近畿中央病院 Tel.072-781-3712 伊丹市車塚

● 小原ウイメンズクリニック Tel.0797-82-1211 宝塚市山本東

● ベリタス病院 Tel.072-793-7890 川西市新田

● シオタニレディースクリニック Tel.079-561-3500 三田市中央町

タマル産婦人科 Tel.079-590-1188 篠山市東吹

● 中林産婦人科クリニック Tel.079-282-6581 姫路市白国

● Kobaレディースクリニック Tel.079-223-4924 姫路市北条口

● 西川産婦人科 Tel.079-253-2195 姫路市花田町

● 親愛産婦人科医院 Tel.079-271-6666 姫路市網干区

久保みずきレディースクリニック 明石診療所 Tel.078-913-9811 明石市本町

私立 二見レディースクリニック Tel.078-942-1783 明石市二見町

● 博愛産科婦人科 Tel.078-941-8803 明石市二見町

● 親愛レディースクリニック Tel.0794-21-5511 加古川市加古川町

ちくご・ひらまつ産婦人科 Tel.079-424-5163 加古川市加古川町

● 小野レディースクリニック Tel.0794-62-1103 小野市西本

● 福田産婦人科麻酔科 Tel.0791-43-5357 赤穂市加里屋

● 赤穂中央病院 Tel.0791-45-7290 赤穂市惣門町

公立神崎総合病院 Tel.0790-32-1331 神崎郡神河町

奈良県

好川婦人科クリニック Tel.0743-75-8600 生駒市東新町

高山クリニック Tel.0742-35-3611 奈良市柏木町

● ASKAレディース・クリニック Tel.0742-51-7717 奈良市北登美ヶ丘

すぎはら婦人科 Tel.0742-33-9080 奈良市中登美ヶ丘

● 久永婦人科クリニック Tel.0742-32-5505 奈良市西大寺東町

● 赤崎クリニック・高度生殖医療センター Tel.0744-43-2468 桜井市谷

桜井病院 Tel.0744-43-3541 桜井市大字桜井

● SACRAレディースクリニック Tel.0744-23-1199 橿原市上品寺町

奈良県立医科大学病院 Tel.0744-22-3051 橿原市四条町

● 三橋仁美レディースクリニック Tel.0743-51-1135 大和郡山市矢田町

●印は日本産科婦人科学会のART登録施設で、体外受精の診療を行っている施設です（2020年2月現在）

熊本労災病院
Tel.0965-33-4151　八代市竹原町

片岡レディスクリニック
Tel.0965-32-2344　八代市本町

愛甲産婦人科ひふ科医院
Tel.0966-22-4020　人吉市駒井田町

大分県

セント・ルカ産婦人科
Tel.097-547-1234　大分市東大通

大川産婦人科・高砂
Tel.097-532-1135　大分市高砂町

別府医療センター
Tel.0977-67-1111　別府市大字内竈

みよしクリニック
Tel.0973-24-1515　日田市三芳小渕町

大分大学附属病院
Tel.097-549-4411　由布市挾間町

宮崎県

古賀総合病院
Tel.0985-39-8888　宮崎市池内町

ゆげレディスクリニック
Tel.0985-77-8288　宮崎市橘通東

とえだウィメンズクリニック
Tel.0985-32-0511　宮崎市高千穂通り

渡辺病院
Tel.0982-57-1011　日向市平岩

野田産婦人科医院
Tel.0986-24-8553　都城市蔵原町

丸田病院
Tel.0986-23-7060　都城市八幡町

宮崎大学医学部附属病院
Tel.0985-85-1510　宮崎市清武町

鹿児島県

徳永産婦人科
Tel.099-202-0007　鹿児島市田上

あかつきARTクリニック
Tel.099-296-8177　鹿児島市中央町

中江産婦人科
Tel.099-255-9528　鹿児島市中央町

鹿児島大学病院　女性診療センター
Tel.099-275-5111　鹿児島市桜ケ丘

マミィクリニック伊集院
Tel.099-263-1153　鹿児島市中山町

レディースクリニックあいいく
Tel.099-260-8878　鹿児島市小松原

松田ウイメンズクリニック 不妊生殖医療センター
Tel.099-224-4124　鹿児島市山之口町

中村（哲）産婦人科内科
Tel.099-223-2236　鹿児島市樋之口町

みつお産婦人科
Tel.0995-44-9339　霧島市隼人町

フィオーレ第一病院
Tel.0995-63-2158　姶良市加治木町

竹内レディースクリニック附設高度生殖医療センター
Tel.0995-65-2296　姶良市東餅田

沖縄県

ウイメンズクリニック糸数
Tel.098-869-8395　那覇市泊

産科・婦人科セントペアレント石間
Tel.098-858-0354　那覇市金城

豊見城中央病院
Tel.098-850-3811　豊見城市字上田

空の森クリニック
Tel.098-998-0011　島尻郡八重瀬町

Naoko女性クリニック
Tel.098-988-9811　浦添市経塚

うえむら病院 リプロ・センター
Tel.098-895-3535　中頭郡中城村

琉球大学附属病院
Tel.098-895-3331　中頭郡西原町

やびく産婦人科・小児科
Tel.098-936-6789　中頭郡北谷町

古賀文敏ウイメンズクリニック
Tel.092-738-7711　福岡市中央区

中央レディスクリニック
Tel.092-736-3355　福岡市中央区

天神つじクリニック <男性不妊専門>
Tel.092-739-8688　福岡市中央区

ガーデンヒルズウィメンズクリニック
Tel.092-521-7500　福岡市中央区

さのウィメンズクリニック
Tel.092-739-1717　福岡市中央区

浜の町病院
Tel.092-721-0831　福岡市中央区

よしみつ婦人科クリニック
Tel.092-414-5224　福岡市博多区

蔵本ウイメンズクリニック
Tel.092-482-5558　福岡市博多区

原三信病院
Tel.092-291-3434　福岡市博多区

九州大学病院
Tel.092-641-1151　福岡市東区

福岡山王病院
Tel.092-832-1100　福岡市早良区

すみい婦人科クリニック
Tel.092-534-2301　福岡市南区

婦人科永田おさむクリニック
Tel.092-938-2209　糟屋郡粕屋町

福岡東医療センター
Tel.092-943-2331　古賀市千鳥

久留米大学病院
Tel.0942-35-3311　久留米市旭町

いでウィメンズクリニック
Tel.0942-33-1114　久留米市天神町

高木病院
Tel.0944-87-0001　大川市酒見

メディカルキューブ平井外科産婦人科
Tel.0944-54-3228　大牟田市明治町

佐賀県

谷口眼科婦人科
Tel.0954-23-3130　武雄市武雄町

おおくま産婦人科
Tel.0952-31-6117　佐賀市高木瀬西

長崎県

岡本ウーマンズクリニック
Tel.095-820-2864　長崎市江戸町

長崎大学病院
Tel.095-849-7200　長崎市坂本町

みやむら女性のクリニック
Tel.095-849-5507　長崎市川口町

杉田レディースクリニック
Tel.095-849-3040　長崎市松山町

まつお産科・婦人科クリニック
Tel.095-845-1721　長崎市石神町

山崎産婦人科医院
Tel.0957-64-1103　島原市湊町

レディースクリニックしげまつ
Tel.0957-54-9200　大村市古町

佐世保共済病院
Tel.0956-22-5136　佐世保市島地町

熊本県

福田病院
Tel.096-322-2995　熊本市中央区

熊本大学医学部附属病院
Tel.096-344-2111　熊本市中央区

ソフィアレディースクリニック水道町
Tel.096-322-2996　熊本市中央区

森川レディースクリニック
Tel.096-381-4115　熊本市中央区

ＡＲＴ女性クリニック
Tel.096-360-3670　熊本市中央区

伊井産婦人科病院
Tel.096-364-4003　熊本市中央区

下川産婦人科病院
Tel.0968-73-3527　玉名市中

よつばウィメンズクリニック
Tel.087-885-4103　高松市円座町

安藤レディースクリニック
Tel.087-815-2833　高松市多肥下町

香川大学医学部附属病院
Tel.087-898-5111　木田郡三木町

回生病院
Tel.0877-46-1011　坂出市室町

厚仁病院
Tel.0877-23-2525　丸亀市通町

NHO 四国こどもとおとなの医療センター
Tel.0877-62-0885　善通寺市善通寺町

谷病院
Tel.0877-63-5800　善通寺市原田町

高瀬第一医院
Tel.0875-72-3850　三豊市高瀬町

愛媛県

梅岡レディースクリニック
Tel.089-943-2421　松山市竹原町

矢野産婦人科
Tel.089-921-6507　松山市昭和町

福井ウイメンズクリニック
Tel.089-969-0088　松山市星岡町

つばきウイメンズクリニック
Tel.089-905-1122　松山市北土居

ハートレディースクリニック
Tel.089-955-0082　東温市野田

こにしクリニック
Tel.0897-33-1135　新居浜市庄内町

愛媛労災病院
Tel.0897-33-6191　新居浜市南小松原町

サカタ産婦人科
Tel.0897-55-1103　西条市下島山甲

県立今治病院
Tel.0898-32-7111　今治市石井町

高知県

愛宕病院
Tel.088-823-3301　高知市愛宕町

レディスクリニックコスモス
Tel.088-820-6700　高知市追手筋

高知医療センター
Tel.088-837-3000　高知市池

小林レディスクリニック
Tel.088-805-1777　高知市竹島町

北村産婦人科
Tel.0887-56-1013　香美郡野市町

高知大学医学部附属病院
Tel.088-886-5811　南国市岡豊町

九州・沖縄地方

福岡県

産婦人科麻酔科いわさクリニック
Tel.093-371-1131　北九州市門司区

石松ウイメンズクリニック
Tel.093-474-6700　北九州市小倉南区

ほりたレディースクリニック
Tel.093-513-4122　北九州市小倉北区

セントマザー産婦人科医院
Tel.093-601-2000　北九州市八幡西区

齊藤シーサイドレディースクリニック
Tel.093-701-8880　遠賀郡芦屋町

野崎ウイメンズクリニック
Tel.092-733-0002　福岡市中央区

井上 善レディースクリニック
Tel.092-406-5302　福岡市中央区

アイブイエフ詠田クリニック
Tel.092-735-6655　福岡市中央区

不妊に悩む方への特定治療費支援事業
問い合わせ窓口

<各都道府県、政令指定都市、中核市の助成金などの問合せ窓口です>

北海道・東北地区

北海道	子ども未来推進局 子育て支援課	tel : 011-231-4111
札幌市	不妊専門相談センター	tel : 011-622-4500
函館市	保健所健康づくり 母子保健課	tel : 0138-32-1533
旭川市	子育て支援部 子育て相談課 母子保健係	tel : 0166-26-2395
青森県	こどもみらい課 家庭支援グループ	tel : 017-734-9303
青森市	保健所健康づくり推進課 健康支援室	tel : 017-743-6111
岩手県	保健福祉部 子ども子育て支援課	tel : 019-629-5459
八戸市	健康部 健康づくり推進課	tel : 0178-43-9061
盛岡市	保健所健康推進課 母子保健担当	tel : 019-603-8303
宮城県	保健福祉部 子育て支援課 助成支援班	tel : 022-211-2532
仙台市	子供未来局 子供保健福祉課	tel : 022-214-8189
秋田県	健康推進課 母子・健康増進班	tel : 018-860-1426
秋田市	子ども未来部子ども健康課	tel : 018-883-1172
山形県	子ども家庭課 母子保健担当	tel : 023-630-2260
山形市	保健センター 母子保健第一係	tel : 023-647-2280
福島県	こども未来局 子育て支援課	tel : 024-521-7174
福島市	こども未来部こども政策課	tel : 024-525-7671
郡山市	子ども部 子ども支援課	tel : 024-924-3691
いわき市	子ども家庭課 母子保健係	tel : 0246-27-8597

関東地区

茨城県	子ども家庭課 児童育成・母子保健グループ	tel : 029-301-3257
栃木県	こども政策課	tel : 028-623-3064
宇都宮市	子ども家庭課 子ども給付グループ	tel : 028-632-2296
群馬県	こども未来部 児童福祉課	tel : 027-226-2606
前橋市	前橋保健センター こども課	tel : 027-220-5703
高崎市	健康課	tel : 027-381-6113
埼玉県	保健医療部健康長寿課 母子保健担当	tel : 048-830-3561
さいたま市	保健福祉局 保健所 地域保健支援課	tel : 048-840-2218
川越市	保健医療部 総合保健センター 健康づくり支援課	tel : 049-229-4125
川口市	保健所地域保健センター母子保健係	tel : 048-256-2022
越谷市	福祉部 保健センター	tel : 048-978-3511
千葉県	児童家庭課 母子保健担当	tel : 043-223-2332
千葉市	健康支援課	tel : 043-238-9925
船橋市	健康部健康増進課	tel : 047-409-3274
柏市	保健所 地域健康づくり課	tel : 04-7167-1256
東京都	家庭支援課 母子医療助成担当	tel : 03-5320-4375
八王子市	健康部 保健対策課	tel : 042-645-5162
神奈川県	保健医療部健康増進課	tel : 045-210-4786
横浜市	こども家庭課 親子保健係 治療費助成担当	tel : 045-671-3874
川崎市	市民・こども局こども本部 こども家庭課	tel : 044-200-2450
相模原市	保健所 健康企画課	tel : 042-769-8345
横須賀市	こども健康課	tel : 046-824-7141

中部・東海地区

新潟県	福祉保健部 健康対策課 母子保健係	tel : 025-280-5197
新潟市	保健所 健康増進課	tel : 025-226-8157
富山県	厚生部 健康課	tel : 076-444-3226
富山市	福祉保健部 保健所 健康課	tel : 076-428-1153
石川県	健康福祉部 少子化対策監室 子育て支援課	tel : 076-225-1421
金沢市	健康総務課	tel : 076-220-2233
〃	泉野福祉保健センター	tel : 076-242-1131
〃	元町福祉健康センター	tel : 076-251-0200
〃	駅西福祉健康センター	tel : 076-234-5103
福井県	健康福祉部 子ども家庭課	tel : 0776-20-0341
福井市	福井市保健センター 母子保健係	tel : 0776-28-1256
山梨県	福祉保健部 健康増進課	tel : 055-223-1493
甲府市	健康衛生課	tel : 055-237-8950
長野県	健康福祉部 保健疾病対策課	tel : 026-235-7141
長野市	健康課	tel : 026-226-9960
岐阜県	健康福祉部 保健医療課	tel : 058-272-1111
岐阜市	岐阜市保健所 健康増進課	tel : 058-252-7193
静岡県	健康福祉部こども未来局 こども家庭課	tel : 054-221-3309

中部・東海地区

静岡市	子ども未来部 子ども家庭課	tel：054-221-1161
浜松市	健康福祉部 健康増進課	tel：053-453-6125
愛知県	健康福祉部児童家庭課 母子保健グループ	tel：052-954-6283
名古屋市	子ども青少年局 子育て支援課	tel：052-972-2629
豊橋市	保健所 こども保健課	tel：0532-39-9153
岡崎市	保健所 健康増進課 母子保健2班	tel：0564-23-6180
豊田市	子ども部 子ども家庭課	tel：0565-34-6636
三重県	健康福祉部 こども家庭局 子育て支援課	tel：059-224-2248

近畿地区

滋賀県	健康医療福祉部 健康寿命推進課	tel：077-528-3653
大津市	大津市総合保健センター 母子保健グループ健康	tel：077-528-2748
京都府	福祉部 こども未来課	tel：075-414-4581
京都市	健康福祉局 保健衛生推進室 保健医療課	tel：075-222-3411
奈良県	保健予防課 保健対策係	tel：0742-27-8661
奈良市	健康増進課	tel：0742-34-5129
和歌山県	健康推進課 母子保健班、各保健所	tel：073-441-2642
和歌山市	和歌山市保健所 地域保健課	tel：073-433-2261
大阪府	保健医療部 保健医療室 地域保健課	tel：06-6944-6698
大阪市	子ども青少年局 子育て支援部	tel：06-6208-9966
堺市	子ども青少年育成部 子ども育成課	tel：072-228-7612
豊中市	保健所 健康増進課	tel：06-6858-2800
高槻市	子ども部 子ども育成室 子ども保健課	tel：072-661-1108
枚方市	保健予防課	tel：072-807-7625
八尾市	健康まちづくり部保健予防課	tel：072-994-6644
寝屋川市	保険事業室	tel：072-812-2363
東大阪市	保健所 母子保健・感染症課	tel：072-960-3805
兵庫県	健康福祉部健康局 健康増進課	tel：078-341-7711
神戸市	こども企画育成部 こども家庭支援課	tel：078-322-6513
姫路市	保健所 健康課	tel：0792-89-1641
尼崎市	保健所 健康増進担当	tel：06-4869-3053
明石市	福祉局保健総務課	tel：078-918-5414
西宮市	健康増進課	tel：0798-26-3667

中国・四国地区

鳥取県	子育て王国推進室 子育て応援課	tel：0857-26-7148
鳥取市	中央保健センター 母子保健係	tel：0857-20-7148
島根県	健康福祉部 健康推進課	tel：0852-22-6130
松江市	子育て部子育て支援課	tel：0852-55-5326
岡山県	保健福祉部健康推進課	tel：086-226-7329
岡山市	保健所健康づくり課 母子歯科保健係	tel：086-803-1264
倉敷市	健康づくり課 健康管理係	tel：086-434-9820
呉市	呉市保健所 健康増進課	tel：0823-25-3540
広島県	健康福祉局子育て・少子化対策課	tel：082-513-3175
広島市	こども家庭支援課	tel：082-504-2623
福山市	福山市保健所健康推進課	tel：084-928-3421
山口県	健康福祉部 こども政策課	tel：083-933-2947
下関市	保健部　健康推進課	tel：083-231-1447
徳島県	保健福祉部 健康増進課	tel：088-621-2220
香川県	子育て支援課	tel：087-832-3285
高松市	保健センター	tel：087-839-2363
愛媛県	健康衛生局 健康増進課	tel：089-912-2400
松山市	健康づくり推進課	tel：089-911-1870
高知県	健康政策部 健康対策課	tel：088-823-9659
高知市	母子保健課	tel：088-855-7795

九州・沖縄地区

福岡県	保健医療介護部 健康増進課	tel：092-643-3307
北九州市	子ども家庭部 子育て支援課	tel：093-582-2410
福岡市	こども未来局 子ども発達支援課	tel：092-711-4178
	各区の保健福祉センター 健康課	
久留米市	保健所健康推進課	tel：0942-30-9731
佐賀県	健康福祉部 男女参画・こども局 こども家庭課	tel：0952-25-7056
長崎県	こども家庭課	tel：095-895-2442
長崎市	こども健康課	tel：095-829-1316
佐世保市	子ども未来部 子ども保健課	tel：0956-24-1111
熊本県	子ども未来課	tel：096-383-2209
熊本市	健康福祉子ども局 子ども支援課	tel：096-328-2158
大分県	福祉保健部 こども未来課	tel：097-506-2712
大分市	大分市保健所 健康課	tel：097-536-2562
宮崎県	福祉保健部 健康増進課	tel：0985-44-2621
宮崎市	宮崎市保健所 健康支援課	tel：0985-29-5286
鹿児島県	保健福祉部 子ども福祉課	tel：099-286-2775
鹿児島市	母子保健課	tel：099-216-1485
沖縄県	保健医療部 健康長寿課	tel：098-866-2209
那覇市	那覇市保健所 地域保健課	tel：098-853-7962

全国の不妊専門相談センター一覧

都道府県、指定都市、中核市が設置している不妊専門相談センターでは、不妊に悩む夫婦に対し、不妊に関する医学的・専門的な相談や不妊による心の悩み等について医師・助産師等の専門家が相談に対応したり、診療機関ごとの不妊治療の実施状況などに関する情報提供を行っています。（各センターの受付は祝祭日と年末年始を除きます）

厚生労働省一覧より（2019年7月1日現在）

北海道・東北地区

北海道 ●開設場所／旭川医科大学病院
（電話、面接方式）予約 **0166-68-2568**
電話及び面接相談日：毎週火曜日　11:00〜16:00
面接予約受付：月〜金曜日　10:00〜16:00

札幌市 ○開設場所／札幌市不妊専門相談センター
（電話、面接方式）予約 **011-622-4500（専用）FAX：011-622-7221**
一般相談：電話・面接　月〜金曜日　8:45〜12:15　13:00〜17:15
専門相談：面接相談（予約制）
医師による相談…毎月第1・3火曜日午後
不妊カウンセラーによる相談…毎月第2・4月曜日午後

青森県 ●開設場所／弘前大学医学部附属病院
（面接、Eメール方式）予約 **017-734-9303**　青森県こどもみらい課
相談日及び時間：金曜日　14:00〜16:00
メール相談：サイト内のメールフォームより

青森市 ○開設場所／青森市保健所
（面接方式）予約 **017-743-6111**　青森市保健所　健康づくり推進課
面接：月1回　産婦人科医師等による面接　※要予約

八戸市 ○開設場所／八戸市保健所
（面接方式）予約 **0178-43-2298**　八戸市保健所　健康づくり推進課
面接：月1回　産婦人科医師等による面接　※要予約

岩手県 ●開設場所／岩手医科大学附属病院
（電話、面接方式）予約：**019-653-6251**
相談予約：産婦人科外来　火・水曜日　14:30〜16:30

宮城県 ●開設場所／東北大学病院
（電話、面接方式）予約 **022-728-5225**
電話相談：毎週水曜日　9:00〜10:00、毎週木曜日　15:00〜17:00
面接相談：事前に電話で相談の上予約
毎週水曜日　9:00〜10:00、毎週木曜日　15:00〜17:00

仙台市 ○開設場所／東北大学病院
（電話、面接方式）予約 **022-728-5225**
電話相談：毎週水曜日　9:00〜10:00、毎週木曜日　15:00〜17:00
面接相談：事前に電話で相談の上予約
毎週水曜日　9:00〜10:00、毎週木曜日　15:00〜17:00

秋田県 ●開設場所／秋田大学医学部附属病院
（電話、面接、Eメール方式）　予約：**018-884-6234**
電話相談：毎週水・金曜日　12:00〜14:00
面接相談：**018-884-6666(予約専用)**　月〜金　9:00〜17:00
治療・費用など…毎週月曜日と金曜日14:00〜16:00
心理的な相談…第1・3水曜日　14:00〜16:00
メール相談：サイト内のメールフォームより

山形県 ●開設場所／山形大学医学部附属病院
（電話、面接方式）予約 **023-628-5571**
予約受付日：月・水・金　9:00〜12:00
電話及び面接相談日：火・金曜日　15:00〜16:00

福島県 ●開設場所／<専門相談>福島県立医科大学附属病院生殖医療センター内
<一般相談>各保健福祉事務所
（電話、面接方式）

（専門相談）相談日時：予約制 毎週木曜日 13:30〜16:30　予約は以下の各保健福祉事務所で受け付けます。

（一般相談）

県北保健福祉事務所	024-535-5615	会津保健福祉事務所	0242-27-4550
県中保健福祉事務所	0248-75-7822	南会津保健福祉事務所	0241-62-1700
県南保健福祉事務所	0248-21-0067	相双保健福祉事務所	0244-26-1186

相談日時：月〜金曜日　9:00〜17:00

郡山市 ○開設場所／こども総合支援センター
（面接方式）予約 **024-924-3691**
面接相談：奇数月に専門相談日を開設　事前に電話で相談の上予約

関東地区

茨城県 ●開設場所／県三の丸庁舎、県南生涯学習センター
（面接方式）予約 **029-241-1130**　茨城県産科婦人科医会
相談日及び時間：県三の丸庁舎　第1･4日曜日 14:00〜17:00
第2･3木曜日 17:15〜20:15
県南生涯学習センター　第1･3木曜日 18:00〜21:00
第2･4日曜日 9:00〜12:00
メール相談：http://www.ibaog.jp（サイト内のメールフォームより）

栃木県 ●開設場所／とちぎ男女共同参画センター「パルティ」
（電話、面接、Eメール方式）予約 **028-665-8099**
電話相談：火〜土曜日及び第4日曜日　10:00〜12:30、13:30〜16:00
面接相談：毎月1回　14:00〜16:00
メール相談：funin.fuiku-soudan@parti.jp

群馬県 ●開設場所／群馬県健康づくり財団
（面接方式）予約 **027-269-9966**
面接相談：予約受付　月〜金曜日 9:00〜17:00
相談日　：第1・第3木曜日　10:00〜15:30

埼玉県 ●開設場所／埼玉医科大学総合医療センター、埼玉県助産師会
（面接方式）
相談日及び時間：埼玉医科大学総合医療センター　予約 **049-228-3674**
毎週火曜日・金曜日　16:00〜17:30
（電話方式）
相談日及び時間：埼玉県助産師会　予約 **048-799-3613**
毎週月曜日・金曜日　10:00〜15:00
第1・第3土曜日　11:00〜15:00、16:00〜19:00

さいたま市 ○開設場所／さいたま市保健所
（電話、面接方式）　相談(予約)専用電話：**048-840-2233**
電話相談：　月・木・金曜日　10:00〜16:00
カウンセラーによる面接相談：月1回　10:00〜11:35（要予約）

川越市 ○開設場所／埼玉医科大学総合医療センター
（面接方式）　相談(予約)専用電話：**049-228-3674**
相談日：毎週火・金曜日 16:00〜18:00

川口市 ○開設場所／埼玉医科大学総合医療センター
（面接方式）　相談(予約)専用電話：**049-228-3674**
相談日：毎週火・金曜日 16:00〜18:00

越谷市 ○開設場所／埼玉医科大学総合医療センター
（面接方式）　相談(予約)専用電話：**049-228-3674**
相談日：毎週火・金曜日 16:00〜18:00

関東地区

千葉県 ●開設場所／県内４健康福祉センター
（電話、面接方式）
松戸健康福祉センター　047-361-2138　毎月第2火曜日 13:30～15:00
印播健康福祉センター　043-483-1135　偶数月第2木曜日 午後
長生健康福祉センター　0475-22-5167　相談日時はお問合せください
君津健康福祉センター　0438-22-3744　偶数月第1火曜日または第3木曜日 14:00～16:00
※松戸のみ助産師等による電話相談あり（毎月第2火曜日 9:00～11:30）
※面接相談は予約制

千葉市 ○開設場所／千葉市保健所
（電話方式）**043-238-9925**（健康支援課）
保健師による電話相談：月～金曜日　8:30～17:30
医師・助産師による面接相談：毎月1回水曜日午後（電話で要予約）

東京都 ●開設場所／東京都不妊・不育ホットライン
（電話方式）**03-3235-7455**
相談日時：毎週火曜日　10:00～16:00

神奈川県 ●開設場所／ 不妊・不育専門相談センター（平塚保健福祉事務所内）
（電話、面接方式）
助産師電話相談専用電話番号：**0463-34-6717**（相談日のみ）
医師等面接相談予約電話番号：**045-210-4786**（月～金曜日8:30～17:15）
相談日　毎月2～3回　助産師電話相談： 9:00～11:30
医師等面接相談：14:00～16:00　（相談日は神奈川県ホームページ参照）

横浜市 ○開設場所／横浜市立大学附属市民総合医療センター
（面接方式）
予約電話番号：こども青少年局こども家庭課親子保健係 **045-671-3874**
（月～金曜日 8:45～17:00受付）
相談日：月2～3回　原則第1水曜日（奇数月）、第2水曜日、第4水曜日 16:00～17:00（年4回、原則第3水曜日 16:30～17:00 男性不妊専門相談日あり）

川崎市 ○開設場所／川崎市ナーシングセンター（川崎市不妊・不育専門相談センター）
（面接方式）**044-711-3995**
面接相談：毎月1回土曜日　9:30～11:30
専門医師や不妊症看護認定看護師による面接

相模原市 ○開設場所／ウェルネスさがみはら
（面接、電話方式）**042-769-8345**（相模原市健康企画課、面接予約兼用）
電話相談：月1回 相談日の午前9:00～11:30
面接相談：月1回 相談日の午後13:00～15:30（事前予約制）

横須賀市 ○開設場所／不妊・不育専門相談センター （こども健康課内）
（電話、面接、Eメール方式）　予約　**046-822-9818**（平日 8:30～17:00）
電話・面接相談：月～金曜日　16:00～18:00
医師による相談：年6回（要予約）
メール相談：chaw-cfr@city.yokosuka.kanagawa.jp

中部・東海地区

新潟県 ●開設場所／新潟大学医歯学総合病院
（電話、面接、Eメール方式）　予約　**025-225-2184**（平日 10:00～16:00）
電話・面接相談：毎週火曜日　15:00～17:00（要予約）
メール相談：sodan@med.niigata-u.ac.jp

富山県 ●開設場所／富山県民共生センター「サンフォルテ」内
（電話、面接方式）　予約　**076-482-3033**
電話相談：火、木、土曜日　9:00～13:00　水、金曜日　14:00～18:00
面接相談：火、木、土曜日　14:00～18:00　水、金曜日　9:00～13:00（要予約）

石川県 ●開設場所／石川県医師会・日赤共同ビル1階
（電話、面接、Eメール方式）　予約　**076-237-1871**
面接相談：月～土曜日　9:30～12:30　火曜日　18:00～21:00　（要予約）
メール相談：funin@pref.ishikawa.lg.jp
＜泌尿器科医師による男性不妊専門相談＞
面接（要予約）年４回 14:00～16:00（**076-237-1871**）

福井県 ●開設場所／福井県看護協会会館
（電話、面接方式）　予約　**0776-54-0080**
電話相談：毎週月・水曜日　13:30～16:00
面接相談（要予約）
医師による面接相談：毎週水曜日 16:00～17:00、毎月第2火曜日 15:00～16:00
助産師による面接相談：毎週水曜日 13:30～16:00

山梨県 ●開設場所／不妊専門相談センター ルピナス
（電話、面接、Eメール方式）　予約　**055-223-2210**
電話相談：毎週水曜日　15:00～19:00　担当者：保健師
面接相談（要予約/電話相談日に受付）：第2、第4水曜日　15:00～19:00
担当者：専門医師、心理カウンセラー
メール相談：kosodate@pref.yamanashi.lg.jp

長野県 ●開設場所／長野県看護協会会館
（電話、面接、Eメール方式）　予約　**0263-35-1012**
電話相談：0263-35-1012（専用）　相談日時：毎週火・木曜日　10:00～16:00
面接相談（要予約/電話相談日に受付）：
相談員：不妊相談コーディネーターの場合　毎月第3土曜日　13:00～16:00
産婦人科医師による場合　第4木曜日　13:30～16:00
メール相談： funin@nursen.or.jp　相談員：不妊相談コーディネーター(助産師)

長野市 ○開設場所／長野市保健所
（電話、面接方式）　予約　**026-226-9963**
電話相談：平日8:30～17:00、保健師による相談（随時）
面接相談：毎月第３水曜日の13:00～16:00
不妊カウンセラー（助産師又は保健師）による個別相談(予約制)

岐阜県 ●開設場所／岐阜県健康科学センター内
（電話、面接、Eメール方式）　予約　**058-389-8258**
電話相談：月・金曜日　10:00～12:00　13:00～16:00
面接相談：予約制
メール相談：c11223a@pref.gifu.lg.jp

静岡県 ●開設場所／静岡県庁舎内
（電話、面接方式）予約　**054-204-0477**
電話相談：毎週火曜日 10:00～19:00、土曜日 10:00～15:00
面接相談（予約制）：月2回（第2、4土曜日）10:00～15:00

浜松市 ○開設場所／健康増進課「はままつ女性の健康相談」
（面接方式）　予約　**053-453-6188**
相談日及び相談時間：月～金曜日 13:00～16:00
医師による面接相談：要予約。開催日等詳細はお問合せください。

愛知県 ●開設場所／名古屋大学医学部附属病院
（電話、面接、Eメール方式）予約　**052-741-7830**
電話相談：月曜日・木曜日 10:00～13:00、第1・3水曜日 18:00～21:00
面接相談：(医師)火曜日 16:00～17:00、19:00～19:30
(カウンセラー)第1・3月曜日、第2・4木曜日　13:30～14:30
メール相談：ホームページ上で受付

名古屋市 ○開設場所／名古屋市立大学病院
（電話方式）　予約　**052-851-4874**
相談日及び相談時間：毎週 火曜日 12:00～15:00、金曜日 9:00～12:00

豊田市 ○開設場所／豊田市役所
（面接方式）　予約　**0565-34-6636**
相談日及び相談時間：広報とよた毎月１日号に日時を掲載
不妊症看護認定看護師による相談（１回の相談は45分以内）

豊橋市 ○開設場所／豊橋市保健所こども保健課
（電話、面接方式）　電話　**0532-39-9160**
相談日及び相談時間：月～金曜日 8:30～17:15
※予約不要、随時相談可

岡崎市 ○開設場所／岡崎市保健所
（面接方式）　予約　**0564-23-6084**
相談日及び相談時間：毎月第４金曜日の午後（2日前までの事前予約必要）

三重県 ●開設場所／三重県立看護大学
（電話、面接方式）　予約　**059-211-0041**
電話相談：毎週火曜日　10:00～16:00
面接相談：毎週火曜日　※要予約（第5火曜日、年末年始、祝日を除く）

近畿地区

滋賀県 ●開設場所／滋賀医科大学医学部附属病院
（電話、面接、Eメール方式）　予約 **077-548-9083**
電話相談：月曜日～金曜日 9:00～16:00
面接相談：要予約　毎週水曜日の15:00～16:00
メール相談：http://www.sumsog.jp/（サイト内のメールフォームより）

京都府 ●開設場所／きょうと子育てピアサポートセンター内
・妊娠出産・不妊ほっとコール
（電話、面接方式）電話 **075-692-3449**
電話相談：月～金曜日　9:15～13:15、14:00～16:00
面接相談：随時実施（要予約）
・仕事と不妊治療の両立支援コール
相談内容：不妊治療と仕事の両立に関する相談
（電話、面接方式）予約 **075-692-3467**
相談日：毎月１回 第１金曜日
相談時間：9:15～13:15
相談対応者：専門相談員（看護師・精神保健福祉士・産業カウンセラー等の有資格者）
面接相談：随時実施（要予約）

京都市 ○開設場所／京都府助産師会（京都府助産師会館）
（電話、面接方式）　予約 **075-841-1521**（月～金曜日　10:00～15:00）
相談日：第1木曜日, 第3土曜日 14:00～16:00（ただし, 7,9,12,3月は第1木曜日のみ）

大阪府 ●開設場所／ドーンセンター（大阪府立女性総合相談センター）
（電話、面接方式）予約 **06-6910-8655**
電話相談：第1・第3水曜日 10:00～19:00　第2・第4水曜日 10:00～16:00
第4土曜日　13:00～16:00（第5水曜日、水曜日の祝日、年末年始を除く）
面接相談：第4土曜日 16:00～17:00　予約・問合せ電話番号 **06-6910-1310**
面接相談予約受付時間：火曜日～金曜日 13:30～18:00　18:45～21:00
土曜日・日曜日 9:30～13:00　13:45～18:00

堺市 ○開設場所／不妊症・不育症相談（堺市総合福祉会館など）
（面接方式）予約 各保健センター
面接相談：助産師（要予約）月１回（第4木曜日）13:00～16:00（相談時間45分間）

堺保健センター	072-238-0123	西保健センター	072-271-2012
ちぬが丘保健センター	072-241-6484	南保健センター	072-293-1222
中保健センター	072-270-8100	北保健センター	072-258-6600
東保健センター	072-287-8120	美原保健センター	072-362-8681

兵庫県 ●開設場所／男女共同参画センター、兵庫医科大学病院内
（電話、面接方式）　電話 **078-360-1388**
・不妊・不育専門相談
電話相談：毎月第1、3土曜日　10:00～16:00
面接相談：男女共同参画センター(要予約）予約専用電話：**078-362-3250**
原則 第2土曜日 14:00～17:00 助産師
第4水曜日 14:00～17:00 産婦人科医師
面接相談：兵庫医科大学病院内(完全予約）予約専用電話：**078-362-3250**
原則 第1火曜日 14:00～15:00　産婦人科医師

・男性不妊専門相談：神戸市内
電話相談：電話：**078-360-1388**　原則 第1,第3土曜日　10:00～16:00　助産師（不妊症看護認定看護師）
面接相談(完全予約）：予約専用電話：**078-362-3250**
原則 第1水曜日 15:00～17:00　泌尿器科医師
第2土曜日 14:00～17:00　助産師

西宮市 ○開設場所／西宮市保健所
（電話方式）予約 **0798-26-3667**
相談日及び時間：月～金曜日　9:00～17:30

明石市 ○開設場所／あかし保健所
（面接方式）予約 **078-918-5414**（保健総務課）
相談日及び時間：原則毎月第4水曜日　13:30～16:30（広報あかしに日時を掲載）

奈良県 ●開設場所／奈良県医師会館内
（電話、面接方式）　予約 **0744-22-0311**
電話相談：金曜日　13:00～16:00　助産師
面接相談：第2金曜日（要予約）13:00～16:00　産婦人科医師

和歌山県 ●開設場所／こうのとり相談：県内３保健所
（電話、面接、Eメール方式）　予約 岩出保健所 **0736-61-0049**
湯浅保健所 **0737-64-1294**　田辺保健所 **0739-26-7952**
電話相談：月～金曜日 9:00～17:45（保健師）
面接相談：要予約（医師）
メール相談：e0412004@pref.wakayama.lg.jp

和歌山市 ○開設場所／和歌山市保健所　地域保健課
（電話、面接方式）予約 **073-488-5120**
保健師による電話相談:月～金曜日　8:30～17:15
医師による面接相談:毎月第1水曜日　13:00～15:15(予約制)

中国・四国地区

鳥取県 ●開設場所／鳥取県東部不妊専門相談センター（鳥取県立中央病院内）
鳥取県西部不妊専門相談センター（ミオ・ファティリティ・クリニック内）
（電話、面接、Eメール方式）
鳥取県立中央病院　：電話番号**0857-26-2271**
電話・面接相談：毎週火・金曜日 13:00～17:00　第1・第3土曜日 8:30～17:00（要予約）
ＦＡＸ相談：0857-29-3227
メール相談：funinsoudan@pref.tottori.lg.jp
ミオ・ファティリティ・クリニック　：電話番号**0859-35-5223**
電話相談：月～水、金曜日　14:00～17:00
面談相談：木・土曜日　14:00～17:00　（要予約）
メール相談：seibufuninsoudan@mfc.or.jp

島根県 ●開設場所／島根県立中央病院
（電話、面接、Eメール方式）　予約 **0853-21-3584**
電話相談：月～金曜日 15:00～17:00
面接相談：予約により実施　担当：医師
メール相談：funinshimane@spch.izumo.shimane.jp

岡山県 ●開設場所／岡山大学病院内「不妊、不育とこころの相談室」
（電話、面接、Ｅメール方式）　予約 **:086-235-6542**
電話、面接相談：月・水・金 13:00～17:00、毎月 第1土・日曜日10:00～13:00
メール相談：funin@okayama-u.ac.jp

広島県 ●開設場所／広島県不妊専門相談センター（広島県助産師会内）
（電話、面接、Eメール、FAX方式）電話・FAX番号：**082-870-5445**
電話相談：火・水・金曜日 15:00～17:30　木・土曜日　10:00～12:30
面接相談：要予約　金曜日15:00～17:00（助産師）　年6回　医師による相談は電話で確認の上
ＦＡＸ相談：電話相談時間以外に受付、原則１週間以内に返信
メール相談：広島県助産師会のホームページ中のメールフォームより

山口県 ●開設場所／山口県立総合医療センター
（電話、面接、Eメール方式）予約：**0835-22-8803**
電話相談：保健師又は助産師　毎日9:30～16:00
面接相談：要予約　臨床心理士　第1・第3月曜日　14:00～16:00（祝日の場合は他の曜日等に変更）　産婦人科医師　随時（予約後、相談日時を調整）
メール相談：nayam119@ymghp.jp（保健師、助産師）

下関市 ○開設場所／下関市立唐戸保健センター（下関市役所本庁舎新館３階）
（電話、面接方式）　不妊専門相談の開催日は、下関市ホームページ参照
予約・問い合わせ先：下関市保健部健康推進課　083-231-1447

中国・四国地区

徳島県 ●開設場所／不妊・不育相談室（徳島大学病院内）
（面接方式）　予約 **088-633-7227**
予約受付日：火曜日 9:30～12:00、月曜日、木曜日 13:30～17:00
相談日：不妊・不育相談日　毎週月・木曜日15:00～17:00
　　　　不育相談日　毎週火曜日　9:30～12:00

香川県 ●開設場所／不妊相談センター（香川県看護協会内）
（電話、面接、Eメール方式）　予約 **:087-816-1085**
電話相談：月・水・金曜日　13:30～16:30
面接相談：専門医による来所相談：月1回
　　　　　心理カウンセラーによる来所相談：月2回　14:00～16:30
メール相談：サイトメールフォームより

愛媛県 ●開設場所／心と体の健康センター
（電話、面接方式）　予約: **089-927-7117**
電話相談：毎週水曜日 13:00～16:00
面接相談：月1回（予約制）
予約受付日：毎週水曜日 13:00～16:00

高知県 ●開設場所／高知医療センター内『ここから相談室』
（電話、面接方式）　予約：tel：**070-5511-1679**
面接予約受付日：電話受付　毎週水曜日、第３土曜日 9:00～12:00
　　　　　　　　メール受付：kokokara@khsc.or.jp
電話相談：毎週水曜日、毎月第3土曜日 9:00～12:00
面接相談：毎月第1水曜日 13:00～16:20　（男性不妊専門相談有り）

九州・沖縄地区

福岡県 ●開設場所／県内３ヵ所の不妊専門相談センター・女性の健康支援センター
（電話、面接方式）
電話相談：毎週月～金曜日 9:00～17:00
（宗像・遠賀保健福祉環境事務所:**0940-37-4070**、嘉穂・鞍手保健福祉環境事務所:**0948-29-0277**、北筑後保健福祉環境事務所:**0946-22-4211**）
面接相談：宗像・遠賀保健福祉環境事務所：第3金曜日13:00～16:00
　　　　　嘉穂・鞍手保健福祉環境事務所：第1水曜日13:30～16:30
　　　　　北筑後保健福祉環境事務所：偶数月の第3金曜日13:30～16:30

北九州市 ●開設場所／小倉北区役所健康相談コーナー内（専門相談）
（電話、面接方式）　予約 **093-571-2305**
電話相談：月～金曜日　9:00～12:00、13:00～17:00
医師による面接相談：1回/月（要予約）

福岡市 ●開設場所／福岡市役所 地下１階、各保健福祉センター
（面接方式）　予約 **080-3986-8872**
不妊カウンセラーによる相談：月、火、木曜日　10:00～18:00、水、金曜日 13:00～19:00、第2・４土曜日　13:00～17:00
助産師による相談：　月、火、木曜日　10:00～18:00、水、金曜日　13:00～19:00、第2・４土曜日　13:00～17:00（予約優先）

佐賀県 ●開設場所／佐賀中部保健福祉事務所、各保健福祉事務所
（電話、面接方式）　予約 **0952-33-2298**
＜佐賀中部保健福祉事務所＞（専門相談）
●相談専門ﾀﾞｲﾔﾙ：0952-33-2298 月～金曜日 9:00～17:00
●専門医・ｶｳﾝｾﾗｰ面接：第3水曜日15:00～17:00（要予約）
●保健師面接相談：月～金曜日 9:00～17:00
＜各保健福祉事務所母子保健福祉担当＞（一般相談）
　鳥栖　0942-83-2172　伊万里　0955-23-2102
　唐津　0955-73-4228　杵 藤　0954-23-3174
●電話/面接相談 月～金曜日 9:00～17:00

長崎県 ●開設場所／県内8保健所
（電話、面接方式）　予約 各保健所

西彼保健所	095-856-5159	五島保健所	0959-72-3125
県央保健所	0957-26-3306	上五島保健所	0959-42-1121
県南保健所	0957-62-3289	壱岐保健所	0920-47-0260
県北保健所	0950-57-3933	対馬保健所	0920-52-0166

電話及び面接相談：月曜日～金曜日　9:00～17:45

熊本県 ●開設場所／熊本県女性相談センター（熊本県福祉総合相談所内）
（電話、面接方式）　予約 **096-381-4340**
電話相談：月～土曜日　9:00～20:00
面接相談：原則 第4金曜日　14:00～16:00　担当：産婦人科医師

大分県 ●開設場所／大分県不妊専門相談センター（大分大学附属病院内）
（電話、面接、Eメール方式）　予約 **097-586-6368**
電話相談：火～土曜日　10:00～16:00
面接相談：・不妊カウンセラー（専任助産師）による面接相談　随時
　　　　　・医師による面接相談　週1回
　　　　　・臨床心理士による面接相談　月2～3回
　　　　　・胚培養士による面接相談　月2回
メール相談：hopeful@oita-u.ac.jp（随時受付）

宮崎県 ●開設場所／不妊専門相談センター「ウイング」
（電話、面接方式）要予約
・中央保健所　0985-22-1018　月～金曜日　9:30～15:30
（面接方式）
・都城保健所　0986-23-4504　第4金曜日　9:30～15:30
・延岡保健所　0982-33-5373　第1木曜日　9:30～15:30

鹿児島県 ●開設場所／<専門相談>鹿児島大学病院
　　　　　　　　　　<一般相談>県内13保健所
（電話、面接、Eメール方式）
<専門相談窓口>　鹿児島大学病院　電話　**099-275-6839**
電話相談：月・金曜日　15:00～17:00
メール相談：funin@pref.kagoshima.lg.jp
<一般相談窓口>　各保健所

指宿保健所	0993-23-3854	志布志保健所	099-472-1021
加世田保健所	0993-53-2315	鹿屋保健所	0994-52-2105
伊集院保健所	099-273-2332	西之表保健所	0997-22-0012
川薩保健所	0996-23-3165	屋久島保健所	0997-46-2024
出水保健所	0996-62-1636	名瀬保健所	0997-52-5411
大口保健所	0995-23-5103	徳之島保健所	0997-82-0149
姶良保健所	0995-44-7953		

電話相談：月～金曜日　8:30～17:00
面接相談：月～金曜日　8:30～17:00

鹿児島市 ●開設場所／鹿児島中央助産院
（電話、面接、Eメール方式）　予約 **099-210-7559**
電話相談：水曜日　10:00～17:00
面接相談：要予約
メール相談：so-dan@k-midwife.or.jp

沖縄県 ●開設場所／不妊専門相談センター（沖縄県看護協会）
（電話、面接、Eメール方式）　予約 **098-888-1176**
電話相談：水･木･金曜日　13:30～16:30　面接相談：:月１～2回　14:00～17:00（要予約）
メール相談：woman.h@oki-kango.or.jp

不妊治療バイブル 2020 ママになりたい

発　行　日 | 2020年 3月 27日 発行
発　行　人 | 谷高　哲也
構成&編集 | 不妊治療情報センター・funin.info
発　行　所 | 株式会社シオン　電話 03-3397-5877
〒167- 0042　東京都杉並区西荻北2-3-9 グランピア西荻窪 6F
発　売　所 | 丸善出版株式会社　電話 03-3512-3256
〒101- 0051　東京都千代田区神田神保町2-17 神田神保町ビル 6F
印刷・製本 | シナノ印刷株式会社

本編制作スタッフ

谷高 哲也　松島 美紀　土屋 恵子　織戸 康雄　飯田 早恵　天野 美雪　磯矢 春日　大月 萌　本間 カオリ　植木 美江　阿部 理恵子　木村図芸社　表紙ベビー：miumoe 田中 智絵

ISBN978-4-903598-70-3